Yun-tao Ma, Mila Ma, Zang Hee Cho

Schmerzbehandlung mit biomedizinischer Akupunktur
Neurowissenschaftlich begründete Punktauswahl

Biographien

Yun-tao Ma, PhD, ist ausgebildeter Neurologe und forscht seit mehr als 20 Jahre zum Thema Neuronale Rehabilitation und Schmerzmechanismen. Parallel praktiziert er seit 1970 als Akupunkteur. Dr. Ma ist Mitautor des Werkes „Scientific Acupuncture for Health Professionals", veröffentlicht 2000 in China. Derzeit ist Dr. Ma Direktor des Biomedical Acupuncture Institute (BAI). Er gibt Seminare und lehrt biomedizinische Akupunktur für Beschäftigte im Gesundheitswesen in den USA und weltweit. Über www.BioMedAcupuncture.com kann man mit Dr. Ma Kontakt aufnehmen.

Mila Ma, LicAc, ist praktizierende Akupunkteurin für Schmerz- und Traumarehabilitation in Europa sowie den USA und hat die Vorteile der Akupunktur nach einem schweren Unfall beim Felsklettern am eigenen Leibe erfahren.

Zang Hee Cho, PhD, ist Mitglied der National Academy of Science – Institute of Medicine and National Advisory Council des U.S. NIH National Center for Complementary and Alternative Medicine. Dr. Cho arbeitet seit den späten 1970er Jahren mit der Kernspintomographie (MRI) und hat in dieser Zeit etliche Hochgeschwindigkeitsverfahren für die bildgebenden Techniken und Methoden entwickelt, die Grundlage des heutigen fMRI waren. Dr. Cho ist ein Pionier des Akupunktur-fMRI: Seine Studie zeigte eine Korrelation zwischen Stimulation durch Akupunktur und Aktivitäten in der korrespondierenden Hirnrindenregion.

Reviewer

David A. Bray, CMD, D.Ac. & Dipl. C.H. (NCCAOM)
Guangzhou University of Traditional Medicine (PRC)
Human University of Traditional Chinese Medicine (PRC)
Toronto, Ontario, Canada

Elizabeth Chen Christenson
Maumee, Ohio, USA

Steve Given, L.Ac.
Bastyr University
Bastyr Center for Natural Health
Kenmore, Washington, USA

James Saper, R.TCM.P. B.E.S.
Guelph, Ontario, Canada

Yun-tao Ma, Mila Ma, Zang Hee Cho

Schmerzbehandlung mit biomedizinischer Akupunktur

Neurowissenschaftlich begründete Punktauswahl

Deutsche Übersetzung von Sigrid Kuntz

ELSEVIER
URBAN & FISCHER

URBAN & FISCHER
München · Jena

Zuschriften und Kritik an:
Elsevier GmbH, Urban & Fischer Verlag, Lektorat Komplementäre und Integrative Medizin, Karlstraße 45, 80333 München

Titel der Originalausgabe:
Biomedical Acupuncture for Pain Management – An Integrative Approach
Erschienen bei Churchill Livingstone
An Imprint of Elsevier Science Limited

First edition 2005

Bibliografische Information der Deutschen Nationalbibliothek
Die Deutsche Nationalbibliothek verzeichnet diese Publikation in der Deutschen Nationalbibliografie; detaillierte bibliografische Daten sind im Internet unter http://dnb.d-nb.de abrufbar.

1. Auflage 2006

Der Urban & Fischer Verlag ist ein Imprint der Elsevier GmbH.

06 07 08 09 10 5 4 3 2 1

Planung und Lektorat: Christl Kiener, München
Projektmanagement: Petra Münzel-Kaiser, München
Übersetzung: Sigrid Kuntz, Köln
Redaktion: Dr. med. Carola Genzel, München
Herstellung und Layout: Antje Arnold, München
Satz: Mitterweger & Partner, Plankstadt
Druck und Bindung: Krips b.v./Meppel
Umschlaggestaltung: SpieszDesign, Neu-Ulm
Gedruckt auf 100g Nopacoat Edition 1,1faches Volumen

ISBN-13: 978-3-437-57480-1
ISBN-10: 3-437-57480-9

Dir, lieber Leser, der Du die Schmerzen der anderen wie Deine eigenen empfindest, widmen wir dieses Buch über die Kunst der Schmerzbehandlung.

*„Eine Person vor Tagen der Qual bewahren zu können,
empfinde ich als mein großes und immer neues Privileg.“*

Albert Schweitzer, 1953

Vorwort

Die chinesische Akupunktur war in ihrer über tausendjährigen Geschichte stets ein wichtiger Teil der Gesundheitsfürsorge und ist ein wesentlicher Grund dafür, dass die hervorragenden Leistungen der chinesischen Kultur immer mehr Anerkennung finden. Man schätzt den Beitrag, den sie für die Gesundheit und ein längeres Leben der Menschen leistet, unverändert auch im 21. Jahrhundert, das in jeder Hinsicht von der modernen Wissenschaft dominiert wird.

Heutzutage kehren viele Menschen im Osten wie im Westen wieder zu einem Lebensstil zurück, in dem der Natur und der Naturheilkunde ein höherer Stellenwert eingeräumt wird. Akupunktur ist ein wertvoller Bestandteil der ostasiatischen Medizin, in deren Mittelpunkt die Vorstellung von den Selbstheilungskräften des menschlichen Körpers steht – und genau darin liegt ihr Beitrag zur modernen Medizin.

Ich gebe seit vielen Jahren in China und weltweit Akupunkturkurse für Mediziner und beobachte dabei oft, wie aufregend sie es finden, dass sie die Akupunktur erlernen, und wie erstaunt sie über die therapeutischen Ergebnisse sind. Es dauert dann allerdings meist nicht lange, bis sie von dem klinischen Verfahren mit seinem komplizierten Meridian-Akupunkturpunkt-System und den mysteriösen manuellen Techniken, das in der daoistischen Philosophie wurzelt, vollkommen verwirrt sind.

Die Autoren des vorliegenden Buches haben mit dem Integrativen Neuromuskulären Akupunkturpunktsystem (INMAS) ein einzigartiges Behandlungsverfahren entwickelt. Das System basiert auf einer biomedizinischen Interpretation der traditionellen Akupunktur, bei der aber das Eigentliche, die Essenz der Traditionellen Chinesischen Medizin, erhalten bleibt. Die grundlegenden Mechanismen und klinischen Methoden werden dabei anhand der Terminologie und mithilfe von Konzepten aus der Biomedizin erklärt. Der zentrale Gedanke (*Shen*) ostasiatischer Medizin, dass die Behandlung des ganzen Menschen im Vordergrund steht und dass nicht nur die Erkrankung behandelt, sondern parallel dazu auch die Gesundheit gefördert werden soll, bleibt erhalten.

Ich empfehle INMAS, da ich es für ein effektives Verfahren zur Behandlung neuromuskulärer Schmerzen halte. Man kann es aber nicht nur zur Schmerzbehandlung verwenden, sondern auch zur Behandlung von Krankheiten des *Zang-Fu*-Systems und zur allgemeinen Förderung der Gesundheit.

Als TCM-Arzt der vierten Generation mit 40 Jahren klinischer Erfahrung, *Qi-Gong*-Meister und Leiter des TCM-Forschungsinstitutes, in dem auch die Vermittlung der Chinesischen Medizin für Mediziner weltweit zu meinen Aufgaben gehört, bin ich sicher, dass das vorliegende Buch „Schmerzbehandlung durch biomedizinische Akupunktur – ein integrativer Ansatz" ein Meilenstein auf dem Weg zur Integration der Akupunktur in die westliche Schulmedizin ist und dass es für westliche Mediziner und medizinisch Tätige ein guter Einstieg in die Akupunkturbehandlung sein wird.

Shanghai, China, 10.März 2004

Song Zhen-Zhi, OMD, Ph.D.

Generalsekretär der chinesischen *Association of Outstanding Acupuncture Techniques*

Komiteemitglied der *World Traditional Medicine Organization*

Direktor des *Kangfu Research Institute of Traditional Chinese Medicine*

Fakultätsmitglied des Promotionsprogramms des Internationalen Gesundheitsinstituts in Peking

Preisträger von „Die 100 besten TCM-Ärzte in China“

Geleitwort

„Perlen und Schnüre" in der klassischen Akupunktur oder „Wie die Akupunktur ihre Krise überwindet"

Es gibt die Akupunktur seit Tausenden von Jahren und sie entwickelt sich nach wie vor rege weiter. In ihrer langen Geschichte haben die frühen Ärzte die so genannte Meridian- oder *Jingluo*-Theorie formuliert, um die klinische Entdeckung zu beschreiben, dass zwischen verschiedenen Teilen des menschlichen Körpers besondere Wechselbeziehungen bestehen. Diese Theorie wurde zur Grundlage der klassischen Akupunktur.

Zu einer wissenschaftlichen Theorie oder Hypothese gehört zweierlei: die empirischen Daten und eine Erklärung für diese Daten. Man kann die empirischen Daten metaphorisch als wertvolle „Perlen" bezeichnen, die durch eine „Schnur" als Metapher für die Art, wie die Fakten erklärt werden, miteinander verbunden werden. Man kann den wissenschaftlichen Fortschritt im Grunde als einen unaufhörlichen Prozess betrachten, bei dem die Schnüre ausgetauscht, die Perlen aber beibehalten werden; die Meridiantheorie bildet da keine Ausnahme.

Bei der Meridiantheorie bilden die Perlen und Schnüre allerdings ein dichtes Knäuel und sind schwierig auseinander zu halten. Diese verwirrende Lage führt dazu, dass bisher keiner klären konnte, was Meridiane sind, – und das, obwohl sich die moderne Forschung bereits seit über vier Jahrzehnten ununterbrochen mit dieser Frage auseinandersetzt. Einer Studie zufolge sind Studenten, die – unabhängig davon, woher sie kommen – eine moderne medizinische Ausbildung genießen, nicht in der Lage, die eigentliche Bedeutung der Meridiane erfassen (Hua-Xi Chen: On the „Channel" (Jingluo) concept, *Chinese acupuncture and moxibustion*, Bd. 4, 4/2001).

Um den Wert der Meridiantheorie zu verstehen, muss man die wertvollen Perlen getrennt von der Schnur betrachten. Insgesamt gesehen hat uns die Meridiantheorie die überaus wichtige Information vermittelt, dass es zwischen den verschiedenen Bereichen der Körperoberfläche sowie zwischen der Körperoberfläche und den inneren Organen spezifische Wechselbeziehungen gibt. Die Meridiane selbst, die das physiologische Wissen der frühen Ärzte widerspiegeln, denen wir diese Theorie verdanken, sind im Prinzip nur ein erster Versuch, diese wechselseitigen Beziehungen zu erklären.

Die Meridiantheorie hat ihre historische Aufgabe, die Akupunktur zu bewahren und weiterzuentwickeln, erfüllt, ist aber inzwischen zu einem Engpass geworden, der die weitere Entwicklung der Akupunkturbehandlung im 21. Jahrhundert behindert.

Bei unserer kritischen Durchsicht der Literatur zur klassischen Akupunktur haben wir die „Perlen" gefunden, die mit der neuen biomedizinischen „Schnur" verbunden werden müssen. Die unvermeidliche Annäherung der Akupunktur an die Biomedizin wird dazu führen, dass wir die Wechselbeziehungen innerhalb des menschlichen Körpers wissenschaftlich immer besser verstehen. Dieser Prozess wird dazu führen, dass die Trennlinie zwischen westlicher und ostasiatischer Medizin fallen wird und eine neue integrative Medizin weltweit den Zugang zum immensen Wissensschatz der Traditionellen Chinesischen Medizin erleichtern wird.

Professor Long-Xiang Huang, OMD

Vizepräsident des Akupunkturforschungsinstituts der Akademie für Traditionelle Chinesische Medizin

Stellvertretender Direktor des Zentrallabors des Meridian-Forschungszentrums des TCM-Ministeriums

Herausgeber von *Acupuncture Research* und *World Acupuncture*

Professor Huang ist Autor des Buches *International Course of Acupuncture, Historical Development of Acupuncture* (erschienen in Peking, Taipeh und Seoul) und hat sieben antike klassische Akupunkturlehrbücher überarbeitet.

Inhaltsverzeichnis

Einführung

Ziel

Das vorliegende Buch soll dazu beitragen, die Akupunktur als Ergänzung zur Schmerzbekämpfung in die gängige Schulmedizin zu integrieren.

Websters College Dictionary definiert „integrieren“ als „verschmelzen mit einer dominierenden Kultur und ein Teil dieser Kultur werden“.

Die biomedizinische Akupunktur ist das Ergebnis einer solchen Verschmelzung der konventionellen westlichen und traditionellen ostasiatischen Medizin. Diese Integration ist harmonisch, sie verhält sich, wie die Chinesen sagen, wie „Milch, die sich in Wasser löst“, und nicht wie eine „Mischung aus Öl und Wasser.“

Im oben genannten Lexikon wird Biomedizin als „die Anwendung naturwissenschaftlicher Erkenntnisse, insbesondere der Biologie und der Physiologie, in der klinischen Medizin“ definiert. Die biomedizinische Akupunktur entspricht genau dieser Definition: Ihr Ziel ist es, biologische und neurophysiologische Prinzipien bei der klinischen Akupunktur anzuwenden.

Das in diesem Buch vorgestellte Akupunktursystem ermöglicht es Angehörigen medizinischer Heil- und Hilfsberufe – Ärzten, Osteopathen, Chiropraktikern, Zahnärzten, Fußpflegern, Krankenschwestern, Physiotherapeuten und anderen –, Akupunktur im Rahmen vertrauter biomedizinischer Prinzipien zu erlernen und sie auf der Grundlage ihrer eigenen vorangegangenen medizinischen Ausbildung zu praktizieren.

Wer heutzutage medizinisch tätig ist, hat aufgrund seiner langjährigen Ausbildung und klinischen Praxis profunde Kenntnisse des biomedizinischen Grundlagenwissens und klinischer Sachverhalte erworben. Nach einer kurzen Zusatzausbildung werden diese medizinischen Experten die biomedizinische Akupunktur rasch in ihre alltägliche medizinische Praxis integrieren können und damit eine effektive Möglichkeit gewinnen, viele Probleme zu lösen, ohne sich die Mühe machen zu müssen, die traditionellen Verfahren der klassischen Akupunktur zu erlernen. Das ist möglich, weil die Akupunktur auf demselben physiologischen Fundament aufbaut wie die gängige Biomedizin. Die hier vorgestellte quantitative Methode wird auch für herkömmlich ausgebildete Akupunkteure von großem Nutzen sein, die sie als wertvolle Ergänzung ihrer Praxis schätzen lernen werden.

Damit sie sich in die moderne Hightech-Gesellschaft einfügen, muss sich die klassische Akupunktur in Richtung der Biomedizin weiterentwickeln

Die Akupunktur wird seit etwa 5000 Jahren in China und anderen asiatischen Ländern praktiziert. Im Lauf dieser Jahrtausende haben die Akupunkteure viele ausgefeilte Theorien und Systeme entwickelt, in denen sich die religiösen

Überzeugungen sowie die medizinischen und soziokulturellen Traditionen ihrer Zeit widerspiegeln.

Die Akupunkturtherapie hat sich mit allen empirisch gewonnenen Daten bis ins 21. Jahrhundert hinein weiterentwickelt; diese Daten sind zwar wertvoll, aber unlösbar mit alten Theorien und Methoden und den verschiedenen Fehlinterpretationen verwoben, die im Lauf ihrer langen Geschichte entstanden sind.

Wenn die Akupunktur in Gesellschaften wie den USA oder China auf die moderne Biomedizin stößt, sind die Mediziner, im Westen wie im Osten, von ihrem altertümlichen Gepräge verwirrt: sie können aus ihrer medizinischen Sicht heraus weder entscheiden, was an dieser ehrwürdigen Heilkunst richtig oder falsch ist, noch können sie verstehen, wie sie wirkt. Viele Mediziner beschließen daher, sich von dieser bizarren Art zu heilen fernzuhalten, weil sie sich nicht vorstellen können, dass es wissenschaftliche Grundlagen für sie geben kann. Andere, die sich von anekdotischen Beweisen für ihre Wirksamkeit anlocken lassen, verbringen Monate oder Jahre mit einem Studium der Akupunktur und der Traditionellen Chinesischen Medizin (TCM), finden aber möglicherweise selbst nach Jahren des Studierens und Praktizierens so merkwürdige Begriffe und Theorien wie das „*Qi*“, „*Feuer*“ oder die „Fünf Elemente“ sowie das komplizierte Labyrinth der Meridiane und die verschiedenen Akupunkturpunktsysteme unverändert verwirrend.

Klinische Befunde zeigen, dass die Akupunktur ihre eigenen, besonderen Verdienste hat, die sich allerdings von denen der westlichen Hightech-Medizin unterscheiden. Die Akupunktur hilft bei zahlreichen gesundheitlichen Problemen, doch vor allem in Fällen, in denen die westliche Medizin nur wenig zu bieten hat, und vor allem auf dem Gebiet der Schmerzbekämpfung. Sie ist eine sichere, kostengünstige Behandlungsmethode, die leicht anzuwenden ist und keine Nebenwirkungen hat, wenn sie von einem entsprechend ausgebildeten Praktiker ausgeübt wird; sie kann bei alleiniger Anwendung wirksam sein oder andere medizinische Verfahren ergänzen.

Die Akupunktur, die vor allem zur Schmerzbekämpfung bei Erkrankungen des Nerven-, Muskel- und Skelettsystems hilfreich sein kann, kann jedoch nicht in die klassische Schulmedizin integriert werden, ohne dass sie sich der Biomedizin annähert. Dieser unvermeidliche Prozess ist allerdings in der Geschichte der Akupunktur nichts Neues und Außergewöhnliches. Im Laufe der letzten Jahrtausende hat sich die Akupunktur immer wieder an verschiedene Kulturen und geographische Gegebenheiten angepasst: in China, Japan und Korea, Vietnam und anderen südostasiatischen Ländern. Nach jeder kulturellen Anpassung veränderte sich die Akupunkturpraxis bis zu einem gewissen Grad, und in der Regel wurde sie durch die neuen Methoden und Erkenntniswege bereichert. Sie hat alle diese Verwandlungen überstanden, weil die zugrundeliegenden medizinischen Mechanismen, unabhängig von den verschiedenen klinischen Behandlungsstilen der Kulturen, in die sie aufgenommen wurde, dieselben geblieben sind.

Jetzt, im 21. Jahrhundert, können wir dank einer enormen Menge an Labordaten und klinischen Beweisen tiefer als jemals zuvor in die inneren Zusammenhänge der Akupunktur eindringen, indem wir uns ein Wissen zunutze machen, dass von der Molekularmedizin bis zu modernen Erkenntnissen der menschlichen Anatomie reicht.

Historische Entwicklung der traditionellen Akupunktur: Neue Entdeckungen

Das komplexe Akupunktursystem stammt aus der Traditionellen Chinesischen Medizin (TCM). Um erfolgreich biomedizinische Aspekte einfließen zu lassen, muss man zunächst diese alte Heilkunst, ihre historischen Ursprünge und ihre gesellschaftliche Entwicklung verstehen.

Seit über 20 Jahren sichtet Professor Long-Xiang Huang vom Akupunkturforschungsinstitut der Akademie für Traditionelle Chinesische Medizin in Peking Relikte von Manuskripten der *Qing*-Dynastie und studiert akribisch alle alten Schriften zur Akupunktur, die in China und Japan verfügbar sind. Anhand dieser Dokumente hat er gewissenhaft jede mögliche Spur verfolgt, mit der sich leichter verstehen lässt, wie die frühen Behandler auf das gesamte theoretische Akupunktursystem und seine klinische Anwendung gekommen sein könnten. Heute ist Professor Huang nun erstmals in der Lage, anhand der frühesten Zeugnisse die Entwicklungsgeschichte der Akupunktur von Anfang an zu rekonstruieren.

Wie die Akupunkturpunkte entdeckt wurden

Wenn die chinesischen Ärzte und Behandler der Frühzeit ihre Patienten untersucht haben, fühlten sie an bestimmten Stellen des arteriellen Systems („pulsierenden Punkten") den Puls. Sie glaubten, dass dieser Puls durch eine vitale Kraft hervorgerufen würde, die sie *Qi* nannten. Man führte den Unterschied zwischen Leben und Tod auf das Vorhandensein oder Fehlen von *Qi* zurück und war der Ansicht, dass alle Teile des Körpers durch einen *Qi*-Kanal oder -Gefäß miteinander verbunden sind. Diese Ärzte stellten ihre Diagnosen, indem sie überall auf dem Körper die pulsierenden Punkte des arteriellen Systems tasteten, und nadelten dann diese Punkte, um die Krankheit zu behandeln. Da sie den Pulsschlag nicht entlang des gesamten, von ihnen angenommenen *Qi*-Kanals fühlen konnten, postulierten sie Verbindungskanäle zwischen den Akupunkturpunkten des arteriellen Systems, und erstellten eine Karte, auf der die unsichtbaren Teile des Kanals zu sehen waren. Dabei entwickelten verschiedene Behandler aus unterschiedlichen Zeiten und Orten jeweils eigene Wege, um die Akupunkturpunkte, die sie gefunden hatten, miteinander zu verbinden; so entstand eine Vielzahl von Theorien, um die Kanäle, die auch als Leitbahnen oder Meridiane bezeichnet werden, zu erklären. Auch heute noch werden TCM-Ärzte darin unterrichtet, diesen arteriellen Puls zu fühlen, allerdings nur noch an der Arteria radialis am Handgelenk. Die pulsierenden Punkte des arteriellen Systems waren die ersten Akupunkturpunkte.

Der Ursprung der Leitbahn- oder Meridiantheorien

Die frühen Akupunkturtheorien beruhten auf empirischer Erfahrung. So erkannten beispielsweise die alten Ärzte, dass sich Schmerzen oder andere Symptome im Genital-, Unterbauch- und Lendenbereich wesentlich erfolgreicher behandeln ließen, wenn man statt irgendwelcher anderer Punkte bestimmte pulsierende Stellen auf dem Fußrücken oder dem medialen Teil des Unterschenkels nadelte. Sie zogen daher zwischen den therapeutisch relevanten Punkten und den Körperteilen, in denen die Nadelung die größte Wirkung erzielte, Linien; auf diese Weise konnte man den Kanal erkennen, der all diese Punkte miteinander verband. In diesem Beispiel werden die arteriellen Punkte auf dem Fußrücken und dem medialen Teil des Unterschenkels, im Genital- und Lendenbereich bis hoch zur Zunge miteinander verbunden; so kristallisierte sich nach und nach die „Leberleitbahn“ oder der „Lebermeridian“ heraus. Die anderen elf Meridiane, die heute verwendet werden, wurden auf ähnliche Weise gefunden.

Die Meridiantheorie wurde zu einem Eckpfeiler der TCM. Da sich ein und dieselben Meridiane auf viele verschiedene Weisen herleiten ließen, gab es bald viele verschiedene theoretische Erklärungen. Bei seiner Rekonstruktion der ersten Entwicklungsschritte in der angewandten Akupunktur zeigt Professor Huang, dass die Chinesen früher für „Kanal“ bzw. „Meridian“ und „Blutgefäß“ dasselbe Schriftzeichen („*mai*“) verwendeten. In den meisten westlichen Lehrbüchern wurde dieses Schriftzeichen mit „Meridian“ oder „Kanal/Leitbahn“ übersetzt. TCM-Praktiker müssen immer noch eine umfassende und komplizierte Verlaufskarte der *Qi*-Kanäle (Meridiane) und andere medizinische Grundsätze lernen, die auf dem *Huang Di Nei Jing* („Innerer Klassiker des Gelben Kaisers“) basieren.

Wenn die Praktiker der alten Zeit Zugang zu den Fortschritten der modernen Medizin gehabt hätten, die wir heute als selbstverständlich betrachten, hätten sie es nicht nötig gehabt, „die Punkte zu verbinden“, um die nicht sichtbaren Teile der arteriellen Kanäle darzustellen.

Die historische Integration der verschiedenen Meridiantheorien zu einem einzigen System

Der „Innere Klassiker des Gelben Kaisers“ (*Huang Di Nei Jing*), der wahrscheinlich zwischen 206 v. Chr. und 220 n. Chr. kompiliert wurde, ist ein einzigartiges Monument der alten medizinischen Wissenschaft. Er begründete die Traditionelle Chinesische Medizin und wird noch heute von Akupunkteuren überall auf der Welt als Lehrbuch genutzt.

Der „Innere Klassiker“ vereinte die verschiedenen Meridiantheorien zu einem einzigen System. Unstimmigkeiten innerhalb dieses Buches zeigen, dass die Autoren über unterschiedliche medizinische Erfahrungen verfügten und aus verschiedenen historischen Perioden stammten. Seit dem Erscheinen des „Inneren Klassikers“ entwickelte sich die Akupunktur jedoch durch die Integration weiterer Theorien und einer ständig zunehmenden Anzahl von Akupunkturpunkten und Meridianen stetig bis zum heute vorliegenden System weiter. Wie Professor Huang zeigt, wurden allerdings, wenn die Realität in der Klinik nicht mit einer vorhandenen Theorie übereinstimmte, häufig Tatsachen unterdrückt, um die Theorie in ihrer alten Form zu erhalten. Neue Theorien wurden so zurechtgebogen, dass die alten Theorien nicht ihre Gültigkeit verloren – eine Methode, für die die Chinesen den Ausdruck haben: „den Fuß beschneiden, damit er in den Schuh passt." Daher besteht die klassische Akupunktur, wie wir sie heute kennen, aus wertvollen Theorien und klinischen Erfahrungen, die aber mit irrigen Annahmen und lückenhaften Erklärungen durchsetzt sind. Wir sollten auch immer daran denken, dass wir im 21. Jahrhundert natürlich große Schwierigkeiten haben, diesen alten Text zu verstehen und richtig auszulegen, weil uns diese „scholastische" Art zu denken aus der Zeit, in der dieses Werk entstanden ist, fremd ist.

Die „Perlen" der Akupunkturtheorie

Zahlreiche Geistes- und Naturwissenschaftler der Volksrepublik China führen seit über vier Jahrzehnten ein intensives Forschungsprogramm durch, in dem noch kein Beweis gefunden wurde, der die traditionelle Theorie der Meridiane untermauern könnte, obwohl China dafür enorme Finanzmittel aufgebracht hat. Professor Long-Xiang Huang, der derzeitige Leiter des nationalen Programms zur Akupunkturforschung, schreibt dieses Ergebnis der Tatsache zu, dass die Forscher bisher nicht in der Lage waren, die – wie er es nennt – „Perlen" (die wertvollen medizinischen Fakten) von den „Schnüren" (den alten Erklärungen), die die Fakten miteinander verbinden, zu trennen. Wie Professor Huang betont, ist die wertvollste Entdeckung der Akupunkturtheorie die Wechselbeziehung der Teile der Körperoberfläche untereinander sowie zwischen den Teilen der Körperoberfläche und den inneren Organen. Dies sind die unvergänglichen „Perlen" der klassischen Akupunktur.

Zur Zeit ist die Situation widersprüchlich: während die Wissenschaftler seit mehr als vier Jahrzehnten dabei sind, in Laboren, die technologisch auf dem neuesten Stand sind, die physiologischen und molekularen Mechanismen der Akupunktur zu erforschen, benutzen heute lebende Mediziner, die gerne mehr über Akupunktur erfahren möchten, noch immer Lehrbücher, die auf dem vor 2500 Jahren entstandenen „Inneren Klassiker des Gelben Kaisers" basieren. Wir hoffen, dass sich diese Situation bald ändert.

Viele Therapeuten finden das alte System unnötig kompliziert und halten es für unvereinbar mit ihrer medizinischen Ausbildung, kennen jedoch kein modernes System, an dem sie sich orientieren könnten, wenn sie Akupunktur praktizieren wollen. Die Autoren dieses Buches haben daher das Integrative Neuromuskuläre Akupunkturpunktsystem (INMAS) entwickelt, das sowohl die Grundsätze der klassischen Akupunktur als auch die neuesten wissenschaftlichen Erklärungen für die zugrunde liegenden Mechanismen berücksichtigt und das jeder medizinisch Tätige, der die Akupunktur zur Schmerzbehandlung in seine alltägliche Praxis einbauen möchte, leicht erlernen kann.

Was ist Akupunktur, was lässt sich behandeln und wie wirksam ist sie?

Es ist ebenso falsch, von einer einzigen universalen „traditionellen chinesischen Akupunktur“ zu sprechen, wie zu behaupten, es gäbe eine einzige universale „traditionelle europäische Medizin.“ So kennt man neben vielen japanischen, koreanischen, vietnamesischen, europäischen und amerikanischen Akupunkturstilen beispielsweise allein in China 80 verschiedene Formen der Akupunktur.

Wieso konnte sich die Akupunktur in so vielen verschiedenen geographischen Gebieten und über so unterschiedliche historische Perioden hinweg so unglaublich lange halten? Dazu muss man wissen, dass die Akupunktur nicht aufgrund von exakten Verfahren irgendeines bestimmten Stils so lange Bestand hatte, sondern weil sie auf so wirkungsvollen biomedizinischen Mechanismen beruht.

Bei allen Formen der Akupunktur wird mit Nadeln gearbeitet, die im Gewebe Stichwunden hinterlassen (Aku-Punktur). Die Nadeln und die von den Nadeln verursachten Verletzungen aktivieren die körpereigenen Überlebensmechanismen, mit denen die Homöostase normalisiert und eine Selbstheilung gefördert wird. Dieser Prozess besteht aus zentralen und peripheren Mechanismen.

Zentral stimulieren die Nadelung und die von der Nadel verursachten Läsionen Teile des Gehirns, die die grundlegenden Überlebenssysteme aktivieren – das nervöse, das endokrine, das kardiovaskuläre System und das Immunsystem – und normalisieren die physiologischen Aktivitäten im gesamten Körper (siehe dazu Kapitel 4).

Peripher lösen die Nadelung und die resultierenden Verletzungen rund um die Einstichstelle physiologische Reaktionen aus, an denen alle vier Überlebenssysteme mit dazu beitragen, dass das geschädigte Gewebe desensibilisiert wird und sich regeneriert. An der Einstichstelle wird eine Kaskade von Überlebensreaktionen, einschließlich der Immunreaktion, ausgelöst. Dies bezeichnen wir als lokale Reaktion auf die Nadelung (siehe dazu Kapitel 3).

Daher kann man die Akupunktur als eine physiologische Therapie definieren, die – als Antwort auf die Stimulation peripherer sensibler Nerven durch eine manuelle oder elektrische Nadelung – vom Gehirn koordiniert wird. Man kann bei dieser Definition nicht oft genug auf den folgenden Punkt hinweisen: Akupunktur behandelt niemals irgendein bestimmtes pathologisches Symptom, sondern normalisiert im Organismus das physiologische Gleichgewicht des inneren Milieus und stärkt die Selbstheilungskräfte. Daher ist die Akupunktur im Hinblick auf ihre therapeutischen Mechanismen kein spezifisches Verfahren: Sie zielt nicht auf ein bestimmtes Symptom oder eine bestimmte Krankheit ab, sondern behandelt den Körper als Ganzes.

Wenn man diesen unspezifischen Charakter der Akupunktur verstanden hat, kennt man im Prinzip schon die Antwort auf die drängende Frage, welche Symptome und Krankheiten mit Akupunktur behandelt werden können.

Da die Akupunktur eine physiologische Therapie ist, hängt ihre Wirksamkeit davon ab, ob (1) die Symptome oder die Krankheit(en) überhaupt heilbar sind und (2) wie groß das Selbstheilungspotential des jeweiligen Patienten ist.

Ein und dasselbe Symptom oder dieselbe Krankheit kann bei dem einen Patienten unter Umständen vollständig geheilt werden, während es oder sie bei einem anderen nur teilweise oder eventuell überhaupt nicht mehr kuriert werden kann, weil jeder Kranke ein anderes Selbstheilungspotential besitzt. Daher zeigt die Akupunkturbehandlung bei jeder Person eine unterschiedlich starke Wirkung. Wird das betreffende Symptom oder die Krankheit behandelt, kann die Akupunktur bei Patient A zu einem phantastischen Resultat führen, Patient B teilweise eine Erleichterung verschaffen und bei Patient C kaum einen oder gar keinen Effekt hervorrufen. In Kapitel 6 beschreiben wir unsere auf 16 Punkten aufbauende quantitative Beurteilungsmethode, die auf den Entdeckungen von Dr. H. C. Dung basiert und mit der man für jeden Patiententyp die Wirksamkeit der Akupunkturbehandlung voraussagen kann.

Warum kann man den Behandlungserfolg der Akupunktur bei Weichteilschmerzen besser abschätzen?

Schon 1890 empfahl der berühmte kanadische Arzt Sir William Osler in seinem klassischen Lehrbuch „*The Principle and Practice of Medicine*" die Akupunktur zur Behandlung von Kreuzschmerzen. Heute wird die Akupunktur in westlichen Ländern häufig zur Schmerzbekämpfung angewandt, und diese schmerzlindernde Wirkung ist immer noch der Aspekt, der am besten untersucht ist. Wir wissen inzwischen besser, was bei einer Behandlung von Weichteilschmerzen durch Akupunktur geschieht: daher kann man die Ergebnisse genauer vorhersagen als bei der Behandlung anderer Symptome.

Wie wir bereits erwähnt haben, umfasst die Akupunktur zentrale und periphere Mechanismen. Wenn wir Weichteilschmerzen behandeln, verletzt die Nadelung unmittelbar das schmerzende Gewebe. Diese Läsionen aktivieren dann auf lokaler Ebene rund um die Einstichstelle in den schmerzenden Geweben neuroendokrine, kardiovaskuläre sowie immunologische Reaktionen. Diese lokalen „Nadelreaktionen" desensibilisieren direkt die schmerzhaften Nerven und sorgen für eine Regeneration der geschädigten Weichteile. Der Prozess der Desensibilisierung und der Gewebereparatur wird häufig unmittelbar durch die Nadelreaktion an der Einstichstelle ausgelöst.

Bei der Behandlung von inneren Beschwerden wie Magenschmerzen können wir in den Magengeweben keine unmittelbare „Nadelreaktion" auslösen, sondern nur segmentale Nerven nadeln, um den kuti-viszeralen Reflex zu aktivieren, der einen Ausgleich zwischen sympathischer und parasympathischer Innervation herstellt und so die Selbstheilung des Magens fördert. Dies ist ein Beispiel für eine „indirekte" Akupunkturbehandlung.

Wie die klinische Erfahrung zeigt, kann Akupunktur sowohl beim peripheren Weichteilschmerz als auch bei inneren Beschwerden helfen, allerdings lässt sich das Ergebnis beim peripheren Weichteilschmerz aufgrund der lokalen Nadelreaktion besser voraussagen.

Bei der Schmerzbekämpfung wandeln wir den unspezifischen Effekt der Nadelung in eine gezielte Wirkung gegen spezifische Symptome um, indem wir die Läsionen direkt in den schmerzenden Bereichen verursachen. Nach einem alten chinesischen Sprichwort sind neun von zehn Erkrankungen schmerzhaft und der Statistik zufolge sind bei 85 Prozent unserer alltäglichen Schmerzen Weichteile betroffen. Daher wird die Akupunktur in westlichen Ländern vor allem als eine Möglichkeit der Schmerzbekämpfung betrachtet.

Das Integrative Neuromuskuläre Akupunkturpunktsystem ist ein Verfahrensansatz für die Schmerzbehandlung

Im vorliegenden Buch wird ein Behandlungsverfahren vorgestellt, für das ein neuroanatomisch definiertes System von Akupunkturpunkten genutzt wird und das auf einer Integration von konventioneller westlicher und traditioneller ostasiatischer Medizin beruht. Beim INMAS fließen Laborforschung und praktische klinische Erfahrung zusammen. Es entstammt zwei großen Traditionen: der 300 Jahre alten analytischen Wissenschaft des Westens und der 2500 Jahre alten ostasiatischen Empirie. In diesem System wird das standardisierte Behandlungsprotokoll der wissenschaftlichen Medizin des Westens mit dem flexiblen, individuell anpassbaren Ansatz der ostasiatischen Medizin vereint.

Biomedizinische Akupunktur und INMAS sind leicht zu verstehen und können nach einer kurzen Ausbildungsphase von allen medizinisch Tätigen – egal, ob mit westlichem oder ostasiatischem medizinischem Hintergrund – sicher und effektiv angewandt werden.

In der Theorie und der klinischen Praxis kommen einerseits moderne biomedizinische Prinzipien zum Tragen, andererseits wurden auch die wichtigsten Grundsätze der ostasiatischen Medizin vollständig beibehalten:

- Wiederherstellen der physiologischen Homöostase (Gleichgewicht von *Yin* und *Yang*)
- Maximierung der Selbstheilungskräfte ohne Nebenwirkungen
- Behandlung von sowohl *ben* (der eigentlichen Krankheitsursache, dem gesamten Körper) und *biao* (den Krankheitssymptomen)

INMAS weist alle Kriterien auf, die ein klinisches Verfahren erfüllen muss:

- Einfachheit: Der gesamte Vorgang von der Untersuchung des Patienten bis zum Einstich der Nadeln kann in der Praxis innerhalb kürzester Zeit ausgeführt werden.
- Reproduzierbarkeit: Alle Verfahren und therapeutischen Ergebnisse sind verlässlich und reproduzierbar, unabhängig davon, ob die Behandlung von einem erfahrenen Praktiker oder einem Anfänger durchgeführt wurde.

- Vorhersagbarkeit: Mit dieser Methode kann der Praktiker bezüglich der Behandlungsergebnisse folgende Vorhersagen treffen:
  - Wird der Patient auf die Akupunktur ansprechen?
  - Wie viele Behandlungen werden nötig sein, um den Schmerz zu lindern?
  - Wird es zu einem Rezidiv kommen?

Dasselbe Vorgehen bei fast allen Schmerzpatienten: ein genormtes Behandlungsverfahren, das individuell angepasst werden kann

Bei den meisten Patienten ist das Vorgehen bei der Behandlung gleich, weil die Akupunktur unspezifisch ist: Sie zielt nicht auf bestimmte Symptome oder Krankheiten ab, sondern fördert die Selbstheilung, indem sie die körpereigenen Überlebensmechanismen aktiviert.

Sehr häufig ist zu beobachten, dass bei Patienten, die zur Behandlung von Symptom A gekommen sind, gleichzeitig auch die Symptome B und C abklingen. Aufgrund dieser unspezifischen Wirkung der Akupunktur in Verbindung mit Labordaten, die von der Neurochemie bis zur funktionellen Magnetresonanztomographie reichen, ist es uns gelungen, das INMAS-Behandlungsverfahren zu entwickeln, das, unabhängig von den jeweiligen Symptomen und Krankheiten, bei den meisten Patienten wirkt.

Mit diesem Protokoll halten sich die Praktiker zum einen an das in der modernen Biomedizin erforderliche standardisierte Behandlungsverfahren. Darüber hinaus passen sie die Behandlung mit dem speziellen Verfahren von INMAS, bei dem sie auch ihre eigene medizinische Erfahrung mit einbringen können, an den einzelnen Patienten an und erfüllen damit das wesentliche Kriterium der ostasiatischen Medizin.

INMAS ist kein „Wundermittel“, mit dem sich alles heilen lässt, sondern eine Vorgehensweise, die sowohl die westliche als auch die ostasiatische Medizin berücksichtigt und von jedem Praktiker, selbst einem vergleichsweise unerfahrenen Akupunkteur, leicht erlernt und erfolgreich angewandt werden kann.

Wir halten den ganzheitlichen Ansatz der traditionellen Akupunktur für so wichtig, dass wir davon ausgehen, dass er einen angemessenen Platz im modernen Gesundheitsfürsorgesystem finden wird. Die biomedizinische Akupunktur bietet eine Erklärung für den neurologischen Mechanismus und eröffnet damit westlichen Medizinern und medizinisch Tätigen einen Zugang zur integrativen Medizin.

Danksagungen

Für ihre Unterstützung und hilfreichen Kommentare sind wir folgenden Kollegen und Freunden zu großem Dank verpflichtet: Dr. Zhen-Zhi Song, OMD, PhD, Fakultätsmitglied des Promotionsprogramms des Beijing International Health and Medicine Institute; den Professoren Xiao-Ding Cao, MD; Gen-Cheng Wu, MD; Xian-Fen Huang, MD, Department of Integrative Medicine, Shanghai Medical College of Fudan University.

Von ganzem Herzen danken wir unseren Freunden Dr. H. C. Dung, früher Professor der University of Texas Health Science Center in San Antonio, sowie Professor Long-Xiang Huang, OMD, Vizepräsident des Acupuncture Research Institute of the Academy of Traditional Chinese Medicine in Peking. Ihre bahnbrechenden Arbeiten und Beiträge waren für dieses Buch essenziell.

Wir danken Kellie White, der Herausgeberin von Elsevier Publishing, die für „traumhafte" Bedingungen sorgte, und ihrem Team, die uns in allen Produktionsphasen dieses Buches stets eifrig unterstützt haben.

Unser aufrichtiger Dank gilt darüber hinaus unserer ersten Leserin Katrine Merlushkin, JD, einer wunderbaren Tochter und guten Freundin, für ihre klugen Kommentare zum Manuskript. Der fachkundigen Arbeit unseres guten Freundes und talentierten Lektors Ashik Peter Lynch, MA (Oxon) ist es zu verdanken, dass das Buch auch stilistisch gewonnen hat.

Yun-Tao Ma und Mila Ma

Kapitel 1

Vom Neuron zum Akupunkturpunkt: die neuroanatomischen Grundlagen der Akupunkturpunkte

Einführung

Die therapeutische Wirksamkeit der Akupunktur basiert auf der Wahl effektiver Akupunkturpunkte. Es gibt 361 klassische Akupunkturpunkte, die auf Meridianen liegen. In der chinesischen Literatur sind darüber hinaus über 2000 neue Akupunkturpunkte außerhalb von Meridianen verzeichnet. Eine anatomische Untersuchung der 361 klassischen Akupunkturpunkten auf den Meridianen zeigt, dass die meisten Akupunkturpunkte mit bestimmten anatomischen Strukturen des peripheren Nervensystems assoziiert sind. Nach Angaben von Wissenschaftlern liegen 309 Akupunkturpunkte auf oder in der Nähe von Nerven und 286 Akupunkturpunkte in der Nachbarschaft von größeren Blutgefäßen, die von kleinen Nervenbündeln umgeben sind.[1]

Auf Grund von neueren Erkenntnissen über neuromuskuläre Zusammenhänge werden einige dieser Punkte als Trigger-, Motor- und Hautpunkte bezeichnet. Wie Dr. Ronald Melzack[2] herausfinden konnte, entsprechen mehr als 70 Prozent der klassischen Akupunkturpunkte auf den Meridianen häufig verwendeten Triggerpunkten. Alle diese Punkte zeichnen sich dadurch aus, dass sie schmerzhaft oder druckempfindlich werden oder infolge einer Sensibilisierung der Nerven andere körperliche Beschwerden hervorrufen können. Es ist allerdings äußerst wichtig, dass man sich folgendes klarmacht: Obwohl über 70 Prozent der klassischen Akupunkturpunkte dieselben Merkmale aufweisen wie Triggerpunkte, sind Akupunkturpunkte und Triggerpunkte nicht dasselbe.

Nach einer Definition von Dr. Siegfried Mense und Dr. David G. Simons aus ihrem Buch „*Muscle Pain*" gilt für Triggerpunkte: „(1) Bei einem zentralen Triggerpunkt handelt es sich um eine druckempfindliche lokale Verhärtung in einem Skelettmuskel. Zu seinen klinischen Kennzeichen gehören: eine umschriebene, punktförmige Druckschmerzhaftigkeit an einem Knoten, der zu einem spürbar angespannten Muskelfaserstrang gehört, sowie, dass dem Patienten der Schmerz, der durch Druck auf den empfindlichen Punkt hervorgerufen wird, vertraut ist, dass der Schmerz ein für die Triggerpunkte in diesem Muskel typisches Muster hat, außerdem ein Zucken als Reaktion auf lokaler Ebene, eine schmerzhafte Bewegungseinschränkung sowie eine gewisse Schwäche des betroffenen Muskels. Diagnostische Kriterien für aktive Triggerpunkte sind eine umschriebene punktförmige Druckschmerzhaftigkeit an einem Knoten eines tastbaren straffen Strangs sowie, dass dem Patienten der Schmerz, der durch Druck auf den empfindlichen Punkt hervorgerufen wird, vertraut ist. Bei latenten Triggerpunkten klagen die Patienten nicht über Schmerzen. (2) Bei Attachment-Triggerpunkten besteht eine Druckschmerzhaftigkeit im Bereich des Muskelansatzes. Ursache dafür ist eine Sehnenentzündung oder eine Tendopathie, die durch die persisitierende Anspannung des straffen Muskelfaserstranges hervorgerufen wird."[3]

Wie aus dieser Definition klar hervorgeht, handelt es sich bei diesen Triggerpunkten ausschließlich um druckschmerzhafte Punkte auf Skelettmuskeln. Die klassischen Akupunkturpunkte findet man aber nicht nur dort, sondern auch auf anderen Weichteilstrukturen wie Sehnen oder Faszien. Daher haben Triggerpunkte mit den Akupunkturpunkten einige, aber nicht alle Merkmale gemeinsam, während Akupunkturpunkte alle Merkmale von Triggerpunkten aufweisen. Das bedeutet, dass für Triggerpunkte gewisse, aber nicht alle Parameter der klassischen Akupunkturpunkte zutreffen.

Wie sich bei Labortests und klinischen Versuchen herausgestellt hat, wirkt die Akupunktur im Versorgungsgebiet eines sensiblen Nervs nicht, wenn dieser Nerv durch Lokalanästhetika blockiert, operativ durchtrennt, durch Eis (niedrige Temperaturen) empfindungslos oder mithilfe einer Ligatur abgebunden wurde.[4] Diese Versuche beweisen, dass sensorische Nerven essentielle anatomische Bestandteile von Akupunkturpunkten sind. Sensorische Nerven sind überall im menschlichen Körper vorhanden und fehlen nur in wenigen Strukturen wie Nägeln und Haaren. Daher gilt: wo sensorische Nerven sind, gibt es auch Akupunkturpunkte.

Vor etwa 2500 Jahren wurden im „Inneren Klassiker des Gelben Kaisers" (*Huang Di Nei Jing*) etwa 135 Akupunkturpunkte beschrieben, die auf beiden Körperseiten vorhanden sind. Im Laufe der anschließenden 2000 Jahre entdeckten die Meister der Traditionellen Chinesischen Medizin (TCM) nach und nach immer mehr Akupunkturpunkte und ordneten sie gemäß daostischer Prinzipien in ein Meridiansystem ein.

Die chinesischen Ärzte früherer Zeiten bemerkten, dass einige Akupunkturpunkte außerhalb von Meridianen genauso effektiv waren wie klassische Akupunkturpunkte auf den Meridianen. Man unterscheidet zwei Arten von nicht auf Meridianen liegenden Akupunkturpunkten: *Ah-Shi*-Punkte und extrameridiane Akupunkturpunkte. *Ah-Shi*-Punkte erscheinen je nach den individuellen Symptomen an Stellen, die sich nicht voraussagen lassen. Extrameridiane Akupunkturpunkte liegen zwar nicht auf einem der 14 Meridiane, aber ebenfalls an genau fixierten Stellen. Nach und nach wurden immer mehr extrameridiane Akupunkturpunkte gefunden und in das klassische Akupunktursystem eingeordnet. Derzeit sind in der chinesischen Akupunkturliteratur mehr als 2500 „neue" Akupunkturpunkte erfasst.

In den letzten drei Jahrzehnten hat eine beeindruckende Anzahl neuerer Studien gezeigt, dass die Wirksamkeit der Akupunktur nicht immer von der exakten Lage der Akupunkturpunkte abhängt, wie sie in den Meridiankarten angegeben ist.[5] Diesen wissenschaftlichen Daten zufolge gibt es bei der Behandlung von Patienten mit chronischen Schmerzen keine statistisch signifikanten Unterschiede zwischen einer Nadelung „vorgetäuschter“ oder „echter“ Akupunkturpunkte.[6] Daher kam der bekannte klinische Arzt Dr. Felix Mann nach vielen Jahren der Beobachtung zu dem Schluss, dass es die Akupunkturpunkte, wie sie nach klassischem Verständnis gesehen werden, überhaupt nicht gibt.[7]

Aus neuroanatomischer Sicht können Akupunkturpunkte jedoch definiert werden, indem man die klassischen Theorien mit den Ergebnissen der modernen Forschung kombiniert.

Druckschmerzhafte Akupunkturpunkte gibt es nicht nur bei Schmerzpatienten, sondern auch auf dem Körper gesunder Personen. Wenden wir uns zunächst einem Gesunden zu. Wie Dr. H. C. Dung herausfand, zeigen druckempfindliche Akupunkturpunkte im Allgemeinen ein konsistentes und vorhersagbares Muster. Dr. Dung lieferte eine anatomische Erklärung dafür, warum Akupunkturpunkte ein solches vorhersagbares Muster offenbaren (siehe Kapitel 2). Seine Entdeckung gilt als „Wendepunkt in der langen Geschichte der Akupunktur.“[8]

Bei der Untersuchung von Patienten mit ähnlichen Schmerzsymptomen findet man an jeweils denselben anatomischen Stellen bestimmte druckempfindliche oder schmerzhafte Punkte, auch wenn vielleicht jeder einzelne Patient einige unterschiedliche empfindliche Akupunkturpunkte aufweist, in denen sich seine individuellen Symptome widerspiegeln. So haben fast alle Patienten mit Kreuzschmerzen ähnliche druckschmerzhafte Punkte auf dem Darmbeinkamm (Crista iliaca) sowie etwa 5 cm lateral des Dornfortsatzes (Processus spinosus) des zweiten Lendenwirbels (entsprechend den Akupunkturpunkten H14 und H15 auf der Abbildung in der Innenseite des Umschlags). Schmerzempfindliche Akupunkturpunkte verändern immer wieder ihre Größe (ihren Bereich). Bei einem Patienten mit akuten Schmerzen sind die druckempfindlichen Akupunkturpunkte kleiner und entsprechen den Stellen aus dem Verzeichnis der klassischen Akupunkturpunkte, bei einem Patienten mit schweren oder chronischen Schmerzen sind die empfindlichen Bereiche dagegen erheblich größer, sodass sogar die gesamte Muskelmasse empfindlich und schmerzhaft sein kann. Das zeigt, dass die Ausdehnung der Akupunkturpunkte von der Dauer der Schmerzsymptomatik abhängt. Akupunkturpunkte sind pathophysiologisch dynamische Strukturen.

Die neuroanatomischen Grundlagen für die Bestimmung von Akupunkturpunkten

Anatomisch besteht das Nervensystem des Menschen aus zwei Teilen: dem zentralen (ZNS) und dem peripheren Nervensystem (PNS). In diesem Buch beschäftigen wir uns vor allem mit dem peripheren Nervensystem, weil es bei der Akupunkturtherapie sowohl für die Diagnose als auch für die Behandlung die wichtigste Struktur ist.

Funktionell unterscheidet man beim Nervensystem zwei Systeme: das somatische und das vegetative (autonome) Nervensystem. Das somatische Nervensystem steuert die Muskulatur und leitet Informationen zum Gehirn; das vegetative Nervensystem operiert ohne bewusste Kontrolle und sorgt dafür, dass die Vitalfunktionen des Körpers aufrechterhalten bleiben. So reguliert das vegetative Nervensystem etwa den Herzschlag und die Atmung, ohne dass uns dies bewusst würde.

Neurone oder Nervenzellen sind die grundlegenden morphologischen und funktionellen Einheiten des Nervensystems. Wir erörtern diese komplizierten Strukturen hier nur soweit, wie sie für die Akupunktur von Belang sind.

Neuron (Nervenzelle)

Ein Neuron oder eine Nervenzelle ist die anatomische und physiologische Einheit des Nervensystems. Neurone unterscheiden sich in Größe, Form und Komplexität voneinander (Abb. 1.1), haben jedoch alle bestimmte gemeinsame Struktur- und Funktionsmerkmale. In der Regel besitzt ein Neuron einen oder mehrere Fortsätze, die so genannten Dendriten, die vom Zellkörper abgehen. Die Enden dieser Dendriten werden als Rezeptoren bezeichnet.

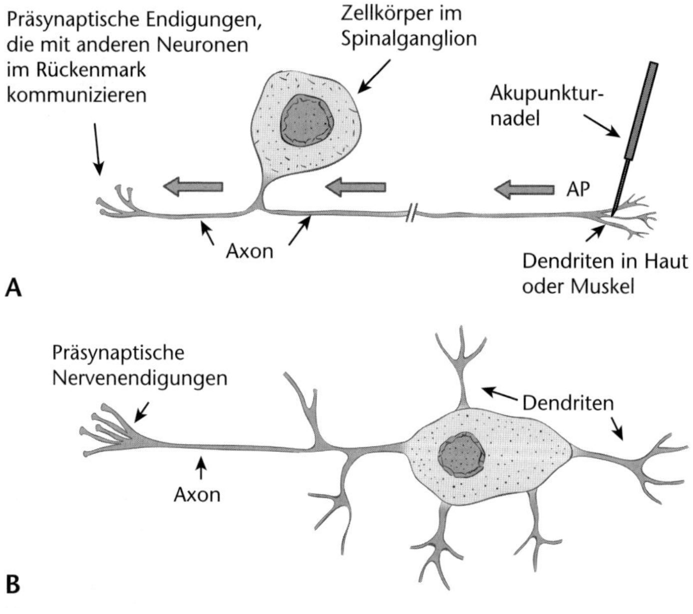

Abb. 1.1 Darstellung von zwei Nervenzelltypen. Alle Neurone bestehen im Allgemeinen aus Dendriten, Zellkörper und Axon. Wenn die Dendriten stimuliert werden, wandert der elektrische Impuls immer in eine Richtung von den Dendriten zu den präsynaptischen Nervenendigungen. **A** Typische Form einer sensorischen Nervenzelle. Die Aktionspotentiale (AP), die durch eine Stimulation oder Störung erzeugt werden, werden von den Dendriten in der Haut und dem Muskel zum Rückenmark weitergeleitet. Die Aktionspotentiale laufen für gewöhnlich am Zellkörper vorbei. Ist das Spinalganglion bei einem Bandscheibenvorfall gequetscht, senden auch die Zellkörper der sensorischen Neurone Impulse aus, die Schmerzen verursachen. **B** Häufigste Neuronenform im Rückenmark und Gehirn. Während vom Zellkörper weit verzweigte Dendriten ausgehen, entspringt auf der den Dendriten gegenüberliegenden Seite ein Axon.

Die Rezeptoren an den Dendriten sind morphologisch auf eine bestimmte Funktion spezialisiert. Das Neuron ist eine dynamisch polarisierte Zelle, deren Hauptaufgabe in der Weiterleitung von Signalen besteht.

Die Akupunkturnadeln üben einen unmittelbaren Reiz aus und aktiveren die Rezeptoren an den Dendriten der sensorischen Neurone in der Haut, den Muskeln und anderen Geweben. Abbildung 1.2 zeigt als Beispiele für sensorische Nervenenden freie Nervenendigungen und Nervenendorgane.

Aus dem Zellkörper geht noch ein weiterer einzelner Fortsatz hervor: das so genannte Axon (Abb. 1.1). Während das Axon eines sensorischen Neurons die Impulse vom Zellkörper zum nächsten Neuron leitet, sorgt das Axon eines Motoneurons dafür, dass die Impulse zu den Muskeln gelangen. Bei der Stimulation

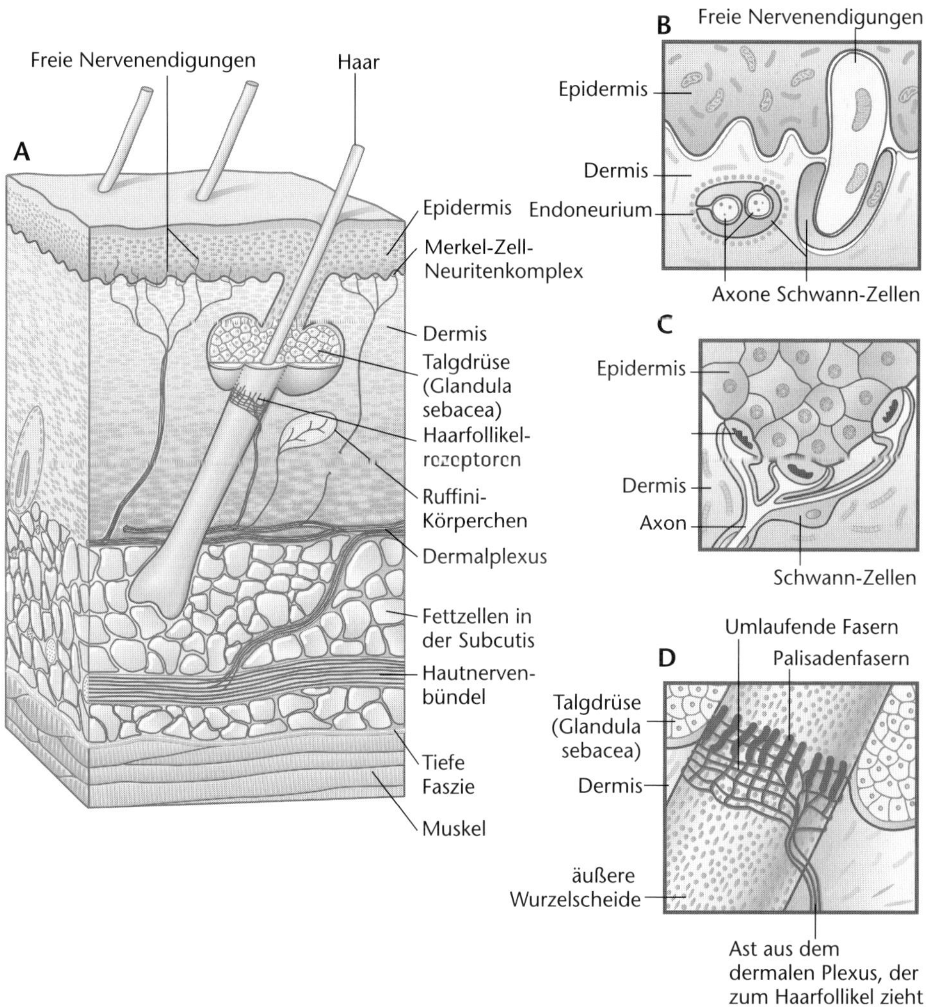

Abb. 1.2 Beispiele für spezialisierte sensorische Endigungen in der Haut: freie Nervenendigungen (meist für Schmerz und Temperatur), Ruffini-Körperchen (Scherkräfte), Haarfollikelrezeptoren (die die Haarstellung registrieren). (Aus FitzGerald, M., Folan-Curran, J. (2002) *Clinical neuroanatomy and related neuroscience*, 4. Ausgabe, WB Saunders, Philadelphia.)

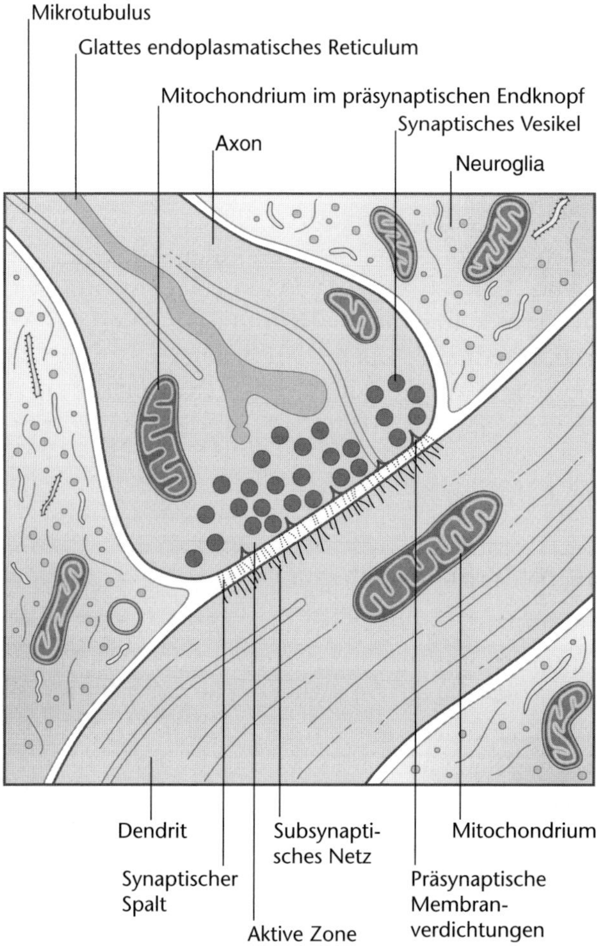

Abb. 1.3 Schematische Darstellung eines Axons in elektronenmikroskopischer Sicht, das über eine Synapse mit einem Dendriten eines anderen Neurons in Verbindung steht. Die synaptischen Vesikel enthalten chemische Substanzen, die den Dendriten des anderen Neurons aktivieren oder deaktivieren können.
(Aus FitzGerald, M., Folan-Curran, J. (2002) *Clinical neuroanatomy and related neuroscience*, 4. Ausgabe, WB Saunders, Philadelphia.)

der Rezeptoren durch die Nadelung entstehen elektrische Signale, die von den Rezeptoren über die Dendriten und den Zellkörper zum Axon gelangen. Bleibt die Stimulation unterhalb der Reizschwelle, gehen im Gehirn keine Signale ein. Ist jedoch die Stimulation der Rezeptoren stark genug, löst sie im Zellkörper vorübergehend ein elektrisches Signal aus, das so genannte Aktionspotential, das sich vom Zellkörper über das Axon bis zum Ende des Axons ausbreitet. Am Axonende werden die Signale über eine besondere Struktur, die Synapse, auf die Dendriten oder den Zellkörper oder das Axon eines anderen Neurons übertragen. Auf diese Weise gelangen von Rezeptoren erzeugte Signale von einem zum anderen Neuron und erreichen schließlich das Gehirn (Abb. 1.3).

Innerhalb des Gehirns werden die Signale dann verarbeitet, entweder unterdrückt oder verstärkt, und unter Umständen noch an verschiedene andere Neurone weitergesendet.

Das zentrale Nervensystem (ZNS)

Ein Neuron ist eine wichtige funktionelle Einheit innerhalb des Nervensystems. Das ZNS besteht aus dem Gehirn und dem Rückenmark. Wie elektrophysiologische[9] und neurochemische Untersuchungen zeigen, reagieren sowohl das Gehirn als auch das Rückenmark bei der Akupunktur aktiv auf die Stimulation. Nach mittlerweile über drei Jahrzehnten wissenschaftlicher Untersuchungen wissen wir mehr darüber, welche Rolle das zentrale Nervensystem bei der Akupunktur spielt, doch den genauen Mechanismus dieser Wechselbeziehung kennt man noch immer nicht vollständig. Wir gehen in den Kapiteln 3 und 4 kurz auf diesen Mechanismus ein.

Das periphere Nervensystem

Die Bedeutung des peripheren Nervensystem für die Wirkung der Akupunktur kann gar nicht hoch genug bewertet werden. Das periphere Nervensystem ist eine Erweiterung des zentralen Nervensystems. Mit Akupunkturnadeln wird es direkt stimuliert und aktiviert, um die erwünschten Behandlungsergebnisse zu erzielen, da alle Nervenstrukturen außerhalb von Gehirn und Rückenmark zum peripheren Nervensystem gehören. Da das periphere Nervensystem sehr komplex ist, erörtern wir nur die Bereiche, die unmittelbar mit der klinischen Akupunktur zu tun haben.

Das periphere Nervensystem besteht aus den Nervi craniales oder Hirnnerven sowie den Spinal- oder Rückenmarknerven, insgesamt handelt es sich um 12 Hirnnervenpaare und 33 Spinalnervenpaare. Hirnnerven werden traditionell mit römischen Ziffern gekennzeichnet. Am wichtigsten für die Akupunkturbehandlung sind der N. trigeminus (V), der N. facialis (VII) sowie der spinale Teil des N. accessorius (XI) (Abb. 1.4).

Die 33 Spinalnervenpaare werden entsprechend ihrer Lagebeziehung zum Rückenmark in fünf Gruppen unterteilt: es gibt acht zervikale, zwölf thorakale, fünf lumbale, fünf sakrale sowie drei kokzygeale Spinalnervenpaare. Die kokzygealen Nerven sind aufgrund ihrer geringen Größe für die Akupunktur weniger wichtig, obwohl es im Os coccygis oder Steißbein zu heftigen Schmerzen kommen kann, die unbedingt behandelt werden müssen (Abb. 1.5).

Zum peripheren Nervensystem gehören auch Ganglien; dies sind außerhalb des Rückenmarks liegende Gruppen von Nervenzellen. Die Nervenfasern des peripheren Nervensystems sind über alle Bereiche unseres Körpers verteilt; Ausnahmen bilden lediglich Nägel und Haare, die deshalb auch schmerzfrei geschnitten werden können.

Funktionell enthält das periphere Nervensystem sensorische Neurone, Motoneurone und Sympathikusganglienzellen. Unabhängig davon, wo wir die Nadeln in den Körper einstechen, werden immer sensorische Nervenendigun-

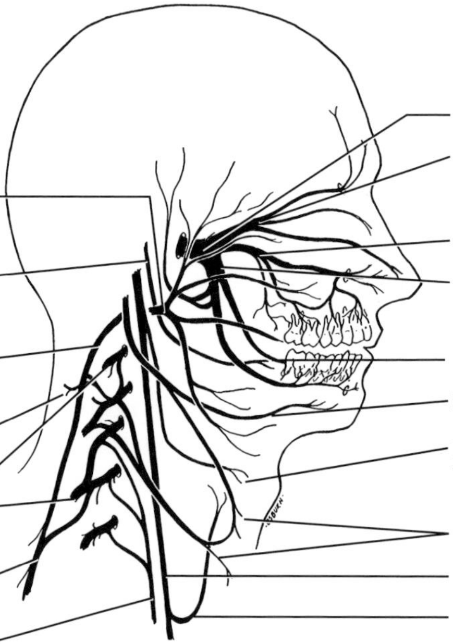

Abb. 1.4 Die der Nadelung zugänglichen Hirnnerven an Kopf und Hals: N. trigeminus (V, mit den drei Hauptästen N. ophtalmicus, N. maxillaris und N. mandibularis), N. facialis (VII) und N. accessorius (XI). Auch trägt nach Stimulierung der N. vagus durch Akupunktur sehr viel zur Wiederherstellung der Homöostase sowie zu einer entzündungshemmenden Immunreaktion beiträgt (für weitere Erklärungen siehe Kapitel 4). (Aus Jenkins, D. (2002) *Hollinshead's functional anatomy of the limbs and back*, 8. Ausgabe, WB Saunders, Philadelphia.)

gen gereizt, die überall an der Körperoberfläche liegen, ferner sympathische Nerven, die die Weite der Blutgefäße und die Aktivität von Drüsen steuern, sowie Motoneurone, falls die genadelte Stelle durch Fasern von Motoneuronen innerviert wird.

Das somatische Nervensystem

Wir unterteilen das Nervensystem nach seinem anatomischen Aufbau in einen zentralen und einen peripheren Teil. Funktionell unterscheiden wir beim Nervensystem zwei Gruppen: das sensorische und das vegetative Nervensystem. Das somatische Nervensystem ist der Teil, der die Wandstrukturen des Körpers innerviert: Muskeln, Haut und Schleimhäute. Der Teil, der die inneren Organe steuert, wird als vegetatives Nervensystem bezeichnet. Für die Akupunkturbehandlung ist das somatische Nervensystem mit Teilen des peripheren Nervensystems gleichzusetzen.

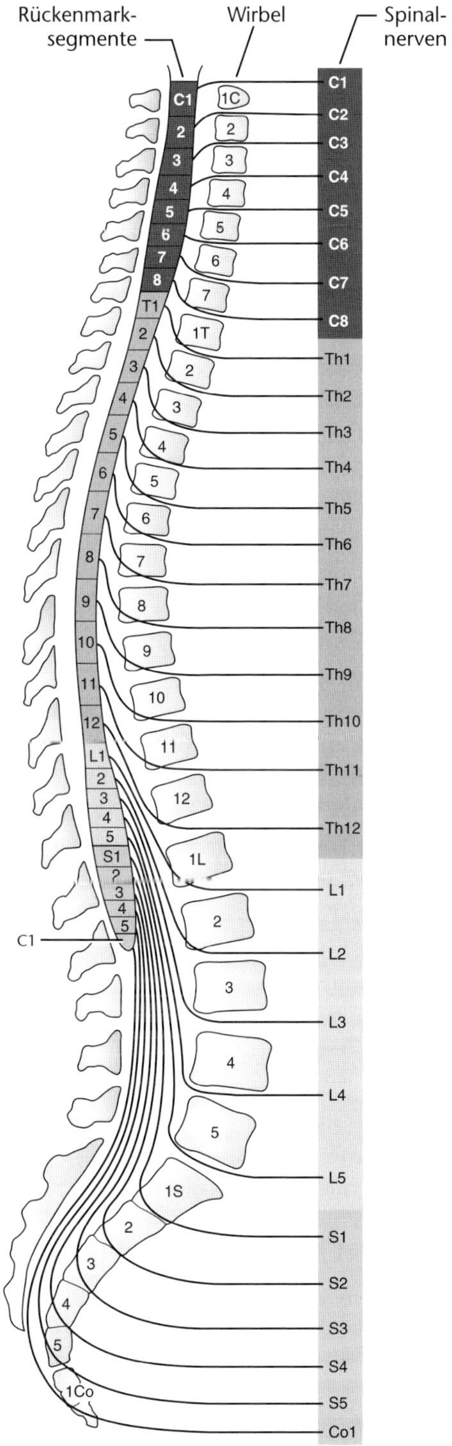

Abb. 1.5 Die Spinalnerven, die den größten Teil der peripheren Nerven des Körpers ausmachen. (Aus Jenkins, D. (2002) *Hollinshead's functional anatomy of the limbs and back*, 8. Ausgabe, WB Saunders, Philadelphia.)

1

Das vegetative (autonome) Nervensystem

Das vegetative Nervensystem besteht aus Teilen des zentralen und des peripheren Nervensystems. Es steuert die physiologischen Aktivitäten der Herzmuskulatur, der glatten Muskulatur der inneren Organe (und in den Blutgefäßen) und die Drüsen. Das vegetative Nervensystem übermittelt aber auch Informationen von den oben genannten Zielorganen an das Gehirn. Es umfasst efferente oder motorische Signalwege, afferente oder sensorische Wege sowie Neuronengruppen (Nuclei) im Gehirn und Rückenmark, die die Zielorgane regulieren.

Anatomisch sind die efferenten Anteile, der aus dem ZNS herausführende Signalweg des Vegetativums, durch eine Kette aus zwei Neuronen gekennzeichnet (Abb. 1.6). Die ersten oder auch primären Neurone befinden sich im ZNS in den Kernen des Hirnstamms (Neuronengruppen im Gehirn werden als Nuclei oder Kerne bezeichnet) oder in den Seitenhörnern des Rückenmarks (Nuclei intermediolaterales medullae spinalis).

Die primären oder auch präganglionären Neurone sind über ihre Axone und entsprechende Synapsen mit den sekundären oder postganglionären Neuronen verbunden, die sich in einem der autonomen Ganglien außerhalb des Rückenmarks befinden. Deren Axone führen als postganglionäre Fasern zu den Zielorganen wie Hautdrüsen, Blutgefäßen und Organen.

Funktionell unterscheidet man beim vegetativen Nervensystem einen sympathischen und einen parasympathischen Teil.

Der sympathische (thorakolumbale) Teil (Abb. 1.7) stammt aus Neuronen (präganglionären Neuronen) in den Rückenmarksegmenten C8–L2.

Der parasympathische (craniosacrale) Teil (Abb. 1.8) umfasst präganglionäre Neurone in der grauen Substanz des Hirnstamms und den mittleren drei Segmenten im Sakralbereich des Rückenmarks (S2–4).

Sympathikus und Parasympathikus sind – wie nach der daostischen Theorie auch *Yin* (aktiv) und *Yang* (passiv) – ihrer Funktion nach Antagonisten. Durch eine solche Zweiteilung des Nervensystems soll funktionell ein Gleichgewicht in den Aktivitäten der inneren Organe hergestellt werden.

Das sympathische System trägt dazu bei, im Körperinneren ein konstantes Milieu aufrechtzuerhalten. Um dieser Aufgabe gerecht werden zu können, kann der Sympathikus eigenständig den Adrenalin- und den Blutzuckerspiegel erhöhen, die Körpertemperatur regulieren und die Kontraktilität der Blutgefäße einstellen (vasomotorischer Tonus). Diese Funktionen sind für das Überleben in lebensbedrohlichen Situationen erforderlich.

Dieser Schutz- oder Überlebensmechanismus, der zu einer Hyperaktivität des Sympathikus führt, ist ein Vorgang, bei dem Energie verbraucht wird. Gelegentlich kann das sympathische Nervensystem sogar verhindern, dass man Schmerzen empfindet. So weiß man, dass manche Soldaten selbst Stunden nach ihrer Verletzung auf dem Schlachtfeld noch keine Schmerzen hatten. Im alltäglichen Leben fühlen wir uns allerdings bald erschöpft, wenn das sympathische System zu lange aktiviert ist, weil gespeicherte Energien aufgebraucht werden. Unser Immunsystem wird unterdrückt. Die Wahrscheinlichkeit, dass

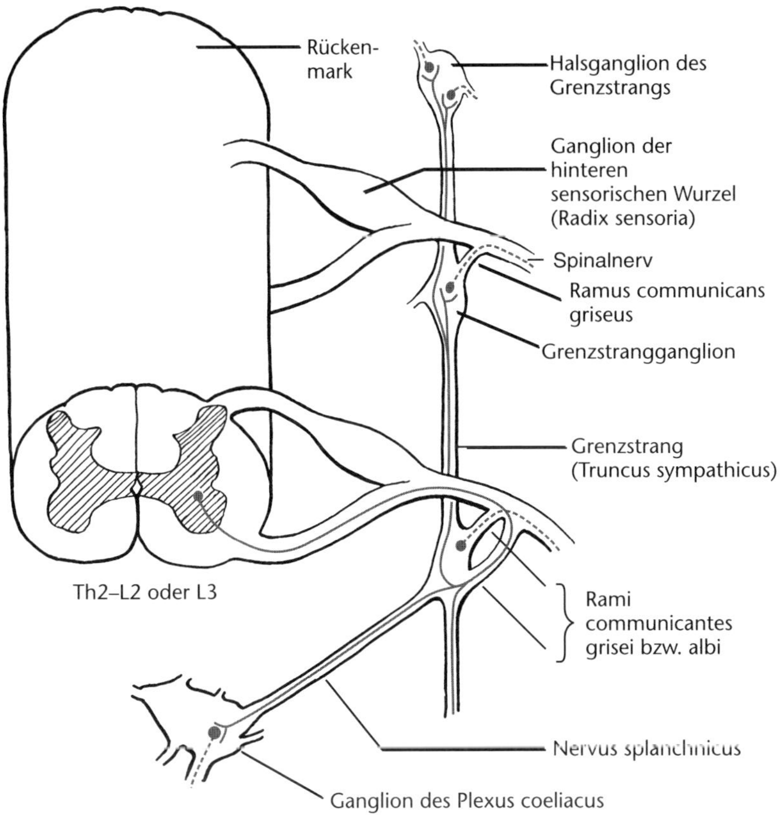

Abb. 1.6 Verlauf sympathischer Fasern. Das als Querschnitt durch das Rückenmark dargestellte Segment ist typisch für die efferenten Wege des Sympathicus in den Bereichen Th1–L2 oder L3. Anhand einer einzelnen präganglionären Faser (durchgezogene Linie) werden die möglichen Verläufe dargestellt, die präganglionäre Fasern nehmen können. Sie ziehen über die vordere motorische Wurzel (Radix ventralis) eines Spinalnerven und verlassen den Nerv, um zum Grenzstrang (Truncus sympathicus) zu gelangen. Am Grenzstrang haben sie folgende Möglichkeiten: Sie können an den Ganglienzellen im ersten Ganglion, das sie erreichen, Synapsen bilden; sie können im Grenzstrang nach oben oder unten verlaufen, um Impulse auf Ganglien über oder unter ihrer Eintrittsstelle in den Grenzstrang zu übertragen; oder sie verlassen den Grenzstrang ohne Umschaltung, um dann an den Ganglien des Plexus coeliacus beziehungsweise solaris oder anderen Ganglien an der Aorta zu enden. Postganglionäre Fasern (gestrichelte Linie) gehen von Zellen der Grenzstrangganglien aus und kehren zu den Spinalnerven zurück, um sich mit ihnen weiterzuverteilen, oder sie kommen von den Ganglien des Plexus coeliacus oder verwandter Geflechte, um sich entlang der Blutgefäße bis zu den inneren Organen auszubreiten, oder sie ziehen als direkter Ast eines Zervikalganglions zu Strukturen an Kopf und Hals. (Die Verbindung der Zervikalganglien zu den Spinalnerven entspricht der für andere Ganglien des Grenzstrangs, wurde hier aber nicht dargestellt). Man beachte, dass es präganglionäre Fasern gibt, die ohne Umschaltung zum Nebennierenmark ziehen und den Zellen dort direkt Impulse übermitteln. (Aus Jenkins, D. (2002) *Hollinshead's functional anatomy of the limbs and back*, 8. Ausgabe, WB Saunders, Philadelphia.)

wir erkranken, steigt, und letztlich geht das dynamische Gleichgewicht unseres inneren Milieus, die Homöostase, verloren. Der Körper wird dann sehr schmerzempfindlich (Hyperalgesie).

Sobald das sympathische Nervensystem während einer Pause oder Erholungsphase zur Ruhe kommt, wird der Parasympathikus aktiv. Erst wenn die Wirkung des sympathischen Systems nachlässt, kann beispielsweise Nahrung richtig verdaut werden und so Energie aufgenommen und den Körpersystemen zugeführt werden.

Wie sich in der Klinik gezeigt hat, normalisiert ein Akupunkturreiz die Aktivität des sympathischen und parasympathischen Systems, so dass sich wieder ein optimales Gleichgewicht des inneren Milieus einstellt; der Akupunkturreiz schwächt also die Aktivitäten des Sympathikus und aktiviert parasympathische Funktionen.

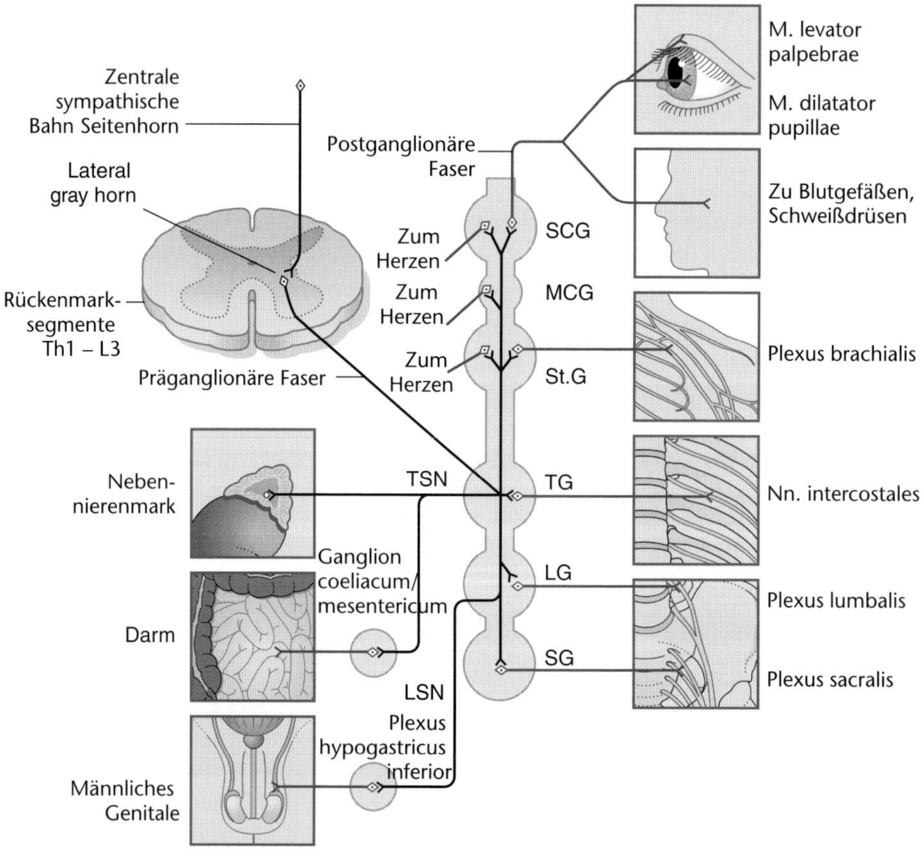

Abb. 1.7 Übersicht über das sympathische System. Die präganglionären Neurone liegen im Seitenhorn des Rückenmarks. Ganglionäre Neurone sind grau dargestellt. LG, Ganglia lumbalia; LSN, Nn. splanchnici lumbales; MCG, Ganglion cervicale medium (mittleres Halsganglion des Grenzstrangs); SCG, Ganglion cervicale superius (oberes Halsganglion des Grenzstrang); SG, Ganglia sacralia; St.G., Ganglion stellatum; TG, Ganglia thoracica; TSN, N. splanchnicus thoracicus major et minor. (Aus FitzGerald, M., Folan-Curran, J. (2002) *Clinical neuroanatomy and related neuroscience*, 4. Ausgabe, WB Saunders, Philadelphia.)

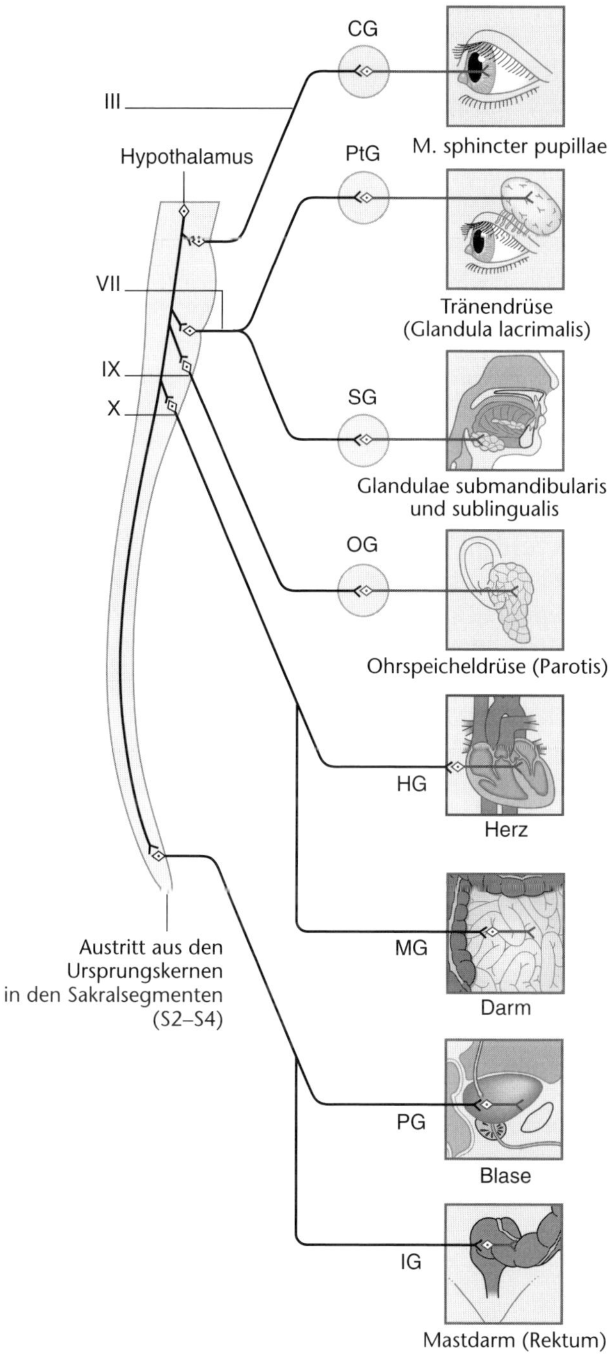

Abb. 1.8 Übersicht über das parasympathische System. Die präganglionären Neurone liegen im Hirnstamm und den sakralen Rückenmarksegmenten. CG, Ganglion ciliare; HG, Ganglia cardiaca; IG, intramurale Ganglien; MG, Ganglien des Plexus myentericus; OG, Ganglion oticum; PG, Ganglia pelvica, PtG, Ganglion pterygopalatinum; SG, Ganglion submandibulare. (Aus FitzGerald, M., Folan-Curran, J. (2002) *Clinical neuroanatomy and related neuroscience*, 4. Ausgabe, WB Saunders, Philadelphia.)

1

Nerven und Nervenfasern

Signale von einem peripheren Nerv werden von den Dendriten des Neurons an Zellkörper weitergeleitet, die in den Ganglien, dem Rückenmark oder im Gehirn liegen. Dort werden die Signale verarbeitet, weitergeleitet und gelangen dann über die Axone aus den Zellkörpern zu peripheren Organen wie Haut, Muskeln, Drüsen und inneren Organen.

Ein Nerv beziehungsweise eine Nervenfaser kann aus vielen Dendriten und Axonen bestehen. Die in einer Nervenfaser vorhandenen Dendriten und Axone können verschiedene ein- und auslaufende elektrische oder chemische Signale übermitteln. Ein Nerv oder eine Nervenfaser kann Tausende Axone und Dendriten oder auch nur ein einziges Axon und einen einzigen Dendriten aufweisen.

In ein und demselben Nerv können verschiedene Signale in unterschiedlichen Richtungen wandern. Um sicherzustellen, dass Signale, die eine Funktion auslösen sollen, an die richtige Adresse gelangen, muss der Dendrit oder das Axon in einem isolierenden Schlauch verlaufen, um die Signale abzuschirmen. Diese isolierende Schicht, die aus Schwann-Zellen besteht, bezeichnet man als Myelin- oder Markscheide (Abb. 1.9).

Wie bereits erwähnt, unterteilt man die peripheren Nerven nach ihrer Funktion in efferente und afferente Nerven. Ein efferenter Nerv (motorische Faser)

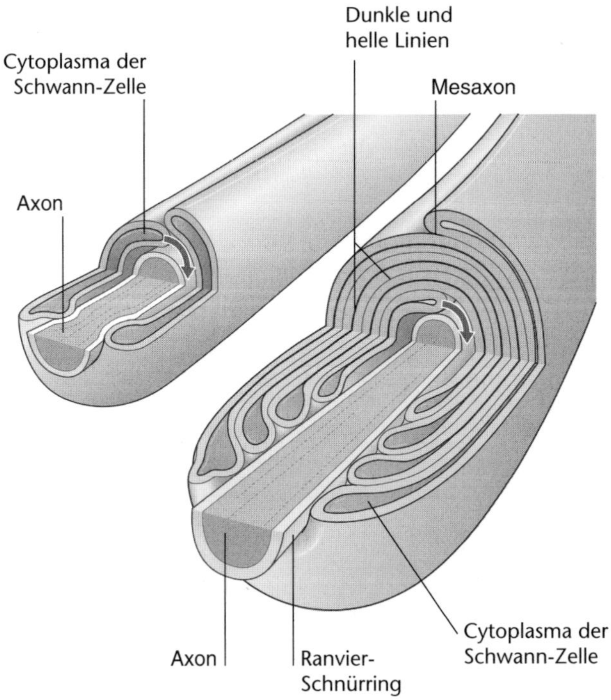

Abb. 1.9 Schwann-Zelle und Myelinisierung im peripheren Nervensystem. (Aus FitzGerald, M., Folan-Curran, J. (2002) *Clinical neuroanatomy and related neuroscience*, 4. Ausgabe, WB Saunders, Philadelphia.)

enthält nur Axone und leitet die Signale vom Zentralnervensystem zum peripheren Zielorgan. Ein afferenter Nerv (sensorische Faser) besteht aus Dendriten und übermittelt Signale an das zentrale Nervensystem. Der afferente Nerv wird auch sensorischer Nerv bezeichnet. Enthält ein Nerv sowohl afferente (sensorische) als auch efferente (motorische) Fasern, wird er als gemischt bezeichnet.

Efferente (motorische) Nerven. Efferente Nerven innervieren Muskeln und Drüsen und sind an motorischen Funktionen wie der Muskelkontraktion oder der Sekretion der Drüsen beteiligt.

Bei den Muskeln unterscheidet man glatte Muskulatur, quergestreifte (Skelett-)Muskulatur und quergestreifte Herzmuskulatur. Die efferenten Nervenfasern für die Versorgung von Gesicht und Kopf stammen aus dem Gehirn und innervieren beispielsweise die Kaumuskeln (N. trigeminus oder V. Hirnnerv) und die mimische Muskulatur (N. facialis oder VII. Hirnnerv). Die Skelettmuskeln, die überall im Körper anzutreffen sind, werden durch die efferenten Fasern aus den motorischen Nervenzellen im Vorderhorn des Rückenmarks innerviert. Die durch vegetative Nervenfasern versorgte glatte Muskulatur findet man in den Blutgefäßen und allen inneren Organen. Die quergestreifte Herzmuskulatur wird ebenfalls von vegetativen Nervenfasern innerviert. Es ist wichtig zu wissen, wie die drei Muskeltypen auf eine Akupunkturbehandlung reagieren.

Die Akupunkturnadeln erzeugen in den Muskeln winzige Verletzungen, die die Skelettmuskeln unmittelbar reizen und entspannen. Diese Läsionen stimulieren das Rückenmark und Gehirn, so dass neurobiologische Substanzen wie Endorphine freigesetzt werden, die die glatten Muskeln sowie die quergestreifte Herz- und die Skelettmuskulatur entspannen. Wenn man diesen Mechanismus durch Akupunkturbehandlungen aktiviert, lässt die Spannung der Blutgefäße (etwa bei Bluthochdruck) und der glatten Muskeln (beispielsweise bei Asthma) vorübergehend nach.

Afferente Nervenfasern und sensorische Rezeptoren. Rezeptoren und afferente Fasern übermitteln dem zentralen Nervensystem aus jedem Bereich des Körpers Informationen über Sinnesempfindungen. Derartige Empfindungen können im gesamten Verlauf der afferenten Fasern etwa durch mechanische (Piercing), chemische (Säure) oder physikalische (Druck) Stimulation hervorgerufen werden. Für die Akupunkturtherapie bedeutet das, dass wir etwa den Nervenstrang an seinem Endast oder in seinem Mittelteil stimulieren, um dafür zu sorgen, dass Signale empfangen werden.

Das Ende der afferenten Fasern, der sensorische Rezeptor, ist so strukturiert, dass es spezifische Reize aufnehmen und als Sinnesempfindung weitertransportieren kann. Verschiedene sensorische Rezeptoren erzeugen ein identisches elektrisches Signal, das aber im Gehirn verschiedene Empfindungen wie etwa Schmerz oder Wärmegefühl auslösen kann.

Physiologisch werden vier verschiedene Arten von Sinnesempfindungen unterschieden: Oberflächen- und Tiefensensibilität, viszerale und spezifische Empfindungen. Die Oberflächensensorik umfasst Schmerz, Berührung, Temperaturempfinden und die Zweipunktdiskrimination, also die kürzeste Entfernung zwischen zwei Berührungsreizen auf der Haut, die unser Gehirn noch als zwei verschiedene Punkte auflösen kann. Tiefensensorik ist mit einem tiefen Muskelschmerz, der Positionsrezeption von Muskeln und Gelenken (propriozeptive Sensorik) und einer Vibrationsempfindung (Pallästhesie) verbunden. Viszerale Empfindungen werden von vegetativen afferenten Fasern übertragen; zu ihnen gehören viszerale Schmerzen, Hunger und Übelkeit. Spezifische Empfindungen sind Riechen, Sehen, Hören, Schmecken und der Gleichgewichtssinn, die von bestimmten Hirnnerven übermittelt werden.

Im Gegensatz zu den spezifischen Sinnen werden Oberflächen-, Tiefen- und viszerale Sensorik auch gelegentlich als allgemeine Sinne bezeichnet. Bei einer Akupunkturbehandlung kann man, um eine therapeutische Wirkung zu erzielen, die sensorischen Rezeptoren für die Oberflächen- oder Tiefensensorik direkt mit den Nadeln stimulieren. Wie man in der Praxis beobachten kann, lindert die Nadelung indirekt auch viszerale Empfindungen wie viszerale Schmerzen und Übelkeit. Bei Störungen von spezifischen Sinnen wie dem Geschmacks-, Gesichts- und Hörsinn wirkt die Akupunktur ebenfalls auf indirektem Wege; manche Patienten haben das Gefühl, dass sich ihre Seh- und Hörprobleme nach Akupunkturbehandlungen gebessert haben.

Es muss nochmals darauf hingewiesen werden, dass eine Nervenfaser nur entweder efferent oder afferent sein kann. Efferente Fasern des somatischen Nervensystems versorgen die Skelettmuskulatur; efferente Fasern des vegetativen Nervensystems innervieren die glatte Muskulatur, die quergestreifte Herzmuskulatur und die Drüsen. Die drei Nervenfasertypen, die für die klinische Akupunktur am wichtigsten sind, sind die efferenten Fasern zu den Skelettmuskeln, die postganglionären sympathischen oder parasympathischen Nervenfasern sowie die afferenten Fasern der allgemeinen Sinne.

Die Nervenfaserbündel

Werden die Rezeptoren der Nervenfasern durch Akupunkturnadeln stimuliert, stellen sich Empfindungen wie Druckgefühl, Brennen, Schwere und manchmal auch Schmerzen ein. Diese Rezeptoren sind alle mit Nervenfaserbündeln oder Nervensträngen verbunden. Ein Nervenfaserbündel oder Nervenstrang ist eine Ansammlung von Nervenfasern. Einige dieser Stränge sind so fein, dass sie mit bloßem Auge nicht zu sehen sind, andere, wie der Nervus ischiadicus, sind dagegen dicker und deutlich sichtbar.

Beim Setzen der Akupunkturnadeln sind zwei Arten von Nervensträngen relevant: Muskelnerven und Hautnerven. Ein Muskelnerv innerviert Skelettmuskeln und umfasst drei Fasertypen:

- Afferente Fasern, die allgemeine Sinnesempfindungen an das Rückenmark oder das Gehirn übermitteln
- Efferente Fasern aus dem Rückenmark oder dem Gehirn, die zu den Skelettmuskeln ziehen
- Postganglionäre sympathische Fasern aus sympathischen Ganglien, um die Weite der Blutgefäße zu steuern

Ein Hautnerv verzweigt sich in der Haut mit afferenten Fasern für die allgemeinen Sinne und postganglionären Fasern für die Drüsen (beispielsweise Schweißdrüsen) oder die Blutgefäße in der Haut.

Die Haut enthält keine Skelettmuskeln. Man beachte, dass Akupunkturnadeln stets entweder Haut- oder Muskelnerven stimulieren. Um das Ausmaß der therapeutischen Wirkung einzuschätzen, die man mit einer Nadelung erzielen kann, muss man darauf achten, welche Nervenfasern dabei stimuliert werden.

Einige Nervenfasern sind dicker, weil sie in eine dicke Myelinscheide eingehüllt sind, andere dünner, weil ihre Myelinscheide dünn ist. Ganz feine Nervenfasern haben gar keine Markscheide; man bezeichnet sie daher als marklose Nervenfasern.

Man beachte, dass dickere Nervenfaser die elektrischen Signale schneller übertragen. Die Haut wird von drei Arten sensibler Fasern innerviert: Aβ-, Aδ- und C-Fasern. Aβ-Fasern reagieren auf sanften Druck und Vibration, die dünneren Aδ-Fasern dagegen auf massiven Druck und Temperaturreize, während die sehr dünnen, marklosen C-Fasern auf Druck, Chemikalien und Temperaturreize ansprechen. Wenn in Haut- oder Muskelgewebe Nadeln eingestochen werden, reizen sie die zwei dünnsten Fasern: Aδ- und C-Fasern. Ein kleiner elektrischer Reiz, wie er bei der transkutanen elektrischen Nervenstimulation (TENS) verwendet wird, erregt bevorzugt die dickeren Aβ-Fasern. Tabelle 1.1 gibt einen Überblick über die physiologischen Daten der drei Fasern.

Tabelle 1.1 Nervenfasern, die durch das Einstechen von Akupunkturnadeln stimuliert werden

Fasertyp	Faserdurchmesser (μm)	Leitungsgeschwindigkeit (m/s)	Funktion	Nadelgefühl
Aγ	3–6	15–30	In Muskelspindeln	Taubheitsgefühl
Aδ	2–5	12–30	Stechen, Kälte, Druck	Schmerz, Anschwellen, Schwere
C	0,4–1,2	0,5–2	Schmerz, Jucken, Wärme, massiver Druck	Brennen

Nach unseren klinischen Erfahrungen erzeugt ein Nadelreiz je nach Gewebe unterschiedliche Empfindungen. So kommt es etwa an Nervenstämmen bevorzugt zu einem Taubheitsgefühl; an der Knochenhaut (Periost) entsteht ein Brennen oder Wundgefühl, ebenso in Muskeln, bei denen noch das Gefühl einer Schwellung hinzukommen kann, und beim Anstechen kleiner Blutgefäße wird ein heftiger Schmerz ausgelöst. Daher ist es für die Praxis zu empfehlen, die Nadel etwas zu verschieben, wenn der Patient einen scharfen, brennenden oder stechenden Schmerz verspürt.

C-Fasern haben freie Nervenendigungen, die nicht von einer Markscheide umgeben sind. Diese freien Nervenendigungen reagieren besonders empfindlich auf gewebeschädigende Reize (Noxen) wie etwa massiven Druck, Hitze und starke Chemikalien. C-Fasern werden auch als polymodale Nozizeptoren oder Schmerzrezeptoren bezeichnet. Beim Einstechen von Akupunkturnadeln werden durch die winzigen Gewebeverletzungen, die etwa 2–5 Tage bestehen bleiben können, meist C-Fasern gereizt.

Anatomischer Aufbau von Akupunkturpunkten

Zur Zeit ist die anatomische Identität von Akupunkturpunkten noch nicht ausreichend untersucht. Aufgrund seiner sorgfältigen klinischen Beobachtung und akribischen Forschungsarbeit im Labor lassen sich jedoch Dr. H. C. Dung[10] zufolge bei Akupunkturpunkten zehn anatomische Merkmale unterscheiden. Jeder Punkt weist demnach mindestens eines dieser Merkmale auf.

Im Folgenden ist die numerische Reihenfolge der Auflistung wichtig. Sie ist nämlich nicht zufällig, sondern basiert auf den anatomischen Charakteristika der Akupunkturpunkte. Um dieses Thema verständlicher zu machen, werden die neuroanatomisch definierten Akupunkturpunkte nach Möglichkeit mit den klassischen, auf Meridianen gelegenen Akupunkturpunkten verglichen.

Die 10 grundlegenden anatomischen Merkmale von Akupunkturpunkten

1 Größe des Nervenfaserbündels

Akupunkturpunkte gehen immer entweder mit Haut- oder Muskelnerven einher. Bei Akupunkturpunkten an größeren Nervensträngen besteht eine größere Wahrscheinlichkeit, dass sie schmerzempfindlich werden, als an kleineren Nervensträngen. Wie bereits erwähnt, breiten sich die elektrischen Signale in dickeren Nervenfasern schneller aus. So wird beispielsweise bei Kopfschmerzpatienten stets zuerst der Akupunkturpunkt am N. infraorbitalis (H19, 2. Hauptast des N. trigeminus [V2]) empfindlich und erst später dann der Punkt am N. supraorbitalis (H23, aus dem 1. Hauptast des N. trigeminus [V1]). Diese Abfolge erklärt sich aus der Tatsache, dass der N. infraorbitalis größer ist als der N. supraorbitalis.

Wenn wir bei der Patientenuntersuchung diese zwei Akupunkturpunkte abtasten und beispielsweise feststellen, dass bei einem Kopfschmerzpatienten nur ein Akupunkturpunkt druckempfindlich ist, dann ist es in der Regel der Punkt am N. infraorbitalis (H19). In diesem Fall lassen sich die Kopfschmerzen wahrscheinlich ohne Probleme behandeln. Bleiben die Kopfschmerzen bestehen, wird auch der zweite Akupunkturpunkt, der Punkt am N. supraorbitalis (H23), druckempfindlich. Bei zwei druckschmerzhaften Punkten bestehen die Kopfschmerzen häufig schon länger; daher dürfte eine umfangreichere Behandlung erforderlich sein als bei einem Patienten mit nur einem druckschmerzhaften Akupunkturpunkt. Stellt man fest, dass auch der 3. Hauptast des N. trigeminus (V3) druckempfindlich ist, der am Kinn durch das Foramen mentale hindurch auf die Außenseite des Unterkiefers zieht, dann handelt es sich um einen komplizierten Fall, weil sich die Empfindlichkeit bereits auf alle drei Hauptäste des N. trigeminus erstreckt. Treffen für die Akupunkturpunkte allerdings noch weitere anatomische Charakteristika zu, dann ist vielleicht nicht nur die Größe des Nervs für die Dynamik des pathophysiologischen Geschehens an den Akupunkturpunkten verantwortlich.

2 Tiefe des Nervenverlaufs

Akupunkturpunkte liegen öfter entlang oberflächlich verlaufender Nervenfaserbündel als an tiefer gelegenen Nerven. Oberflächliche Nervenrezeptoren werden eher empfindlich als tiefer im Gewebe liegende Nervenstränge. So können beispielsweise dem N. ischiadicus, dem größten Nerv des menschlichen Körpers, im Gesäß- und Oberschenkelbereich nur wenige Akupunkturpunkte zugeordnet werden, weil er dort von einer dicken Muskelschicht aus M. gluteus maximus und der ischiokruralen Muskulatur bedeckt ist. In seinem weiteren Verlauf über die Oberschenkelrückseite und die Kniekehle bis zum Unterschenkel, kommt der N. ischiadicus dann an die Oberfläche und verzweigt sich. In der Region entlang der Nervenäste im Unterschenkel findet man dann mehr Akupunkturpunkte. Dieses Prinzip gilt auch für andere Nervenstränge.

Bei den Akupunkturpunkten der oberen Extremität findet man dasselbe Verteilungsmuster. Die Nervenstränge der Oberarme verlaufen entweder tief unterhalb der Muskeln oder innerhalb eines Gefäß-Nerven-Kanals, so dass dort nur wenige Akupunkturpunkte vorhanden sind. In ihrem weiteren Verlauf in Richtung Unterarm nähern sich die Nerven der Oberfläche, weshalb dort dann mehr Akupunkturpunkte aufzufinden sind. Daher liegen unterhalb von Ellenbogen und Knien mehr Akupunkturpunkte.

Das folgende Beispiel zeigt, wie stark die Ausbildung von Akupunkturpunkten von der Tiefe des Verlauf eines Nervs abhängt. Der Ramus profundus des N. radialis kommt aus dem Plexus brachialis und verläuft durch den Oberarm, ohne auch nur einen einzigen wichtigen Akupunkturpunkt auszubilden. Doch an der Stelle, an der er von der tiefen Faszie zur oberflächlichen Unterarmfaszie gelangt, findet man einen für den Körper wichtigen Akupunkturpunkt (H1, Ramus profundus n. radialis).

Die oberflächlichen Akupunkturpunkte werden öfter druckschmerzhaft als die tiefer gelegenen Akupunkturpunkte, weil sie von zahlreichen sensorischen Rezeptoren umgeben sind. Aus der Neurologie weiß man, dass der Bereich unterhalb der Ellenbogen und Knie interessanterweise mehr Raum im Gyrus postcentralis, dem primären sensorischen Rindenfeld des Gehirns, einnimmt. Daher werden auch die Akupunkturpunkte unterhalb der Ellenbogen und der Knie auf diesem Gyrus in einem größeren Bereich repräsentiert. Das könnte erklären, warum an diesen Akupunkturpunkten mehr sensorische Rezeptoren zu finden sind und warum eine Nadelung dieser Punkte eine stärkere Reaktion und Aktivität im Gehirn hervorrufen kann. Diese grundlegende Erkenntnis spricht eindeutig für den therapeutischen Ansatz, für die Diagnostik und die Behandlung bestimmte Akupunkturpunkte unterhalb der Ellenbogen und der Kniegelenke (die so genannten Fünf-*Shu*-Punkte im klassischen Meridiansystem) zu verwenden.

3 Durchtrittsstelle durch die tiefe Faszie

In der Anatomie wird der Begriff Faszie ziemlich ungenau verwendet. Die meisten Faszien sind Bindegewebsschichten, die als Blätter zwischen anatomischen Strukturen liegen oder sie wie Führungsröhren umgeben. Eine oberflächliche Faszie ist ein Polster, das mit der über ihr liegenden Dermis verbunden ist. Eine tiefe Faszie liegt weit unterhalb der Oberflächenfaszie und bildet häufig die äußere Bindegewebsschicht oder Hülle für die darunter liegenden Strukturen, wie beispielsweise Blutgefäße, Nerven oder Muskeln. Akupunkturpunkte befinden sich dort, wo ein Nervenfaserbündel eine tiefe Faszie durchstößt und nahe an die Oberfläche kommt.

4 Durchtrittstellen im Knochen (Foramina)

Akupunkturpunkte liegen häufig an Stellen, an denen Nervenstränge durch Knochenöffnungen hindurchtreten, um sich dann in der Haut zu verzweigen. Beispiele dafür sind die Akupunkturpunkte am Foramen infraorbitale (H19, V2), Foramen supraorbitale (H23, V1) und Foramen mentale (V3), für die die Hautäste des N. trigeminus (V. Hirnnerv) verantwortlich sind (Abb. 5.2).

5 Neuromuskuläre Verbindungsstellen

Akupunkturpunkte bilden sich an den Stellen aus, an denen der Nervenstrang in den Muskel eintritt. Muskelnerven enthalten afferente (sensorische), efferente (motorische) und sympathische Fasern. Zwei Akupunkturpunkte, die darauf zurückzuführen sind, befinden sich im Zentrum der Fossa supraspinata sowie der Fossa infraspinata, wo der N. suprascapularis in die Mm. supra- bzw. infraspinatus eintritt.

Bei diesem Beispiel versorgt ein Nerv zwei Muskeln; die Verbindung zum M. infraspinatus liegt allerdings oberflächlicher, weil der Muskel dünner ist. Dieser Akupunkturpunkt (H8, M. infraspinatus) wird daher in der Regel vor dem Akupunkturpunkt im M. supraspinatus druckempfindlich, da sich letzterer tiefer unter dem dicken, runden M. supraspinatus befindet.

Theoretisch hat jeder Muskel zumindest eine Verbindung zu einem Nerv, es kommt allerdings nicht bei jedem zur Bildung eines Akupunkturpunkts, weil die Eintrittsstellen der Nerven in der Tiefe der Muskelmassen liegen und daher nicht so oft druckempfindlich werden.

6 Begleitende Blutgefäße

Zusammen mit den Nervensträngen ziehen begleitende Arterien und Venen als Gefäß-Nervenbündel zu dem Muskel, den sie versorgen. Akupunkturpunkte, die mit Gefäß-Nervenbündeln zusammenhängen, neigen eher dazu, druckempfindlich zu werden, als Akupunkturpunkte, die nur mit Hautnerven einhergehen, weil die Hautnerven nicht von Blutgefäßen begleitet werden.

Der Ramus profundus des N. radialis ist ein gutes Beispiel dafür, wie ein Akupunkturpunkt durch den gemeinsamen Verlauf von Blutgefäßen und Nerven entsteht. Er ist im proximalen Teil des Unterarms im Septum intermusculare zwischen dem M. brachioradialis und dem M. extensor carpi radialis longus verborgen. Der Ramus profundus verläuft zwar in derselben Tiefe wie der N. cutaneus antebrachii lateralis und hat auch dieselbe Größe, er wird jedoch von zahlreichen Blutgefäßen begleitet. Daher wird der an dieser Stelle vorhandene Akupunkturpunkt H1 am Ramus profundus n. radialis immer vor dem Akupunkturpunkt H9 am N. cutaneus antebrachii lateralis schmerzempfindlich (Abbildung in der Umschlagsinnenseite).

Über welchen physiologischen Mechanismus Blutgefäße zur Ausbildung von Akupunkturpunkten beitragen, ist noch nicht bekannt. Vermutlich bilden sich dort, wo der Nerv die glatte Muskulatur der Blutgefäße innerviert, mehr sensorische Rezeptoren.

7 Zusammensetzung des Nervenfaserbündels

Wie bereits erwähnt, enthält ein Hautnerv nur afferente (sensorische) und postganglionäre sympathische Fasern, während zum Muskelnerv zusätzlich zu diesen beiden Fasertypen auch noch efferente (motorische) Fasern für die Innervierung der Skelettmuskulatur gehören. Haut- und Muskelnerv unterscheiden sich daher in der Zusammensetzung ihrer Nervenfasern. Falls alle anderen anatomischen Merkmale gleich sind, werden diejenigen Akupunkturpunkte eher empfindlich, die mit Nervensträngen einhergehen, in denen mehr Nervenfasern enthalten sind.

Die afferenten (sensorischen) Fasern haben sensorische Rezeptoren, die mit Blutgefäßen, Muskelfasern, Muskelspindeln, Muskelsehnen und der Haut assoziiert sind. Von allen diesen Strukturen erhalten sie sensorische Information.

Die efferenten (motorischen) Fasern innervieren Skelettmuskeln, die postganglionären sympathischen Fasern Drüsen in der Haut und innere Organe. Die motorischen Fasern sorgen für die Muskelkontraktion, während die sympathischen Fasern die Aktivitäten der Drüsen und der inneren Organe steuern.

8 Bifurkationspunkte

Akupunkturpunkte gibt es dort, wo sich große Nervenstränge in zwei oder mehrere kleinere Äste verzweigen. So liegen beispielsweise die Akupunkturpunkte im distalen Teil der Extremitäten bevorzugt auf dem Hand- und Fußrücken (Abb. 1.10).

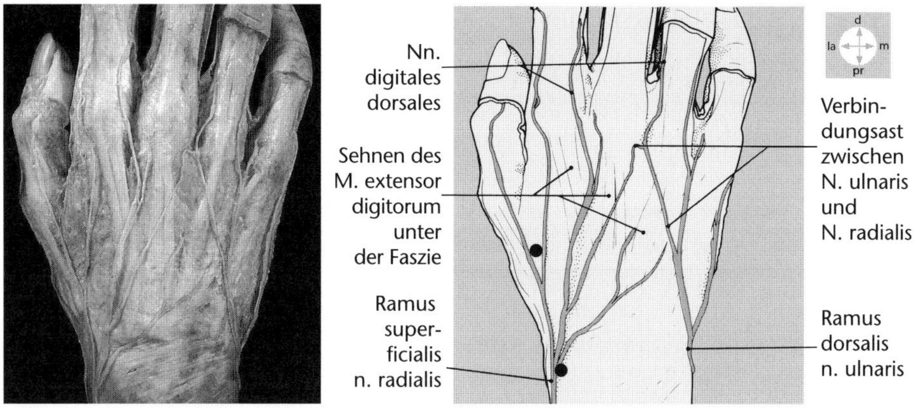

A B

Abb. 1.10 Akupunkturpunkte bilden sich an Stellen aus, an denen sich ein Nervenstrang in kleinere Äste aufteilt. (Modifiziert nach Gosling, J. et al. (2002) *Human anatomy: color atlas and text*, 4. Ausgabe, Mosby, St. Louis.)

9 Sensible ligamentäre Strukturen

Aus empfindlichen Stellen können Akupunkturpunkte werden. Zu den sensiblen ligamentären Strukturen zählen Ligamente, Muskelsehnen, dicke Faszienblätter, Gelenkkapseln und Ligamenta collateralia. Sie alle bestehen aus festem fibrösen Bindegewebe und reagieren empfindlich auf Druck, Berührung oder Dehnung, weil sie zahlreiche afferente Nervenrezeptoren enthalten. So kann man beispielsweise bei Knieschmerzen eine Reihe druckempfindlicher oder sogar schmerzhafter Punkte auf den Seitenbändern finden.

10 Knochenverbindungen (Suturae) des Schädels

Akupunkturpunkte liegen entlang der Knochennähte des Schädels. Sie können an der Verbindung zwischen Stirn- und Scheitelbein (Sutura coronalis), der Pfeilnaht in der Mittellinie zwischen beiden Scheitelbeinen (Sutura sagittalis) und der Verbindung zwischen Scheitel- und Hinterhauptbein (Sutura lambdoidea) getastet werden (s. Abb. 5.2). Solche Akupunkturpunkte findet man unter anderem auf der Sutura frontonasalis in der Medianebene, der Fontanelle, dem Pterion. Wenn chronische Kopfschmerzen nicht richtig behandelt werden, entstehen an diesen Stellen schließlich druckschmerzhafte Punkte.

Zusammenfassung

Diese zehn neuroanatomischen Merkmale von Akupunkturpunkten bieten eine solide Grundlage, um zu verstehen, aus welchen Strukturen Akupunkturpunkte aufgebaut sind, wie sie sich bei Erkrankungen verändern und welche Rolle sie für die Beurteilung und die Punktauswahl bei Behandlungen mit unserem Integrativen Neuromuskulären Akupunkturpunktsystem (INMAS) spielen (s. Kap. 5).

An der Ausbildung von Akupunkturpunkten könnten auch andere Strukturen beteiligt sein. So gibt es nach einer These japanischer Wissenschaftler einen engen Zusammenhang zwischen Akupunkturpunkten und Lymphgefäßen.[11]

Jeder Akupunkturpunkt kann eines oder mehrere der zehn grundlegenden anatomischen Merkmale aufweisen. Wie bereits erörtert wurde, wurden die zehn Merkmale in einer bestimmten Reihenfolge vorgestellt, die mit den Eigenschaften der Akupunkturpunkte zusammenhängt. So werden zum Beispiel Akupunkturpunkte mit einem anatomischen Merkmal, das wie die Größe des Nervenstrangs weit oben steht, in der Regel eher schmerzempfindlich als Akupunkturpunkte mit Merkmalen vom Ende der Liste (wie Nummer 10, die Knochennähte des Schädels).

Der auf dem Unterarm gelegene Akupunkturpunkt am Ramus profundus des N. radialis (H1, 1. Merkmal) wird daher immer vor dem auf der Hand gelegenen Akupunkturpunkt des Ramus superficialis n. radialis (H12, 8. Merkmal) empfindlich werden. Man wird daher als Erstes den Ramus profundus auswählen, weil er mehr therapeutische Signale liefert.

Die genannten pathophysiologischen und klinischen Phänomene spielen bei der Schmerzbekämpfung mit unserem INMAS eine wichtige Rolle. Sie bilden die Grundlage für unsere Beurteilungs- und Prognosemethode, die in Kapitel 6 näher erläutert wird.

Dank der zehn grundlegenden Akupunkturpunktmerkmale wird Folgendes möglich:

- Das Ausmaß der Schmerzen des Patienten lässt sich quantitativ und objektiv messen.
- Man erhält zuverlässige Informationen, um das Heilungspotential oder den homöostatischen Zustand des Patienten beurteilen zu können.
- Während der Akupunkturbehandlung lässt sich der therapeutische Erfolg voraussagen.

Alle druckempfindlichen Akupunkturpunkte stehen, gleichgültig, wo sie sind, in Zusammenhang mit sensorischen Nerven. Sensorische Nerven gibt es fast überall in Weichteilstrukturen wie Haut, Muskel, Bändern, Gelenkkapseln, Faszien, Blutgefäßen und Knochen.

Druckempfindlich werden Akupunkturpunkte durch ein pathologisches Geschehen, das entweder periphere oder zentrale Nervenfasern betrifft. Dies kann eintreten, wenn die sensorischen Nervenfasern in der Peripherie etwa auf Substanzen reagieren, die aus geschädigtem Gewebe ausgetreten sind. Zentral reagieren die Neurone im Rückenmark möglicherweise empfindlich, wenn sie fortwährend durch Nervenimpulse aus peripheren Rezeptoren stimuliert werden – etwa im Fall von chronischen Schmerzen oder kumulativen traumatischen Störungen (wenn wiederholt immer dieselben Muskeln benutzt werden).[12]

In diesem Zusammenhang muss darauf hingewiesen werden, dass chronische Schmerzen nicht dasselbe sind wie langandauernde akute Schmerzen. Die beteiligten Schmerzmechanismen sind völlig verschieden. Ein akuter Schmerz ist ein Warnsignal für eine Gewebeverletzung, die lokal begrenzt ist; der chronische Schmerz ist dagegen eine Erkrankung, durch die sowohl die Gewebe peripherer Strukturen als auch Rückenmarksneurone sensibilisiert werden.

Einige druckempfindliche Punkte zeigen unter Umständen eine lokale Schädigung im betroffenen Bereich an, während gleichzeitig dieser lokale Schaden auch in einem entfernten Körperteil Schmerzen auslösen kann, indem die Schmerzen dorthin übertragen werden. Ein Beispiel für eine solche Schmerzempfindung in einem nicht erkrankten Körperteil fern ab vom Krankheitsherd ist die bei Angina pectoris auftretende Empfindlichkeit von Akupunkturpunkten auf der medialen Seite des linken Arms, dem oberen Rücken oder am Unterkiefer.

Druckempfindliche Punkte können jede Art von Gewebeschädigung anzeigen, bei der sensorische Nerven erregt werden. So findet man etwa bei Kreuzschmerzen fünf oder sechs schmerzempfindliche Akupunkturpunkte im Bereich der Lenden und unteren Extremitäten (H15, H14, H22, H16, H18 und H10; s. Abbildung in der Umschlagsinnenseite), die auf eine Reihe ganz unterschiedlicher Faktoren zurückzuführen sein können: Nervenschädigung; Infektion oder Entzündung der harten Rückenmarkhaut (Dura mater spinalis) der Spinalnervenwurzeln; Muskelkontraktur, vor allem der großen Muskeln wie dem M. erector spinae, obwohl manchmal auch kleine Muskeln beteiligt sein können; krankhafte Veränderungen an Faszien, Gelenkkapseln oder Ligamenten; Bandscheibenvorfälle; Knochenbruch; Arthritis; Infektionen; Tumoren; emotionale Störungen und mechanische Wirbelsäulenaffektionen.

Neuroanatomisch lassen sich die Merkmale der Akupunkturpunkte folgendermaßen charakterisieren:

- Akupunkturpunkte gehen mit sensorischen Nerven oder mit Gewebestrukturen einher, die von sensorischen Nerven innerviert werden. Sensorische Nervenfaser gibt es mit Ausnahme von Nägeln und Haaren am gesamten Körper. Überall, wo es sensorische Nervenfasern gibt, liegen auch Akupunkturpunkte.
- Zwar ist der anatomische Aufbau der Akupunkturpunkte je nach Lage unterschiedlich, alle verfügen jedoch immer über sensorische Nervenrezeptoren als Strukturelemente.
- Die pathophysiologische Dynamik wird bei den Akupunkturpunkten von der neuroanatomischen Anordnung bestimmt; daher werden manche von ihnen eher druckempfindlich als andere.
- Akupunkturpunkte sind keine exakt begrenzten, statischen Punkte, sondern dynamische Strukturen, die unter bestimmten pathophysiologischen Bedingungen druckschmerzhaft werden und sich weiter ausdehnen können. Nach vollständiger Heilung bleiben einige Punkte druckschmerzhaft, während bei anderen die Empfindlichkeit zum Teil oder völlig zurückgeht.
- Die Druckempfindlichkeit von Akupunkturpunkten kann auf Verletzungen an peripheren Geweben wie Nerven, Muskeln, Bändern, Gelenkkapseln und Knochen hinweisen oder ein Anzeichen dafür sein, dass sensibilisierte Neurone im Zentralnervensystem zur peripheren Empfindlichkeit geführt haben.

Aus den pathophysiologischen Befunden an den Akupunkturpunkten (ihrer Empfindlichkeit und der Größe des empfindlichen Bereichs) und der Gesamtzahl der druckempfindlichen Akupunkturpunkte pro Person erhalten wir entscheidende qualitative und quantitative Informationen für unsere in Kapitel 6 beschriebene quantitative Beurteilungs- und Prognosemethode. Sie bilden darüber hinaus die Grundlage unseres Integrativen Neuromuskulären Akupunkturpunktsystems (INMAS) zur Schmerzbekämpfung, das ebenfalls in Kapitel 6 beschrieben wird.

Literatur

1. Chan SH: What is being stimulated in acupuncture evaluation of the existence of a specific substrate, Neurosci Biobehav Rev 8:25–33, 1984.
2. Melzack R, Stillwell DM, Fox EJ: Trigger points and acupuncture points for pain: correlations and implications, Pain 3:3–23, 1977.
3. Mense S, Simons DG: Muscle pain, understanding the nature, diagnosis, and treatment, Philadelphia, 2001, Lippincott–Williams & Wilkins.
4. Chiang CY, et al: Peripheral afferent pathway for acupuncture analgesia, Scientia Sinica 16:210–217, 1973.
5. Taube HA, et al: Studies of acupuncture for operative dentistry, J Am Dent Assoc 95:555–561, 1977.
6. Pomeranz B: Acupuncture analgesia: basic research. In Stux G, Hammerschlag R, editors: Clinical acupuncture scientific basis, Berlin, 2001, Springer.
7. Mann F: A new system of acupuncture. In Filshie J, White A, editors: Medical acupuncture, Edinburgh, 1998, Churchill Livingstone.
8. Macdonald AJR: Acupuncture's non-segmental analgesic effects: the point of meridians, In Filshie J, White A, editors: Medical acupuncture, Edinburgh, 1998, Churchill Livingstone.
9. Ma Y-T, Sluka KA: Reduction in inflammation-induced sensitization of dorsal horn neurons by transcutaneous electrical nerve stimulation in anesthetized rats, Exp Brain Res 137:94–102, 2001.
10. Dung HC: Anatomical features contributing to the formation of acupuncture points, Am J Acupuncture 12:139, 1984.
11. Iguchi K, Sawai Y: Correlationship between the meridians and acute lymphangitis. In Proceedings of the 3rd World Conference on Acupuncture, Kyoto, 1993.
12. Wall P: Pain: the science of suffering, New York, 2000, Columbia University Press.

Kapitel 2

Die dynamische Pathophysiologie von Akupunkturpunkten

Einführung

Je nach Körperteil haben die Akupunkturpunkte unterschiedliche anatomische Merkmale. Eine Eigenschaft haben sie jedoch alle gemeinsam: Sie können alle empfindlich oder sogar schmerzhaft werden, wenn sie einer pathologischen Störung ausgesetzt sind. Wie es zu dieser Empfindlichkeit kommt, ist den Wissenschaftlern und Klinikern noch ein Rätsel. Dank neuerer wissenschaftlicher Daten und klinischer Beobachtungen zum Muskelschmerz[1] lassen sich mittlerweile jedoch einige Charakteristika von Akupunkturpunkten besser erklären.

Dazu ist es wichtig, zunächst die Unklarheiten hinsichtlich der Unterschiede zwischen Akupunktur- und Triggerpunkten zu beseitigen.

- Die Definition für Akupunkturpunkte gründet sich auf ihre Verbindung zum Nervensystem (neurogene Definition), während Triggerpunkte myofaszial erklärt werden. Ein Triggerpunkt wird in der Regel als ein äußerst druckempfindlicher Punkt im Muskel definiert.[2] Dagegen kann sich ein Akupunkturpunkt überall im Körper ausbilden. Im vorliegenden Buch wird ein druckempfindlicher Akupunkturpunkt als eine beliebige anatomische Struktur definiert, die mit sensibilisierten sensorischen Nerven in Verbindung steht. Entsprechend dieser neurogenen Definition können Akupunkturpunkte in jedem Teil des Körpers auftauchen, in dem es einen sensorischen Nerv gibt. Da sensorische Nerven überall im Körper zu finden sind, können Akupunkturpunkte daher auch überall auftreten, sei es in Muskeln, Sehnen, Gelenken, an Knochenöffnungen und den Knochennähten des Schädels. Etwa 70 Prozent der klassischen Akupunkturpunkte entsprechen allerdings Triggerpunkten, weil die Muskeln einen Großteil des Körpers ausmachen. Dennoch unterscheidet sich die Akupunkturtherapie und die Behandlung von Triggerpunkten sowohl per definitionem als auch im klinischen Vorgehen.
- Empfindliche Akupunkturpunkte entwickeln sich langsam, sobald das dynamische Gleichgewicht unseres inneren Milieus, die Homöostase, gestört wird. Sie werden daher im vorliegenden Buch als homöostatische Akupunkturpunkte (HA) definiert. In der Regel entwickeln sich homöostatische Akupunkturpunkte aufgrund der Verteilung der peripheren Nerven auf beiden Seiten des Körpers symmetrisch. Die meisten Triggerpunkte werden dagegen direkt durch die Schmerzsymptome aktiviert und sind

daher nicht zwangsläufig symmetrisch. Triggerpunkte haben einige Merkmale mit den Akupunkturpunkten gemeinsam, weisen also einige, aber nicht ausschließlich alle Parameter der Akupunkturpunkte auf, Akupunkturpunkte besitzen dagegen alle Merkmale von Triggerpunkten. Daher sind nicht alle Akupunkturpunkte Triggerpunkte, aber alle Triggerpunkte sind Akupunkturpunkte. Man beachte, dass Triggerpunkte in unserem Integrativen Neuromuskulären Akupunktursystem (INMAS) den symptomatischen Akupunkturpunkten entsprechen.

Nach einer der wichtigsten Theorien zur Akupunktur zeigen Akupunkturpunkte bei einem pathophysiologischen Geschehen eine Dynamik. Ihre Empfindlichkeit ändert sich in dem Maße, in dem sich die Homöostase (das Gleichgewicht von *Yin* und *Yang*) verändert. Die meisten Akupunkturpunkte sind bei einer optimalen Homöostase praktisch unempfindlich. Sie werden empfindlich, wenn die Homöostase gestört oder der Körper durch pathologische Faktoren geschwächt ist. Daher kann die Anzahl der empfindlichen homöostatischen Akupunkturpunkte ein quantitativer Indikator für das Gleichgewicht des inneren Milieus des Organismus sein. Je mehr druckempfindliche HAs im Körper aufgefunden werden, umso labiler ist das Gleichgewicht. Sobald die Homöostase gestört ist, verschlechtert sich die Gesundheit.

Dann kommt es zu folgender Kettenreaktion: Das Immunsystem wird unterdrückt, die Fähigkeit zur Selbstheilung schwindet und es können sich verschiedene pathologische Störungen entwickeln. Patienten, die mehr druckempfindliche Akupunkturpunkte haben, müssen länger behandelt werden als solche, bei denen nicht so viele Punkte gefunden werden.

Für die klinische Anwendung ist es wichtig, die Physiologie der Akupunkturpunkte zu verstehen, um die Akupunktur quantitativ bewerten zu können. Auf dieser Basis kann dann der Therapeut verlässlich voraussagen, welchen Erfolg die Behandlung haben wird und wie viele Behandlungen erforderlich sein werden, um bei über 90 Prozent der Schmerzpatienten eine maximale Schmerzlinderung erreichen.

Dynamische Phasen von Akupunkturpunkten

Dr. H. C. Dung unterschied bei Akupunkturpunkten drei Phasen: latent, passiv und aktiv.[3] Bei Gesunden sind einige Akupunkturpunkte im Allgemeinen weder empfindlich noch druckschmerzhaft. Solche Akupunkturpunkte werden als latent bezeichnet.

Aufgrund pathophysiologischer Störungen wie chronischer Schmerzen oder Krankheiten werden die nicht empfindlichen (latenten) Akupunkturpunkte nach und nach empfindlich oder passiv. Fast jeder hat, ohne es zu wissen, eine Reihe passiver (empfindlicher) Akupunkturpunkte. Sie werden uns aber erst bewusst, wenn ein erfahrener Therapeut sie mit einem gewissen Druck abtastet, um herauszufinden, bei welchem Akupunkturpunkt eine Person empfindlich reagiert oder einen Druckschmerz an den abgetasteten Stellen verspürt. Die meisten Akupunkturpunkte, mit denen man es bei einer Akupunkturbehandlung zu tun hat, sind passiv.

Schwächen die pathologischen Einflüsse den Körper unvermindert weiter, wird der Schmerz stärker und aus den passiven Akupunkturpunkten werden schließlich aktive Punkte. Die Patienten spüren schmerzhafte aktive Akupunkturpunkte auch ohne Palpation und können ihrem Arzt die entsprechenden Stellen und Bereiche genau angeben.

Latente Akupunkturpunkte entsprechen gesundem Gewebe. Bei neurologisch passiven Akupunkturpunkten ist die Schwelle gegenüber einem Druck, der auf sie ausgeübt wird, niedriger als in normalem Gewebe; sie beginnen schon bei normalem Druck, verstärkt Impulse an das Rückenmark und das Gehirn zu senden. An latenten Punkten löst dieser Druck keine Impulse aus. Aktive Akupunkturpunkte weisen die niedrigste Schwelle gegenüber Druck auf; auch wenn sie keinerlei äußerem Druck ausgesetzt sind, senden sie unter Umständen dauernd Impulse an das Gehirn und sensibilisieren schließlich die Neurone im Rückenmark und Gehirn. Je niedriger die Schwelle wird, umso größer wird der empfindliche Bereich des Akupunkturpunkts. Der Übergang von der latenten zur passiven oder von der passiven zur aktiven Phase ist ein kontinuierlicher Prozess, in dem es keine eindeutigen Grenzen gibt; man kann daher die verschiedenen Phasen der Akupunkturpunkte nicht durch quantitative Messungen voneinander unterscheiden. In Tabelle 2.1 haben wir aus unserer klinischen Erfahrung heraus einige Kriterien aufgelistet, um zwischen den drei Phasen differenzieren zu können. Dabei lastet ein Gewicht von 900–1400 g auf den Akupunkturpunkten. In der Klinik üben wir mit dem Daumen Druck auf die Punkte aus. Ein Gewicht von 900–1400 g ist erreicht, wenn sich der blassrosafarbene Daumennagel weißlich verfärbt. Der Palpationsdruck muss unter Umständen an die Verhältnisse beim Patienten angepasst werden, da Patienten mit sehr empfindlichen oder schmerzenden Akupunkturpunkten nur einen geringeren Druck aushalten können.

Tabelle 2.1 Die drei pathophysiologischen Phasen eines Akupunkturpunkts

Physiologische Phase	Physiologisches Merkmal	Physikalische Eigenschaften (Größe)
Latent	Nicht empfindlich	Gesundes Gewebe
Passiv	Empfindlich beim Abtasten	Durchmesser <2 cm
Aktiv	Schmerzhaft ohne Abtasten	Durchmesser in der Regel >2 cm

Wir gehen davon aus, dass sich passive und aktive Akupunkturpunkte aufgrund ihrer unterschiedlichen mechanischen Druck- oder Schmerzschwellen auch in ihren neurophysiologischen Merkmalen unterscheiden. So senden passive Akupunkturpunkte nur bei einer Palpation oder einem stimulierenden Einstich der Nadel verstärkt elektrische Signale an das Gehirn. Bei aktiven Akupunkturpunkten, die dauernd elektrische Signale zum Gehirn leiten, sinkt dagegen bei oder nach einem Nadelreiz die Frequenz. Mit anderen Worten, bei passiven Akupunkturpunkten verstärkt das Setzen der Nadeln die Impulse, bei aktiven Akupunkturpunkten werden diese vermindert. Diesen elektrophysiologischen Unterschied zwischen passiven und aktiven Akupunkturpunkten haben Experimente an Ratten bestätigt (Y.-T. Ma, unveröffentlichte Ergebnisse).

Unserer Überzeugung nach wird ein chronischer Schmerz „gebahnt" oder ins Rückenmark und möglicherweise auch in die Hirnzentren „einprogrammiert", so dass sich ein „Schmerzgedächtnis" ausbildet. Dies geschieht zum Teil deshalb, weil die aktiven Akupunkturpunkte dauernd Impulse an das zentrale Nervensystem senden, so dass die ruhenden Synapsen (Verbindungen) zwischen den Neuronen im ZNS aktiviert werden und einen „Schmerzschaltkreis" bilden. Dieses „Schmerzgedächtnis" könnte erklären, warum es so schwer ist, chronische Schmerzen zu behandeln: der Therapeut muss nicht nur die peripheren Verletzungen heilen, sondern auch das Schmerzgedächtnis im Gehirn auslöschen.

Wie klinische Fälle zeigen, gibt es direkte und indirekte Ereignisse, die den Übergang vom der latenten in die passive und von der passiven in die aktive Phase auslösen oder aktivieren. Akute Verletzungen, Ermüdung durch Überanstrengung, ständig sich wiederholende Bewegungen, Nervenquetschung wie bei einer Druckschädigung von Nervenwurzeln durch Bandscheibenvorfall sowie Gelenkerkrankungen wie Arthritis sorgen direkt dafür, dass die lokalen (symptomatischen) Akupunkturpunkte empfindlich werden. Chronische Störungen, Fieber, Erkältung, innere Erkrankungen (etwa von Herz, Lunge, Gallenblase und Magen) sowie emotionale Belastungen sensibilisieren sowohl homöostatische (systemische) als auch symptomatische (lokale) Akupunkturpunkte. Im zweiten Fall bilden sich die druckempfindlichen symptomatischen Akupunkturpunkte möglicherweise aufgrund eines neuralen viszero-kutanen Reflexes häufig an Stellen aus, die über das jeweilige Nerven- oder Spinalsegment mit den erkrankten Organen in Verbindung stehen.

Physikalische Eigenschaften von Akupunkturpunkten

Zu den physikalischen Eigenschaften von Akupunkturpunkten gehören die Qualität (Empfindlichkeit) und die Quantität (Größe des jeweiligen empfindlichen Akupunkturpunkts und Gesamtzahl der empfindlichen Akupunkturpunkte der jeweiligen Person), mit der Akupunkturpunkte auf der Körperoberfläche repräsentiert sind. Dabei spielen drei Parameter eine entscheidende Rolle: Empfindlichkeit, Spezifität und Reihenfolge.[3] Die physikalischen Eigenschaften von Akupunkturpunkten erlauben Rückschlüsse auf die Schwere oder den chronischen Verlauf der Schmerzsymptome.

Empfindlichkeit

Passive Akupunkturpunkte können empfindlich sein, brennen oder schmerzen, wenn sie mit angemessenem Druck (s. o.) abgetastet sein. Die Empfindlichkeit zeigt an, wie intensiv dieses Gefühl ist. Einige Patienten beschreiben ihre Reaktion auf das Abtasten von passiven Akupunkturpunkten als „ein kleines bisschen empfindlich", während andere vor Schmerz aufschreien. Die letzteren haben bei derselben Tastuntersuchung eindeutig mehr Schmerzen; ihre Symptome sind daher entweder schwerer oder bestehen bereits länger. Daher brauchen diese Patienten mehr Behandlungen, um ihre Schmerzen zum Abklingen zu bringen, als Patienten mit weniger empfindlichen Akupunkturpunkten. Anders gesagt, das Ausmaß der Empfindlichkeit eines Akupunkturpunktes verhält sich proportional zur Intensität des Schmerzes: Die Schmerzen des Patienten sind umso stärker, je empfindlicher der Akupunkturpunkt ist.

Spezifität

Die Spezifität charakterisiert die Größe und Lokalisierbarkeit eines passiven Akupunkturpunkts. Zu Beginn der passiven Phase ist der Oberflächenbereich eines empfindlichen Akupunkturpunktes mit einem Durchmesser von etwa 0,5 cm relativ klein und nur schwer zu lokalisieren. Der empfindliche Akupunkturpunkt ist also mit einer eng begrenzten Gewebestruktur verbunden und beschränkt sich auf eine bestimmte anatomische Stelle. In diesem Fall spricht man von einer höheren Spezifität. Wenn die Symptome gravierender werden, breitet sich die Empfindlichkeit des Akupunkturpunktes weiter im umgebenden Gewebe aus, so dass sich seine Oberfläche vergrößert. Sie kann sich bis zu einem Durchmesser von 3 oder 4 cm und sogar noch darüber hinaus ausdehnen. Der Akupunkturpunkt ist dann leichter zu tasten. Diesen Zustand bezeichnet man als geringere Spezifität. Einigen Therapeuten[4] zufolge kann man bei sorgfältiger Abtastung rund um den empfindlichen Punkt große, schmerzempfindliche Bereiche von 16–200 cm^2 oder mit einem Durchmesser von etwa 4–13 cm ausmachen.

Ein kleinerer, weniger empfindlicher Akupunkturpunkt ist schwieriger zu lokalisieren als ein größerer und empfindlicherer Punkt. Daher wird der kleinere Akupunkturpunkt als spezifischer angesehen. Ein Akupunkturpunkt ist spezifischer, wenn er auf einen kleinen Bereich beschränkt ist, und weniger spezifisch, wenn er ausgedehnter ist und sich über einen größeren Bereich erstreckt. Spezifität verhält sich umgekehrt proportional zur Empfindlichkeit: Sie nimmt ab, wenn die Empfindlichkeit zunimmt und umgekehrt.

Reihenfolge

Akupunkturpunkte treten im menschlichen Körper systemisch oder symptomatisch auf.[3] Bei einer körperlich gesunden Person findet man immer ein Spektrum von einigen wenigen bis zu etwa 20 passiven Akupunkturpunkten. Stellen sich im weiteren Verlauf Probleme wie chronische Erkrankungen und Degenerationserscheinungen ein, die mit dem Alter, unzureichender Ernährung, schlechter Haltung, Bewegungsmangel oder anhaltender körperlicher oder emotionaler Belastungen zusammenhängen, treten überall auf dem Körper symmetrisch verteilt immer mehr passive Akupunkturpunkte auf. Dieses bei der Ausbildung von Akupunkturpunkten auftretende Phänomen wird als systemisches Modell zur Bildung von Akupunkturpunkten bezeichnet; es zeigt an, dass mit nachlassender Homöostase überall auf dem Körper, also systemisch oder generalisiert, Akupunkturpunkte erscheinen. Besonders wichtig bei diesem Modell ist, dass alle passiven Akupunkturpunkte an vorhersagbaren Stellen und in vorhersagbarer Reihenfolge entstehen. Es ist daher vorher bekannt, welcher Akupunkturpunkt als erster sensibel wird und welcher als nächster. Da dies für alle Menschen, ob gesund oder krank, gilt, gewinnt man eine Basis, um den Gesundheitszustand des Patienten quantitativ zu beurteilen und ein standardisiertes Behandlungsprotokoll für die Akupunkturtherapie zu entwickeln, dessen Ziel es ist, die Homöostase wiederherzustellen (Kapitel 6). Wir bezeichnen diese vorhersagbaren Akupunkturpunkte als homöostatische Akupunkturpunkte (HA), weil sie mit der nachlassenden Homöostase zusammenhängen. Sobald das Gleichgewicht des inneren Milieus wieder konstant ist, geht die Empfindlichkeit einiger HAs allmählich zurück und verschwindet schließlich ganz.

Bei einer akuten Verletzung z. B. einem Verkehrsunfall oder durch eine Muskelzerrung beim Sport, oder im Rahmen einer Infektion bilden sich rund um den verletzten Bereich oder in den damit zusammenhängenden Haut- oder Muskelsegmenten druckempfindliche Punkte. Diese lokalen empfindlichen Punkte werden als symptomatische Akupunkturpunkte (SAs) bezeichnet. Eine akute Verletzung ist ein Beispiel für das symptomatische Modell bei der Ausbildung von Akupunkturpunkten. Im lokale Auftreten von SAs spiegelt sich die individuelle Ausprägung der akuten Verletzung oder Erkrankung wider. Jeder Patient hat jeweils spezielle symptomatische Akupunkturpunkte.

Bei körperlich gesunden Personen gehen HAs nach einem sehr genau vorhersagbaren Muster von der latenten in die passive Phase über. So wird beispielsweise zuerst der Akupunkturpunkt H1 am Ramus profundus n. radialis empfindlich, der genau dort liegt, wo der Nerv auf die laterale Seite des Unterarms gelangt, um die Streckmuskulatur des Handgelenks und der Finger zu innervieren (Abbildung in der Umschlagsinnenseite).

Die Zahl der empfindlichen HAs auf dem Körper ist ein quantitativer Indikator für den Gesundheitszustand des Patienten. In der Regel weist der Körper gesünderer Personen weniger empfindliche Akupunkturpunkte auf. Wenn bei ihnen ein akuter Schmerz auftritt, genügen wenige Akupunktursitzungen, bis der Schmerz teilweise oder ganz abklingt. Weniger gesunde Personen haben mehr empfindliche Akupunkturpunkte und brauchen mehr Akupunktursitzungen, damit der Schmerz aufhört oder auch nur nachlässt. Die Anzahl der empfindlichen HAs zeigt daher (1) den Gesundheitszustand, (2) die Fähigkeit zur Selbstheilung (bei gesunden Personen heilt es besser und schneller) und (3) die Anzahl der Akupunkturbehandlungen an, die nötig sind, um den Schmerz zu lindern. Mit diesem quantitativen Indikator steht uns eine recht objektive Methode zur Verfügung, um Patienten zu beurteilen und eine Behandlungsprognose zu erstellen (Kapitel 6).

Angenommen, zwei Patienten klagen über ähnliche Rückenschmerzen, wobei Patient A auf seinem Körper 20 passive Akupunkturpunkte hat, während man bei Patient B über 40 passive Akupunkturpunkte findet. Dann wird Patient A bei der Behandlung zwei oder vier Sitzungen brauchen, damit seine

Schmerzen zurückgehen, während bei Patient B acht Sitzungen nötig sein werden, um ein ähnliches Resultat zu erreichen. Darüber hinaus wird Patient A nach diesen 2–4 Sitzungen wahrscheinlich langfristig oder auf Dauer von seinem Schmerz befreit sein, während bei Patient B höchstwahrscheinlich wenige Monaten nach den ersten acht Sitzungen ein Rückfall eintreten wird. Die Homöostase von Patient A zeigt an, dass er gesünder ist als Patient B und ein höheres Selbstheilungspotential hat, die Behandlung wird (1) schneller und mit weniger Sitzungen Erfolg haben, (2) der Schmerz für längere Zeit und vollständig beseitigt sein und (3) die Wahrscheinlichkeit geringer sein, dass dieselben Schmerzsymptome erneut auftreten.

Elektrophysiologie von Akupunkturpunkten

Muskeln und Nerven sind erregbare Gewebe, die bei einem Reiz elektrische Signale erzeugen. Ohne Störung, also im so genannten gesunden Zustand, senden ruhende Muskeln und Nerven keine elektrischen Impulse aus. Bei ihren Untersuchungen zur elektrischen Aktivität an Triggerpunkten[1] stießen Dr. David G. Simons und seine Mitarbeiter auf zwei wesentliche Komponenten:

- Intermittierende Potentiale mit hoher Amplitude (Spikes)
- Kontinuierliche geräuschähnliche Aufzeichnungen mit geringerer Amplitude, die sie als spontane elektrische Aktivität (SEA) bezeichneten.[5]

Bei Tierversuchen entdeckte auch Dr. Y.-T. Ma, dass die Neurone im Rückenmark und Mittelhirn (im periaquäduktalen Grau (PAG) oder zentralen Höhlengrau) auf das Zufügen von Schmerzen mit ähnlichen elektrischen Aktivitäten reagierten. In normalem Gewebe zeigen ruhende Neurone keinerlei Aktivitäten. Tritt jedoch in den Muskeln ein Schmerz oder eine Entzündung auf, löst das sowohl im Rückenmark als auch im periaquäduktalen Grau Spikes und SEA aus. Wenn die Schmerzintensität zunimmt, erhöht sich die Frequenz unter Umständen auf über 200 Spikes pro Sekunde und auch die Spike-Amplitude wird größer. Elektrophysiologisch wird die Schmerzintensität bei der Signalübermittlung im Nervensystem in die Spikefrequenz übertragen.

Durch das Setzen der Akupunkturnadeln normalisiert sich der Energiestoffwechsel von Akupunkturpunkten

Wie Dr. David G. Simons zeigen konnte, sind Knoten im kontrahierten Muskel ein histopathologisches Kennzeichen für Triggerpunkte.[5] Dr. C. Chan Gunn fand im verkürzten Muskel dieselbe histologische Struktur mit tastbaren empfindlichen oder schmerzhaften Strängen oder Punkten (Abb. 2.1).

Bei einer genaueren Untersuchung der pathologischen Aktivität passiver oder aktiver Akupunkturpunkte sowie der Muskeln, in denen sich diese empfindlichen Akupunkturpunkte befinden, zeigen sich abgesehen von den Schmerzen, die der Patient äußert, mindestens noch zwei andere ungewöhnliche Phänomene:

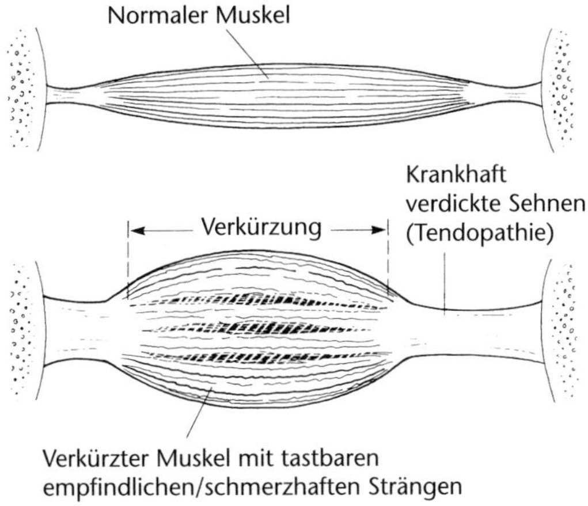

Abb. 2.1 Ein Triggerpunkt enthält verkürzte Muskelfasern, die als druckempfindliche oder schmerzhafte Knoten oder Stränge tastbar sind. Der gesamte Muskel kann sich verkürzen und verhärten, wenn er einen oder mehrere Triggerpunkte enthält und sich nicht dehnen lässt. Durch den verkürzten Muskel kommt es zu einer kontinuierlichen Zugbelastung an den Sehnen, was zu einer Sehnenentzündung (Tendinitis) führen kann. (Aus Filshie, J., White, A. (1998) *Medical acupuncture: a Western scientific approach*, Churchill Livingstone, Edinburgh.)

- Bei den meisten Akupunkturpunkten ist die Temperatur an der Oberfläche etwas höher als im gesunden Gewebe
- Die betroffenen Muskeln sind fest und lassen sich nicht dehnen.

1950 entdeckte der japanische Medizinwissenschaftler Y. Nakatani (Kapitel 1) von der Universität in Kyoto, Japan, dass die Haut an Akupunkturpunkten eine höhere elektrische Leitfähigkeit aufweist und diese Leitfähigkeit bei Krankheit an manchen Punkten zudem noch deutlich anstieg. Er fand 370 solcher Punkte, die er in das klassische Meridiansystem einfügte und Ryodoraku-Punkte nannte,[6] was auf Japanisch und Chinesisch Meridianpunkte mit guter elektrischer Leitfähigkeit bedeutet.

1977 erkannte Nakatami, dass Ryodoraku-Punkte in Bereichen liegen, die Schweißdrüsen enthalten, und schloss daraus, dass die höhere elektrische Leitfähigkeit dieser Punkte auf der hohen elektrischen Leitfähigkeit der Schweißdrüsen beruht. Neuere Theorien zu diesem Thema konzentrieren sich vor allem auf die Wechselwirkung zwischen dem sympathischen und somatischen Nervensystem.[6] Ganz ohne Zweifel trägt ein anomaler Energiestoffwechsel entscheidend dazu bei, dass, wie bereits erörtert, in Verbindung mit Veränderungen im Gewebestoffwechsel passive und aktive Akupunkturpunkte entstehen.

Um dies zu verstehen, müssen wir uns zunächst kurz den normalen Energiestoffwechsel in der Muskulatur vor Augen führen. Nachdem die zugehörigen Muskelfasern (Muskelzellen) elektrische Signale (Aktionspotentiale der motorischen Einheit) aus dem Motoneuron im Rückenmark empfangen haben, setzen sie aus dem sarkoplasmatischen Retikulum (SR), einer als Kalziumspeicher dienenden Zellorganelle, Kalzium ins Zytoplasma frei. Dieser

Anstieg der intrazellulären Kalziumkonzentration führt zur Kontraktion der Muskelfasern.

Nach der Kontraktion wird das intrazelluläre Kalzium wieder von der Zelle ins SR zurückgepumpt, damit seine Konzentration im Zytoplasma sinkt. Sobald dies der Fall ist, entspannen sich die Muskelfasern sofort wieder, so dass sich die Muskeln für die nächste, von einem Signal ausgelöste Kontraktion bereit machen können. Normale Muskelfasern kontrahieren nur, wenn sie ein Signal (Potential einer motorischen Einheit) aus dem Rückenmark empfangen.

Die Kontraktion und Entspannung der Muskeln erfordert Energie, weil Kalzium zwischen Zytoplasma und SR hin und her transportiert werden muss. Bei einer Verletzung der Muskelfasern oder einer mangelhaften Energieversorgung pumpt die Zelle das Kalzium nicht mehr aus dem Zytoplasma in das SR zurück, so dass die intrazelluläre Kalziumkonzentration auf Dauer erhöht ist und dadurch die Muskelfasern kontrahiert bleiben.

Als mögliche Folge dieser Dauerkontraktion von Muskelfasern werden dann Akupunkturpunkte empfindlich. Hierbei ist zu beachten, dass diese Aktivität auch ohne Signale aus dem Rückenmark (Potentiale der motorischen Einheit) beibehalten wird.

Die Dauerverkürzung der Muskelfaser erhöht deutlich den Energiebedarf und führt daher zu „Energiekrisen." Durch die Kontraktion verengt sich das kapillare Netzwerk, das den Bereich mit Nährstoffen und Sauerstoff versorgt. Dadurch kommt es im umgebenden Gewebe zu einem Sauerstoffmangel (Hypoxie). Ohne Energie und Sauerstoff kann wiederum die Zelle das Kalzium nicht aus dem Zytoplasma zurück in den Vorratsspeicher, das sarkoplasmatische Retikulum (SR), pumpen, so dass die Kalziumkonzentration im Zytoplasma hoch und der Muskel unverändert kontrahiert bleibt. Damit ist ein Teufelskreis entstanden (Abb. 2.2).

Im Folgenden erörtern wir kurz die molekularen Mechanismen der Muskelkontraktion. In gesunden Skelettmuskelfasern (Zellen) wird das Kalzium in einer Zellorganelle, dem sarkoplasmatischen Retikulum (SR), gespeichert. Empfängt der Muskel von den motorischen Nervenfasern einen Impuls, wird in der Membran der Muskelfaser das Aktionspotential ausgelöst. Dieses Aktionspotential breitet sich im SR aus, dessen Membran mit der Muskelmembran ein Kontinuum bildet, und sorgt dafür, dass Kalzium ins Zytoplasma freigesetzt wird. Durch die hohe intrazelluläre Kalziumkonzentration können sich die zwei Proteinfilamente Aktin und Myosin nebeneinander lagern und danach gegeneinander verschieben, sodass sich die Muskelfaser verkürzt. Die Anlagerung und das Ineinandergleiten der beiden Proteinmoleküle verbraucht sehr viel Energie in Form von ATP. Treffen keine weiteren Impulse nach der Muskelkontraktion von der motorischen Nervenfaser ein, wird das intrazelluläre Kalzium erneut in das SR aufgenommen und dort gespeichert, so dass die Kalziumkonzentration im Zytoplasma sinkt. Dadurch lösen sich die kontraktilen Proteine Aktin und Myosin wieder voneinander und die Muskelfaser entspannt sich.

In einer geschädigten Muskelzelle kann das intrazelluläre Kalzium nicht mehr vom SR aufgenommen und gespeichert werden, so dass die Kalziumkon-

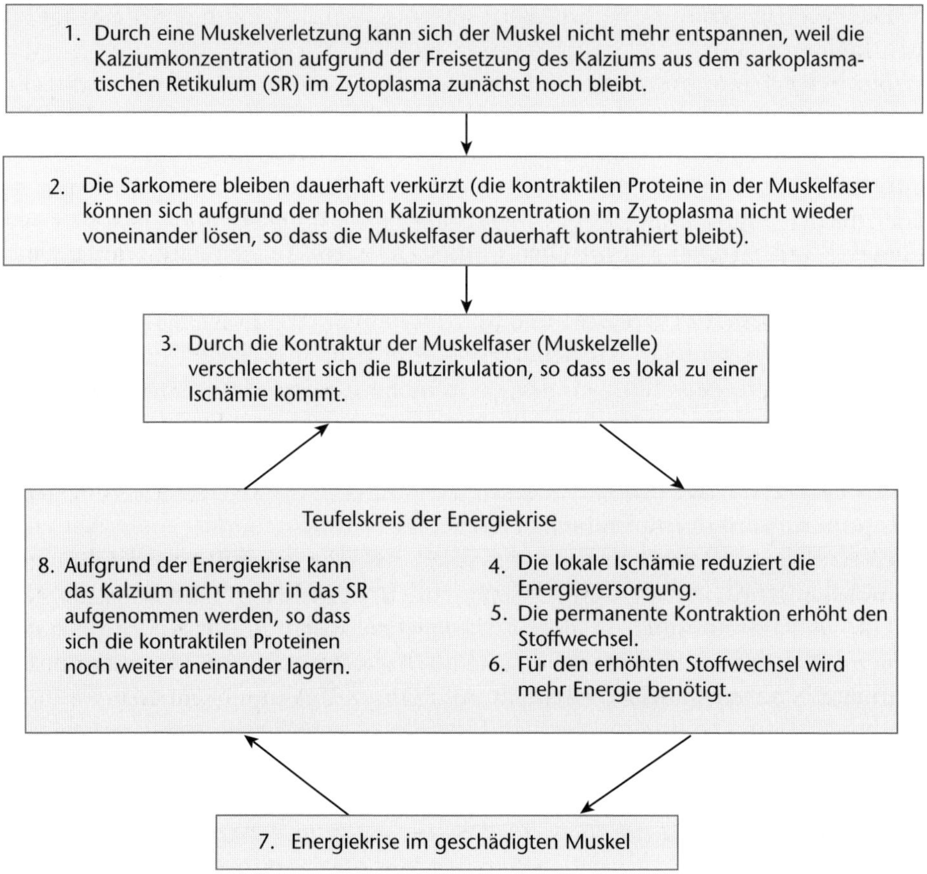

Abb. 2.2 Energiestoffwechsel und der Entstehungsprozess einer Kontraktur von Muskelfasern im Bereich eines empfindlichen Akupunkturpunkts. Die Hypothese von der „Energiekrise" stammt von Dr. David G. Simons. (Wiedergabe aus Simons, D. G., Travell, J. G., Simons, L. S. (1999) *Travell & Simons' myofascial pain and dysfunction: the trigger point manual*, Bd. 1, *Upper half of body*, Lippincott-Williams & Wilkins, Philadelphia.)

zentration im Zytoplasma auf Dauer erhöht bleibt und sich die beiden kontraktilen Proteinmoleküle nicht voneinander lösen können. Dies führt zu einer dauerhaften Kontraktion der Muskelfaser, auch ohne dass der motorische Nerv Impulse aussendet. Wenn dieser energieverbrauchende Prozess (die Energiekrise) anhält, bilden sich empfindliche Muskelstränge oder Akupunkturpunkte aus und die empfindlichen Muskelstränge bleiben dauerhaft verkürzt. Schließlich kann es durch diese Energiekrise zu einer chronischen Entzündung in den beteiligten Geweben kommen. Sowohl durch die Energiekrise als auch durch die Entzündung erhöht sich die lokale Temperatur.

Durch die Akupunkturnadeln wird das kontraktile Muskel- und das umgebende Gewebe geringfügig verletzt und eine minimale Blutung ausgelöst. Das führt dazu, dass sich der verhärtete Muskel sofort entspannt und sich die Blutzirkulation verbessert. Auf diese Weise durchbricht die Nadelung den Teufelskreis der intramuskulären Energiekrise an den Triggerpunkten.

Die Nadelverletzung beeinträchtigt das umgebende Gewebe und erzeugt einen kleinen elektrischen Strom von bis zu 500 mA/cm,[7] den wir als Läsionsstrom bezeichnen. Die beim Einstich verursacht winzige lokale Blutung stimuliert die Sekretion zahlreicher Wachstumsfaktoren wie etwa die der PDGFs (platelet-derived growth factors) und neurotroper Faktoren.

Der von der Läsion hervorgerufene elektrische Strom und die von dem Einstich verursachte Blutung fördern die Heilung und Regeneration geschädigter Gewebe und induzieren eine DNA-Synthese neuer Proteine und Kollagene, die Schäden an Zellorganellen beseitigen und für funktionelle Normalisierung sorgen. Eine solche Nadelverletzung bleibt mindestens zwei Tage oder länger bestehen, bevor sie heilt; das bedeutet, dass auch die von ihr induzierte Stimulation so lange anhält. In der Heilungsphase werden die verletzten Zellen abgebaut und durch Gewebezellen des gleichen Typs ersetzt. Das erklärt, wieso man mit der Akupunktur längerfristige Resultate erzielen kann. Wenn die Nadeln entfernt wurden, wirken die von der Nadel hervorgerufenen Verletzungen noch mindestens 48 Stunden aktivierend.

Eine weitere wichtige Besonderheit sind die lokalen und systemischen immunologischen und entzündungshemmenden Reaktionen, die durch die Nadelung und die dadurch verursachten Läsionen ausgelöst werden und die die Entzündung in dem verletzten Bereich bekämpfen (Kapitel 4). Dadurch erklärt sich die entzündungshemmende Wirkung der Akupunkturtherapie.

Zusammenfassung

Akupunkturpunkte bestehen vor allem aus Rezeptoren sensibler Nerven. Sie werden empfindlich oder schmerzhaft, weil diese Rezeptoren durch ein pathologisches Geschehen sensibilisiert werden. Diese Sensibilisierung ist ein dynamischer Prozess: mit sich verschlechternder Gesundheit steigt die Zahl der empfindlichen Akupunkturpunkte und deren Ausdehnung nimmt zu. Während der Genesung verschwinden sie wieder. Die Empfindlichkeit von Akupunkturpunkten geht bei einer normalen physiologischen Homöostase zurück, während sie durch akute Verletzungen und chronische Erkrankungen erhöht wird. Pathophysiologisch durchläuft ein Akupunkturpunkt drei Stadien:

- Latente Phase (nicht empfindlich)
- Passive Phase (empfindlich, ohne dass es dem Patienten bewusst ist)
- Aktive Phase (überempfindlich oder schmerzhaft)

Die physikalischen Eigenschaften von Akupunkturpunkten kann man mithilfe von drei Parametern charakterisieren: Spezifität, Empfindlichkeit und Reihenfolge. Die Spezifität eines Akupunkturpunktes verhält sich umgekehrt proportional zu seiner Empfindlichkeit. Wenn ein Akupunkturpunkt empfindlicher wird, wird der empfindliche Bereich immer größer, während die Spezifität abnimmt.

Es gibt je nach den pathophysiologischen Veränderungen zwei Arten empfindlicher Akupunkturpunkte: HAs und SAs. HAs entstehen symmetrisch verteilt überall auf dem Körper, wenn die Homöostase nachlässt. Sie erschei-

2

nen nach einem vorhersagbaren Muster an bestimmten Stellen und in einer bestimmten Reihenfolge. Dabei ist festgelegt, in welcher Reihenfolge Akupunkturpunkte empfindlich werden (das gesamte Akupunkturpunktsystem ist auf der Umschlagsinnenseite abgebildet). Dieses vorhersagbare Muster bei der Ausbildung von Akupunkturpunkten ist im Grunde bei allen Menschen gleich. Daher ist die Anzahl von HAs pro Person ein quantitativer Indikator für die Beurteilung der Homöostase eines Patienten. Über diesen Indikator erhält man auch Informationen, mit denen man die Anzahl der Behandlungssitzungen sowie den Erfolg der Akupunkturbehandlung vorhersagen kann. Man nadelt HAs, um das innere Milieu des Patienten wieder in ein gesundes Gleichgewicht zu bringen.

Akute Verletzungen oder akute Erkrankungen führen lokal zu schmerzempfindlichen Punkten. Diese SAs treten entsprechend der individuellen Verletzung oder Erkrankung an verschiedenen Stellen auf.

Einige passive oder aktive Akupunkturpunkte sind das Resultat eines Teufelskreises von Energiekrisen im Stoffwechsel. An solchen Akupunkturpunkten ist die Temperatur höher als im umgebenden Gewebe, weil die Muskeln dauerhaft kontrahiert sind. Die Verkürzung eines Muskels ist an sich schon ein energieverbrauchender Prozess, wenn sie aber permanent geworden ist, tritt aufgrund der verminderten Blutzufuhr ein Energie- und Sauerstoffmangel (Hypoxie) auf. In solchen Fällen kann man den Muskel durch das Setzen von Akupunkturnadeln entspannen, wodurch der Teufelskreis der Energiekrise durchbrochen wird und sich die Blutzirkulation normalisiert.

Literatur

1. Mens S, Simons DG: Muscle pain, Philadelphia, 2001, Lippincott–Williams & Wilkins.
2. Kellgren HJ: The distribution of pain arising from deep somatic structures with charts of segmental pain areas, Clin Sci 4:35–46, 1939.
3. Dung HC: Anatomical acupuncture, San Antonio, 1997, Antarctic Press.
4. Macdonald AJR: Acupuncture's non-segmental and segmental analgesic effects: the point of meridians. In Filshie J, White A: editors: Medical acupuncture. Edinburgh, 1998, Churchill Livingston.
5. Simons DG, Travell, JG, Simons LS: Travell & Simons' myofascial pain and dysfunction: the trigger point manual, vol 1, Upper half of body, Philadelphia, 1999, Lippincott–Williams & Wilkins.
6. Nakatani Y, Yamashita K: Ryodoraku acupuncture. Osaka, 1977, Ryodoraku Research Institute.
7. Jaffe LF: Extracellular current measurements with a vibrating probe, TINS December:517–521, 1985.

Kapitel 3

Periphere Akupunkturmechanismen

Einführung

Damit ein Therapeut die Akupunktur als effektives medizinisches Verfahren der Schmerzbehandlung und Rehabilitation nach einem Trauma in seiner Praxis nutzen kann, muss er Grundkenntnisse darüber besitzen, welche Mechanismen er beim Setzen der Nadeln hervorruft.

Die bei der Nadelung ausgelösten biomedizinischen Mechanismen sind einzigartig

Bekannte Wissenschaftler haben bereits solide physiologische Grundlagen erarbeitet, die wissenschaftlich erklären, warum und wie Akupunktur wirkt. Professor Bruce Pomeranz von der University of Toronto zufolge, der sich auf dem Gebiet der Akupunktur-Analgesie einen Namen machte, „wissen wir mehr über analgetische Akupunkturwirkung als über viele chemische Arzneimittel, die täglich angewandt werden. Wir wissen beispielsweise sehr wenig über die Mechanismen der meisten Narkosegase, setzen sie aber nach wie vor regelmäßig ein." [1]

Akupunktur ist eine einzigartige Therapie, weil bei ihr mithilfe feiner Nadeln winzige Stichwunden oder Läsionen im Gewebe gesetzt werden, die zahlreiche Überlebensmechanismen des Körpers stimulieren. Die Nadelung und die hervorgerufenen Läsionen aktivieren Selbstheilungsmechanismen, indem die Homöostase wiederhergestellt, Reparaturmechanismen wie eine entzündungshemmende Reaktion und eine Geweberegeneration erleichtert werden und der Schmerz gedämpft wird. Nach der Entfernung der Nadel stimulieren diese Läsionen den Körper noch solange weiter, bis sie ausgeheilt sind. Diese Heilung nimmt in der Regel zwei Tage in Anspruch, obwohl manche Patienten die Stimulation noch bis zu einer Woche lang empfinden.

Zur Aktivierung unserer Überlebensmechanismen tragen vier physiologische Systeme bei: **das Nervensystem**, das unsere Reaktionen auf äußere und innere Reize koordiniert; **der Blutkreislauf**, der Energie und Wirkstoffe liefert, als wichtiges Transportsystem für Hormone sowie der zellulären Reinigung dient; **das Hormonsystem**, das Moleküle für unterschiedliche Zwecke freisetzt; und **das Immunsystem**, das den Körper vor Eindringlingen schützt. Alle vier Systeme werden durch die Akupunkturbehandlung stimuliert.

Warum Patienten auf dieselbe Akupunkturbehandlung unterschiedlich reagieren

Man darf nicht vergessen, dass die Akupunkturtherapie den ureigenen Überlebensmechanismus unseres Körpers aktiviert: das Selbstheilungspotential. Sie wirkt daher bei solchen Symptomen, mit denen der Körper vollständig oder teilweise selber fertig werden kann.

Uns sind unsere Selbstheilungskräfte von Natur aus für unser biologisches Überleben mitgegeben. Sie sind je nach genetischem Potential, Krankheitsgeschichte, unserem Lebensstil und Alter unterschiedlich ausgeprägt. Daher hat jeder von uns eine andere Selbstheilungskapazität. Das Selbstheilungspotential verändert sich allerdings ständig. Es verschlechtert sich, wenn jemand mit seiner Gesundheit Schindluder treibt, und verbessert sich, wenn man gut auf seine Gesundheit achtet. Die Wirksamkeit einer Akupunkturbehandlung hängt davon ab, in welchem Zustand sich die Selbstheilungskräfte des Körpers befinden (je gesünder eine Person ist, umso größer ist ihr Selbstheilungspotential) und inwieweit die Symptome heilbar sind (ein akuter Kreuzschmerz lässt sich schneller kurieren als ein chronischer). Deshalb schlägt dieselbe Akupunkturbehandlung je nach Patient unterschiedlich an.

Wir können die Patienten dank des innovativen, gut definierten und zuverlässigen Beurteilungsverfahren, das in diesem Buch vorgestellt wird (s. Kap. 6), in vier Gruppen einteilen, je nachdem, ob sie ausgezeichnet (Gruppe A), gut (Gruppe B), durchschnittlich (Gruppe C) oder kaum (Gruppe D) auf die Behandlung ansprechen. Diese für die Klinik wichtigen Reaktionen hat Professor H. C. Dung[2] anhand der Untersuchung und Behandlung von 15.000 Patienten entdeckt.

Das Integrative Neuromuskuläre Akupunktursystem (INMAS): ein benutzerfreundliches Behandlungsverfahren

Das in diesem Buch vorgestellte modernisierte Akupunkturverfahren zur Schmerzbekämpfung und Rehabilitation nach einem Trauma ist benutzerfreundlich, effektiv und bei allen Schmerzsymptomen anwendbar. Dieses Protokoll baut auf Folgendem auf:

- Unserer umfassenden klinischen Erfahrung, in die auch die Ergebnisse von Professor H. C. Dung[2] und seine Entdeckung der vom Zustand der Homöostase abhängigen Akupunkturphasen eingeflossen sind
- Dem traditionellen chinesischen System von Akupunkturpunkten
- Segmentalen und nicht segmentalen Nadelungsmechanismen, wie sie von Professor Pomeranz[1] gefunden wurden

Das Protokoll entstand durch die einzigartige Kombination von ausgewählten homöostatischen und symptomatischen Punkten. Es kann aber auch über die Schmerztherapie hinaus angewandt werden, weil die Akupunkturtherapie an sich unspezifisch ist. Im Folgenden fassen wir die wissenschaftlichen Ergebnisse zusammen, die dazu beitragen, die Mechanismen bei der Akupunkturbehandlung zu erklären. Wer genaueres darüber wissen möchte, sei auf die Literaturliste am Ende des Kapitels verwiesen.

Elektroakupunktur

Mit der Elektroakupunktur (EA) werden periphere Nerven stimuliert, insbesondere die dickeren Aβ-Fasern, die kräftige Impulse an das Rückenmark und Gehirn senden. Die Elektroakupunktur kann je nach der stimulierenden Frequenz auf verschiedenen Ebenen des Zentralnervensystems zur Ausschüttung unterschiedlicher Endorphine führen. Endorphine haben viele physiologische Funktionen. Durch eine Modulation des Schmerzmechanismus wirken sie schmerzlindernd, sie entspannen das Herzkreislaufsystem und steigern die Aktivität des Immunsystems, indem sie die physiologischen Belastungen reduzieren. Eine Stimulation durch EA fördert die Selbstheilung.

Die Endorphin-Mechanismen sind unspezifisch. Sie werden von der EA und einer Nadelung stimuliert, aber auch Chirotherapie, Massage und körperliches Training führen zur Sekretion von Endorphinen. Die EA-Mechanismen werden ausführlicher in Kapitel 15 erörtert. In den folgenden Erläuterungen konzentrieren wir uns vor allem auf die einzigartigen lokalen Nadelungsmechanismen.

Allgemeine Grundlagen des Heilungsprozesses durch Akupunktur

Wissenschaftler haben bereits eine beeindruckende Anzahl an Beweisen für die zellulären und molekularen Ereignisse zusammengetragen, die der Reaktion des Gewebes auf die Nadelung zugrunde liegen. Nach klinischen Beobachtungen erreicht man mit der Akupunktur mindestens vier Behandlungsziele:

- Nachlassen des körperlichen und emotionalen Stresses
- Aktivierung und Steuerung von immunologischen- und entzündungshemmenden Mechanismen
- Beschleunigung der Heilung des Gewebes
- Schmerzlinderung

Die Nadelung baut den körperlichen Stress ab, indem sie die Endorphinsekretion anregt, das kardiovaskuläre System und die Muskulatur entspannt, das autonome System ausbalanciert und insgesamt wieder für ein physiologisches Gleichgewicht (Homöostase) sorgt. Damit normalisieren sich die inneren Organfunktionen, die sich bei einer starken Belastung der neurohormonalen Signalwege verschlechtern.

Wie sich in der Klinik gezeigt hat, lassen sich auch Entzündungen effektiv mit Akupunktur bekämpfen. Die Nadelung und die von ihr verursachten Verletzungen wirken auf den Körper wie das Eindringen fremder Erreger. Sie stimulieren und erhöhen die Anzahl und die Aktivität von Immunzellen und bekämpfen den Entzündungsprozess (s. Kap. 4), so dass sowohl eine akute als auch eine chronische Entzündung abklingt.

Die Nadelung fördert und beschleunigt das Heilen von Weichteilen. Dazu gehören Nerven, Muskeln, Bindegewebe wie Sehnen, Bänder, Gelenkkapseln und die Muskelfaszien sowie einige funktionell wichtige Strukturen wie Blut- und Lymphgefäße. Diese Gewebe können durch körperliche Anstrengungen, Verletzungen aufgrund von Unfällen oder durch eine Entzündung aufgrund einer wiederholten Überbeanspruchung von Muskeln geschädigt werden. Außerdem verursachen fast alle inneren Erkrankungen wie Asthma, Gastritis, Nephritis und vor allem Arthritis Beschwerden, Schmerzen oder führen zu einer Entzündung in oberflächlichen Weichteilen. Weichteilentzündungen und -schmerzen klingen nach Akupunkturbehandlungen ab. Häufig lassen mit der Heilung peripherer Gewebe auch innere Erkrankungen nach oder werden geheilt.

Letztlich sorgen in den meisten Fällen die homöostatische Balance und die Heilung der Weichteile dafür, dass die Schmerzen nachlassen, oft kann der Schmerz aber auch unmittelbar gelindert werden, noch bevor das Gewebe vollständig ausgeheilt ist.

Nadelung und *De-Qi*-Gefühl

Die modernen sterilen Akupunkturnadeln aus Edelstahl mit Führungshülsen aus Kunststoff lassen sich sicher, leicht und mit weniger Schmerzen für den Patienten handhaben. Trotzdem ruft die Nadelung immer ein bestimmtes Gefühl hervor. Die nicht schmerzhaften Empfindungen, die durch den Einstich der Nadel hervorgerufen werden, werden in der Traditionellen Chinesischen Medizin (TCM) als *De-Qi*-Gefühl bezeichnet. Bei der Nadelung geht man folgendermaßen vor:

- Die Punkte werden ausgewählt.
- Man sticht eine Nadel durch die Haut, das subkutane Bindegewebe, die tiefer gelegenen Faszien, Muskeln, Sehnen oder das Periost.
- Die Nadel verbleibt für einige Sekunden bis zu 20 Minuten an Ort und Stelle, wobei die Nadeln manipuliert werden können, indem man sie beispielsweise dreht oder wie einen Kolben auf und ab bewegt und/oder zusätzlich elektrischen Strom hindurchschickt.
- Die Nadel wird entfernt.

Beim dritten Schritt kann die Nadel entweder in einer Richtung oder in zwei Richtungen (im oder gegen den Uhrzeigersinn) gedreht oder auf und ab bewegt werden. Dadurch wickelt sich das Bindegewebe um die Nadel, so dass der Akupunkteur das Gefühl hat, das Körpergewebe würde die Nadel „an sich reißen."[3]

Sobald die Nadel die tiefer gelegenen Gewebe, vor allem die Muskeln, durchstochen hat, hat der Patient das nicht schmerzhafte *De-Qi*-Gefühl; diese Bezeichnung aus der traditionellen chinesischen Akupunktur bedeutet, dass sich das *Qi*, der vitale Energiefluss, durchgesetzt hat oder in Erscheinung getreten ist. Zu einem derartigen *De-Qi*-Gefühl kommt es bei fast 90 Prozent aller Nadelungen. Was der Patient dabei empfindet, hängt davon ab, welche

Nervenfasern bei der Nadelung getroffen wurden und welches Milieu in dem umgebende Gewebe herrscht, ob das Gewebe beispielsweise perfundiert ist oder ob es Entzündungsmediatoren enthält.[4] Wenn Punkte auf Extremitäten genadelt wurden, verspürt der Patient manchmal einen kurzen Stromschlag, der den gesamten Arm oder das gesamte Bein durchfährt. Bei einer Nadelung am Rücken gesetzt, kommt es zu eher lokal begrenzten Empfindungen wie einem tiefen Schmerz, Brennen und Schweregefühl.

Man kann das Auftreten der verschiedenen *De-Qi*-Gefühle durch die unterschiedlichen Nerventypen erklären, die bei der Nadelung stimuliert werden (Tab. 3.1). Die afferenten Typ-II-, -III- und -IV-Fasern aus den Muskeln sind aber nicht nur für das *De-Qi*-Gefühl verantwortlich, sondern vermitteln auch ein Schmerzgefühl, wenn sie verletzt oder pathophysiologisch erregt werden; sie sorgen somit für die *De-Qi*- und die Schmerzleitung. Man sollte die Patienten vorher darüber unterrichten, dass bestimmte Nadelgefühle wie Schmerzen und Brennen 1–2 Tage anhalten können.

Tabelle 3.1 *De-Qi*-Gefühl und die dafür verantwortlichen Nervenfasern in den Muskeln

Afferenter Nervenfasertyp	*De-Qi*-Gefühl
Typ II	Taubheitsgefühl
Typ III	Schwere, Überdehnung, Druck, Quetschung, Schmerz
Typ IV (marklos)	Brennen, Kribbeln, Schmerz

Eine durch die Nadelung hervorgerufene Läsion stimuliert die Epidermis, die Dermis, die darunter gelegenen Bindegewebe (elastische Fasern, kollagene Fasern, Basallamina, tiefere Faszien), Muskelgewebe (Skelettmuskeln und die glatte Muskulatur von Blutgefäßen) und Nervengewebe (Nervenfasern von sensorischen und postganglionären Neuronen). Die bei der Nadelung verletzten Zellen werden, da die Läsionen sehr klein sind, ohne Narbenbildung durch neue Zellen des gleichen Typs ersetzt.

Das Nadeln setzt Kettenreaktionen im lokalen Gewebe sowie im zentralen Nervensystem (dem Rückenmark und Gehirn) in Gang. Daher unterteilen wir die bei der Nadelung auftretenden Mechanismen in periphere und zentrale, obwohl sie physiologisch nicht zu trennen sind. Im vorliegenden Kapitel werden einige wichtige periphere Gewebereaktionen beschrieben, während im nächsten Kapitel die zentralen Mechanismen thematisiert werden.

Unmittelbar nach der Nadelung kommt es zu folgenden lokalen Kettenreaktionen:

- Lokale Hautreaktion und kutaner Verletzungsstrom-Mechanismus
- Lokale Interaktion zwischen dem eingestochenen Nadelschaft und Bindegeweben
- Lokale Entspannung bei einer vorhandenen Muskelverkürzung und kon traktur, so dass sich durch eine muskuläre Reaktion und einen autonomen Reflex die Durchblutung an dieser Stelle verbessert

3

- Neurale Mechanismen: nozizeptive und motoneuronale Aktivierung, eine vom Zentralnervensystem vermittelte neuroendokrine Aktivität, segmentale und nicht segmentale Signalwege
- Blutkoagulation und Zirkulieren der Lymphe
- Lokale Immunreaktionen
- DNA-Synthese zum Ersatz verletzter Gewebe und zur Reparatur der durch die Nadel gesetzten Läsionen

Lokale Hautreaktion und kutaner Verletzungsstrom-Mechanismus

Die neurovaskuläre Immunfunktion der Haut bildet die erste Verteidigungslinie zum Schutz des Körpers. Die Nadelung stimuliert folgende Gewebe in der Haut:

- Afferente somatische (kutane A-δ- und C-Fasern) und sympathische Nervenfasern (zur Steuerung der Schweißdrüsen und kleinen Blutgefäße)
- Kleine arterielle und venöse Blutgefäße (Versorgung mit Nährstoffen und Temperaturregulation)
- Lymphgewebe, Mastzellen (Immunfunktion)
- Bindegewebe (strukturelle und funktionelle Unterstützung)

Wenn ein Akupunkturpunkt von der latenten Phase (normales Gewebe) in die passive Phase übergeht, wird er empfindlich (s. Kap. 2). Wie in Kapitel 2 erörtert, nimmt rund um einen empfindlichen Akupunkturpunkt die elektrische Leitfähigkeit der Haut zu und der Widerstand ab. Wenn man eine Nadel in diesen Akupunkturpunkt einführt, ruft man in allen oben erwähnten Geweben an dieser Stelle eine akute entzündliche Abwehrreaktion hervor. Dabei wird als erstes Anzeichen eine Rötung rund um die Nadel sichtbar. Bei der durch das vegetative Nervensystem hervorgerufenen Vasodilatation dient Substanz P als Botenstoff, ein Neurotransmitter, der von nozizeptiven Hautnerven sezerniert wird. Dann wird durch Mastzellen, die Histamin, PAF (*platelet activating factor*) und Leukotriene produzieren, eine Immunreaktion ausgelöst. Gleichzeitig aktiviert die von der Nadel verursachte Läsion eine Wechselwirkung zwischen dem Blutgerinnungssystem und dem Komplementsystem des Immunsystems.

Die Körperoberfläche ist von einer Schicht elektrischer Ladungen überzogen, weil sich der menschliche Körper im elektromagnetischen Feld der Erde befindet. Trockene Haut hat normalerweise einen Gleichstromwiderstand in der Größenordnung von 200.000–2 Millionen Ohm. An Akupunkturpunkten sinkt der Widerstand auf 50.000 Ohm.[5] Bei Patienten mit chronischen Schmerzen besteht nach Melzack und Katz[6] zwischen Akupunkturpunkten und nahegelegenen Kontrollpunkten keinen Unterschied in der Leitfähigkeit.

Dieses Phänomen kann man durch die Dynamik der Akupunkturpunkte erklären. Bei einem Gesunden ist der Gleichstromwiderstand von Akupunkturpunkten derselbe wie an anderen Hautstellen. Bei einem chronisch Kranken gehen die Akupunkturpunkte in einer vorhersagbaren Reihenfolge und an vorhersagbaren Stellen von der latenten (gesundes Gewebe) in die passive Phase (empfindliches Gewebe) über (s. Kap. 2). Der empfindliche Bereich von Akupunkturpunkten dehnt sich bei chronischen Störungen weiter aus, was dazu beiträgt, dass sich dort die elektrische Leitfähigkeit erhöht und der Widerstand sinkt.

Bei akuten Verletzungen tauchen überall im verletzten Gewebe Akupunkturpunkte auf. An der intakten Haut des Menschen wird ein Ruhepotential von 20–90 mV gemessen, das außen negativ und innen positiv ist.[7] Bei den meisten Akupunkturpunkten liegen die Werte 5 mV höher als an anderen Hautstellen.[5] Diese höhere Spannung an Akupunkturpunkten kann mit der Histologie und dem pathologischen Geschehen erklärt werden. Die meisten Akupunkturpunkte liegen an Stellen mit zahlreichen Nervenfasern und/oder Blut- und Lymphgefäßen; sobald sie sensibel geworden sind, kann sich durch die Entzündung in diesen Geweben mehr Flüssigkeit ansammeln. Dadurch kann sich die Leitfähigkeit erhöhen, und der Widerstandsverlust wird nach dem Ohm'schen Gesetz U = IR (U = elektrische Spannung; I = Stromstärke; R = elektrischer Widerstand) durch eine erhöhte Stromstärke kompensiert.

Wenn eine Metallnadel eingeführt wird, kommt es zum Kurzschluss in der „Hautbatterie" und von innen nach außen fließt ein sehr geringer Strom, der so genannte Verletzungsstrom. Die von der Akupunkturnadel hervorgerufene winzige Verletzung sorgt dafür, dass die genadelte Stelle negativ geladen ist und erzeugt einen Verletzungsstrom von 10 mA, der sich positiv auf das Wachstum und die Regeneration des Gewebes auswirkt.[8]

Diese durch die Nadelung hervorgerufenen Verletzungsströme reichen nicht aus, um Nervenimpulse zum Rückenmark auszulösen. Sie führen daher nicht dazu, dass es wie beim Morphium zu einer Toleranz kommt. Das heißt, selbst bei einer mehrfachen Nadelung wird die therapeutische Wirkung nicht geringer. Wenn allerdings eine Stimulation durch Elektroakupunktur über drei Stunden aufrechterhalten wird, verringert sich der analgetische Effekt nach und nach. Denn nach Professor J. S. Han von der Medical University in Peking verstärkt eine langanhaltende elektrische Stimulation, vor allem mit so hohen Frequenzen wie 100 Hz, die Freisetzung von Cholecystokinin-Oktapeptid (CCK-8), einer endogenen antiopioiden Substanz.[9]

Spezielle Nadeltechniken: Mechanische Signalübertragung durch das Bindegewebe

Bei den Akupunkturbehandlungen lösen über 90 Prozent der Nadelungen ein *De-Qi*-Gefühl aus. Ein durch eine Nadelmanipulation hervorgerufenes *De-Qi*-Gefühl verstärkt noch die Muskelentspannung und fördert zusätzlich die Linderung der Schmerzen. (Doch Achtung: Bei der Behandlung schwacher oder alter Patienten ist Vorsicht geboten, weil sie selbst eine noch so geringfügige Stimulation durch spezielle Nadelungstechniken möglicherweise nicht mehr tolerieren können und der Schmerz dann nach der Behandlung wieder aufflammen könnte. Bei diesen Patienten reicht es aus, einfach die Nadel soweit einzuführen, wie es der Fall erfordert. Die Schmerzattacke ist leicht zu kupieren, wenn man ein oder zwei Nadeln in die schmerzhafte Stelle einsticht. An bestimmten Punkten im Gesicht sollte man dagegen jegliche Nadelmanipulation unterlassen, weil dort das kapillare Netzwerk so dicht ist, dass es zu einer Blutung oder einem Bluterguss kommen kann.)

Wie Wissenschaftler am College of Medicine der University of Vermont herausgefunden haben, fördern spezielle Nadeltechniken die Gewebeheilung, weil sie biomechanisch, vasomotorisch und neuromodulatorisch auf das interstitielle Bindegewebe einwirken.[3]

Beim Einstich der Nadel in das Körpergewebe eingestochen wird, lagern sich als Erstes elastische beziehungsweise kollagene Fasern an den Schaft der Metallnadel an. Grund dafür sind die Oberflächenspannung und die elektrische Anziehung zwischen der Metallnadel und dem geladenen Bindegewebe. Sobald die Fasern die Nadel umhüllt haben, tritt die Reibungskraft in den Vordergrund. Dann verstärkt sich durch das Drehen der Nadel die Spannung der Bindegewebsfasern, weil diese sich um die Nadel wickeln, so dass das Fasernetz hin- und hergezogen und dann wieder gerade ausgerichtet wird.

Der erfahrene Akupunkteur spürt bei der Rotation den Widerstand der Nadel (die Nadel hat „gegriffen"), der Patient ein *De-Qi*-Gefühl. Bei diesem „Zugriff" der Nadel verformen sich die extrazelluläre Matrix, Fibroblasten an den Kollagenfasern und möglicherweise auch Endothelzellen von Kapillaren.

Auf diese mechanische Verformung hin laufen in den Zellen Kaskaden zellulärer und molekularer Reaktionen ab; dazu gehören die Reorganisation des intrazellulären Zytoskeletts, Zellkontraktion und -migration, autokrine Freisetzung von Wachstumsfaktoren sowie die Aktivierung intrazellulärer Signalkaskaden und nukleärer Bindungsproteine, die die Transkription bestimmter Gene fördern. Diese Effekte führen dazu, dass Wachstumsfaktoren, Zytokine, vasoaktive Substanzen, abbauende Enzyme und strukturelle Matrixelemente synthetisiert und lokal freigesetzt werden. Dadurch verändert sich das extrazelluläre Milieu in dem Gewebe rund um die Nadel, was letztlich die Heilung fördert. Diese Wirkung kann sich auch auf entfernte Bindegewebe erstrecken, so dass sich der Heilungsprozess durch langfristige Effekte weiter ausdehnt. Auf diese Weise führen mechanische Signale, die durch einfache Nadelmanipulationen ausgelöst werden, dazu, dass kaskadenartig verlaufende physiologische Heilungsprozesse ausgelöst werden.[10]

Es gibt klinische Hinweise darauf, dass diese mechanische Signalübertragung, die durch eine dem Fall adäquate Nadelmanipulation (rotieren oder auf und ab bewegen) ausgelöst wird, dazu beitragen kann, überempfindliche Rezeptoren zu dämpfen und wieder eine normale Schmerzschwelle herzustellen. In der Regel lassen Schmerz, Empfindlichkeit und das Gefühl einer Schwellung, vor allem bei der Behandlung akuter Verletzungen, schon während oder kurz nach der Nadelung nach.

Lokale Entspannung einer Muskelverkürzung und Kontraktur

Mithilfe einer Akupunktur lässt sich eine vorhandene Muskelverkürzung und -kontraktur auf lokaler Ebene auflösen. Der lokale Muskelschmerz regt den Muskel dazu an, empfindliche Punkte auszubilden, es kommt zu einer dauerhaften unwillkürlichen Kontraktur und Verkürzung der Muskelfasern, so dass die Muskeln schließlich gespannt und verhärtet sind. Am häufigsten findet man folgende vier Arten lokaler Muskelschmerzen: (1) Verletzungen durch mechanische, chemische oder physikalische (etwa Verbrennung) Ursachen; (2) wiederholte Überanstrengung; zu starke Anspannung oder eine langanhaltende Beanspruchung des Muskels, die die Gewebetoleranz übersteigt, wenn man etwa längere Zeit ein und dieselbe Haltung beibehält; (3) eine Erkrankung innerer Organe, bei der der Schmerz zum Teil über einen segmentalen neuronalen Reflex auf die Körperoberfläche ausstrahlt; und (4) übertragener Schmerz, der von einem erkrankten Gelenk oder damit verbundenen Strukturen ausgeht.

Am lokalen Muskelschmerz sind afferente Fasern (Nozizeptoren), Muskelfasern und Blutgefäße beteiligt. Die Nervenendigungen sensorischer Fasern enthalten Neuropeptide wie Substanz P (SP), CGRP (*calcitonin-gene-related peptide*) und Somatostatin (SOM). Unter pathologischen Bedingungen können die Neuropeptide von den sensorischen Nervenendigungen sezerniert werden und grundlegende Gewebefunktionen wie die neuronale Erregbarkeit, die lokale Mikrozirkulation und den Stoffwechsel beeinflussen. Das tritt bei gewebeschädigenden Reizen (mechanische, physikalische oder chemische Noxen) ein und löst eine Kaskade von Ereignissen aus, die in einer neurogenen Entzündung kulminieren. SP und CGRP rufen eine Vasodilatation hervor und erhöhen die Permeabilität in der Endstrombahn. Aus den Mastzellen wird unter dem Einfluss von SP Histamin frei. All diese Substanzen diffundieren in Nachbargewebe, so dass sich die Entzündung ausbreitet.

Sobald sich diese neurogene Entzündung weiter ausbreitet, gelangen Flüssigkeiten und Proteine aus den Blutgefäßen in das umgebende Interstitium. Dabei werden mit Bradykinin, einem Gewebehormon aus einem Plasmakinin (Kallidin), sowie Serotonin (5-Hydroxytryptamin, 5-HT) aus den Blutplättchen neuroaktive Substanzen frei. Aus den Gewebezellen, die die verletzte Stelle umgeben, treten Leukotriene und Prostaglandine aus. Alle diese Substanzen erhöhen die Empfindlichkeit der beteiligten Nervenendigungen. Daher führen die schädigenden Reize zu Empfindlichkeit (sensibilisierten Nozizeptoren) und dann spontan zu Schmerzen (Erregung von Nozizeptoren) in dem umschriebenen Muskelbereich.

Bei sensibilisierten Schmerzrezeptoren (Nozizeptoren) sinkt die Reizschwelle, bei der ein Aktionspotential ausgelöst und weitergeleitet wird. Bei einer solchen physiologischen Veränderung bringt schon ein schwacher Reiz – etwa ein leichter Druck – die Nervenendigung dazu, Impulse an das zentrale Nervensystem zu senden, was bei einer normalen, nicht sensibilisierten Nervenendigung nicht passieren würde. Bleibt die Empfindlichkeit erhalten, sinkt die Reizschwelle der Nozizeptoren unter Umständen noch weiter und die erregten Schmerzrezeptoren leiten möglicherweise spontan Impulse an das ZNS weiter, wodurch dann ein Schmerzgefühl hervorgerufen wird.

Verletzungen durch wiederholte Überanstrengung oder Überbeanspruchung kommen bei Muskeln häufig vor und führen zu lokalen Muskelschmerzen. Wenn die Muskeln immer wieder ohne angemessene Erholungspause zwischen den Bewegungen beansprucht werden oder in einer starren Haltung über eine längere Zeit hinweg angespannt bleiben, werden sich vor allem an den ersten beiden Tagen danach Beschwerden, Brennen und Schmerzen einstellen. Bei einem solchen Muskelkater sind die Muskeln berührungsempfindlich, in ihrer Kontraktionsfähigkeit eingeschränkt und manchmal auch leicht angeschwollen. Bei derartigen Verletzungen kann das Streifenmuster der Muskelfasern durcheinandergeraten, und es kann bis zu 10 Tagen dauern, bis sich die Myofibrillen wieder regenerieren.[11] Man hat außerdem Veränderungen in der chemischen Zusammensetzung des Blutes beobachten können, etwa einen Anstieg von Plasma-Interleukin-1, säureempfindlichen Substanzen, Laktatdehydrogenase, Serumkreatin, Phosphokinase, Aspartataminotransferase und Serum-Glutamat-Oxalacetat-Transaminase. Die meisten dieser Enzyme spielen eine Rolle beim Muskelstoffwechsel.

Der Literatur über traditionelle chinesische Akupunktur zufolge strahlt der Schmerz bei Erkrankungen innerer Organe auf vorhersagbare Punkte oder Bereiche der Körperoberfläche aus. Im Allgemeinen zeigt sich hierin die segmentale Verschaltung viszerosomatischer Reflexe. So kann beispielsweise eine Nierenentzündung zu empfindlichen Punkten oder schmerzhaften Spasmen in der Lumbalregion führen, so dass sich ein Kreuzschmerz mit empfindlichen Punkten ausbildet, die in Höhe von Th10–L2 auf der Rückenmuskulatur zu tasten sind (M. erector spinae). Bei einigen Patienten treten darüber hinaus noch zusätzliche empfindliche Punkte im Bereich des Nackens auf. Dieser segmentale Mechanismus spielt eine wichtige Rolle bei der Behandlung von Schmerzsymptomen und wird später noch ausführlich erläutert werden. Wenn diese mit erkrankten Organen assoziierten empfindlichen Punkte genadelt werden, lassen der Schmerz und auch andere Symptome wie Krämpfe, Entzündung oder ein Ulcus nach.

Erkrankte und in ihrer Funktion beeinträchtigte Gelenke können ebenfalls Muskelschmerzen hervorrufen. Aufgrund der segmentalen Verschaltung wird die Aktivität efferenter Nerven aus den Motoneuronen nicht nur durch die Erregung von sensiblen Nerven desselben Muskels beeinflusst, sondern auch durch die Aktivität von sensorischen Nerven aus benachbarten Muskeln und Gelenken. Durch eine Stimulation von Nozizeptoren des Kniegelenks werden beispielsweise Motoneurone von Beugern und Streckern aktiviert.[12] So können die afferenten Impulse aus einem Gelenk zu einer Kontraktion von benachbarten Muskeln führen. Unter Umständen können die kontrahierten Muskeln dann das Gelenk und die mit ihm verbundenen Strukturen wie Kapseln, Bänder und Zwischenscheiben überbelasten. All diese Strukturen können Schmerzen auslösen, da sie in hohem Maße sensibel innerviert sind.

Alle Arten von Muskelschmerzen führen unabhängig von ihren pathophysiologischen Ursachen schließlich zu denselben Phänomenen: die Muskeln sind angespannt, verhärtet und verkürzt und es haben sich im Muskel empfindliche Punkte sowie größere knotenförmige Verhärtungen gebildet. Einige dieser Verhärtungen können, wenn sie nicht sofort aufgelöst werden, zu einer bleibenden Muskelkontraktur führen, so dass die Störung chronisch wird.

Solche empfindlichen Punkte findet man auch in anderen Weichteilen mit vielen sensiblen Nerven wie in Sehnen, Bändern, möglicherweise im Periost sowie in oberflächlichen und tiefen Faszien. Man bezeichnet diese Triggerpunkte heutzutage unter anderem auch als Haut- oder Motorpunkte (neuromuskulare Verbindungsstellen) oder Knoten, was jeweils verschiedenen Aspekten der traditionellen Akupunkturpunkte der chinesischen Medizin entspricht.

Akupunkturpunkte unterscheiden sich histologisch sowie anhand ihrer pathophysiologischen Phasen (s. Kap. 1 und 2). Einige bestehen größtenteils aus sensibilisierten Nervenfasern, andere enthalten neben den sensibilisierten Nervenrezeptoren auch noch knotenförmige Muskelverhärtungen. Innere Faktoren wie erkrankte Organe und Arthritis sensibilisieren überall auf dem Körper Akupunkturpunkte. Interessanterweise lässt sich sehr gut vorhersagen, wo diese Punkte auftreten werden; dies liegt zum Teil an einer segmentalen Verschaltung oder an den speziellen Gewebeeigenschaften der sensorischen Nervenfasern. Bei akuten Verletzungen bilden sich die empfindlichen Stellen nur entsprechend der Verletzungsart und der daran beteiligten anatomischen Körperstruktur aus. Bei einer Sprunggelenksdistorsion werden lediglich die seitlichen Bänder des Sprunggelenks gezerrt, während bei einer schweren Verstauchung außer den lateralen Ligamenten auch noch die Bänder zwischen Waden- und Schienbein reißen können. Bei guter Kenntnis der anatomischen Verhältnisse, findet man die für die Behandlung besonders effektiven empfindlichen Punkte leichter. (In den klinischen Kapiteln des vorliegenden Buches wird daher die Anatomie des Nerven-, Muskel- und Skelettsystems in Bezug zur Körpermechanik beschrieben.)

Der Muskel, die Sehne oder die Faszie, in denen sich empfindliche oder schmerzhafte Punkte befinden, lassen sich meist nicht dehnen; sie sind angespannt, verhärtet, verkürzt und schmerzen. Die meisten zur Schmerzbehandlung benutzten Akupunkturpunkte befinden sich, wie in Kapitel 1 erläutert, auf Muskeln.

Bevor wir uns näher mit der Pathologie der Kontraktur befassen, betrachten wir noch einmal kurz die Vorgänge bei der Membrandepolarisation und die fünf Schritte, die bei der Kontraktion eines gesunden Muskels ablaufen.

Bei der Depolarisation geschieht Folgendes: im Erregungszustand ist die Außenseite der Zellmembran positiv und die Innenseite negativ geladen. Wird die Zelle durch elektrische Impulse oder bioaktive Moleküle stimuliert, strömen positiv geladene Na^+-Ionen durch die Membran in die Zelle ein, so dass die Außenseite weniger positiv geladen ist; das heißt, elektrische Ladungen gelangen in die Zelle hinein. Daraufhin fließen positive K^+-Ionen aus der Zelle heraus, damit die Außenseite wieder gegenüber der Innenseite positiv geladen ist; das bedeutet, positive elektrische Ladungen verlassen die Zelle. Letztlich werden Na^+-Ionen wieder durch molekulare Kanäle aus der Zelle heraus- und K^+-Ionen in sie hineingepumpt, sodass die alte Konzentration an Na^+-Ionen auf der Außenseite und der K^+-Ionen auf der Innenseite wiederhergestellt ist. Das Ganze entspricht einem Zyklus, der als Aktionspotential mit Depolarisation und anschließender Repolarisation bezeichnet wird (Abb. 3.1). De- und Repolarisation sind Prozesse, die Stoffwechselenergie verbrauchen.

Bei den fünf Schritten, aus denen die Muskelkontraktion besteht, spielen ebenfalls Depolarisation und Energieverbrauch eine wichtige Rolle:

- 1. Aus dem ZNS kommen elektrische Impulse, die von den motorischen Nervenfasern bis zur neuromuskulären Endplatte weitergeleitet werden. Dort depolarisieren sie die präsynaptische Membran der Faser (Axon), woraufhin in den synaptischen Spalt Acetylcholin freigesetzt wird.
- 2. Dort depolarisiert das Acetylcholin die Membran der Muskelzelle (postsynaptische Membran).
- 3. Bei Muskelzellen bildet die Zellmembran durch Ausstülpungen ein mit ihr verbundenes Röhrensystem, dessen parallel zur Muskelfaser verlaufende Anteile, das so genannte sarkoplasmatische Retikulum (SR), als Kalziumspeicher dienen. Bei einer Depolarisation der Zellmembran wird auch das SR depolarisiert, das daraufhin Kalzium ins Zellplasma freisetzt.
- 4. Die hohe intrazelluläre Kalziumkonzentration regt zwei lange, lineare Moleküle, die beiden Myofilamente Aktin und Myosin, an, sich zusammenzulagern und gegeneinander zu verschieben. Dadurch verkürzt sich der lange spindelförmige Muskel.
- 5. Nach dieser Kontraktion werden die Kalziumionen durch einen molekularen Pumpmechanismus wieder ins SR zurücktransportiert; dadurch sinkt die intrazelluläre Kalziumkonzentration, und Aktin und Myosin lösen sich voneinander. Mit dieser Entspannung erreicht der Muskel wieder seine ursprüngliche Länge. Um in einer bestimmten Haltung zu verhar-

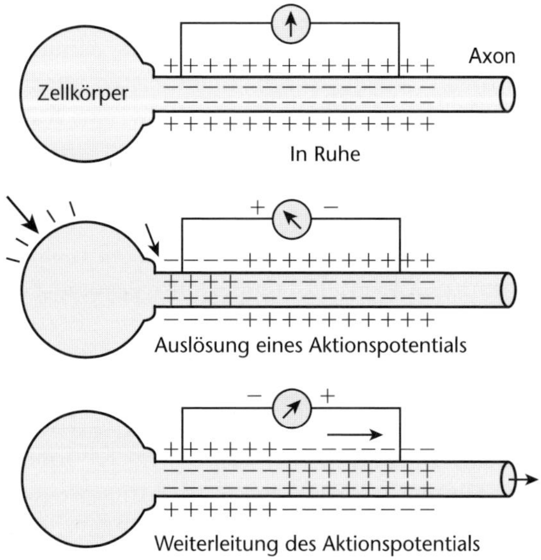

Abb. 3.1 Schematische Darstellung der Depolarisation einer Nervenzelle

ren, senden wir willkürlich fortwährend Impulse an eine Muskelgruppe, um die Verbindung von Aktin und Myosin und damit die Kontraktion der Muskeln aufrechtzuerhalten, bis von uns keine Impulse mehr kommen. Diese Vorgänge entsprechen einer normalen physiologischen Kontraktion.

Im Folgenden vergleichen wir diesen physiologischen Vorgang mit dem Ablauf bei einer pathologischen Kontraktion. Dies wurde bereits in Kapitel 2 ausführlich erörtert, soll aber hier noch einmal kurz wiederholt werden, weil dieser Mechanismus eine so wichtige Rolle bei der klinischen Akupunktur spielt. Wir berufen uns hierbei auf Dr. D. G. Simons, der den Prozess dargelegt und als „Energiekrise" bezeichnet hat.[13] Wir modifizieren seine Hypothese wie folgt (s. dazu auch Abb. 2.2):

- 1. Wenn afferente Nerven sensibilisiert (Empfindlichkeit) oder übererregt (Schmerz) werden, aktiviert dies auch efferente Nerven, die daraufhin an der neuromuskulären Endplatte im Übermaß Acetylcholin in den synaptischen Spalt freisetzen.
- 2. Der Überschuss an Acetylcholin führt zu einer verlängerten Depolarisation an den postsynaptischen Membranen.
- 3. Dadurch verlängert sich auch die Depolarisation der SR-Membran, so dass die Kalziumkonzentration im Zytoplasma ebenfalls länger erhöht bleibt.
- 4. Eine hohe intrazelluläre Kalziumkonzentration verlängert die Kopplung von Aktin und Myosin und dementsprechend die Kontraktion des Muskels, der dadurch auf die Blutgefäße drückt. Die verminderte Mikrozirkulation verursacht eine lokale Ischämie, wodurch sich die Energie- und Sauerstoffversorgung verschlechtert.
- 5. Die Aktin-Myosin-Kopplung besteht solange weiter, wie die intrazelluläre Kalziumkonzentration hoch bleibt. Die Ionenpumpen können das Kalzium nicht zurück ins SR transportieren, weil zuwenig oder überhaupt keine Energie vorhanden ist.

Damit bleibt die Ischämie bestehen, die zu Hypoxie, mangelhafter Energieversorgung und Verkürzung des Muskels führt, und der Teufelskreis der Energiekrise schließt sich (Abb. 2.2), bis er durch eine geeignete Behandlung unterbrochen wird. Bei einer solchen Energiekrise hat das Muskelgewebe infolge der Kontraktur eine höhere Temperatur als unter normalen Umständen. Diese pathologische Kontraktion hat endogene Ursachen; sie wird nicht willkürlich und durch Impulse initiiert und kann unbegrenzt weitergehen. Wie die klinische Erfahrung gezeigt hat, kann jede Methode, die diese Energiekrise unterbricht, dazu beitragen, den Muskel zu lockern und die Muskelschmerzen zu verringern. Nadelung, elektrische Stimulation, Dehnung, entsprechende Körperübungen und Injektionen von Arzneimitteln sind allesamt wirksame Methoden, um den energieverbrauchenden Teufelskreis zu durchbrechen und Aktin und Myosin voneinander zu lösen, damit sich der Muskel entspannen kann.

Studien zufolge deformiert eine Manipulation mit der Nadel Bindegewebsfasern, und dieses mechanische Signal sorgt dafür, dass das Gewebe zu heilen beginnt. Wie sich in der Klinik gezeigt hat, trägt eine solche Manipulation auch dazu bei, Muskeln zu dehnen und an einigen Akupunkturpunkten die Energiekrise zu durchbrechen. Mit einer Nadelung kann man die tief im Muskel sitzende endogene Kontraktur präzise angehen und lösen. Diese Befunde zeigen, wie effektiv Akupunkturverfahren sind, um ohne Nebenwirkungen Muskeln zu entspannen, den lokalen Blutkreislauf wiederherzustellen und die Heilung des Gewebes zu fördern. Wenn die Empfindlichkeit oder die endogene Kontraktur akut und noch lokal begrenzt ist, kann man sofort eine Muskelentspannung herbeiführen. Anderenfalls sind mehrere Behandlungen erforderlich, um als Erstes auf Zellebene die endogene Kontraktur abzubauen und dann die Regeneration des Gewebes zu fördern, damit die zerstörten Muskelfasern ersetzt werden.

Neurochemische Mechanismen bei der Akupunktur-Analgesie

Die neurochemischen Mechanismen der Akupunktur-Analgesie (AA) wurden bereits in vielen chinesischen, japanischen, südkoreanischen und nordamerikanischen Universitäten genau untersucht. Verlässliche wissenschaftliche Daten, die diesen Prozess erklären können, stammen aus den Laboren von Professor Ji-Shen Han an der Medizinischen Universität in Peking, von Professor Cao Xiao-Ding am Medical College der Fudan-Universität in Shanghai und von Professor Bruce Pomeranz an der University of Toronto.

Vor kurzem erbrachte eine Zusammenarbeit von Professor Zang Hee Cho und seinem Team an der University of California in Irvine mit dem Tian Tan Hospital in Peking neue Hinweise durch Hirnstrombilder, die mithilfe der funktionellen Kernspin- bzw. Magnetresonanztomographie (fMRT) erstellt wurden (Kapitel 4). Wir stellen den AA-Mechanismus im Rahmen dieses Lehrbuches der Verständlichkeit halber nur sehr vereinfacht dar.

Nachdem Schmerzimpulse zum Rückenmark gelangt sind, werden sie beispielsweise über mindestens sechs Signalwege vom Rückenmark zur Hirnrinde weitergeleitet; dabei werden an verschiedenen Stellen zahlreiche Neuropeptide und andere Neurotransmitter freigesetzt, die die Schmerzsignale modulieren. Dazu gehören etwa drei verschiedene Endorphine (Enkephalin, Beta-Endorphin und Dynorphin), Cholecystokinin (CCK), Serotonin, adrenokortikotropes Hormon (ACTH), SOM, Substanz P, vasoaktives intestinales Peptid (VIP), Neurotensin, CGRP, Gamma-Aminobuttersäure (GABA). Eine ausführliche Beschreibung der Wechselwirkungen zwischen den Neurotransmittern übersteigt den Rahmen dieses Lehrbuchs für die Praxis. In Kapitel 4 finden sich jedoch weitere Einzelheiten.

Die neurochemischen Mechanismen lindern nicht nur den Schmerz (Analgesie), sondern fördern auch die Homöostase und Gewebeheilung, stärken das Immunsystem, das Hormonsystem, das kardiovaskuläre System sowie andere

Systeme wie das Verdauungssystem und sorgen für Ausgeglichenheit. Diese Mechanismen erklären, warum sich im Zuge einer Schmerzbehandlung durch Akupunktur gleichzeitig auch so verschiedene Beschwerden wie Asthma, Tinnitus, Reizkolon (Colon irritabile) oder Magengeschwüre bessern. Akupunktur setzt die Steuerungssysteme des Körpers wieder in Kraft und fördert die Selbstheilung; beides wurde durch den Krankheitsprozess oder die Verletzung unterdrückt.

Die folgenden Teile des Nervensystems sind an den Mechanismen der Schmerzwahrnehmung und damit auch an der Schmerzbehandlung beteiligt:

- Die sensorischen Nervenfasern des peripheren Nervensystems als wichtige Bestandteile der Akupunkturpunkte
- Das Rückenmark
- Das Gehirn, insbesondere Hirnstamm, Mittelhirn, Thalamus, Hypothalamus, Hypophyse und Kortex. Wenn bei der Akupunkturbehandlung Läsionen gesetzt werden, werden alle diese Teile synergistisch aktiviert, den Schmerz zu modulieren.

Die quantitativen physiologischen Verhältnisse an den Akupunkturpunkten, die in den beiden vorangegangen Kapiteln erläutert wurden, bilden die Basis für unsere Bewertungsmethode und das Vorgehen bei der Behandlung. Am Patienten wählen wir zuerst zwei Arten von Akupunkturpunkten aus (Kapitel 5): Lokal- und Fern- oder symptomatische und homöostatische Punkte. Lokalpunkte befinden sich direkt in den schmerzenden Geweben und sind empfindlicher oder schmerzhaft. Bei chronischen Fällen können diese empfindlichen lokalen Punkte Neurone im Rückenmark stimulieren, mit denen sie über Synapsen verbunden sind und die sie schließlich sensibilisieren.[14]

Wenn wir daher die symptomatischen Akupunkturpunkte stimulieren, erregen wir die sensibilisierten Neuronen im selben Rückenmarksegment gleich mit. Wir stimulieren also segmentale Verschaltungen, wenn wir lokale Punkte auswählen. Fernpunkte befinden sich weit entfernt von diesen lokalen Punkten; sind sie empfindlich, spricht das für ein homöostatisches Ungleichgewicht (Kapitel 2).

Dem Phänomen, dass homöostatische Akupunkturpunkte (HAs) bei nachlassender Homöostase in einer vorhersagbaren Abfolge überall auf dem Körper sensibilisiert werden, sollte größte Aufmerksamkeit gewidmet werden.[2] Bei jedem, auch gesunden Personen, findet man auf dem gesamten Körper verteilt eine bestimmte Anzahl empfindlicher HAs. Der Unterschied liegt lediglich darin, dass die gesunden Personen weniger, die nicht ganz so Gesunden dagegen mehr empfindliche HAs aufweisen. Diese Punkte, die homöostatische Veränderungen anzeigen, erscheinen an vorhersagbaren Stellen. Bei chronischen Fällen sind mehr empfindliche Punkte überall auf dem Körper verteilt. Bei einer gesunden Person, die sich akut verletzt hat, treten die empfindlichen Punkte dagegen rund um den verletzten Bereich auf. Klinisch reicht bei akuten Verletzungen wahrscheinlich eine segmentale (lokale) Behandlung, bei chronischen Symptomen sollten dagegen für eine optimale Selbstheilung sowohl segmentale (lokale oder symptomatische) als auch nicht segmentale (distale oder homöostatische) Punkte verwendet werden. Nun ist klar, dass wir die analgetische Wirkung bei einer Nadelung lokaler schmerzhafter Punkte durch segmentale Mechanismen erzielen, bei distalen Punkten dagegen durch einen nicht segmentalen Mechanismus. Diese Mechanismen verstärken sich gegenseitig.

Die neuralen Mechanismen bei der Akupunktur-Analgesie können, wie in Abbildung 3.2 dargestellt, Schritt für Schritt verfolgt werden. Zelle 1 sendet Informationen über Schmerzreize zum Rückenmark, wo sie über weitere Signalwege (Zelle 2) nach oben zu den Gehirnzentren, zum Thalamus und zur Hirnrinde weitergeleitet werden; diese Botschaften werden als Schmerz wahrgenommen (s. Kap. 4). Bei der Akupunkturbehandlung wählen wir dafür lokale (segmentaler Schaltkreis) und distale (nicht segmentaler Schaltkreis) Akupunkturpunkte aus. Egal, an welchen Stellen wir den Körper des Patienten nadeln, es werden immer, wie bereits erläutert, afferente Rezeptoren dünner Haut- und Muskelnerven (in der Haut A-δ- und C-Fasern, im Muskel Typ-III-, -IV- und manchmal auch -II-Fasern) stimuliert.

Beginnen wir mit einer näheren Betrachtung des segmentalen Mechanismus. Bei der Nadelung eines Lokalpunktes innerhalb des schmerzenden Bereiches gelangen die Impulse vom Akupunkturpunkt (Zelle 5) zum Rückenmark (Zelle 6), wo spinale Neurone (Zelle 7) aktiviert und Enkephalin sowie Dynorphin freigesetzt werden, um die Schmerzbotschaften zu unterdrücken. Als nächstes werden die Nadelimpulse durch Zelle 6 zum Mittelhirn (Zellen 8 und 9) und zur Hypophyse weitergeleitet. Das Mittelhirn aktiviert mithilfe von Enkephalin das von den Raphekernen absteigende Schmerzunterdrückungssystem (Zelle 11).

Das schmerzsupprimierende System (Zelle 11) sezerniert Monoamine, Serotonin und Noradrenalin, die auf zwei Arten die Weiterleitung des Schmerzes verhindern:

- Hemmung aufsteigender Schmerzimpulse
- Zusammen mit Zelle 6 synergetische Aktivierung von Neuronen im Rückenmark (Zelle 7), um alle von Zelle 1 einlaufenden Schmerzimpulse zu hemmen. Die Funktionseinheit Hypothalamus/Hypophyse, die von den Nadelungssignalen aus dem Rückenmark (Zelle 6) aktiviert wird, setzt Beta-Endorphin in das Blut und den Liquor cerebrospinalis frei, wodurch physiologisch Schmerzen gelindert und die Homöostase zahlreicher Systeme wie etwa des Immunsystems, des kardiovaskulären Systems und des Atmungssystems sowie die Heilung von Geweben gefördert wird. Die Funktionseinheit Hypothalamus/Hypophyse sezerniert auch ACTH, um die Nebennierenrinde zu aktivieren und dadurch auf die Schmerzempfindung und die Immunreaktion einzuwirken. Diese von Hypothalamus, Hypophyse und Nebenniere gebildete Achse gehört zum zentralen Akupunkturmechanismus und wird in Kapitel 4 erläutert.

Schließlich lösen die Nadelungssignale auch noch auf der obersten Ebene des Gehirns, dem Bereich des Neocortex, neuronale Aktivitäten aus. Diese zentrale Verarbeitung wurde erstmals durch Untersuchungen von Professor Zang-

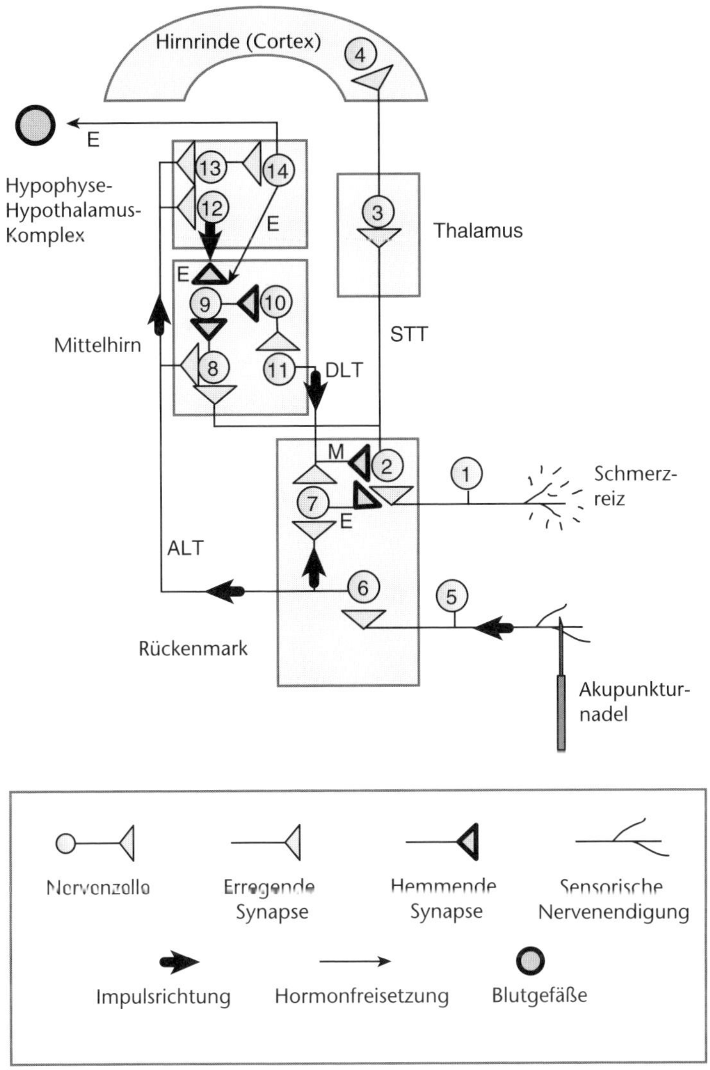

Abb. 3.2 Neuraler Mechanismus der analgetischen Akupunkturwirkung. E: Endorphine; M: Monoamine; ALT: Vorderseitenstrangbahn (Fasciculus anterolateralis); DLT: Lissauer-Randbündel (Fasciculus dorsolateralis); STT: Edinger-Bahn (Tractus spinothalamicus). (Wiedergabe aus Stux, G., Hammerschlag, R. (Hrsg.) (2001) *Clinical acupuncture scientific basis*, Springer, Berlin.)

Hee Cho und seinem Team nachgewiesen.[15] Die kortikale Verarbeitung ist für die Modulation der Schmerzwahrnehmung verantwortlich.

Wenn distale Punkte (nicht segmentaler Schaltkreis) gewählt werden, ziehen die Nadelimpulse natürlich am spinalen Neuron 7 vorbei und gelangen direkt auf die supraspinale Ebene von Mittelhirn und Hypophyse/Hypothalamus. Segmentale Schaltkreise (Lokalpunkte) aktivieren neben dem Mittelhirn und Hypophyse/Hypothalamus auch das Rückenmark. Um die bestmöglichen Ergebnisse zu erzielen, sollten sowohl segmentale (symptomatische) als auch nicht segmentale (homöostatische) Akupunkturpunkte verwendet werden.

Zusammenfassend kann man sagen: Lokalpunkte (*Ah-Shi-*, segmentale oder symptomatische Akupunkturpunkte) hemmen unmittelbar die Schmerzweiterleitung, während distale (homöostatische) Punkte der allgemeinen Homöostase zuträglich sind. Beide zusammen erleichtern die Schmerzlinderung und die Heilung.

Wir haben auf dieser wissenschaftlichen Erklärung, der Physiologie des Akupunktursystems sowie unseren klinischen Befunden das Integrative Neuromuskuläre Akupunktursystem (INMAS) aufgebaut, das für praktisch jede Art von peripheren Schmerzsymptomen segmentale und nichtsegmentale Mechanismen verwendet. Im Allgemeinen wählt man symptomatische Akupunkturpunkte (SAs) bei spezifischen Symptomen und HAs für eine unspezifische Wirkung, um den Organismus insgesamt wieder ins Gleichgewicht zu bringen. Daher kann unser INMAS-Verfahren, bei dem SAs, HAs und paravertebrale Akupunkturpunkte (PAs) kombiniert werden, bei einer Vielzahl von Symptomen eingesetzt werden, die in der klassischen Akupunkturliteratur aufgeführt werden. Man beachte, dass PAs und SAs auf den peripheren Nerven desselben Segments liegen.

Blutgerinnung und Komplement des Immunsystems

Die von einer Akupunkturnadel hervorgerufene Läsion entspricht einer sehr kleinen Verletzung von Gewebezellen und verursacht meist eine unsichtbare minimale Blutung. Diese Verletzung aktiviert die restaurativen Regulationsmechanismen, zu denen die neuroendokrin-kardiovaskulär vermittelte Immunreaktion gehört, und fördert auf diese Weise die Heilung des Gewebes und die Wiederherstellung der Homöostase, so dass nicht nur die Krankheitssymptome lokal ausheilen, sondern sich auch der gesamte Körper regeneriert.

Körpereigene Substanzen, die durch die Nadelung aus dem verletzten Bindegewebe, aus Kollagenfasern und Mastzellen frei werden, aktivieren den Blutgerinnungsfaktor XII (Hageman-Faktor). Dieser Faktor sorgt nicht nur für die Blutgerinnung, sondern aktiviert auch noch andere Faktoren, die Immunzellen an die genadelte Stelle locken. Die verletzten Gewebezellen stimulieren Mastzellen und produzieren Peptide wie Bradykinin und Histamin, deren Aufgabe es ist, die kleineren Gefäße in der Peripherie zu erweitern und ihre Permeabilität zu erhöhen, sowie an der Immunabwehr beteiligte Zytokine.

Aufgrund der vermehrten Vasodilatation der Kapillaren verbessert sich die Blutzufuhr an der betreffenden Stelle und Immunzellen können aus dem Blutstrom in das Gewebe rund um die verletzte Stelle gelangen und dort eine Immunreaktion auslösen. Es werden Substanzen freigesetzt, die Immunzellen aktivieren und nozizeptive Nervenfasern erregen.

Nach der Entfernung der Nadel sind die Prozesse für die Gewebereparatur in Gang gekommen, die verletzten Zellen abgebaut und die Proteinsynthese ist mobilisiert. Der von der Läsion angestoßene Heilungsprozess wird durch systemische neurohormonale Mechanismen gesteuert. Die Hypophyse beginnt, vermehrt ACTH auszuschütten, so dass es zur Synthese und Sekretion körpereigener Kortikosteroide und anderer Hormone kommt. Dieser Prozess schützt den Körper vor Stress und schwächt die Entzündungsreaktion ab (s. Kap. 4). Absteigende neurale Steuerungssysteme aus dem Gehirn hemmen und desensibilisieren die nozizeptiven Neurone im Rückenmark und die peripheren Nervenendigungen und bringen das vegetative Nervensystem ins Gleichgewicht, das die Blutzufuhr und den Energiestoffwechsel normalisiert. Letztlich wird die Homöostase im Körper verbessert oder wiederhergestellt, das Gewebe heilt schneller und der Schmerz klingt leichter ab.

Zusammenfassung

Bei der Akupunkturbehandlung setzt man mit der Nadelung winzige „Traumen" oder Läsionen, durch die ohne zusätzliche Medikamente die Mechanismen der Selbstheilung wie autonome Homöostase, Heilung von Geweben und Schmerzbekämpfung wiederhergestellt werden sollen. An der Einstichstelle wird ein kutaner Mikrostromkreis geschlossen und so ein Verletzungsstrom von etwa 10 mA erzeugt, der das Gewebewachstum anregt. Durch die Nadel kommt es, vor allem, wenn sie noch zusätzlich manipuliert wird, zu einer mechanischen Stimulation, weil Bindegewebe und elastische Fasern deformiert und dadurch Signale für die Heilung des Gewebes und die Transkription genetischer Informationen weitergeleitet werden.

Die Nadelung sowie die damit verbundene Läsion lösen darüber hinaus eine lokale entzündungshemmende Reaktion aus. Man kann eine endogene Muskelkontraktur (unwillkürliche Muskelkontraktion), die in den verkürzten Muskeln zu einer „Energiekrise" führt, auflösen, indem man die entsprechenden Akupunkturpunkte nadelt und so in den Muskeln wieder normale physiologische Verhältnisse herstellt. Neurophysiologisch unterscheidet man segmentale und nicht segmentale neurale Mechanismen. Signale aus symptomatischen (segmentalen) genadelten Punkten werden sowohl im Rückenmark als auch in höher gelegenen Bereichen des ZNS (Mittelhirn, Thalamus, Hypophyse und Cortex) verarbeitet; Signale, die aufgrund einer Stimulierung von Fern- oder homöostatischen (nicht segmentalen) Punkten entstehen, werden direkt zu den höher gelegenen Hirnzentren geschickt. Beide Mechanismen verstärken einander bei der Aktivierung absteigender Steuersysteme, durch die unter anderem chemische Substanzen und Hormone in das Blut und den Liquor cerebrospinalis sezerniert werden, um wieder eine Homöostase zu ermöglichen und die Linderung der Schmerzen neural zu beeinflussen.

Patienten sprechen je nach ihren physiologischen Voraussetzungen unterschiedlich auf Akupunkturbehandlungen an. Etwa 28 Prozent zeigen ausgezeichnete, 64 Prozent gute und durchschnittliche und 8 Prozent schwache oder gar keine Reaktionen.[2]

Die Unterschiede bei den Patienten richtig beurteilen und Prognosen abgeben zu können, sind wichtige Bestandteile der Akupunkturbehandlung. Ein Behandlungsverfahren für alle Schmerzsymptome lässt sich leichter entwickeln, wenn man die für die Nadelung relevanten Mechanismen versteht. Unser INMAS-Verfahren (s. Kap. 5) vereinfacht die Auswahl der Punkte. INMAS bietet ein standardisiertes Vorgehen, wie es von der Schulmedizin gefordert wird, und stellt gleichzeitig sicher, dass die Behandlung, wie in der TCM üblich, persönlich auf den Patienten zugeschnitten ist. Unsere aus 16 Punkten bestehende quantitative Beurteilungsmethode erlaubt eine im Allgemeinen zuverlässige Prognose für die Schmerzbehandlung.

Im vorliegenden Kapitel ging es um die peripheren Effekte der Akupunktur. In Kapitel 4 werden die zentralen Wirkungen erörtert. Um die peripheren und zentralen Mechanismen leichter verstehen zu können, werden beide im Folgenden kurz skizziert.

Wie wir wissen, aktiviert der bei der Akupunktur gesetzte Reiz durch periphere und zentrale Effekte die physiologischen Prozesse unserer angeborenen komplexen Überlebensmechanismen, um wieder eine Homöostase herzustellen oder aufrechtzuerhalten. Zu den peripheren Effekten zählen die von der Nadel hervorgerufenen Läsionen, der kutane Mikrostrom, die mechanische Signalübertragung des Bindegewebes, die lokale Aufhebung der Muskelverkürzung und -kontraktur sowie andere lokale neuroendokrine und immunologische Reaktionen. Die zentralen Wirkungen sind so etwas wie eine Reaktion des Zentralnervensystems auf die periphere sensorische Stimulation. Zu dieser Reaktion gehört die Wechselwirkung zwischen Nerven- und Immunsystem, die humoralen Signalwege und die des vegetativen Nervensystems, speziell die des N. vagus, sowie die Efferenzen, die von anderen neuralen Schaltkreisen des Hypothalamus ausgehen. An dieser Stelle sei noch einmal darauf hingewiesen, dass die peripheren und zentralen Wirkungen einer Akupunkturstimulation physiologisch nicht voneinander zu trennen sind.

Dank neuer bildgebender Verfahren wie der hochauflösenden und hochempfindlichen Positronenemissionstomographie (PET) sowie der funktionellen Kernspinresonanztomographie (fMRT) mit hoher Feldstärke kann man die Mechanismen des menschlichen Hirns, vor allem des Großhirns (Kortex), in vivo auf molekularer Ebene untersuchen; dazu gehören beispielsweise die neurochemischen und hämodynamischen Reaktionen auf eine Stimulation durch Akupunktur. Mithilfe der so gewonnenen Informationen dürfte es gelingen, die Akupunkturmechanismen besser zu verstehen und noch effektivere klinische Verfahren auszuwählen.

Die zentralen Akupunkturwirkungen aktivieren die vier, über neurale Mechanismen – etwa des vegetativen Nervensystems und hier insbesondere des N. vagus – gesteuerten Systeme, die die Homöostase aufrechterhalten: (1) das Nervensystem; (2) das Immunsystem; (3) das Hormonsystem; und (4) das Herzkreislaufsystem. Diese angeborenen homöostatischen Überlebensmechanismen werden kurz in Kapitel 4 vorgestellt.

Alle verfügbaren wissenschaftlichen Daten untermauern und bestätigen eindeutig das Integrative Neuromuskuläre Akupunktursystem (INMAS) (s. Kap. 5) und seine klinische Anwendung. Es gibt keinerlei Widersprüche zwischen den Daten aus den Forschungslaboren und der klinischen Praxis. Im Folgenden erläutern wir, wie unser Vorgehen in der Klinik durch die Ergebnisse aus fMRT-Untersuchungen gestützt wird:

- An einigen Akupunkturpunkten ist die analgetische Wirkung größer als an anderen.
- Akupunkturpunkte haben eine neuronale Grundlage. Um lokale und systemische analgetische Effekte zu erzielen, kann man jede beliebige sensorische und postganglionäre Nervenendigung im Körper reizen. Dennoch kann man an bestimmten Akupunkturpunkten, die etwa mit bestimmten Nervenstrukturen wie etwa größeren Nervenstämmen oder anderen speziellen anatomischen Strukturen (s. Kap. 1 und 2) assoziiert sind, wirksamer Schmerz bekämpfen oder bessere therapeutische Ergebnisse erzielen. Die 24 HAs, die in Kapitel 5 aufgelistet sind (s. auch die Umschlagsinnenseite), sind solche Akupunkturpunkte. Diese 24 HAs sind die wichtigsten Akupunkturpunkte im klassischen Meridiansystem und weisen die entscheidenden neuromuskulären Strukturmerkmale auf. Einfach gesagt, beziehungsweise mit den Worten von Professor Cho in einem Newsweek-Interview: „Es kann sich herausstellen, dass eine einzige gut platzierte Nadel dasselbe leistet, wie es jetzt noch mit 20 Nadeln erreicht wird."[16] In Kapitel 4 werden fMRT-Versuche vorgestellt, bei denen sowohl die Stimulation des homöostatischen Akupunkturpunkts H5 am N. fibularis (peroneus) profundus (Leber 3, *Taichong*) als auch die eines „vorgetäuschten" Akupunkturpunkts analgetisch wirkt, H5 die Schmerzsignale in der Hirnrinde jedoch sehr viel besser eindämmt.
- Die 24 homöostatischen Akupunkturpunkte werden, unabhängig von der spezifischen Ursache der Schmerzsymptome, bei jedem Patienten routinemäßig zur Schmerzbehandlung eingesetzt.
- Für die Behandlung sollten wir die Akupunkturpunkte mit der besseren analgetischen Wirkung wählen. Aus fMRT- (s. Kap. 4) und elektrophysiologischen Daten (Ma, Y.-T., unveröffentlichte Ergebnisse) geht jedoch hervor, dass zumindest bei der Akupunktur-Analgesie jeder stimulierte Punkt ähnliche analgetische Effekte auf der supraspinale Ebene, etwa im Mittelhirn und den kortikalen Arealen, hervorruft. Das bedeutet, dass jeder zufällig gewählte Akupunkturpunkt Schmerzen dämpfen kann. Symptomatische Akupunkturpunkte aktiveren jedoch sowohl periphere als auch zentrale analgetische Mechanismen, während Fernpunkte wie die distalen homöostatischen Akupunkturpunkte vor allem zentrale analgetische Mechanismen aktivieren. Daher ist es äußerst wichtig, mehrere SAs zu wählen. Daher sollte der Therapeut praktische Kenntnisse von der Pathophysiologie, Anatomie und dem Bewegungssystems des Körpers haben. Wir vermitteln dieses Grundwissen in den klinischen Kapiteln des Buches.
- Den klinischen Daten zufolge kann man an den 24 HAs bei über 92 Prozent aller Patienten mit verschiedenen Schmerzsymptomen Schmerzen lindern (s. Kap. 6). Wenn man diese 24 HAs verwendet, vereinfacht man daher das praktische Vorgehen, ohne die analgetische Wirkung zu beinträchtigen.
- Mehr über die Spezifität von Akupunkturpunkten: das segmentale Prinzip.
- fMRT- und klinische Daten zeigen übereinstimmend, dass man jede beliebige sensorische Nervenendigung stimulieren kann, um im Rückenmark und Gehirn analgetische Effekte zu erzielen. Dennoch erreicht man bei manchen Punkten größere Effekte als bei anderen. Bei der Behandlung

muss der Praktiker die segmentale Zuordnung beachten, wenn er bestimmte Akupunkturpunkte auswählt (s. Kap. 5). So benutzt er beispielsweise zur Behandlung von Beschwerden am Ellenbogen PAs entlang C4–Th1, weil sie zu denselben Rückenmarksegmenten gehören wie SAs am Ellenbogen. Ebenso nimmt er paravertebrale Akupunkturpunkte von L2–L5 zur Behandlung von Knieschmerzen. Diese Kombinationen von SAs (am Ellenbogen oder Knie) mit PAs beruht auf der segmentalen Innervation der Spinalnerven.

Literatur

1. Pomeranz B: Acupuncture analgesia-basic research. In Stux G, Hammerschlag R, editors: Clinical acupuncture scientific basis, Berlin, 2001, Springer.
2. Dung HC: Physiology in acupuncture. In Anatomical acupuncture, San Antonio, Texas, 1997, Antarctic Press.
3. Langevin HM, Yandow JA: Relationship of acupuncture points and meridians to connective tissue planes, Anat Rec 269(6),257-265, 2002.
4. Levine JD, Fields HL, Basbaum AI: Peptides and the primary afferent nociceptor, J Neurosci.13:2273-2286, 1993.
5. Becker O, et al: Electrophysiological correlates of acupuncture points and meridians, Psychoenergetic Systems 1:195-212, 1976.
6. Melzack R, Katz J: Auriculotherapy fails to relieve chronic pain, JAMA 251:1041-1043, 1984.
7. Jaffe L, et al: The glabrous epidermis of cavies contains a powerful battery, Am J Physiol 242:R358-R366, 1982.
8. Pomeranz B: Effects of applied DC fields on sensory nerve sprouting and motor nerve regeneration in adult rats. In Nuccitelli R, editor: Ionic currents in development, New York, 1986, Alan R Liss.
9. Han JS, Tang J, Huang BS: Acupuncture tolerance in rats: antiopiate substrates implicated, Chin Med J 92:625-627, 1979.
10. Langevin HM, Churchill DL, Cipolia M: Mechanical signaling through connective tissue: a mechanism of the therapeutic effect of acupuncture, FASEB J 15:2275-2282, 2001.
11. O'Reilly KP, Warhol MJ, Fielding RA, et al: Eccentric exercise-induced muscle damage impairs muscle glycogen repletion, J Appl Physiol 63:252-256, 1987.
12. He X, Proske U, Shcaible H-G, et al: Acute inflammation of the knee joint in the cat alters responses of flexor motoneurons to leg movements, J Neurophysiol 59:326-340, 1988.
13. Simons DG: Referred phenomena of myofascial trigger points. In Vecchiet L, et al, editors: Pain research and clinical management: New trends in referred pain and hyperalgesia, vol 27, Amsterdam, 1993, Elsevier.
14. Dubner R, Ruda MA: Activity dependent neuronal plasticity following tissue injury and inflammation, Trends Neurosci 15:96-103, 1992.
15. Cho Z-H, et al: Functional magnetic resonance imaging of the brain in the investigation of acupuncture. In Stux G, Hammerschlag R, editors: Clinical acupuncture, Berlin, 2001, Springer.
16. Cowley G: Now, ‚integrative' care, Newsweek December 2, 2002, p. 50

Kapitel 4

Die neuronalen Grundlagen der Akupunktur: zentrale Akupunkturmechanismen

Grundbegriffe: Gehirn, Organe und Akupunktur

Neue bildgebende Verfahren und Erkenntnisse über das Gehirn

Aufgrund neuer Entwicklungen im Bereich der Neurowissenschaft sind die Erkenntnisse über viele Arten von Erkrankungen, die direkt oder indirekt mit dem Zentralnervensystem (ZNS) zusammenhängen, gewachsen. Wie aus frühen Arbeiten zur Beta-Endorphin-Theorie hervorgeht, ist an der Reaktion auf einen Akupunkturreiz auch der Kortex (Hirnrinde) beteiligt. Tatsächlich lassen sich zahlreiche Annahmen zur schmerzlindernden Wirkung der Akupunktur (Akupunktur-Analgesie, AA) auf neuronale Mechanismen zurückführen, bei denen, wie beispielsweise den neurohumoralen und vegetativen Effekten des Hypothalamus und des Hirnstamms, das Gehirn eine wichtige Rolle spielt. Es wird immer offensichtlicher, dass der Akupunkturreiz über verschiedene spinale Leitungsbahnen auch die oberen Gehirnbereiche oder oberen kortikalen Bereiche aktiviert und deaktiviert. Im Gegenzug werden Impulse von dort über den Hirnstamm, wo, wie man annimmt, viele überlebenswichtige autonome Funktionen reguliert werden, zu den kaudalen Bereichen des Gehirns gesandt.

In der traditionellen Akupunktur hat sich in Tausenden von Jahren ein immenser klinischer Erfahrungsschatz angehäuft.[1–6] Die westliche Medizin hat dagegen in den letzten Jahrzehnten rasche Fortschritte in der Technik und dem Verständnis pathophysiologischer Vorgänge gemacht. Der Behandlungsablauf hat von zahlreichen Neuentwicklungen wie der Röntgencomputertomographie und der Kernspin- oder Magnetresonanztomographie (MRT) profitiert. Mit diesen Verfahren kann man die inneren Organe und auch das Gehirn am Lebenden sichtbar machen. Eine Weiterentwicklung sind bildgebende Verfahren wie die Positronenemissionstomographie (PET)[7–9] und die funktionelle Kernspin- oder Magnetresonanztomographie (fMRT)[10–12], mit denen sich die Funktionen der Organe darstellen lassen und die unser Verständnis vom Gehirn geradezu revolutioniert haben. Mit PET und fMRT kann man selbst kleinste Veränderungen im Glukosehaushalt oder beim Sauerstoffverbrauch verschiedener Hirnteile bildlich darstellen. Dank dieser Verfahren können wir den Energiestoffwechsel und die Sauerstoffversorgung des Gehirns mit einer räumlichen und zeitlichen Auflösung beobachten, die zuvor undenkbar war.[9] Für uns ist besonders wichtig, dass man mit diesen Verfahren die Reaktionen des Kortex auf einen Akupunkturreiz untersuchen kann, indem etwa eine spezifische Stimulation mit einer spezifischen kortikalen Antwort korreliert.[13–15] Dass sich das menschliche Gehirn während einer Akupunktur in vivo direkt beobachten lässt, eröffnet eine neue Ära in der Akupunkturforschung. Außerdem liefert uns dieses Wissen über die Beteiligung des Kortex Hinweise darüber, wie Akupunktur wirkt; wir erfahren beispielsweise mehr über die Mechanismen, die bei der Akupunkturbehandlung eine Rolle spielen. Möglicherweise lässt sich dank dieser bemerkenswerten Entwicklungen irgendwann das Jahrtausende alte Rätsel der Akupunktur lösen.

An der Verarbeitung von Schmerzsignalen beteiligte Gehirnbereiche

Wenden wir uns als Erstes der analgetischen Wirkung der Akupunktur zu, einer der häufigsten Gründe für eine Akupunkturbehandlung. Dazu muss zunächst der grundlegende Schmerzmechanismus näher betrachtet werden, um anschließend dann die analgetische Akupunkturwirkung zu erklären. In einem Versuch löste man einen Schmerzreiz aus, indem man den Zeigefinger eines Probanden für 30 Sekunden in heißes Wasser (etwa 52 °C) tauchte.[16] Mithilfe einer fMRT konnte festgestellt werden, welche kortikalen Bereiche dadurch aktiviert wurden (Abb. 4.1). An der Verarbeitung des Schmerzsignals sind vor allem drei Areale beteiligt, die durch Rechtecke markiert wurden, um ihr Aktivierungsmuster genauer erkennen zu können. Dabei handelte es sich um den dorsalen, den kaudalen und den rostralen Teil der vorderen zingulären Rinde (Area cingularis anterior). Diese drei Gebiete wurden ausgewählt, weil man ihnen die größte Bedeutung bei der Schmerzverarbeitung zuschreibt. Dabei ist der dorsale Teil des anterioren zingulären Kortex dafür zuständig, auf das Schmerzsignal aufmerksam zu machen beziehungsweise die Aufmerksamkeit darauf zu lenken, der kaudale Teil sorgt für die „Wahrnehmung“ der emotionalen Schmerzkomponente und der rostrale Teil für die Schmerzmodulation oder -steuerung.

Es wurden auch Bereiche des Thalamus aktiviert, die man als wichtige Bestandteile der Schmerzweiterleitung und Zentren zur Lenkung der Aufmerksamkeit ansieht. Ein besonders faszinierender Aspekt dieser Studie ist, dass das zeitversetzte Aktivierungsmuster wichtige Hinweise darüber gibt, wann und wie die verschiedenen Bereiche der Area cingularis anterior ihre Aufgaben bei der Schmerzverarbeitung wahrnehmen.[16] So wird beispielsweise der rostrale Teile des vorderen zingulären Kortex in den letzten Minuten der Beobachtungszeit aktiviert; daraus kann man schließen, dass bestimmte Modulationsprozesse erst einsetzen, wenn die Schmerzen länger dauern;[17] so könnte beispielsweise ein durch anhaltenden Schmerz verursachter Stress die Ausschüttung endogener Opioide und damit den inhibitorischen Prozess auslösen. Aus der Tatsache, dass bei der Schmerzstimulation alle Abschnitte der vorderen zingulären Rinde zusammen mit dem Thalamus aktiviert werden, kann man

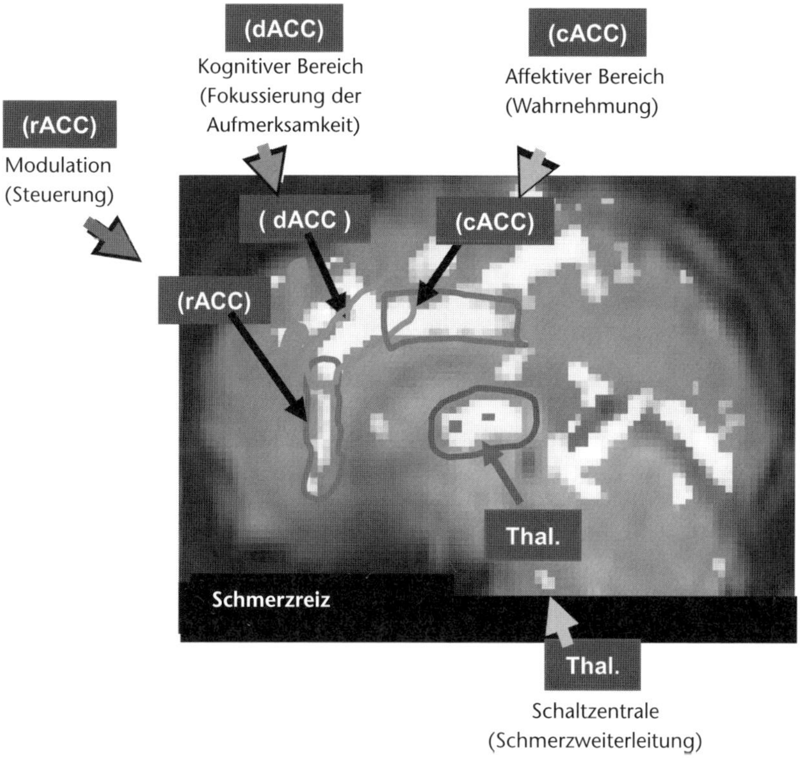

Abb. 4.1 An der Verarbeitung von Schmerzsignalen beteiligte Gehirnbereiche. Aktivierung der kortikalen Schlüsselbereiche für die Schmerzverarbeitung. Drei Bereichen schreibt man entscheidende Aufgaben zu: der dorsale Teil des vorderen (anterioren) zingulären Kortex (dACC) macht auf das Schmerzsignal aufmerksam beziehungsweise richtet die Aufmerksamkeit darauf; durch den kaudalen Teil des vorderen zingulären Kortex (cACC) wird die emotionale Komponente des Schmerzes „wahrgenommen"; und der rostrale Teil des vorderen zingulären Kortex (rACC) moduliert oder steuert den Schmerz. Außerdem wurde noch der Thalamus, die wichtigste Umschaltstation, markiert.

folgern, dass die Schmerzverarbeitung in der Hauptsache im Gehirn und weniger in der Peripherie erfolgt. Schmerzweiterleitung, Fokussieren der Aufmerksamkeit, Wahrnehmung, Modulation oder Steuerung des Schmerzes finden allesamt im Zentrum des Gehirns statt, d.h. in kortikalen und subkortikalen Hirnzentren wie der vorderen zingulären Rinde und dem Thalamus. Dieser dynamische Signalweg ist möglicherweise der Schlüssel, um die bei der Schmerzlinderung ablaufenden Mechanismen, wie sie etwa durch Akupunktur hervorgerufen werden, besser verstehen zu können.

4 Analgetische Akupunkturwirkung und die daran beteiligten Hirnbereiche

Beobachtung der analgetischen Akupunkturwirkung mit funktioneller Kernspintomographie (fMRT)

Akupunkturpunkte auf den Meridianen (homöostatische Akupunkturpunkte) Die an der analgetischen Akupunkturwirkung beteiligten Schmerz- und Schmerzlinderungsmechanismen sind so komplex, dass die Wissenschaft bisher noch keine überzeugende physiologische Erklärung dafür gefunden hat. Obwohl Akupunktur bereits seit vielen Jahrhunderten eingesetzt wurde,[1–6] fehlten bislang wissenschaftlich abgesicherte Beweise für die Physiologie und Wirksamkeit der Schmerzbehandlung. Im Westen werden mögliche Mechanismen für die Schmerzlinderung durch Akupunktur seit 1965 untersucht; den Anfang machten dabei die bahnbrechenden Arbeiten von Melzack und Wall.[3] Obwohl exakte wissenschaftliche Erklärungen rar und andere Beweise meist anekdotisch sind, kann man Untersuchungen zufolge viele Arten von Erkrankungen und insbesondere Schmerzen erfolgreich mit Akupunktur behandeln.[1–6,18] Wie im vorigen Abschnitt erläutert, kann man mithilfe von bildgebenden Verfahren wie PET und fMRT Gehirnfunktionen in vivo direkt sichtbar machen. Untersuchungen mit fMRT, bei denen eine neue Technik zur Datenverarbeitung, die so genannte dynamische Regressionsanalyse, verwendet wird, bieten die Möglichkeit, die nach einem Schmerzreiz physiologisch modulierte Aktivierung im Kortex zu beobachten und sie mit der Reaktion auf einen Schmerzreiz zu vergleichen, dem eine Akupunktur vorausging.[16] Zur Untersuchung der analgetischen Akupunkturwirkung wurde, wie in der zuvor erwähnten Schmerzstudie, ein Wärmereiz gesetzt (d. h. der Zeigefinger des Probanden wurde 30 Sekunden lang in 52 °C heißes Wasser getaucht). Dieser Reiz führte zu einer Abfolge unterschiedlicher Empfindungen: Wärmeempfindung, Unbehagen, extremer Schmerz und unerträglicher Schmerz. Der Akupunkturreiz erfolgte am Meridianakupunkturpunkt (homöostatischen Akupunkturpunkt) H5 am N. fibularis oder peroneus profundus (*Taichong*) mit manuellem Drehen der Nadel für 30 Sekunden (etwa eine Drehung pro Sekunde) und einer Pause von 30 Sekunden ohne Nadelrotation; dieser Ablauf wurde fünf Mal wiederholt, ohne die Nadel zu entfernen. Anschließend wurde die Nadel für die restliche Zeit der Datenaufzeichnung herausgenommen.[19,20] Nach Abschluss der Akupunkturstimulation wurde für vier Minuten immer wieder der oben erwähnte Schmerzreiz gesetzt. Bei diesem Versuch konnten einige neue Erkenntnisse über die Beziehung zwischen Schmerz und kortikaler Aktivierung sowie über die schmerzlindernden Mechanismen der Akupunktur gewonnen werden. Den experimentellen Daten zufolge handelt es sich bei den Bereichen des Kortex, die an der Weiterleitung des Schmerzes, der Fokussierung der Aufmerksamkeit und der Wahrnehmung beteiligt sind, um die bereits erwähnten Abschnitte des vorderen zingulären Kortex und die Thalamusbereiche.[16] Die Versuchsergebnisse werden in Abbildung 4.2 dargestellt. Der Schmerzreiz allein erzeugte ein Aktivierungsmuster in verschiedenen Bereichen des Kortex wie dem zingulären Kortex, dem Thalamus und den motorischen Rindenfeldern (s. Abb. 4.1). Dagegen wurden bei der Versuchsabfolge „Akupunktur mit anschließendem Schmerzreiz" der vordere zinguläre Kortex, die Thalamusbereiche sowie die motorischen Rindenfelder deutlich weniger aktiviert. Die meisten beim Schmerzreiz ausgelösten Aktivierungen des zingulären Kortex und der Thalamuskerne wurden durch die Akupunktur gedämpft. Daraus kann man folgern, dass Akupunktur tatsächlich die Schmerzwahrnehmung reduziert oder hemmt.[20]

„Fingierte" Akupunkturpunkte: Vergleich der Stimulation von Meridianakupunkturpunkten (homöostatischen Akupunkturpunkten) und fingierten Akupunkturpunkten

Wie die eben besprochene Studie gezeigt hat, werden kortikale Bereiche, insbesondere diejenigen, die an der Schmerzverarbeitung beteiligt sind, durch einen Schmerzreiz, dem eine Akupunktur vorausgegangen ist, wesentlich weniger stark aktiviert. Einer der interessantesten Aspekte der Akupunktur ist jedoch die Punktspezifität, das heißt die Frage, wie genau ein Akupunkturpunkt getroffen werden muss und welchen Einfluss es auf das Ergebnis der Behandlung hat, wenn er nicht eindeutig eingegrenzt wird. Um diese Frage näher zu untersuchen, stimulierte man traditionelle, auf Meridianen befindliche Akupunkturpunkte und verglich das Ergebnis mit dem bei der Stimulation fingierter Akupunkturpunkte.[19,20] Man beachte hierbei, dass es sich bei dem in diesen Tests verwendeten Meridianakupunkturpunkt Leber 3 *Taichong* um einen der 24 in Kapitel 5 beschriebenen homöostatischen Akupunkturpunkte (HAs) handelt, nämlich um H5 am N. fibularis oder peroneus profundus. Tatsächlich sind alle HAs im traditionellen Akupunktursystem wichtige Meridianakupunkturpunkte (s. Anhang II). Fingierte Akupunkturpunkte werden bewusst so gewählt, dass sie ein paar Zentimeter von den traditionellen Meridianaku-

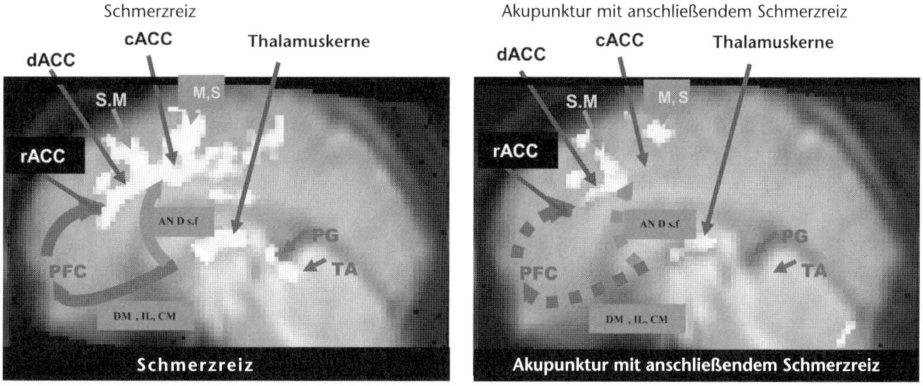

Abb. 4.2 Darstellung der Bereiche des Kortex, die durch einen Schmerzreiz sowie nach Akupunktur mit anschließendem Schmerzreiz aktiviert werden. Man erkennt, dass die Aktivierung bei den meisten an der Schmerzverarbeitung beteiligten Arealen, etwa dem zingulären Kortex und dem Thalamus, deutlich reduziert ist.

punkturpunkten entfernt liegen. Die Studie beinhaltete je zwei Versuchsanordnungen, mit denen man die Folgen eines Schmerzreizes mit denen bei einem Schmerzreiz mit vorausgegangener Meridianakupunktur (Gruppe A) beziehungsweise Akupunktur eines fingierten Punktes (Gruppe B) verglich (Abb. 4.3).[19,20]

Vergleicht man die Ergebnisse der Gruppe B (Abb. 4.3, C und D) mit denen der Gruppe A (Abb. 4.3, A und B), dann sind die Unterschiede offensichtlich sehr gering. Daraus kann man folgern, dass fingierte Punkte und Meridianpunkte möglicherweise über den gleichen Mechanismus wirken. Dieser Befund stellt auch – zumindest für die analgetische Akupunkturwirkung – die Punktspezifität in Frage.[20]

Die Ähnlichkeit der Aktivitätsmuster von Meridianpunkten und fingierten Punkten untermauert die Hypothese, dass zumindest die analgetische Akupunkturwirkung einfach der stressinduzierten Reaktion der durch Hypothalamus, Hypophyse und Nebenniere (HHN) gebildeten Achse entspricht; die Signalwege werden später noch genauer erläutert. Demnach wäre eher die Schmerzdauer und der dadurch hervorgerufene Stress dafür verantwortlich, dass die Aktivierung geringer ausfällt, als die Stimulation eines spezifischen Punktes, wie es die traditionelle Akupunktur lehrt.[17,21] Akupunktur oder eine der Akupunktur ähnelnde sensorische Stimulation aktiviert die HHN-Achse und damit den zentralen Regelkreis für endogene Opiatanaloga (Endorphine), wodurch die aufsteigenden Schmerzsignale vermindert oder gehemmt werden.

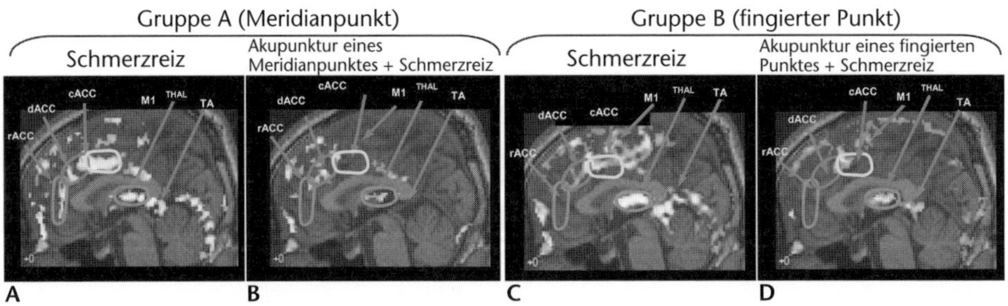

Abb. 4.3 Vergleich der Schnittbilder von funktionellen Kernspintomographien (fMRT) nach alleinigem Schmerzreiz sowie Schmerzreiz im Anschluss an die Akupunktur eines Meridianakupunkturpunktes (Gruppe A) beziehungsweise eines fingierten Akupunkturpunktes (Gruppe B). **A** Das Aktivierungsmuster nach Setzen des Schmerzreizes bei Gruppe A. **B** Schmerzreiz nach Stimulation eines Meridianakupunkturpunktes bei der Gruppe A. **C** Schmerzreiz der Gruppe B. **D** Schmerzreiz nach der Stimulation eines fingierten Akupunkturpunktes bei der Gruppe B. Sowohl bei der Akupunktur des Meridianpunktes (Gruppe A) als auch bei Akupunktur des fingierten Akupunkturpunktes (Gruppe B) wurden die meisten Gehirnbereiche – d. h. der dorsale (dACC), kaudale (cACC) und rostrale (rACC) vordere zinguläre Kortex sowie der Thalamus – im Vergleich zur alleinigen Schmerzstimulation wesentlich schwächer aktiviert.

4 Erklärungsmuster für die Akupunkturmechanismen

Hypothesen zu Akupunkturmechanismen und Nervensubstraten

Humorale, neuronale und immunlogische Reaktionen auf Akupunkturreize Wie bereits erläutert, ist eine Akupunkturbehandlung bei verschiedenen Krankheitsbildern wirksam; eines davon ist der Schmerz. Obwohl man bei der Schmerzforschung in den letzten zwei Jahrzehnten enorme Fortschritte gemacht hat,[1–6,18] sind die Mechanismen, die der Akupunktur allgemein und ihrer analgetischen Wirkung im Besonderen zugrunde liegen, noch nicht klar und eindeutig beschrieben worden. Zu den vorherrschenden Hypothesen zählen die Auswirkungen einer lokalen Stimulation, die Gate-Control-Theorie, die Freisetzung endogener Opiate sowie der Plazeboeffekt. Immer mehr Beweise sprechen dafür, dass das zentrale Nervensystem bei diesen Effekten eine wesentliche Rolle spielt, indem es modulierend in das vegetative Nervensystem, das Neuroimmunsystem und die hormonelle Regulation eingreift. Weil diese Prozesse in grundlegenden Überlebensmechanismen festgeschrieben sind, müssen die Akupunkturwirkungen nun auch im Rahmen der Neurowissenschaft näher untersucht werden.

Angesichts der bereits vorliegenden Resultate schlagen wir ein Modell vor, in das die Theorie der stressinduzierten HHN-Achse von Maier et al.[22] und Akil et al.[23], das cholinerge entzündungshemmende Aktionsmodell von Tracey et al.[24–26] sowie die neuen PET- und fMRT-Ergebnisse von Cho et al. [19,20], Zubieta et al.[17], und Petrovic et al.[21] eingeflossen sind. Wie bereits erwähnt, hat sich in der Neurowissenschaft im Bereich der Schmerzforschung, bei den Untersuchungen des vegetativen Nervensystems, des Immunsystems und bei den bildgebenden Verfahren zur Darstellung von Hirnfunktionen in den letzten zwei Jahrzehnten viel getan.[27–33] Die der Akupunktur zugrunde liegenden Mechanismen scheinen allerdings zu komplex zu sein, um sie quantitativ und übersichtlich erfassen zu können, so dass weitere Studien erforderlich sind. Weil die Akupunktur für sich in Anspruch nimmt, bei vielen Erkrankungen und Störungen einschließlich des Schmerzes wirksam zu sein, gibt es von Seiten der Wissenschaftler viele verschiedene Erklärungsansätze für den zugrunde liegenden Mechanismus; so könnte die Akupunkturwirkung etwa auf Effekte lokaler Stimuli, einer neuralen Reflexantwort, einer Hormonausschüttung oder einem Plazeboeffekt beruhen.[1–6,34] Darüber hinaus hat man an Tiermodellen und menschlichen Probanden physiologische Versuche durchgeführt, um die analgetische Akupunkturwirkung zu erklären; diese haben die Akupunktur wissenschaftlich untermauert und das Vertrauen in sie als alternative Behandlungsmöglichkeit verstärkt.[1–6]

Eine Tatsache steht jedenfalls eindeutig fest: das zentrale Nervensystem steuert sowohl die vegetativen Prozesse, die mit Eingeweidereaktionen verbunden sind, als auch kognitive Prozesse für die Schmerzwahrnehmung, -bahnung und das Schmerzgedächtnis, sowie andere mit Schmerzen einhergehende physiologische Prozesse. Unabhängig davon, welche Signalwege man betrachtet, seien es neuronale, humorale oder neuroimmunologische Wechselwirkungen, ist anscheinend immer auch das Gehirn an den Reaktionen auf eine Akupunktur beteiligt. Das zentrale Nervensystem ist genau das Netzwerk, das für die Informationsverarbeitung zwischen afferenten Reizen (Input) und efferenten Antworten (Output) erforderlich ist und darüber hinaus die Stresshormone, das vegetative Nervensystem und sogar das Immunsystem steuert, die allesamt für uns lebenswichtig sind. Auf der anderen Seite ist man mithilfe der kürzlich entwickelten bildgebenden Verfahren wie PET und fMRT gerade dabei, Licht in das Dunkel der menschlichen Hirntätigkeit – etwa in Form der Reaktionen des Kortex auf einen Akupunkturreiz – zu bringen.[7–15] Da man mit diesen Verfahren neuronale Aktivitäten sowohl räumlich (anatomisch) als auch im zeitlichen Verlauf direkt beobachten kann, ist es mittlerweile möglich, das Gehirn in vivo bei der Verarbeitung gezielt ausgelöster Aktionen (z.B. einer Akupunktur oder vergleichbarer Reize) quantitativ zu analysieren. Daher hat sich die jüngere Akupunkturforschung auf der Grundlage der Molekularbiologie und der Pharmakinetik zunehmend bildgebenden neurologischen Verfahren zugewandt.[16–20]

In diesem Abschnitt geben wir einen kurzen Überblick darüber, wie sich die wissenschaftliche Auffassung von der Akupunktur in jüngster Zeit vor dem Hintergrund neuroimmunologischer und molekularer Aspekte sowie aufgrund der bildlichen Nachweismöglichkeiten gewandelt hat.[13–21,27–34] Darüber hinaus stellen wir auf der Grundlage der Theorien von der stressinduzierten HHN-Achse[22,23] und der Wechselwirkung von Nerven- und Immunsystem bei der cholinergen Hemmung von Entzündungen[24–26] sowie neuerer PET- und fMRT-Ergebnisse[17,19–21] eine Hypothese sowie ein Modell für den Akupunkturmechanismus vor.

Wechselwirkung von Immun- und Nervensystem und die von Hypothalamus, Hypophyse und Nebenniere (HHN) gebildete Achse Werfen wir zuerst einmal einen Blick auf die letzten Untersuchungen von Maier et al. sowie Tracey et al.,[22–26] die sich mit den Interaktionen zwischen Immunsystem und Gehirn sowie dem Einfluss des vegetativen Nervensystems auf Immunfunktionen befassen. Sie bieten erste Erkenntnisse darüber, wie das Gehirn bestimmte Entzündungstypen und damit auch Schmerztypen steuert. Insbesondere Traceys Review liefert interessante und wichtige Hinweise, um die Mechanismen der Akupunktur besser zu durchschauen. Darin wird beispielsweise erklärt, dass – wie von uns bereits kurz geschildert – Entzündungssignale über sensorische Nerven zum Hypothalamus gelangen, wo die einlaufenden Impulse verarbeitet werden, so dass die Entzündung über die bereits bekannten HHN-Achse mithilfe des Hormonsystems und des vegetativen Nervensystems eingedämmt wird. Genauso könnte, wie kürzlich unter verschiedenen klinischen Bedingungen beobachtet wurde, die Akupunktur auch in das Immunsystem eingreifen; man vermutet, dass die Akupunktur die Immunreaktion verändert.[27,28] Obwohl die derzeit vorliegenden wissenschaftlichen Befunde noch bestätigt werden müssen, könnten die Arbeiten von Maier et al. (siehe auch Besedovsky et al.[29]) sowie Tracey et al. über vegetative und neuroimmunologische Reflexe ein entscheidender erster Schritt sein, den Akupunkturmechanismus künftig als neuroimmunologischen Reflex aufzufassen.[24–26] Im Einzelnen haben die Wissenschaftler entdeckt, dass der Tumornekrosefaktor α (TNF-α) und andere Zytokine wie etwa Interleukin-1β im Gehirn vorhanden sind und direkt mit dem Immunsystem in der Peripherie interagieren oder umgekehrt von der Peripherie beeinflusst werden. Durch Kommunikation mit dem Gehirn werden über humorale und vegetative Signalwege neuronale Antworten initiiert.[23–26] So setzen beispielsweise parasympathische Nervenendigungen Acetylcholin (ACh) frei, das Entzündungen hemmt; offenbar wird durch die Interaktion mit dem Immunsystem die Synthese von Entzündungsfaktoren wie Tumornekrosefaktor α (TNF-α) und Interleukin-1β (IL-1β) blockiert. Diese Beobachtung, dass inflammatorische Zytokine cholinerg supprimiert werden, ist ein neuer Ansatz, der entscheidend dazu beitragen könnte, den Wirkmechanismus der Akupunktur zu verstehen.[24]

Außerdem spielen Signalwege eine Rolle, die von Faktoren im Blutstrom ausgelöst und die über das Blut und zirkumventrikuläre Organe wie die Area postrema und das Organum subfornicale vermittelt werden.[23] Vom dorsalen vagalen Komplex und dem motorischen Nucleus dorsalis n.vagi weiß man ebenfalls, dass sie auf die TNF-Konzentrationen im Blutkreislauf ansprechen und die HHN-Achse aktivieren, so dass Glukokortikoide und andere hormonelle Substanzen (wie etwa MSH (melanozytenstimulierendes Hormon oder Melanotropin) und Spermin) ausgeschüttet werden, die dann die Synthese von Zytokinen wie IL-1β und TNF-α, die an Entzündungen beteiligt sind, noch weiter unterdrücken.[24,25]

Verschiedene Formen der Akupunktur oder akupunkturähnliche Reize

Wenn man Traceys Theorie einer Stimulation des N. vagus zugrunde legt und noch mögliche reflexiv ausgelöste Faktoren mit einbezieht, die dann in einem betroffenen Bereich entzündungshemmend wirken,[24,25,29] kann man die Hypothese von der Stimulation vagaler Afferenzen auch auf somatische Nerven ausdehnen. Anders gesagt, könnten die afferenten viszeralen und somatischen Akupunktursignale, die zur supraspinalen Ebene übermittelt werden können, um dort über humorale und neurale Mechanismen reflexiv antiinflammatorische Signale auszulösen, wesentlich zur Wirkung der Akupunktur beitragen. Das alles wird in Abbildung 4.4 zusammengefasst. Man kann daher folgende Formen der Akupunktur oder akupunkturähnliche sensorische Reize unterscheiden:

- Akupunktur oder Stimulation von Efferenzen des N. vagus (EVA)
- Akupunktur oder Stimulation von Afferenzen des N. vagus (AVA)
- Akupunktur oder Stimulation afferenter somatischer Nerven (ASA)

Durch jeden afferenten und efferenten Reiz werden auf afferente Zytokinsignale von TNF-α, IL-1β und *high mobility group* B-1 hin sowohl direkt als auch reflexiv eine Reihe verschiedener absteigender entzündungshemmender Signale ausgesandt (entzündungshemmende Efferenz in Abb. 4.4 A):

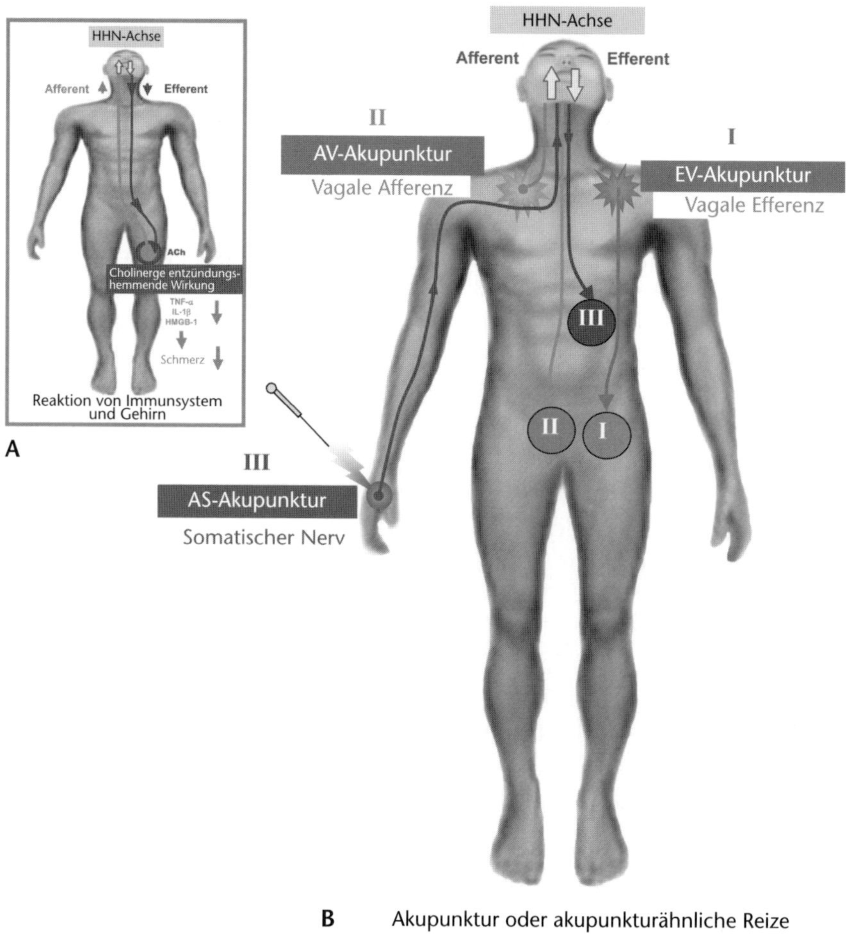

Abb. 4.4 Drei verschiedene Efferenzen als Reaktion auf eine Akupunktur oder akupunkturähnliche Reize. **I** Efferente Signalwege nach einer Akupunktur oder Stimulation von Efferenzen des N. vagus (EVA). **II** Efferente Signalwege nach einer Akupunktur oder Stimulation von Afferenzen des N. vagus (AVA). **III** Efferente Signalwege nach einer Akupunktur oder Stimulation afferenter somatischer Nerven (ASA). HHN-Achse: die durch Hypothalamus-Hypophyse-Nebenniere gebildete Achse; Ach: Acetylcholin; TNF-α: Tumornekrosefaktor α; IL-1β: Interleukin-1β; HMGB-1: *high mobility group* B-1.

- Direkte entzündungshemmende Efferenz (Signal I) durch EVA über den motorischen Nucleus n. vagi
- Entzündungshemmende Efferenz (Signal II) durch AVA über die Nuclei tractus solitarii und die vom Hypothalamus oder über die HHN-Achse ausgelösten resultierenden humoralen und vegetativen Reflexe
- Entzündungshemmende Efferenz (Signal III) durch ASA über andere Hirnstammkerne als die Nuclei tractus solitarii und die vom Hypothalamus oder über die HHN-Achse ausgelösten resultierenden humoralen und vegetativen Reflexe (speziell sympathische Efferenzen)

Tracey et al. zufolge steigt bei einer Stimulation vagaler Efferenzen (EV-Akupunktur) die cholinerge Aktivität des efferenten Teils des N. vagus, so dass inflammatorische Zytokine wie TNF-α, IL-1β und HMGB-1 supprimiert und damit die Entzündungserscheinungen unterbunden werden. Daraus kann man schließen, dass eine Stimulation vagaler Afferenzen (AVA) möglicherweise über den supraspinalen Reflex (die HHN-Achse) ähnlich funktionieren könnte und dabei eine weitreichendere, nicht spezifische reflexive Wirkung hätte, die sich größtenteils auf die inneren Organe erstrecken würde. Bei der Akupunktur werden jedoch meist somatische Nerven stimuliert (ASA), da man die Akupunkturnadeln in Hautgewebe oder Haut und Muskel einführt. Man könnte daher einen ähnlichen Effekt erwarten, bei dem möglicherweise ein breiteres Spektrum efferenter Nerven noch breiter gestreute Aktivitäten zeigt; dazu könnten sowohl generalisierte sympathische als auch vagale oder parasympathische Nervenaktivitäten beitragen (Efferenzen bei Signal III, Abb. 4.4), die auch über die HHN-Achse ausgelöst werden könnten (s. nächster Abschnitt und Abb. 4.5).

Afferenzen zum Nucleus paraventricularis des Hypothalamus und die neuronalen Substrate

Um die vorangegangenen Erörterungen weiter zu erhärten, betrachten wir am besten den bei Stress aktivierten Regelkreis, der wichtige Anhaltspunkte bieten kann. Das Modell, das bisher am vielversprechendsten war, ist die stressinduzierte, von Hypothalamus, Hypophyse und Nebennierenrinde oder -mark (HHN) gebildete Achse.[22,23] Wir schlagen vor, die HHN-Achse zu erweitern und auch die Wechselwirkungen des Nerven- und Immunsystems, die Efferenzen des vegetativen Nervensystems sowie andere Projektionsbahnen des Gehirns wie die Achse zwischen Substantia grisea centralis (zentrales Höhlengrau oder periaquäduktales Grau, PAG) und Raphekernen darin mit einzubeziehen. Ein solches Modell scheint eher angemessen zu sein, weil vom Hypothalamus aus nicht nur die Aktivitäten des vegetativen Nervensystems gesteuert werden, sondern von dort auch andere neuronale Efferenzen ausgehen.[35]

Wie man weiß, kann eine Stimulation des N. vagus reflexiv zu einer Entzündungshemmung im betroffenen Bereich führen. In unserer Erörterung wird die Hypothese einer Stimulation vagaler Afferenzen auf die Stimulation somatischer Nerven etwa durch eine Akupunktur ausgedehnt; der dadurch ausgelöste Impuls würde dann auf die supraspinale Ebene projiziert, um reflexive antiinflammatorische Signale auszulösen, die über die HHN-Achse im weiteren Sinne – das heißt über Wechselwirkungen zwischen Nerven- und Immunsystem, das humorale System, das vegetative Nervensystem und andere neuronale Systeme – vermittelt werden.[22–26]

Insgesamt gesehen wird die bei Stress aktivierte HHN-Achse wahrscheinlich von vier wichtigen afferenten Signalen beeinflusst: sensorischen Reizen (über die somatischen Nerven und den N. vagus), kognitiven und emotionalen Reizen (über den präfrontalen Kortex und das limbische System), Reizen, die von chemischen Substanzen im Blut ausgehen (über die zirkumventrikulären

Organe), sowie der abschließenden Integration im Hypothalamus. Man nimmt an, dass diese Impulse zum Nucleus paraventricularis (PVN, den medialen parvozellulären Teil) des Hypothalamus gesandt werden, von dem dann die Efferenzen ausgehen.[23] Die kognitiven und emotionalen Reize könnten mit einem psychogenen Reiz wie einem Plazebo zusammenhängen[21], während die von chemischen Substanzen im Blut ausgelösten Reize mit der Einnahme von Medikamenten oder Drogen einhergehen. Die Stimulation somatischer Nerven und des N. vagus kann man als neurogene Stimulation betrachten, die mit Akupunktur und akupunkturartigen sensorischen Reizen in Verbindung gebracht werden kann. Die internen Signale vom Hypothalamus zum Nucleus paraventricularis wie etwa die zirkadiane Rhythmik bei den Glukokortikoiden und Zustände wie Hunger (Motivation) oder Sättigungsgefühl, könnten ebenfalls entscheidend zur Modulation der verschiedenen Effekte afferenter Stimuli wie etwa der Akupunktur beitragen.

Diese vier vom limbischen System und dem präfrontalen Kortex, den zirkumventrikulären Organen, den Signalwegen sensorischer Reize sowie vom Hypothalamus selbst kommenden Signale treffen alle im Nucleus paraventricularis ein (Abb. 4.5). In der Abbildung werden darüber hinaus noch verschiedene andere Kerne dargestellt, die möglicherweise ebenfalls an der Aktivierung der stressinduzierten HHN-Achse beteiligt sind. Da wir uns hier auf die Akupunktur beschränken wollen, werden wir auch nur auf die sensorische Stimulation näher eingehen. Von den vier genannten Afferenzen sind die Signalwege sensorischer Reize die wichtigsten für die Akupunkturnadelung. Die sensorische Stimulation (SS) setzt sich aus drei größeren Afferenzen zusammen, die über eine Aktivierung verschiedener Neurone im Bereich des Hirnstamms zum Nucleus paraventricularis fortgeleitet werden können. Diese drei Afferenzen kommen aus dem Körper, aus der Kopf- und Gesichtsregion mit speziellen sensorischen Afferenzen wie der Seh- und der Hörbahn sowie aus den inneren Organen. Dies sind wahrscheinlich die sensorischen Reize, die für die Akupunktur relevant sind; sie werden bis auf einige Teile der Seh- und Gehörbahn als neurogene Komponenten bezeichnet. Die meisten sensorischen Reize aus dem Bereich des Körpers erregen unter anderem die Substantia grisea centralis mesencephali (das periaquäduktale Grau des Mittelhirns (PAG)) sowie die Nuclei tegmentalis pedunculopontinus (PPn), tegmentalis posterior oder dorsalis (DTg) sowie parabrachialis (PB). Man nimmt an, dass einige nozizeptiven Afferenzen die PAG aktivieren, von wo aus dann Projektionen zum PVN gehen. Sowohl die Neuronen des PPn als auch der DTg sind cholinerg und projizieren vermutlich in den Nucleus paraventricularis (PVN). Man geht davon aus, dass die fazialen somatischen Afferenzen ebenfalls in diesem Bereich enden (PAG, PPn und DTg). Einige spezielle sensorische Reize enden nicht nur an den PPn und DTg, sondern wahrscheinlich auch am Nucleus peripeduncularis (PP) und dem Nucleus interpeduncularis (PIN). Aufgrund der räumlichen Nähe enden viszerale Afferenzen wohl in den dorsalen und ventralen Bereichen der Medulla oblongata, etwa dem Solitarius-Kernkomplex (Nuclei tractus solitarii (NST, Area A2 und C2)) und der rostralen ventrolateralen Medulla (rVLM, Zellgruppen A1, C1, C3), und aktivieren sie. In der dorsolateralen Medulla sind der NST und der Locus caeruleus (LC) die zwei wichtigsten noradrenergen Neuronengruppen, deren Efferenzen wahrscheinlich über den Nucleus parabrachialis und das mediale Vorderhirnbündel (MFB) zum PVN projizieren. Die Neuronen in den unteren und rostralen

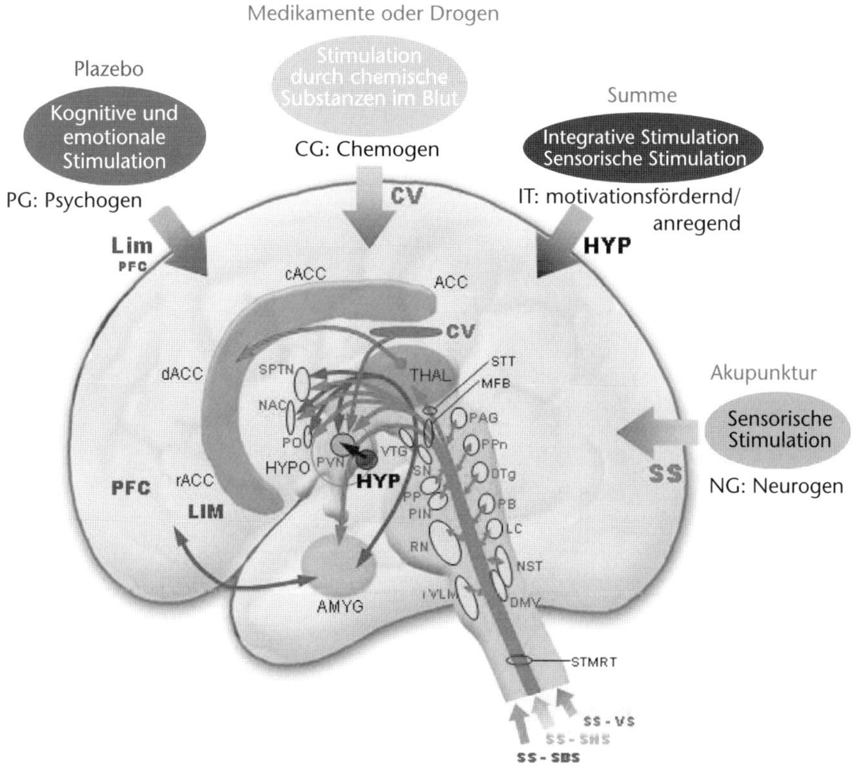

Abb. 4.5 Mögliche Antworten (Output) auf eine Akupunktur oder einen akupunkturartigen Reiz. Für die bei Stress aktivierte, aus Hypothalamus-Hypophyse-Nebenniere (HHN) gebildete Achse spielen wahrscheinlich vier wichtige afferente Signale eine Rolle: sensorische Reize (über die somatischen Nerven und den N. vagus), kognitive und emotionale Reize (über den präfrontalen Kortex und das limbische System), Reize, die von chemischen Substanzen im Blut ausgehen (über die zirkumventrikulären Organe) sowie die abschließende Integration im Hypothalamus. Man nimmt an, dass diese Impulse in den Nucleus paraventricularis (PVN, den medialen parvozellulären Teil) des Hypothalamus projiziert werden, von dem dann die Antworten ausgehen. HYPO: Hypothalamus; THAL: Thalamus; AMYG: Corpus amygdaloideum; PFC: präfrontaler Kortex; ACC: vorderer zingulärer Kortex; RN: Raphekerne; PAG: zentrales Höhlengrau (periaquäduktales Grau oder Substantia grisea centralis); PIN: Nucleus interpeduncularis; DMV: motorischer Nucleus dorsalis n.vagi; PP: Nucleus peripeduncularis; rVLM: rostrale ventrolaterale Medulla oblongata; SPTN; Nucleus septalis; NAC: Nucleus accumbens septi; PO: Nucleus praeopticus; PVN: Nucleus paraventricularis; VTG: Ncll. tegmentales anteriores mesencephali (*ventral tegmental area*): dopaminerg; SN: Substantia nigra: dopaminerg; LC: Locus caeruleus: noradrenerg; PB: Nucleus parabrachialis: noradrenerg; DTg: Nucleus tegmentalis posterior oder dorsalis: cholinerg; rACC, dACC, cACC: rostraler, dorsaler, kaudaler vorderer zingulärer Kortex; PPn: Nucleus tegmentalis pedunculopontinus: cholinerg; MFB: mediales Vorderhirnbündel; STT: Tractus spinothalamicus; CV: zirkumventrikuläre Organe; LIM: limbisches System; HYP: Integration im Hypothalamus; SS: sensorische Stimulation; SS-SBS: Afferenzen somatischer Körpernerven; SS-SHS: Afferenzen somatischer Kopfnerven und spezieller Sinnesorgane; SS-VS: viszerale Afferenzen.

ventrolateralen medullären Bereichen (rVLM) sind adrenerg (C1, C3) und projizieren ebenfalls über das mediale Vorderhirnbündel (MFB) zum Nucleus paraventricularis (PVN). Bei den serotoninergen Neuronen im Nucleus raphe dorsalis nimmt man ebenfalls eine Projektion zum PVN sowie zu den ventralen Raphekernen (B6, B7, B8) an, obwohl von einer direkten Beziehung zwischen diesen Kernen und dem PVN nichts bekannt ist. Außerdem werden die somatischen sensorischen Informationen, die dem Thalamus übermittelt werden, vor allem dem Nucleus ventralis posterolateralis (VPL) oder dem Nucleus ventralis posteromedialis (VPM) des Thalamus, erst zur jeweils topisch entsprechenden und dann wahrscheinlich zur sekundären somatosensorischen Hirnrinde weitergeleitet.

Neuronale Projektionen aus dem PAG und anderen cholinergen Neuronen werden ebenfalls teilweise in die medialen Thalamuskerne wie den Nucleus mediodorsalis sowie die Nuclei intralaminares und anteriores des Thalamus geleitet und strahlen dann auf den vorderen zingulären (ACC) und auch den präfrontalen Kortex aus. Der ACC gilt als Zentrum der Signalverarbeitung für einlaufende Schmerzimpulse; in ihm wird die Aufmerksamkeit fokussiert, die affektive Komponente des Schmerzes wahrgenommen und der Schmerz moduliert.[19,20] Schmerzreize werden zu somatischen und viszeralen Afferenzen sowie zum Corpus amygdaloideum, dem schmerzaktivierenden Zentrum, und schließlich über die Stria terminalis zum PVN projiziert (Abb. 4.5). Der Hippokampus (in Abb. 4.5 nicht dargestellt) spielt wahrscheinlich eine Schlüsselrolle bei der negativen Rückkopplung der Glukokortikoide in der HHN-Achse.[29] Diese Afferenzen (Input) samt der emotionalen und anregenden Informationen aus dem Hypothalamus selbst werden vermutlich von verschiedenen Kernen innerhalb des Hypothalamus integriert. Sie projizieren zum PVN, der dann, wie im folgenden Abschnitt erörtert wird, Signale aussendet.

Diese vier wichtigen Afferenzen (SS, LIM, CV und HYP) sind in Abbildung 4.5 dargestellt. Man kann sie mit allgemeinverständlichen Begriffen wie Plazebo, Medikament oder Droge, Motivation und Akupunktur verdeutlichen. So könnte beispielsweise ein kognitiver und emotionaler Reiz durch eine besser bekannte psychogene Stimulation wie den Plazeboeffekt ausgelöst werden, während die chemosensorische Stimulation durch Substanzen aus dem Blut infolge einer Einnahme von Medikamenten oder Drogen hervorgerufen werden könnte. Ebenso könnte die Stimulation eines somatischen Nervs oder des N. vagus als eine Art neurogener Stimulation betrachtet werden, wie sie bei der Akupunkturnadelung auftritt.

Außerdem könnten letztlich auch die internen Afferenzen aus dem Hypothalamus, die – wie die zirkadiane Rhythmik der Glukokortikoide sowie Zustände wie Hunger (Motivation) oder Sättigung – ebenfalls an den PVN übermittelt werden, entscheidend zur Modulation der verschiedenen perzeptiven und heilenden Effekte der Akupunktur beitragen. Bei einem zu niedrigem Glukokortikoidspiegel ist der Körper besonders leicht reizbar und höchst sensibel gegenüber Veränderungen. Die HHN-Achse reagiert daher beispielsweise abends, wenn die Glukokortikoid-Konzentration am geringsten ist, am empfindlichsten auf Konzentrationsänderungen.[23]

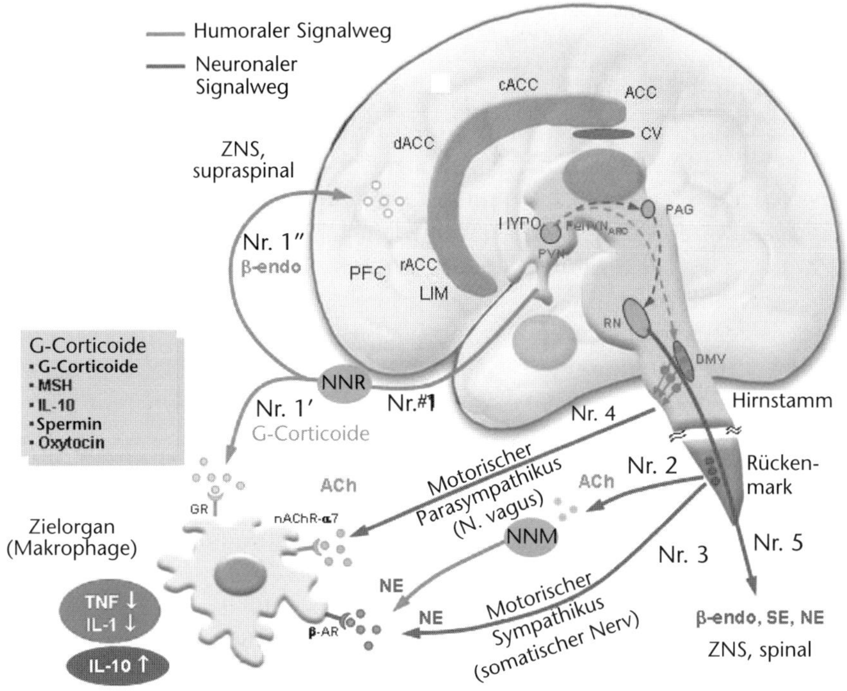

Abb. 4.6 Fünf entscheidende Efferenzen aus dem Nucleus paraventricularis (PVN) des Hypothalamus, die von der erweiterten HHN-Achse (WS-HHN) ausgehen. Sie beeinflussen die Zytokin- und Schmerzhemmung in den entzündeten Bereichen sowie andere Regionen des Zentralnervensystems (ZNS). Diese HHN-Achse im weiteren Sinne spielt wahrscheinlich bei der Akupunktur eine entscheidende Rolle. Die humoralen Signalwege (Nr. 1', 1" und 2) zielen auf Makrophagen im entzündeten Bereich sowie breit gestreut auf weitere obere Hirnareale ab und setzen zahlreiche entzündungshemmende Zytokine und Hormone frei, die in den Makrophagen die Synthese entzündungsfördernder Zytokine supprimieren oder sich wie die Beta-Endorphine positiv auf andere Hirnbereiche auswirken. Die neuronalen Signalwege (Nr. 3 und 4) umfassen sympathische und parasympathische Efferenzen, die Noradrenalin (Norepinephrin, NE) und Acetylcholin (ACh) freisetzen. Einer neueren Studie zufolge wirkt Noradrenalin ebenfalls entzündungshemmend und agiert dabei synergistisch mit ACh, das die inflammatorischen Zytokine supprimiert. Die letzte Gruppe von Signalwegen (Nr. 5) ist neuronal und scheint direkt mit dem Nucleus periventricularis und möglicherweise auch dem Nucleus arcuatus der aus Hypothalamus-PAG-Raphekerne gebildeten Achse zum Hinterhorn (Columna dorsalis) des Rückenmarks verbunden zu sein, über die die Hemmung vermittelt wird. Nr. 5 ist die bekannte absteigende, schmerzhemmende Bahn, die das aus der Peripherie aufsteigende Schmerzsignal inhibiert. ACC: vorderer zingulärer Kortex; rAGC, cAGC, dAGC: rostraler, kaudaler, dorsaler vorderer zingulärer Kortex; LIM: limbisches System; CV: zirkumventrikuläre Organe; PFC: präfrontaler Kortex; NNM: Nebennierenmark; NNR: Nebennierenrinde; HYPO: Hypothalamus; PeriVN$_{ARC}$: Nucleus periventricularis & Nucleus arcuatus; PAG: zentrales Höhlengrau (periaquäduktales Grau oder Substantia grisea centralis); RN: Raphekerne (Nuclei raphes); DMV: motorischer Nucleus dorsalis n.vagi; GR: Glukokortikoidrezeptor; nAChRα7: nikotinartiger Acetylcholinrezeptor α7; β-AR: β-adrenerger Rezeptor; TNF: Tumornekrosefaktor; G-Corticoide: Glukokortikoide; IL-1: Interleukin-1, IL-10: Interleukin-10; β-endo: Beta-Endorphin; SE: Serotonin.

4

Efferenzen vom Hypothalamus

Vom Nucleus paraventricularis (und vielleicht auch von ihm und dem Nucleus arcuatus des Hypothalamus) gehen entscheidende Efferenzen aus, die auch durch eine Akupunktur oder akupunkturartige sensorische Reize ausgelöst werden können und über fünf verschiedene Signalwege übermittelt werden. Der erste Signalweg (Nr. 1) ist humoral, verläuft von der bekannten HHN-Achse aus über das Blut zu den verschiedenen Körperorganen und dem Gehirn. Zu dieser Gruppe gehört der Weg Nr. 1' zum entzündeten Bereich, der an der Abwehr beteiligte Leukozyten wie etwa Makrophagen aktiviert, sowie auch noch der Signalweg Nr. 1" zum supraspinalen Zentralnervensystem (Abb. 4.6). Auf dem humoralen Weg (Nr. 1') werden in den Makrophagen des entzündeten Bereichs eine Reihe entzündungshemmender Zytokine wie beispielsweise IL-10 und Hormone wie Glukokortikoide, Melanotropin (MSH), Spermin und Oxytocin freigesetzt. Diese Zytokine und Hormone hemmen dann in den Makrophagen die Synthese entzündungsfördernder Zytokine wie TNF-α, IL-1β und HMGB-1. Dadurch gehen Entzündung und Schmerzen zurück. Nr. 1" sorgt dafür, dass Beta-Endorphine sezerniert werden. CRH (Corticotropin releasing hormone, Kortikoliberin) aus dem PVN des Hypothalamus aktiviert in den POMC-Zellen des Hypophysenvorderlappens das Prohormon Proopiomelanocortin (POMC), den Vorläufer von Kortikotropin oder dem adrenokortikotropen Hormon (ACTH) und Beta-Endorphin. Es ist denkbar, dass die HHN-Achse durch Freisetzung von Beta-Endorphinen breit gestreut auf verschiedene Hirnareale einwirkt. Das bedeutet, dass die aufgrund einer Aktivierung der HHN-Achse sezernierten Beta-Endorphine auf eine Stimulation hin freigesetzt werden.

Die zweite Gruppe von Signalwegen (Nr. 2) ist sowohl neuronal als auch humoral. Sie besteht aus den autonomen sympathischen Zentren im Hypothalamus, die dafür sorgen, dass im Nebennierenmark Noradrenalin ausgeschüttet wird. Dies ist der neurohumorale Signalweg, auf dem über den Körperkreislauf Noradrenalin freigesetzt wird.

Bei der dritten Gruppe (Nr. 3), die neuronal ist, handelt es sich um die noradrenerge sympathische Efferenz, die wahrscheinlich von den hypothalamischen autonomen Zentren der sympathischen Achse ausgeht und über das Rückenmark läuft (präganglionäre sympathische Neurone in der Columna intermediolateralis). Hierbei wird ebenfalls Noradrenalin freigesetzt, durch das vermutlich, ähnlich wie beim Signalweg Nr. 2, über die Aktivierung des β-adrenergen Rezeptors IL-10 produziert wird. Noradrenalin gilt normalerweise als exzitatorischer Neurotransmitter, der im vegetativen Nervensystem als Gegenspieler von Acetylcholin auftritt. Dieser Signalweg war bisher für seine zahlreichen Nebenwirkungen wie eine Erhöhung der Herzfrequenz und eine Vasokonstriktion bekannt. Nach neueren Befunden kann er sich allerdings auch vorteilhaft auswirken – etwa, indem er, wie bereits erwähnt, für die Bildung des entzündungshemmenden Zytokins IL-10 sorgt. Daher hemmt Noradrenalin gemeinsam mit Acetylcholin, das inflammatorische Zytokine supprimiert, auch Entzündungen.[24–26]

In der vierten Gruppe von Signalwegen (Nr. 4) senden autonome parasympathische Zentren im Hypothalamus über den Nervus vagus cholinerge Antworten aus. Diese Signale sind ebenfalls an Makrophagen gerichtet, wo sie durch eine Reaktion mit dem nikotinartigen Acetylcholinrezeptor α7 (nAChRα7) die Synthese von TNF-α und IL-1β supprimieren.[24] Die entzündungshemmende Wirkung dieses cholinergen Signalweges, die erst vor kurzem entdeckt wurde, spricht sehr dafür, dass die von einer vagalen Afferenz oder einem anderen sensorischen Stimulus ausgelösten Efferenzen des N. vagus eine wichtige entzündungshemmende Aktivität besitzen und möglicherweise mit einem der vorteilhaften Effekten der Akupunktur oder akupunkturähnlicher Reize in Verbindung gebracht werden können.[24,28]

Die letzte Gruppe (Nr. 5) ist eine neurale Verbindung, die weder sympathisch noch parasympathisch, sondern direkt mit dem PVN gekoppelt ist. Von dort führt sie über den Nucleus arcuatus (infundibularis) des Hypothalamus zum PAG und dann zum Nucleus raphe magnus und zum Hinterhorn (Cornu posterius) des Rückenmarks. Dieser neurale Signalweg ist die bekannte, vom Gehirn absteigende schmerzhemmende Bahn, die im Rückenmark das aufsteigende Schmerzsignal aus der Peripherie unterdrückt.[2–6,18,34] Dieser Signalweg ist insofern interessant, als, wie bereits erörtert wurde, seine Wirkung mithilfe von neurologischen bildgebenden Verfahren in Verbindung mit einer Akupunktur oder einem akupunkturähnlichen Reiz und Schmerz direkt beobachtet werden kann. Im folgenden Abschnitt werden wir darauf erneut eingehen.

Hinweise, die für die Hypothese einer aus Hypothalamus, Hypophyse und Nebenniere gebildeten Achse im weiteren Sinne sprechen

Wie bereits in der Studie, bei der mit fingierten Akupunkturpunkten gearbeitet wurde, erläutert wurde, war es sehr aufschlussreich, die fMRT-Befunde beim Setzen eines Schmerzreizes mit denen bei einem Schmerzreiz im Anschluss an eine Akupunktur zu vergleichen. Mit den daraus gewonnenen Erkenntnissen kam man einer Erklärung grundlegender Akupunkturmechanismen ein Stück näher. In Abbildung 4.7 sind die Ergebnisse einer vergleichbaren anderen Versuchsreihe zu sehen, bei der ebenfalls die Folgen eines Schmerzreizes mit denen eines Schmerzreizes nach Akupunktur eines Meridianpunktes sowie eines fingierten Akupunkturpunktes verglichen wurden.[19,20]

Aus einem Vergleich der Versuchsergebnisse kann man Folgendes ableiten. Erstens zeigt sich, wenn man nur einen Schmerzreiz setzt (Abb. 4.7 A), ganz klar, dass die meisten bekannten schmerzverarbeitenden Zentren aktiviert werden: der dorsale (dACC), kaudale (cACC) sowie rostrale (rACC) vordere zinguläre Kortex zusammen mit dem supplementärmotorischen (SMA) und prämotorischen (PMA) Kortex sowie dem primären motorischen Areal (M1).[16] Auch die Thalamusareale werden erwartungsgemäß aktiviert; der Thalamus ist die wichtigste Umschaltstation für die Weiterleitung des Schmerzsignals zu den oberen kortikalen Arealen wie dem zingulären Kortex. Obwohl auch noch andere kortikale Areale beteiligt sind und aktiviert werden, zeichnen sich in dieser Ansicht der Mediansagittalschicht schon die meisten abgrenzbaren Kortexareale, die stark aktiviert werden, deutlich ab; dazu gehören nicht nur der ACC und der Thalamus, sondern auch der supplementärmotorische Kortex und das primäre motorische Areal, die ebenfalls durchweg mit aktiviert werden.[16]

Bei einem Schmerzreiz nach Akupunkturnadelung werden die meisten der fast immer bei Schmerz beteiligten Areale (rACC, cACC, dACC) sowie die sekundär- und primärmotorischen Rindenfelder SMA und M1 eindeutig nicht so stark aktiviert (Abb. 4.7 B). Auch die Aktivität im Thalamusgebiet ist geringer. Die nach einer Nadelung traditioneller Akupunkturpunkte (der Meridianpunkte) auftretenden Veränderungen beweisen eindeutig, dass die schmerzverarbeitenden Areale nach einer Akupunktur weniger empfindlich sind. Dieser Teil des Versuchs basiert auf der traditionellen Akupunkturtheorie, wonach man jeweils an den Akupunkturpunkten eine spezifische Wirkung erzielen sollte. Diese Punktspezifität wurde allerdings bereits von vielen Medizinwissenschaftlern aus dem Westen angezweifelt und ist heftig umstritten.[2,17,21]

Drittens wurde, um der Frage der Punktspezifität auf den Grund zu gehen, ein Versuch mit fingierten Akupunkturpunkten durchgeführt, bei dem die Nadeln bewusst an anderen Stellen als den Meridianpunkten der traditionellen Akupunktur gesetzt wurden (Abb. 4.7 C). Das Ergebnis ähnelt verblüffend dem Resultat, das mithilfe der Meridianakupunkturpunkte erzielt wurde. Das

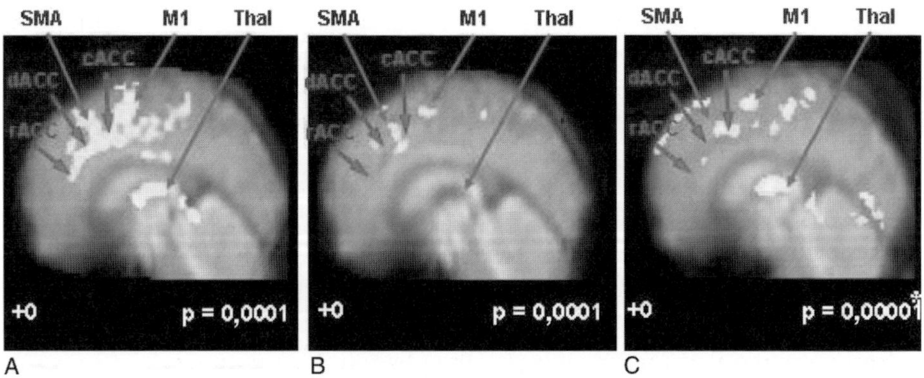

Abb. 4.7 Vergleich von fMRT-Befunden bei der Versuchsreihe „Schmerzreiz", „Meridianakupunktur und Schmerzreiz" sowie „Akupunktur eines fingierten Punktes und Schmerzreiz". **A** Die Aktivierung des Kortex nur durch einen Schmerzreiz zeigt eindeutig, dass tatsächlich die meisten bekannten schmerzverarbeitenden Zentren aktiviert werden: der dorsale (dACC), kaudale (cACC) sowie rostrale (rACC) vordere zinguläre Kortex gemeinsam mit dem supplementärmotorischen Kortex und dem primären motorischen Areal. **B** Bei einem Schmerzreiz nach Akupunktur eines Meridianakupunkturpunktes, zeigt sich, dass die meisten, bei Schmerz aktivierten Areale (rACC, cACC, dACC) deutlich weniger aktiv sind. **C** Derselbe Versuchsansatz wie bei **B** nur mit einem fingierten Akupunkturpunkt. Diese Daten sprechen stark dafür, dass die von der klassischen Akupunktur propagierte Punktspezifität nicht vollständig den Tatsachen entspricht. rACC, dACC, cACC: rostraler, dorsaler, kaudaler vorderer zingulärer Kortex; SMA: supplementärmotorischer Kortex; M1: primäres motorisches Areal; Thal: Thalamus.

spricht dafür, dass die Punktspezifität der Akupunktur, zumindest soweit es die analgetische Wirkung betrifft, fraglich ist.[20]

Aus diesen Befunden lässt sich der Schluss ziehen, dass durch Akupunktur oder eine akupunkturähnliche sensorische Stimulation die HHN-Achse und dadurch, wie bereits erwähnt (Signalweg Nr. 5, Abb. 4.6), der Regelkreis der endogenen Opiatanaloga (Endorphine) aktiviert wird, durch den dann die aufsteigenden Schmerzsignale reduziert oder gehemmt werden. Die Theorie der Hemmung aufsteigender Schmerzsignale entspricht der geringeren Aktivierung, die im besprochenen Akupunkturversuch (Abb. 4.7, A-C) beobachtet werden konnte, und stimmt mit Daten von Zubieta et al.[17] sowie von Petrovic et al.[21] überein. Diese Daten wiederum bestätigen, dass die Akupunkturwirkung, speziell die schmerzlindernde Wirkung, auf der Reaktion der HHN-Achse im weiteren Sinne (WS-HHN) auf den sensorischen Stimulus beruht. Der anhaltende Schmerzreiz bei der Akupunktur verstärkt demnach eine durch Stress ausgelöste Schmerzlinderung.

Zusammenfassung

In der jüngeren molekularbiologischen und neurophysiologischen Forschung werden bei Untersuchungen über die Auswirkung von Stress,[22,23] über entzündungshemmende Immunreaktionen,[24–26] über die neuroimmunologischen Grundlagen der Akupunktur,[27,28] und seit kurzem auch durch Darstellung der Akupunkturwirkung mit neurologischen bildgebenden Verfahren[16–21] immer weitere neue Erkenntnisse gewonnen.

Diese Untersuchungsergebnisse stützen die Ansicht, dass sich die Akupunkturmechanismen molekularbiologisch und neurophysiologisch etwa durch Wechselwirkungen zwischen Nerven- und Immunsystem speziell über die von Hypothalamus, Hypophyse und Nebenniere gebildete Achse im weiteren Sinne (WS-HHN) erklären lassen. Die Hypothese von der WS-HHN-Achse beinhaltet nicht nur die bekannte Theorie von der zentralen absteigenden Schmerzhemmung, an der endogene Opioide beteiligt sind, sondern gibt auch Anlass zu der Vermutung, dass Akupunktur über neuroimmunologische Signalwege und den cholinergen antiinflammatorischen Mechanismus möglicherweise auch entzündungshemmend wirkt.[23–26,29]

Entsprechend der von uns dargestellten Sachverhalte könnte die Akupunktur über die WS-HHN-Achse folgendermaßen wirken (Abb. 4.6):

- Über den vegetativen neuralen Signalweg: eine rasche und sofortige Reaktion des Nervensystems, die von den sympathischen und parasympathischen Zentren des Hypothalamus ausgeht (Abb.4.6, Signalwege Nr. 3 und 4).
- Über die humoralen Signalwege, die zwar langsamer, dafür aber breiter gestreut arbeiten und über verschiedene Systeme agieren. Dabei werden in Verbindung mit dem Hypothalamus (der klassischen, von Stress aktivierten HHN-Achse: Hypothalamo-Hypophyseo-Adrenale Stressachse) das Opioidsystem, das Hormonsystem und das neurohumorale System unter anderem neuroimmunologisch aktiv (Abb. 4.6, Signalwege Nr. 1', 1'' und 2).[25,32]

- Über einen nicht vegetativen neuronalen Signalweg: die klassische absteigende Schmerzhemmung über zentrale endogene Opioide (Abb. 4.6, Signalweg Nr. 5). Dieser Weg läuft über die aus Hypothalamus, Hypophyse, PAG, Raphe und Rückenmark gebildete Achse und geht vom PVN und dem Nucleus infundibularis (arcuatus) des Hypothalamus aus. Aufgrund dieser Modelle und der experimentellen Beweise, die hier vorgestellt wurden, kann man schließen, dass es sich bei dem Mechanismus, der der Akupunkturwirkung zugrunde liegt, in irgendeiner Form um eine Reaktion des ZNS auf eine sensorische Stimulation handelt. Diese Hypothese kann sich auf die HHN-Achse im weiteren Sinne stützen, die genauso eine Wechselwirkung zwischen Nerven- und Immunsystem, humoralen und vegetativen Signalwegen umfasst wie Efferenzen aufgrund anderer neuronaler Regelkreise des Hypothalamus, die durch Akupunktur oder akupunkturähnliche sensorische Reize ausgelöst werden.

Nun ist es wichtig, die Besonderheiten verschiedener Akupunkturmodalitäten sowohl hinsichtlich ihrer Afferenzen als auch ihrer Efferenzen genauer zu untersuchen. Mithilfe neuester molekularer bildgebender Verfahren wie der hochauflösenden und hochempfindlichen PET und fMRT mit hoher Feldstärke steht man kurz davor, die Mechanismen nachzuweisen, die hinter einer Akupunkturbehandlung stecken, etwa detailliert die Effekte der HHN-Achse oder die analgetische Akupunkturwirkung sichtbar zu machen. Dank dieser bildgebenden Verfahren kann man neurochemische und hämodynamische Veränderungen genauer verfolgen, die bei den Reaktionen auf äußere Reize wie einer Akupunkturnadelung oder akupunkturartigen sensorischen Stimuli auftreten. Man hofft, mithilfe dieses neuen Instrumentariums bald den Wirkmechanismus der Akupunktur aufklären zu können, einer Jahrtausende alten ostasiatischen medizinischen Behandlungsmethode, mit der man bei bestimmten Symptomen wie akutem Schmerz und Entzündungen häufig überraschende Erfolge erzielen kann. Es geht darum, mit all diesen wissenschaftlichen Neuerungen den Besonderheiten jedes einzelnen Falles weiter nachzugehen, indem man etwa die verschiedenen Parameter beim Setzen des Akupunkturreizes genauer untersucht; dazu zählt unter anderem, welche Punkte man auswählt und miteinander kombiniert, die Intensität oder im Fall der Elektroakupunktur die Frequenz der Stimulierung, die Dauer, die Anzahl der Wiederholungen – sämtliche Parameter, die das Behandlungsergebnis beeinflussen können. Darüber hinaus müssen noch verschiedene physiologische Unterschiede wie die Konstitution des Patienten, die pathologischen Befunde oder die zirkadiane Rhythmik der Hormonausschüttung (etwa der Glukokortikoide) beachtet werden.

Literatur

1. National Institutes of Health: NIH Consensus Development Statement on Complementary Medicine, 1997. Question 1. Available at: http://odp.od.nih.gov/consensus/statements/ cdc/107/107stmt.html.
2. Filshie J, White A, editors: Medical acupuncture: a Western scientific approach, Edinburgh and London, 1998, Churchill Livingstone.
3. Melzack R, Wall PD: Pain mechanisms: a new theory, Science 150:971-979, 1965.
4. Pomeranz B: The scientific basis of acupuncture. In Stux G, Pomeranz B, editors: The basics of acupuncture, Berlin, 1991, Springer-Verlag.
5. Takeshige C, et al: Descending pain inhibition involved in acupuncture analgesia. Brain Res Bull 29: 617-634, 1992.
6. Stux G, Hammerschlag R: Clinical acupuncture, Berlin and Heidelberg, 2000, Springer-Verlag.
7. Cho ZH, Chan JK, Ericksson L: Circular ring transverse axial positron emission camera for 3-D reconstruction of radionuclides distribution, IEEE Trans Nucl Sci 23: 613-622, 1976.
8. Phelps ME, Mazziotta JC: Positron emission tomography: human brain function and biochemistry, Science 228: 799-809, 1985.
9. Raichle ME: Behind the scenes of functional brain imaging: a historical and physiological perspective, Proc Natl Acad Sci U S A 95:765-772, 1998.
10. Ogawa S, et al: Intrinsic signal changes accompanying sensory stimulation: functional brain mapping with magnetic resonance imaging, Proc Natl Acad Sci U S A 89:5951-5955, 1992.
11. Kwong KK, et al: Dynamic magnetic resonance imaging of human brain activity during primary sensory stimulation, Proc Natl Acad Sci U S A 89:5675-5679, 1992.
12. Cho ZH, Ro YM, Lim TH: NMR venography using the susceptibility effect produced by deoxyhemoglobin, Magn Reson Med 28:25-38, 1992.
13. Cho ZH, et al: New findings of the correlation between acupoints and corresponding brain cortices using functional MRI, Proc Natl Acad Sci U S A 95:2670-2673, 1998.
14. Wu MT, et al: Central nervous pathway for acupuncture stimulation: localization of processing with functional MR imaging of the brain-preliminary experience, Radiology 212:133-141, 1999.
15. Hui K, et al: Acupuncture modulates the limbic system and subcortical gray structures of the human brain: evidence from fMRI studies in normal subjects, Hum Brain Mapp 9:13-25, 2000.
16. Cho ZH, et al: Pain dynamics observed by fMRI using a differential regression analysis technique, J Magn Reson Imag 18:273-283, 2003.
17. Zubieta JK, et al: Regional mu-opioid receptor regulation of sensory and affective dimensions of pain, Science 293:311-315, 2001.
18. Han JS: Acupuncture: neuropeptide release produced by electrical stimulation of different frequencies, Trends Neurosci 26:17-22, 2003.
19. Cho ZH, et al: fMRI neurophysiological evidence of acupuncture mechanisms, Med Acupuncture 14:16-22, 2002.
20. Cho ZH, et al: Acupuncture: the search for biologic evidence with functional magnetic resonance imaging and positron emission tomography techniques, J Altern Complement Med 8:399-401, 2002.
21. Petrovic P, et al: Placebo and opioid analgesic: imaging a shared neural network, Science 295:1737-1740, 2002.

22. Maier SF, et al: The role of the vagus nerve in cytokine-to-brain communication, Ann N Y Acad Sci 840:289-300, 1998.
23. Akil H, et al: Overview: thyroid and adrenal axes. In Zigmond MJ, et al, editors: Fundamental neuroscience: neuroendocrine systems, vol I, San Diego, 1999, Academic Press.
24. Tracey KJ: The inflammatory reflex, Nature 420:853-859, 2002.
25. Tracey KJ, et al: Anti-cachectin/TNF monoclonal antibodies prevent septic shock during lethal bacteraemia, Nature 330:662-664, 1987.
26. Wang H, et al: Nicotinic acetylcholine receptor alpha7 subunit is an essential regulator of inflammation, Nature 421:384-388, 2003.
27. Son YS, et al: Antipyretic effects of acupuncture on the lipopolysaccharide-induced fever and expression of interleukin-6 and interleukin-1beta mRNAs in the hypothalamus of rats, Neurosci Lett 319:45-48, 2002.
28. Mori H, et al: Unique immunomodulation by electro-acupuncture in humans possibly via stimulation of the autonomic nervous system, Neurosci Lett 320:21-24, 2002.
29. Besedovsky H, et al: Immunoregulatory feedback between interleukin-1 and glucocorticoid hormones, Science 233:652-654, 1986.
30. Libert C: Inflammation: a nervous connection, Nature 421:328-329, 2003.
31. Derbyshire SWG: Measuring our natural painkiller, Trends Neurosci 25:67-68, 2002.
32. Giardino L, et al: Daily modifications of 3H-naloxone binding sites in the rat brain: a quantitative autoradiographic study, Chronobiol Int 6:203-216, 1989.
33. Jones AK, et al: In vivo distribution of opioid receptors in man in relation to the cortical projections of the medial and lateral systems measured with positron emission tomography, Neurosci Lett 126:25-28, 1991.
34. Han JS, et al: Enkephalin and beta-endorphin as mediators of electro-acupuncture analgesia in rabbits: an antiserum microinjection study, Adv Biochem Psychopharmacol 33:369-377, 1982.
35. Cho ZH, Wong EK, Fallon J: Neuro-acupuncture, Los Angeles, 2001, Q-Puncture Inc.

Kapitel 5

Das Integrative Neuromuskuläre Akupunkturpunktsystem (INMAS)

Einführung

Das klassische chinesische Akupunktursystem wurde zum ersten Mal im „Inneren Klassiker des Gelben Kaisers" (*Huang Di Nei Jing*) beschrieben, der zwischen 500 und 200 v.Chr. entstanden ist und immer noch als „Bibel" der klassischen Akupunktur angesehen wird. Als das Buch erschien, war es ein Meisterwerk, das seiner Zeit weit voraus war.

Das traditionelle chinesische Akupunktursystem, das heute verwendet wird, ist schon wesentlich weiter entwickelt als das des „Klassikers". Es besteht aus einem komplexen System mit 361 Punkten auf 14 Meridianen. Jeder Punkt liegt an einer festen Stelle und hat eine spezifische, quasi pharmakologische Wirkung, die Akupunkteure auswendig kennen sollten. Vor kurzem wurde die traditionelle Akupunktur um etwa 2500 zusätzliche extrameridiane Punkte erweitert, die individuell angewandt werden können.

Ein Grund für die mangelnde Akzeptanz der Akupunktur in der westlichen Medizin liegt unserer Ansicht nach darin, dass das altertümliche, umständliche und komplizierte klassische Akupunktursystem so schwierig zu verstehen, zu erlernen und anzuwenden ist.

Um diese Probleme zu überwinden, stellen wir hier das von uns entwickelte Integrative Neuromuskuläre Akupunkturpunktsystem (INMAS) vor. INMAS ist ein benutzerfreundliches System, bei dem die Akupunkturpunkte und ihre klinische Anwendung biomedizinisch begründet werden, das aber gleichzeitig den wesentlichen Grundsatz der klassischen Akupunktur bewahrt: Behandle immer den ganzen Menschen, nicht nur das erkrankte Organ; behandle die Ursache der Symptome, nicht nur das Symptom.

Das INMAS-Protokoll entspricht dem Denken westlicher Praktiker, weshalb es eher bei der Schmerzbehandlung berücksichtigt werden kann. Die Mechanismen der Akupunktur werden anhand von neurologischen Grundbegriffen mit Hilfe von Theorien, die auf den wissenschaftlichen und klinischen Ergebnissen der letzten 40 Jahre beruhen, und anhand ihrer peripheren und zentralen Wirkung erklärt (s. Kap. 3 und 4).

INMAS bietet ein einfaches anatomisches Akupunkturpunktsystem, eine zuverlässige und reproduzierbare quantitative Methode, um den Zustand des Patienten zu beurteilen und das Behandlungsergebnis vorherzusagen, sowie ein standardisiertes Behandlungsprotokoll. Damit wird es der vom Westen geforderten Normierung medizinischer Verfahren ebenso gerecht wie dem individuellen Ansatz traditioneller chinesischer Medizin (TCM).

Drei Arten von Akupunkturpunkten

Im Integrativen Neuromuskulären Akupunkturpunktsystem (INMAS) gibt es drei Arten von Akupunkturpunkten: homöostatische (HAs), symptomatische (SAs) und paravertebrale Akupunkturpunkte (PAs). Jeder Typ hat verschiedene pathophysiologische Eigenschaften, die im Folgenden erklärt werden:

- 24 homöostatische Akupunkturpunkte (HAs)
  Bei gesunden Personen findet man nicht so viele empfindliche Akupunkturpunkte. Bei Verlust der Homöostase werden mit der Zeit immer mehr Akupunkturpunkte druckempfindlich. Diese empfindlichen Akupunkturpunkte erscheinen an vorhersagbaren Stellen und in vorhersagbarer Reihenfolge. Das sind die homöostatischen Akupunkturpunkte (HAs).
  Da die Stellen, an denen die empfindlichen Akupunkturpunkte auftreten, vorhersagbar sind, kann jeder homöostatische Akupunkturpunkt eindeutig über den mit dieser Stelle assoziierten Nerv oder ein entsprechendes wichtiges anatomisches Merkmal definiert und entsprechend benannt werden. Außerdem lässt er sich dadurch auch leicht finden.
  Während ein Gesunder nur einige wenige empfindliche HAs aufweist, können es bei einem Kranken über 100 sein. Wer nicht so viele empfindliche Akupunkturpunkte hat, braucht auch weniger Akupunktursitzungen, bis der Schmerz nachlässt. Die Anzahl der empfindlichen HAs entspricht daher dem Selbstheilungspotential des Patienten. Das Muster, in dem die empfindlichen HAs auftreten, ist bei jedem Patienten annähernd gleich.
  Bei einem chronischen Leiden können sich nach und nach über 100 druckempfindliche HAs ausbilden. In der Regel entwickeln sich weitere empfindliche HAs rund um die 24 so genannten primären HAs, die als Erste am Körper auftauchen. So ist beispielsweise der Akupunkturpunkt H1 am Ramus profundus n. radialis (Abb. 5.1) bei fast jedem druckempfindlich. Wenn die Homöostase verloren geht oder bei einer Ellenbogen- oder Armverletzung treten dann distal von H1 in Richtung des Handgelenks weitere empfindliche Akupunkturpunkte entlang des Ramus profundus n. radialis auf. Daher braucht sich der Akupunkteur nur die 24 primären HAs zu merken, um alle anderen potentiellen HAs zu kennen.
  Das Abtasten der 24 primären HAs hilft dem Praktiker darüber hinaus, den Ursprung eines übertragenen Schmerzes zu orten, was bei einem Schmerzpatienten oft sehr schwierig ist. Ein Schmerz wird häufig von dem einen auf den anderen HAs übertragen.
  Der Einsatz der primären HAs ist jeweils standardisiert (s. u.). Bei der Nadelung von HAs folgt man jedoch der TCM-Theorie, bei der die Balance zwischen Yin und Yang sowie die Behandlung der eigentlichen Krankheitsursache (Ben) im Vordergrund steht.
  Man beachte, dass ein HAs auch ein SA (s. nächster Abschnitt) sein kann. Obwohl beispielsweise der Akupunkturpunkt H8 am M. infraspinatus (s. u.) ein HAs ist, wird dieser Punkt bei Patienten mit Schulterschmerzen eher empfindlich und ist dann eigentlich ein SA.

- Symptomatische Akupunkturpunkte (SAs oder Ah-Shi-Punkte)
  SAs zeigen bei den Schmerzsymptomen individuelle Muster und sind daher von Patient zu Patient unterschiedlich. Viele Akupunkteure bezeichnen SAs nach der traditionellen Akupunkturpraxis als Lokal- oder Ah-Shi-Punkte. Im Folgenden werden einige Beispiele genannt.
  Bei Patienten mit Atemproblemen wie Asthma kann man zervikal sowie auf den Armen, dem oberen Rücken und vorne auf der Brust empfindliche Akupunkturpunkte finden. An der Ausbildung dieser druckdolenten Punkte können periphere Nerven von C2–Th12 beteiligt sein. Bei Patienten mit Kreuzschmerzen erscheinen die druckdolenten Akupunkturpunkte häufig rund um HAs des unteren Rückens: H15, H14, H16, H18 und H22.
  Anders als bei den HAs, die sich an vorhersagbaren Stellen und in vorsagbarer Reihenfolge ausbilden, entwickeln sich SAs entsprechend den Verletzungen des einzelnen Patienten unvorhersehbar und individuell.
  Bei der Behandlung eines Schmerzpatienten sollte der Akupunkteur daher sorgfältig den betroffenen Bereich abtasten, um die SAs zu finden.
- Paravertebrale (Huatuo Jiaji) Akupunkturpunkte (PAs)
  Paravertebrale Akupunkturpunkte liegen von der Schädelbasis bis hinunter zum Sakralbereich beidseits der Wirbelsäule auf den Rückenmuskeln. In der klassischen Akupunktur werden einige dieser Punkte als Huatuo-Jiaji-, andere als Rücken-Shu-Punkte bezeichnet. Diese Punkte bestehen aus Nervenfasern aus den Rami dorsales der Spinalnerven. Da sie den Wurzeln der Spinalnerven und den sympathischen Grenzstrangganglien näher sind, können sie, wie sich in der Klinik erwiesen hat, die Aktivität des vegetativen Nervensystems besser ausgleichen als andere Punkte, auch wenn jeder andere Akupunkturpunkt des Körpers diese Fähigkeit ebenfalls besitzt.
  Außerdem entspannen sich durch eine Nadelung von PAs die Rückenmuskeln, so dass der Druck auf die Wirbelsäulengelenke der nachlässt. Dadurch bessern sich die meisten Symptome, die wie etwa bei einer Nervenwurzelerkrankung (Radikulopathie) oder Osteoporose von den Rückenmuskeln und dem Rückgrat ausgehen.
  Manchmal werden bestimmte PAs druckempfindlich; in diesem Fall betrachtet man sie dann als SAs. So hat beispielsweise ein Patient mit Magenschmerzen oder einem Magengeschwür druckdolente Punkte, die vorne auf dem Processus xiphoideus (Schwertfortsatz des Brustbeins) getastet werden können, es können aber auch auf dem Rücken ein- oder beidseitig von Th7–Th12 empfindliche Punkte auftreten.
  Für die Arbeit am Patienten ist es noch von Bedeutung, dass PAs im Gegensatz zu HAs und SAs nicht exakt lokalisiert werden können, weil sich die Hautäste benachbarter Spinalnerven überlappen. Um eine möglichst große Wirkung zu erzielen, nadelt man am besten alle benachbarten Spinalnerven mit. Wenn es beispielsweise um eine Postzosterneuritis in den thorakalen Segmenten Th5–Th6 geht, setzt man die Nadeln besser gleich im gesamten Bereich von Th4–Th7. In der Praxis wählt man die PAs danach aus, in welchen Segmenten oder Dermatomen sich die SAs befinden. PAs benutzt

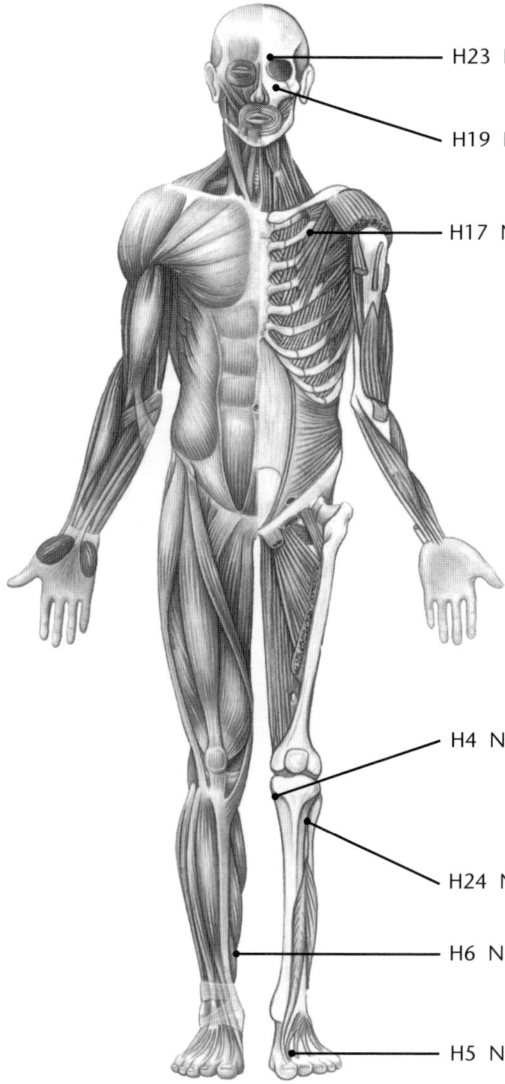

Abb. 5.1 Die 24 primären homöostatischen Akupunkturpunkte (HAs). Die Nummerierung der Akupunkturpunkte gibt an, in welcher Reihenfolge die Punkte von der latenten in die passive Phase übergehen. So wird beispielsweise H2 nach H1 schmerzempfindlich. (Modifiziert nach Abrams, P.; Hutchings, R., Marks, S. (1997) *McMinns color atlas of human anatomy*, 4. Ausgabe, Mosby, London.)

man, um die SAs stärker zu desensibilisieren und das vegetative Nervensystem auszubalancieren. So wählt man beispielsweise bei SAs an den oberen Extremitäten PAs im Bereich von C4–Th1 aus, während man bei SAs an den unteren Extremitäten PAs im Bereich von L2–S4 nimmt.

Durch die Kombination der drei Arten von Akupunkturpunkten erhält man ein universelles standardisiertes Protokoll für alle Schmerzsymptome; gleichzeitig gewährleistet dieses Protokoll ein individuelles Vorgehen, wie es in der

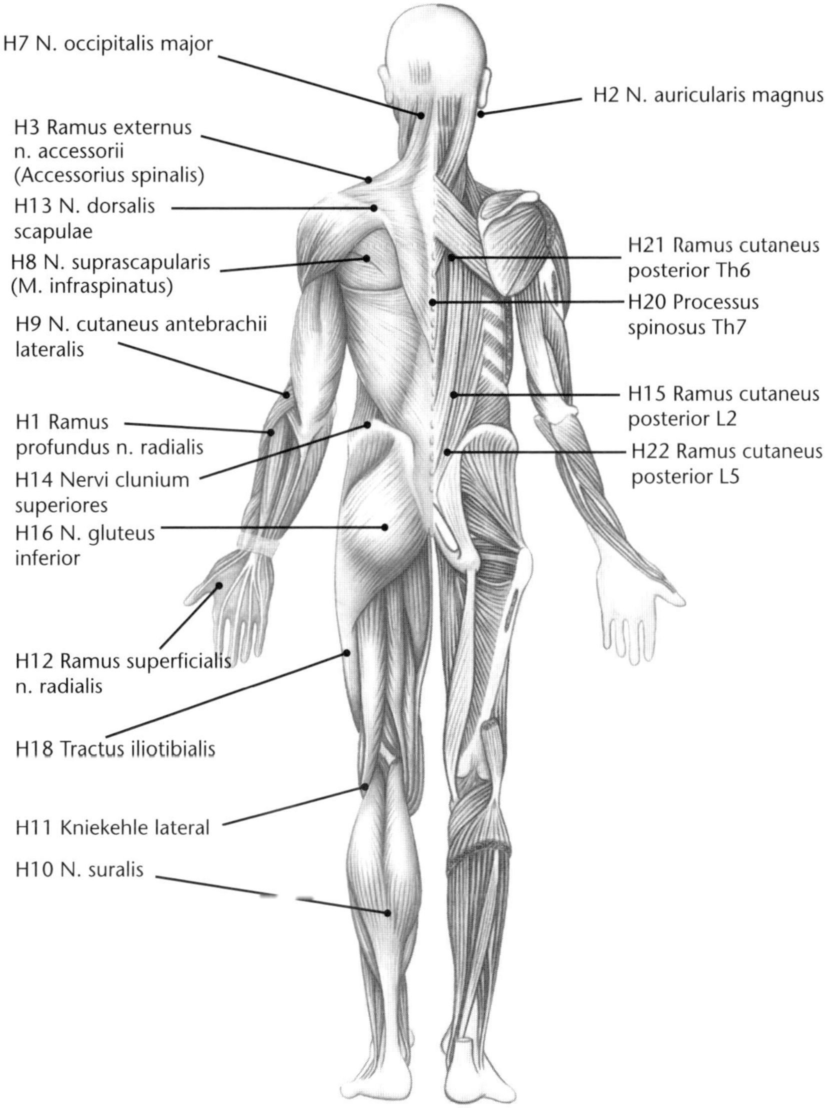

Abb. 5.1 (Fortsetzung)

TCM üblich ist, weil bei jedem Patienten spezifische SAs gefunden und behandelt werden müssen. Anders gesagt, die primären HAs sind bei jedem Patienten gleich, während die SAs individuelle symptomatische Punkte darstellen. Verschiedene SAs müssen dann entsprechend ihrer segmentalen Verbindung mit unterschiedlichen PAs kombiniert werden. Daher bietet dieses Protokoll sowohl eine Standardisierung als auch eine individuelle Anpassung.

Das folgende Beispiel erklärt, wie man mit einem einzigen Basisprotokoll gegen zwei verschiedene Schmerzsymptome, nämlich Schmerzen am Ellenbogen und am Knie, vorgehen kann. In Kapitel 6 gibt es eine ausführlichere Anleitung.

Patient A (Schmerzen am Ellenbogen)

HAs Primäre HAs
SAs Lokale SAs am Ellenbogen und Arm
PAs PAs im Bereich von C4–Th1

Patient B (Schmerzen am Knie)

HAs Primäre HAs (dieselben wie bei Patient A)
SAs Lokale SAs am Knie, an Ober- und Unterschenkel
PAs PAs im Bereich von L2–L5

Zufällige und voraussagbare Muster bei der Entstehung empfindlicher Akupunkturpunkte

An allen Akupunkturpunkten findet man periphere – sensorische und postganglionäre – Nervenfasern und andere Weichgewebe (s. Kap. 1). Akupunkturpunkte zeigen, wenn sie empfindlich werden, zwei unterschiedliche Verteilungsmuster: bei SAs ist diese Verteilung zufällig, bei HAs vorhersagbar.

Wie bereits erörtert, gehen homöostatische Akupunkturpunkte bei schwindender Homöostase nach und nach von einer latenten (unempfindlichen) in eine passive oder aktive Phase über. Im Allgemeinen treten HAs symmetrisch an voraussagbaren Stellen und in voraussagbarer Reihenfolge auf; man spricht daher von einem vorhersagbaren Entstehungsmuster. Manche Patienten können über 100 HAs haben; die ersten 24 HAs sind in Abbildung 5.1 zu sehen. Alle anderen HAs tauchen, wie erwähnt, rund um diese 24 primären HAs auf.

Durch eine akute Verletzung oder Erkrankung werden immer auch einige sensorische Nerven im Umfeld empfindlich (druckdolente Akupunkturpunkte). Diese empfindlichen Akupunkturpunkte können irgendwo im betroffenen Gebiet auftreten. Damit ist das Entstehungsmuster der SAs zufällig.

Häufig findet man auch beide Verteilungsmuster parallel. So ist beispielsweise der primäre Akupunkturpunkt H1 (Ramus profundus n. radialis; s. Erörterung weiter unten) bei allen gesunden und nicht gesunden Menschen gleichermaßen empfindlich. Patienten mit Schmerzen an Nacken, Schulter, Ellenbogen, Handgelenk und Hand haben alle einen druckdolenten primären Akupunkturpunkt H1 am Ramus profundus n. radialis, darüber hinaus aber auch noch verschiedene zufällige empfindliche Akupunkturpunkt im Umfeld von H1.

An den drei pathophysiologischen Phasen zeigt sich die quantitative und qualitative Dynamik der Akupunkturpunkte: bleiben die pathologischen Faktoren länger bestehen, nehmen Anzahl, Größe und Empfindlichkeit druckdolenter HAs und SAs entsprechend weiter zu. Bei richtiger Behandlung sinkt dagegen die Anzahl der empfindlichen Akupunkturpunkte und die Empfindlichkeit der einzelnen Punkte lässt nach (s. Kap. 2 und 3). Ohne entsprechende

Behandlung oder bei eingeschränkten Selbstheilungskräften vergrößert sich der Akupunkturpunkt und wird schließlich eine auf Dauer krankhafte Struktur, etwa ein tastbarer Knoten im Muskel.

Es gibt keine „Schein"-Akupunkturpunkte (s. Kap. 4). In jeder sensorischen Nervenfaser, ob überempfindlich oder nicht, werden bei der Stimulation durch eine Akupunkturnadel elektrische Impulse erzeugt und zum Rückenmark und Gehirn gesandt. Wichtige Akupunkturpunkte wie die 24 primären HAs übermitteln dabei stärkere Signale, bei fingierten Akupunkturpunkten sind sie eher schwächer.

Wie elektrophysiologische Versuche ergeben haben, sind die Signale nach normaler mechanischer oder thermischer Reizung bei bestimmten sensibilisierten Nervenfasern stärker (unveröffentlichte Ergebnisse, Dr. Yun-Tao Ma). Klinisch wichtige Akupunkturpunkte erzeugen oft ein stärkeres Nadelgefühl (*De Qi*) wie Schmerz, Brennen, Taubheitsgefühl, Schwere, Druck oder elektrischen Schlag. Diese Akupunkturpunkte, an denen bei der Behandlung starke Signale entstehen, sind oft wirksamer als Akupunkturpunkte mit schwächeren Impulsen.

Man muss bei jedem Symptom alle drei Punktarten miteinander kombinieren, um die besten Behandlungsergebnisse zu erzielen. Das Folgende zeigt dies am Beispiel eines Patienten mit Knieschmerzen. Zuerst bittet man den Patienten, sich auf den Rücken zu legen und tastet den Bereich rund um das Knie ab, um die lokalen SAs zu finden und dann zu nadeln. Anschließend palpiert und nadelt man die in Rückenlage zugänglichen HAs. Dann dreht sich der Patient auf den Bauch und die empfindlichen Punkte in der Kniekehle und die PAs im Bereich von L2–S2 sowie die in dieser Position erreichbaren HAs an Schulter und Nacken werden genadelt. Diese Kombination aus Lokal- (SAs) und Fernpunkten (HAs) bietet die besten Erfolgsaussichten. Wie viele Akupunkturpunkte in jeder Sitzung genadelt werden, hängt davon ab, wie schwer die Verletzung ist, wie es um die Homöostase des Patienten bestellt ist und wie er die Nadelung toleriert. Wir erörtern dies ausführlicher in den nächsten Kapiteln.

Neuroanatomie der 24 primären homöostatischen Akupunkturpunkte

Dr. H. C. Dung hat sich 30 Jahre lang in Praxis und Labor mit der Pathophysiologie von HAs beschäftigt. Er konnte beobachten, dass manchmal bis zu 110 HAs entstehen, wenn sich die Homöostase verschlechtert. Davon sind, wie bereits erörtert, 24 Punkte besonders wichtig.[1]

Dank der Entdeckung der HAs sowie der Tatsache, dass ihre Anzahl mit dem Zustand der Homöostase korreliert, kann man den pathophysiologischen Zustand eines Patienten (sein Selbstheilungspotential) beurteilen und Dauer sowie Erfolgsaussichten der Behandlung vorhersagen (s. Kap. 6).

Die 24 primären Akupunkturpunkte sind entsprechend der Reihenfolge, in der sie empfindlich werden, durchnummeriert und werden dann mit dem Namen des peripheren Nervs oder anatomischen Merkmals, mit dem sie verbunden sind, bezeichnet (Abb. 5.1). Nimmt man beispielsweise den Akupunkturpunkt H1 am Ramus profundus n. radialis, so bedeutet H1, dass dieser Punkt von allen HAs als Erster empfindlich wird; die Bezeichnung Ramus profundus n. radialis zeigt, dass er auf diesem Nerv zu finden ist. Akupunkturpunkt H19 am N. infraorbitalis liegt auf dem Foramen infraorbitale, durch das der N. infraorbitalis hindurchtritt und wird in der Regel nach dem Akupunkturpunkt H18 am Tractus iliotibialis sensibilisiert.

Die Nadeln sicher und effektiv zu setzen, sollte für den Akupunkteur oberstes Gebot sein. Arbeitet er an den oberen und unteren Extremitäten, ist die Gefahr eines Zwischenfalls gering. In anderen Körperregionen sollte man jedoch sorgfältig darauf achten, keine lebenswichtigen Organe wie Lunge oder Herz zu verletzen. Jeder Akupunkteur kann aufgrund seiner Erfahrung herausfinden, mit welcher Nadelungsmethode er seine Patienten behandelt, er sollte aber immer daran denken, dass kein Patient einem anderen gleicht.

Alle im folgenden Abschnitt beschriebenen Nadelungsmethoden können in Bauch- und Rückenlage angewandt werden. Die Stellen, an denen die Akupunkturpunkte gefunden werden, können von Patient zu Patient geringfügig voneinander abweichen. Um die besten Ergebnisse zu erzielen, sollte der Akupunkteur immer erst sorgfältig den Körper des Patienten abtasten, um die tatsächliche Lage der Akupunkturpunkte auszumachen, bevor er die Nadeln inseriert. Im Folgenden werden die 24 primären homöostatischen Akupunkturpunkte (Abb. 5.1) nach Körperregionen geordnet beschrieben.

Homöostatische Akupunkturpunkte an Kopf und Hals

Von diesen fünf primären homöostatischen Akupunkturpunkten befinden sich zwei auf dem Gesicht, zwei am Hals und der Fünfte, H3 am Ramus externus n. accessorii (Accessorius spinalis), am Übergang vom Nacken zur Schulter. H3 am „Accessorius spinalis“ wird in diesem Abschnitt ebenfalls besprochen, weil der Ramus externus n. accessorii, der H3 innerviert, kraniale und zervikale Nervenwurzeln aufweist.

H19 N. infraorbitalis Dieser Akupunkturpunkt befindet sich genau auf dem Foramen infraorbitale (Abb. 5.2), durch das der N. infraorbitalis, der Endast des N. maxillaris (V2) aus dem N. trigemininus, hindurchzieht, um die Gesichtshaut zu versorgen. Um die Bildung von Hämatomen zu vermeiden, verwendet man am besten Nadeln mit 0,18–0,20 mm Durchmesser und führt sie 2–5 Millimeter tief ein.

Klinische Anmerkungen Der Akupunkturpunkt H19 am N. infraorbitalis ist immer der Punkt im Gesicht, der zuerst empfindlich wird, weil der N. infraorbitalis der größte Hautnerv in diesem Bereich ist. Außer dem Rückgang der Homöostase sorgen auch alle Symptome von Gesicht und Kopf dafür, dass dieser Akupunkturpunkt empfindlicher und größer wird. Daher liefern Druckdolenz und Punktgröße wertvolle Information über die Schwere oder die Chronizität eines Symptoms. Allgemeine Symptome, aufgrund derer dieser Akupunkturpunkt sensibilisiert werden kann, sind Neuralgien im Ausbreitungsgebiet von Hirnnerven, alle Arten von Kopfschmerzen, faziale, myofasziale Störungen und Erkrankungen des Kiefergelenks, Schmerzen, die von

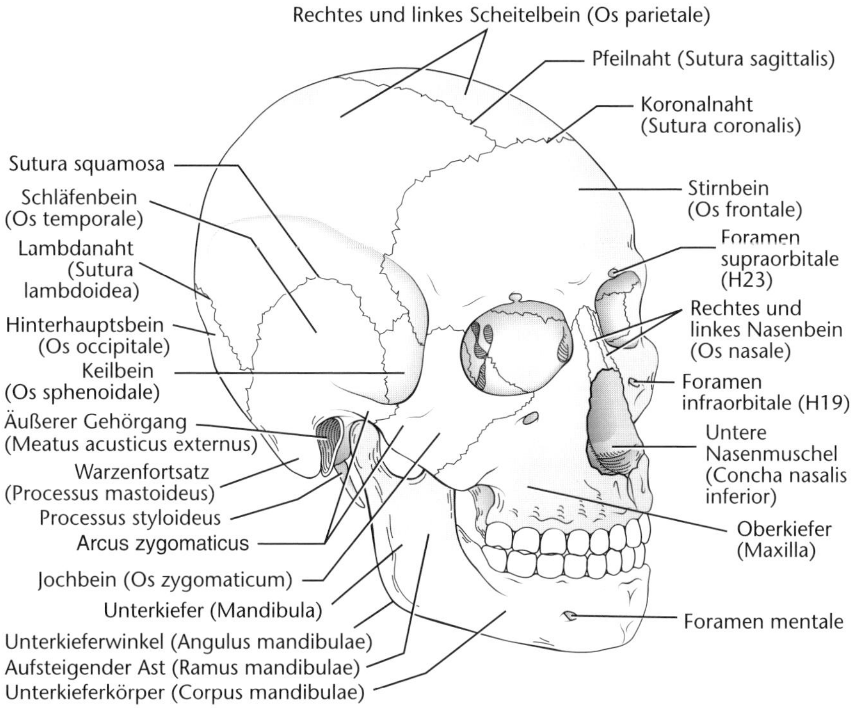

Abb. 5.2 Lage der Akupunkturpunkte H23 am N. supraorbitalis und H19 am N. infraorbitalis. (Modifiziert nach Jenkins, D. (2002) *Hollinshead's functional anatomy of the limbs and the back*, 8. Ausgabe, WB Saunders, Philadelphia.)

Zähnen, Mund, Augen, dem Bereich um die Augen und vom Ohr ausgehen, ferner Sinusitis, Erkältung, Allergien und Gesichtslähmung. Der Akupunkturpunkt H19 am N. infraorbitalis sollte bei all diesen Symptomen genadelt werden. Anzumerken ist noch, dass auch ein von einem Karzinom im Kopf- und Halsbereich ausgehender Schmerz diesen Akupunkturpunkt sensibilisiert.

H23 N. supraorbitalis Dieser Akupunkturpunkt liegt direkt auf der Incisura supraorbitalis, durch die der N. supraorbitalis hindurchzieht (Abb. 5.2). Dieser Hautnerv aus dem N. ophtalmicus (V1) des N. trigeminus erstreckt sich bis auf die Oberseite des Kopfes. Der Punkt wird mit derselben Technik genadelt wie H19 am N. infraorbitalis.

Klinische Anmerkungen Der N. supraorbitalis ist kleiner als der N. infraorbitalis; daher wird der Akupunkturpunkt H23 erst nach dem Akupunkturpunkt H19 empfindlich (s. Kap. 1). H19 am N. infraorbitalis ist beispielsweise bei Patienten mit leichten Kopfschmerzen immer empfindlich. Halten die Kopfschmerzen einige Zeit an, wird auch H23 am N. supraorbitalis druckschmerzhaft. Wenn die Kopfschmerzen noch stärker werden, werden auch entsprechend weitere Punkte im Gesicht wie der N. mentalis (V3) sowie der Ramus zygomaticofacialis und der Ramus zygomaticotemporalis (beide aus V2) druckempfindlich. Je mehr Punkte druckdolent sind, umso schwerwiegender und chronischer ist das Symptom und umso mehr Behandlungen sind erforderlich.

Bei der Behandlung von Patienten mit Gesichtsproblemen wie etwa Kiefergelenkschmerzen, chronischen Kieferhöhlenbeschwerden oder Fazialislähmung, sollten je nach dem vorliegenden Symptom andere vom N. facialis (VIII) innervierte Punkte (Abb. 5.3) sorgfältig abgetastet und selektiv genadelt werden.

H2 N. auricularis magnus Dieser Akupunkturpunkt befindet sich direkt hinter dem Ohrläppchen, auf dem vorderen Rand des M. sternocleidomastoideus (Abb. 5.3). Der N. auricularis magnus ist einer der vier Äste aus dem Halsgeflecht (Plexus cervicalis, C2–C4), in dem sich die ventralen Äste von C2–C4 verbinden. Der Plexus cervicalis liegt unter der V. jugularis interna und dem M. sternocleidomastoideus. Die vier Hautäste aus dem Plexus cervicalis erscheinen im mittleren Drittel auf dem Hinterrand des M. sternocleidomastoideus.

Der N. auricularis magnus kreuzt den Muskel und verläuft schräg nach oben in Richtung des Ohrläppchens und des Unterkieferwinkels. Der Nervenstrang durchstößt die umhüllende Faszie genau unterhalb des Ohrläppchens und teilt sich in verschiedene Äste, die die Haut auf dem unteren Teil des äußeren Ohres und dem Bereich vom Unterkiefer bis zum Warzenfortsatz (Processus mastoideus) versorgen. Die drei vom Plexus cervicalis gebildeten Akupunkturpunkte sind in Abbildung 5.3 zu sehen.

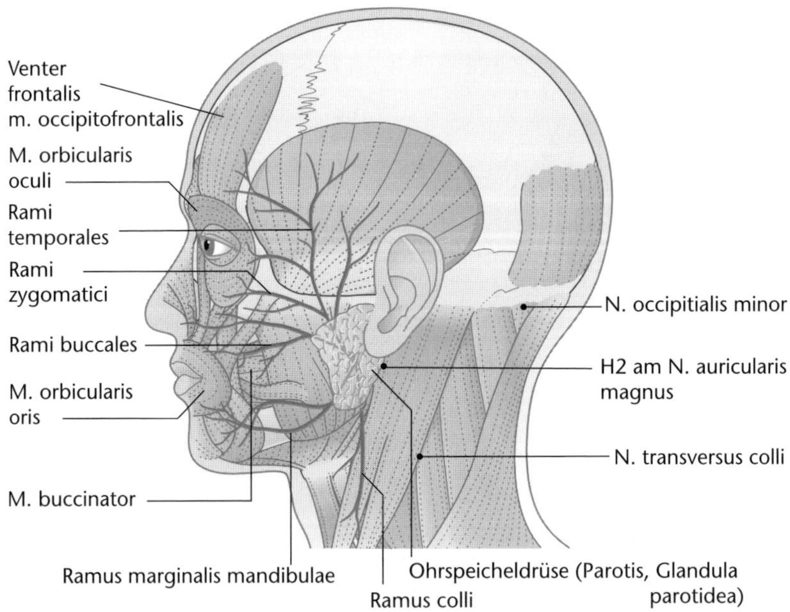

Abb. 5.3 Akupunkturpunkt H2 am N. auricularis magnus, Schema des N. facialis (VII) sowie zweier weniger wichtiger Akupunkturpunkte: N. occipitalis minor und N. transversus colli. (Modifiziert nach FitzGerald, M., Folan-Curran, J. (2002) *Clinical neuroanatomy and related neuroscience*, 4. Ausgabe, WB Saunders, Edinburgh.)

Klinische Anmerkungen Der Akupunkturpunkt H2 am N. auricularis magnus ist bei fast allen Patienten druckempfindlich. Wenn dieser Punkt genadelt wird, kommt es allerdings häufig zu Blutungen, weil die V. jugularis externa genau neben dem N. auricularis magnus nach unten zieht. Wenn sich die V. jugularis externa in ihrem Verlauf deutlich erkennbar abzeichnet, spricht dies für einen erhöhten Venendruck aufgrund von Herzproblemen; in diesem Fall sollte H2 nicht genadelt werden, um einen Zwischenfall wie etwa eine Luftembolie zu vermeiden. Man kann für diesen Punkt eine feine Nadel (0,2–0,18 mm Durchmesser) verwenden, die etwa 5–8 mm tief eingestochen wird.

Es gibt am Nacken und Hals weitere Akupunkturpunkte, die von drei anderen Nerven aus dem Plexus cervicalis gebildet werden. Dabei handelt es sich um 1. den N. occipitalis minor, dessen Akupunkturpunkt sich zwischen den Ansätzen von M. sternocleideomastoideus und M. trapezius am Os occipitale befindet; 2. den N. transversus colli, der etwa in der Mitte des Hinterrandes des M. sternocleidomastoideus auftritt und sich dann quer über die Außenfläche des Muskels zum Vorderrand des Muskels zieht (mit einigen Akupunkturpunkten in der vorderen Halsregion (Regio colli anterior)); und 3. die Nn. supraclaviculares, bei denen man die Nn. mediales, intermedii und laterales unterscheidet. Diese Nerven geben kleine Äste an die Haut am Hals ab und treten dann genau über dem Schlüsselbein durch die tiefe Faszie, um die Haut der oberen Brust- und Schulterregion zu versorgen. Wenn der Akupunkteur in diesem Bereich empfindliche Akupunkturpunkte nadelt, sollte er immer genau aufpassen, in welcher Richtung und wie tief er die Nadeln setzt, um nicht die Lunge zu punktieren. Eine sichere Nadelungsmethode stellen wir später in diesem Kapitel vor.

H7 N. occipitalis major Dieser Akupunkturpunkt liegt zwei oder drei Zentimeter von der Mittellinie entfernt auf dem Unterrand der Hinterkopfregion (Abb. 5.1). Er kann leicht getastet werden, weil er bei über 95 Prozent der Patienten druckdolent ist. Der N. occipitalis major wird vom Ramus dorsalis nervi cervicalis C2 gebildet. Er taucht zwischen dem hinteren Bogen des Atlas (C1) und der Lamina arcus vertrebrae des Axis (C2) unter dem kleinen M. obliquus capitis inferior auf und zieht dann an die Oberfläche, wo er die Haut in der Okzipitalregion versorgt.

Klinische Anmerkungen Der Akupunkturpunkt H7 am N. occipitalis major wird häufig verwendet, weil viele Symptome auf Nackenprobleme zurückzuführen sind (mehr darüber in Kap. 9). Für eine effektive Behandlung verwenden wir in der Regel Nadeln mit 0,22 mm Durchmesser, die zwischen 2–4 mm tief eingeführt werden, je nachdem, wie dick die Gewebe im Nacken des Patienten sind.

H3 Ramus externus n. accessorii Der „Accessorius spinalis“ entspringt sowohl aus kranialen (Nucleus ambiguus in der Medulla oblongata) als auch aus spinalen Wurzeln (C1–C6) und enthält afferente (sensorische) und efferente (motorische) Fasern. Der Ramus externus n. accessorii tritt am Übergang vom Nacken zur Schulter in der Mitte der Vorderkante der Pars descendens in den M. trapezius ein (Abb. 5.1). H3 markiert daher eine neuromuskuläre Verbindungsstelle.

Klinische Anmerkungen Der H3 am Ramus externus n. accessorii ist bei über 98 Prozent der Bevölkerung druckempfindlich. Wir benutzen eine Nadel, die bis zu 2,5 cm lang ist, und führen sie senkrecht zur Haut ein. Der Akupunkteur sollte äußerst vorsichtig sein, wenn er diesen Punkt nadelt, weil sich genau darunter die Lungenspitze befindet. Wir schlagen in Kapitel 9 vier Nadelungsmethoden vor. Der Akupunkteur kann die Methode auswählen, die ihm am angenehmsten ist oder auch andere sichere Methoden finden. Ein weiterer Ast des Accessorius spinalis innerviert auch den M. sternocleidomastoideus, die auf diesem Muskel gebildeten Akupunkturpunkte sind allerdings nicht so wichtig.

Andere Akupunkturpunkte im Gesicht An der Entstehung von Akupunkturpunkten im Gesicht sind zwei Hirnnerven beteiligt: der N. trigeminus (V) und der N. facialis (VII, (Abb. 5.3). Der N. trigeminus enthält sowohl sensible (afferente) Fasern für allgemeine Sinnesempfindungen in der Haut von Gesicht und Stirn als auch motorische (efferente) Nerven für die Kaumuskulatur. Bei den Gesichtsmuskeln unterscheidet man Kaumuskeln und mimische Muskulatur. Zwei wichtige Kaumuskeln, der M. temporalis und der M. masseter, werden durch die motorischen Nerven des N. trigeminus versorgt. Die Akupunkturpunkte, die sich auf diesen beiden Muskeln bilden, sind für die Behandlung bestimmter Kopfschmerzen und Gesichtssymptome wie ein Kiefergelenksyndrom oder eine Gesichtslähmung entscheidend.

Die fünf Äste des komplizierten N. facialis innervieren 20 bekannte mimische Muskeln und andere Strukturen wie die Zunge. Eine Verletzung des N. facialis oder einiger seiner Äste führt zu einer unvollständigen (Parese) oder vollständigen (Paralyse) Lähmung aller oder einiger Gesichtsmuskeln auf der betroffenen Seite (Bewegungseinschränkung oder -unfähigkeit). Als Ursache können ein starkes Abkühlen des Gesichts, Entzündung, Mittelohrentzündung, Brüche, ein Tumor sowie andere Störungen in Frage kommen. Mit einer angemessenen Nadelung der betroffenen Muskeln kann man die Entzündung eindämmen und bei vielen Gesichtssymptomen einschließlich der Fazialis- oder Bell-Lähmung die Heilung beschleunigen.

Homöostatische Akupunkturpunkte an der oberen Extremität

Mit der oberen Extremität werden manuelle Tätigkeiten ausgeführt. Man unterscheidet zwei Teile: die Schulter (Verbindung des Arms zum Rumpf) und den freien Arm. Der freie Arm umfasst vier Teile: Oberarm (Brachium, zwischen Schulter und Ellenbogen), Unterarm (Antebrachium, zwischen Ellenbogen und Handgelenk), Handwurzel (Carpus) und Hand (Manus).

Zu den Knochen der oberen Extremität gehören Schlüsselbein (Clavicula) und Schulterblatt (Scapula) in der Schulter, der Oberarmknochen (Humerus) sowie Speiche (Radius) und Elle (Ulna) im Unterarm, die acht Handwurzelknochen (Ossa carpi oder carpalia), die fünf Mittelhandknochen (Ossa metacarpi oder metacarpalia) der Hand sowie die 14 Fingerknochen (Ossa digitorum manus; beim Daumen Phalanx proximalis et distalis, bei den übrigen Finger Basis, Corpus und Caput phalangis). Mit den Knochen der oberen Extremität sind mehr als 50 große und kleine Muskeln verbunden.

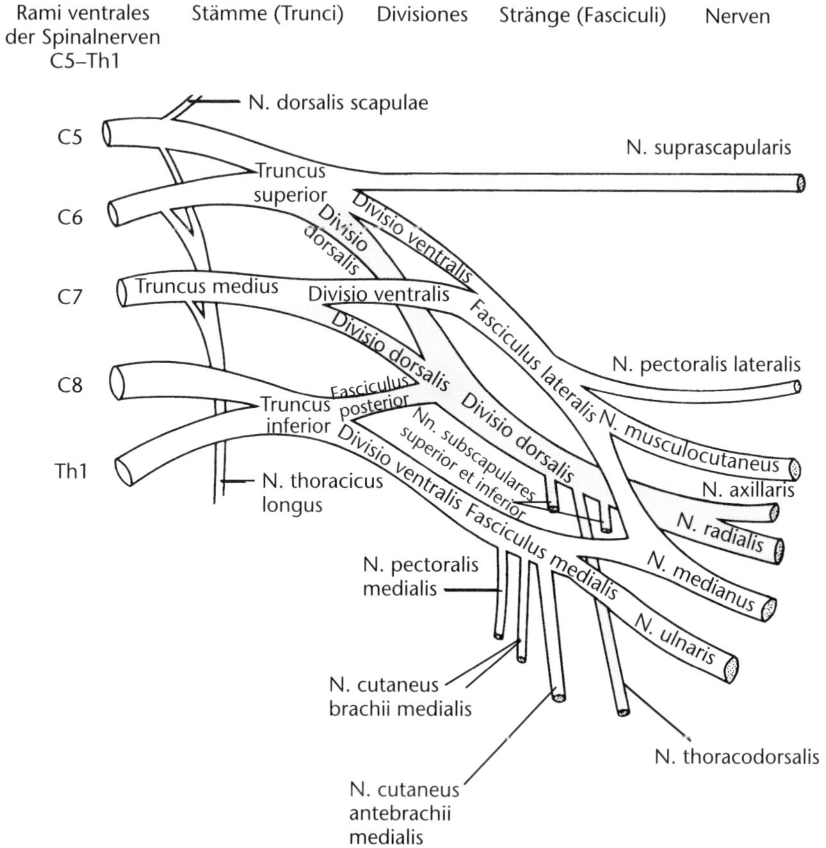

Abb. 5.4 Schematische Darstellung des Plexus Brachialis. Der kleine Nerv aus dem oberen Stamm, der den M. subclavius innerviert, wurde weggelassen. (Modifiziert nach Jenkins, D. (2002) *Hollinshead's functional anatomy of the limbs and the back*, 8. Ausgabe, WB Saunders, Philadelphia.)

Die beiden oberen Extremitäten werden von dem großen Nervengeflecht des Plexus brachialis innerviert. Im Plexus brachialis kommen die Rami ventrales der Nerven C5–C8 und der größte Teil des ventralen Astes von Th1 zusammen (Abb. 5.4). Um die obere Extremität zu versorgen, verbinden sich diese Äste zu drei Nervenstämmen, dem oberen (Truncus superior, C5–C6), dem mittleren (Truncus medius, C7) und dem unteren (Truncus inferior, C8–Th1). Jeder Stamm teilt sich in einen ventralen und dorsalen Ast (Divisiones ventrales und dorsales). Alle Divisiones dorsales vereinigen sich zum hinteren Nervenfaserbündel oder -strang (Fasciculus posterior), aus dem als große Nervenstämme des Armes der N. axillaris und der N. radialis hervorgehen. Die Divisiones ventrales schließen sich zum lateralen (Fasciculus lateralis aus den Divisiones ventrales des Truncus superior und Truncus medius) und medialen Strang (Fasciculus medialis aus der Divisio ventralis des Truncus inferior) zusammen. Aus dem Fasciculus lateralis geht der N. musculocutaneus, aus dem Fasciculus medialis der N. ulnaris hervor. Fasern aus den Fasciculi lateralis und medialis vereinigen sich zum N. medianus. Die kleinen Äste aus dem Truncus superior und den drei Fasciculi versorgen die Vorder- und Rückseite der Schulter, fünf größere Nerven aus den drei Fasciculi den freien Arm. Auf den oberen Extremitäten liegen sechs primäre homöostatische Akupunkturpunkte: einer auf der Brust, zwei auf der Schulter, zwei auf dem Unterarm und einer auf der Hand. Hier beschreiben wir nur die größeren Nerven, die an der Bildung der primären homöostatischen Akupunkturpunkte beteiligt sind.

Fasciculus lateralis Zwei seiner Endäste, der N. pectoralis lateralis auf dem M. pectoralis major und der N. cutaneus antebrachii lateralis seitlich auf dem Ellenbogen, bilden zwei primäre HAs.

Fasciculus posterior Der N. radialis teilt sich im Unterarm in die zwei Äste Ramus profundus und Ramus superficialis auf, an deren Ab- bzw. Verzweigungsstellen sich jeweils ein primärer HA befindet (H1 und H12). Zwei primäre HAs auf den hinteren Schultermuskeln werden durch den N. dorsalis scapulae (H13) und den N. suprascapularis (H8), die dorsalen Äste des Truncus superior aus dem Plexus brachialis, versorgt.

H17 N. pectoralis lateralis Als einer der kleineren Endäste des Fasciculus lateralis zieht der N. pectoralis lateralis (C5–C7) durch die Fascia clavipectoralis und tritt an H17, etwa 4–5 Zentimeter unterhalb der Mitte des Schlüsselbeins, in den M. pectoralis major ein (Abb. 5.1). Der häufig verwendete Akupunkturpunkt H17 liegt daher an einer neuromuskulären Verbindungsstelle.

Klinische Anmerkungen Diesen Akupunkturpunkt nimmt man im Allgemeinen bei Problemen an der Brust und am oberen Rücken. Man sollte ihn sehr vorsichtig nadeln, weil sich genau unter ihm die Lunge befindet. Wir verwenden in der Regel zwei Nadelungsmethoden. Als Erstes palpieren wir den M. pectoralis major. Dann nehmen wir bei schlanken Patienten eine 1,5 cm lange Nadel, die wir senkrecht in die Haut einstechen, um sicher zu gehen, dass die Nadel nicht die Lunge punktiert. Bei Patienten mit gut ausgebildetem M. pectoralis major nehmen wir eine 4,0 cm lange Nadel. Richten Sie die Nadel horizontal und nach unten aus. Vergewissern Sie sich, dass die Nadel außerhalb des Brustkorbs sitzt, damit nicht die Lunge punktiert wird.

Der N. pectoralis lateralis gibt noch lateral einen Ast zum N. pectoralis medialis ab, der den M. pectoralis minor versorgt und ebenfalls einen Akupunkturpunkt bildet. Die Bezeichnung N. pectoralis lateralis beruht darauf, dass der Nerv aus dem Fasciculus lateralis des Plexus brachialis hervorgeht. Man beachte, dass der Akupunkturpunkt H17 am N. pectoralis lateralis medial auf dem M. pectoralis major liegt, während sich der N. pectoralis medialis lateral von H17 auf dem M. pectoralis minor befindet.

H9 N. cutaneus antebrachii lateralis Dieser Akupunkturpunkt liegt lateral auf dem Hautwulst am Ellenbogengelenk und ist leicht zu finden, wenn der Unterarm um 90° abgewinkelt wird (Abb. 5.5). Der N. musculocutaneus (C5–C7) verläuft an der lateralen Oberarmseite und durchstößt die tiefe Faszie am lateralen Rand der Ellenbogengrube (Fossa cubitalis), wo er zum N. cutaneus antebrachii lateralis wird. Man findet den Akupunkturpunkt H9 genau dort, wo der Nerv durch die Faszie hindurchtritt.

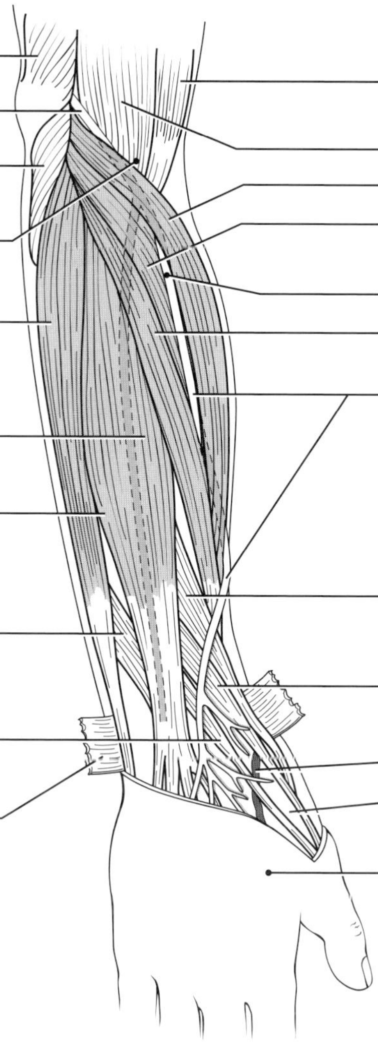

Abb. 5.5 Lage der Akupunkturpunkte H9 am N. cutaneus antebrachii lateralis, H1 am Ramus profundus n. radialis und H12 am Ramus superficialis n. radialis. (Modifiziert nach Jenkins, D. (2002) *Hollinshead's functional anatomy of the limbs and the back*, 8. Ausgabe, WB Saunders, Philadelphia.)

H1 Ramus profundus n. radialis Man kann den Akupunkturpunkt H1 am Ramus profundus n. radialis bei über 99 Prozent der Bevölkerung ertasten (Abb. 5.5). Der N. radialis ist einer der Endäste aus dem Fasciculus posterior des Plexus brachialis (Abb. 5.4) und der wichtigste Nerv für die Versorgung der Streckmuskeln (Extensoren) der oberen Extremität: M. triceps brachii, M. anconaeus, M. brachioradialis sowie alle Extensoren des Unterarms. Sensibel innerviert er die Streckseite des Arms, einschließlich der Hand.

Sobald der N. radialis die Achselhöhle verlassen hat, läuft er zwischen dem Caput longum und Caput mediale des M. triceps brachii nach hinten, distal und lateral. Er tritt in den Sulcus radialis des Humerus ein, durchstößt das Septum intermusculare brachii laterale und teilt sich in seine zwei Endäste auf: den Ramus profundus und den Ramus superficialis n. radialis. An dieser Verzweigungsstelle, 4 cm distal des Epicondylus lateralis humeri zwischen dem M. brachioradialis und dem M. extensor carpi radialis longus, befindet sich der Akupunkturpunkt H1, der als Erster empfindlich wird. Hier wird der Ramus profundus n. radialis von der A. radialis, der V. radialis und ihren Nebenästen begleitet. In seinem weiteren Verlauf zum Handgelenk gibt er nach und nach Nervenäste an neun Muskeln ab.

Klinische Anmerkungen Der Akupunkturpunkt H1 am Ramus profundus n. radialis ist der erste Punkt, der in unserem Körper druckempfindlich wird. An ihm kann man in jeder Behandlung die Homöostase verbessern, klinisch ist er jedoch eher für die Diagnose von Bedeutung. Man erinnere sich, dass es vor allem von den Selbstheilungskräften des Körpers abhängt, wie wirksam und aussichtsreich eine Akupunkturbehandlung ist. Mit abnehmender Homöostase verschlechtert sich auch das Selbstheilungspotential und distal von H1 erscheinen entlang des Ramus profundus n. radialis nach und nach immer mehr druckempfindliche Punkte. Ihre Anzahl spiegelt daher quantitativ die Homöostase des Körpers und das Selbstheilungspotential wider. Dieses diagnostische Hilfsmittel wird detailliert in Kapitel 6 besprochen. Der Akupunkturpunkt H1 kann bis auf den darunter liegenden Knochen genadelt werden.

H12 Ramus superficialis n. radialis Nachdem genau unterhalb des Ellenbogens der Ramus profundus abgegangen ist, verläuft der Ramus superficialis unter dem M. brachioradialis weiter und taucht erst im distalen Teil des Radius wieder auf. Er verzweigt sich erstmals in der Tabatière anatomique und anschließend auf dem Rete carpale dorsale zwischen Daumen und Zeigefinger. Auf diesem zweiten Verzweigungspunkt liegt der Akupunkturpunkt H12 am Ramus superficialis n. radialis.

H13 N. dorsalis scapulae Der N. dorsalis scapulae zweigt vom Ramus ventralis des Spinalnervs C5 ab und zieht aus der Zervikalregion zur Margo medialis des Schulterblatts hinunter. Er innerviert drei Muskeln: M. levator scapulae, M. rhomboideus major und M. rhomboideus minor. In den M. levator scapulae tritt er etwa 1 cm über der Basis der Spina scapulae ein (Abb. 5.6). An dieser neuromuskulären Verbindungsstelle bildet sich der Akupunkturpunkt H13 am N. dorsalis scapulae aus.

Klinische Anmerkungen Der H13 am N. dorsalis scapulae wird bei allen Symptomen von Kopf, Hals, Schulter, Arm und dem oberen Rücken genadelt. Die drei vom N. dorsalis scapulae innervierten Muskeln – M. levator scapulae, M. rhomboideus major und M. rhomboideus minor – sind bei den meisten Patienten schmerzhaft oder druckempfindlich und sollten daher behandelt werden. Die Nadelung ist jedoch recht heikel, weil sich unter dem Akupunkturpunkt und den beiden Mm. rhomboidei direkt die Lunge befindet. Wir schlagen daher folgende Nadelungsmethoden vor, der Akupunkteur sollte sich jedoch immer vergewissern, dass die Nadel außerhalb des Brustkorbs liegt.

- Bei schlanken Patienten sollte man eine 2,5 cm lange Nadel horizontal ausrichten und entweder nach unten oder zur Seite hin einstechen, um sicher zu gehen, dass der Muskel richtig genadelt wird, die Nadel aber außerhalb des Brustkorbs liegt. Wenn dies schwierig sein sollte, kann man auch vier oder fünf 1,5 cm lange Nadeln nehmen und den Punkt senkrecht nadeln. Diese Methode ist nicht so effektiv, aber bei sehr dünnen Patienten sicherer
- Bei Patienten mit durchschnittlich entwickelter Muskulatur kann man diesen Punkt mit einer senkrecht eingestochenen 2,5 cm langen Nadel behandeln
- Die Behandlung ist effektiver, wenn der Patient den Unterarm um 90 Prozent abgewinkelt unten auf den Rücken legt, so dass das Schulterblatt angehoben wird. Dann nimmt man eine 4 cm lange Nadel und sticht sie nach lateral in den Punkt ein (Abb. 10.30). Mit dieser Methode kann man auch die beiden Mm. rhomboidei und den M. subscapularis nadeln, der auf der Facies costalis des Schulterblatts liegt

H8 M. infraspinatus Dieser Akupunkturpunkt (Abb. 5.1, 5.6) ist nach dem M. infraspinatus benannt, weil er genau auf diesem Muskel liegt. Die Mm. infraspinatus und supraspinatus werden beide von demselben Nerv innerviert: dem N. suprascapularis.

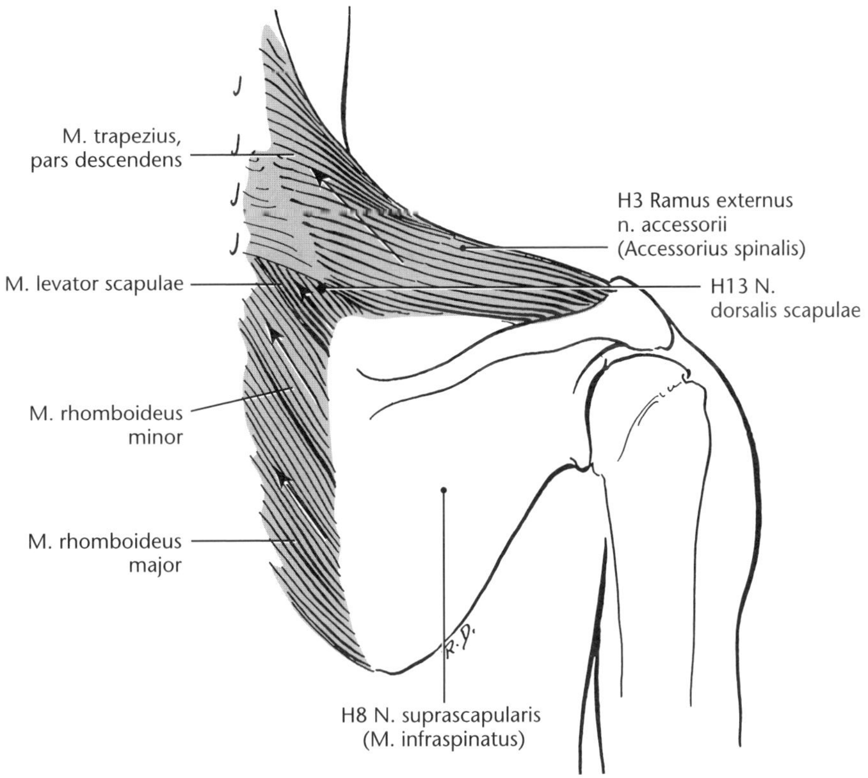

Abb. 5.6 Der Akupunkturpunkt H13 am N. dorsalis scapulae liegt etwa 1 cm über der Basis der Spina scapulae. (Modifiziert nach Jenkins, D. (2002) *Hollinshead's functional anatomy of the limbs and the back*, 8. Ausgabe, WB Saunders, Philadelphia.)

Der N. suprascapularis hat Fasern aus C5 und C6 und entspringt aus der Divisio dorsalis des Truncus superior im Plexus brachialis. Er versorgt neben den Mm. supra- und infraspinatus auch das Schultergelenk. Der Nerv zieht vom Hals abwärts, gibt einen Muskelast zum M. supraspinatus ab und wendet sich um die Incisura scapulae zum M. infraspinatus, in den er unterhalb des Zentrums der Fossa infraspinata eintritt. An dieser neuromuskulären Verbindungsstelle befindet sich der Akupunkturpunkt. Es ist nicht schwer, diesen druckempfindlichen Punkt im Zentrum der Fossa infraspinata zu ertasten.

Klinische Anmerkungen Dieser Punkt ist leicht zu finden und lässt sich sicher nadeln, weil er sich genau auf dem Schulterblattknochen befindet. Dennoch muss man auch hier vorsichtig sein. Wenn der Patient seinen Arm hochhebt, bewegt sich das Schulterblatt zur Seite und die Lunge liegt frei. Um ganz sicher zu gehen, muss der Akupunkturpunkt daher immer erst auf der Fossa infraspinata des Knochens ertastet werden.

Bei manchen Patienten ist der M. infraspinatus gut ausgebildet, so dass die Nadel senkrecht zum Akupunkturpunkt ausgerichtet und bis auf den Knochen eingestochen werden sollte. Ist der M. infraspinatus nur dünn, kann man die Nadel je nach Dicke des Muskeln in unterschiedlichen Winkeln schräg einführen.

Homöostatische Akupunkturpunkte auf der unteren Extremität

Die unteren Extremitäten dienen vor allem der Fortbewegung, dem Tragen von Lasten und der Aufrechterhaltung des Gleichgewichts. Sie bestehen in der Hauptsache aus vier Teilen: Hüfte, Oberschenkel, Unterschenkel und Fuß. Auf dem Bein findet man acht primäre HAs: einen auf der Hüfte, einen auf dem Oberschenkel, fünf auf dem Unterschenkel und einen auf dem Fuß.

Die Knochen, Gelenke, Muskeln und Haut der unteren Extremität werden von Nerven aus dem Plexus lumbalis und dem Plexus sacralis innerviert. Alle Spinalnerven haben dorsale und ventrale Rami. Nur die ventralen Rami der lumbalen und sakralen Spinalnerven vereinigen sich zum Plexus lumbalis und Plexus sacralis, die zum Plexus lumbosacralis zusammengefasst werden (Abb. 5.7). Genau wie der Plexus brachialis teilt sich auch der Plexus lumbosacralis in einen ventralen und dorsalen Ast (Divisiones ventrales et dorsales). Aus den Divisiones dorsales gehen als Hauptnerven die Nn. femoralis und fibularis (peroneus) communis hervor, aus den Divisiones ventrales der N. obturatorius und der N. tibialis. Der N. tibialis hat zwei Endäste: den N. plantaris medialis und den N. plantaris lateralis. In der Oberschenkelregion bilden N. fibularis (peroneus) communis und N. tibialis zusammen den N. ischiadicus.

Im Bereich des Unterschenkels ist der N. saphenus der längste Ast des N. femoralis. Äste aus dem N. tibialis (medialis) und dem N. fibularis (peroneus) communis vereinigen sich zum N. suralis. Wir besprechen hier nur die Endäste, die zu den primären HAs an den unteren Extremitäten beitragen.

H16 N. gluteus inferior Der H16 am N. gluteus inferior liegt im Zentrum der Gesäßregion (Abb. 5.1). Der N. gluteus inferior kommt aus den Divisiones dorsales der Rami ventrales von L5, S1 und S2. Er verlässt das Becken zusammen mit der A. glutea unterhalb des M. piriformis durch den unteren Teil des Foramen ischiadicum majus (Foramen infrapiriforme). Der Nerv tritt von unten in den M. gluteus maximus ein.

Klinische Anmerkungen Dieser Punkt ist bei allen Patienten mit Kreuzschmerzen und Ischias- sowie dem so genannten Piriformissyndrom druckempfindlich. Wir verwenden in der Regel 5–8 cm lange Nadeln, die an diesem Punkt bis auf den darunter liegenden Knochen eingestochen werden.

Bei vielen Patienten mit chronischen Kreuz- und Beinschmerzen kann man rund um H16 am N. gluteus inferior weitere druckempfindliche Punkte auf dem M. gluteus medius und M. gluteus minimus finden, die dann zusammen mit H16 behandelt werden sollten.

H18 Tractus iliotibialis Diesen Akupunkturpunkt kann man lateral vom Oberschenkel auf dem Tractus iliotibialis etwa in der Mitte zwischen Hüfte und Knie ertasten (Abb. 5.1). Möglicherweise gehen vom N. ischiadicus Hautnervenäste ab, die den Tractus iliotibialis innervieren.

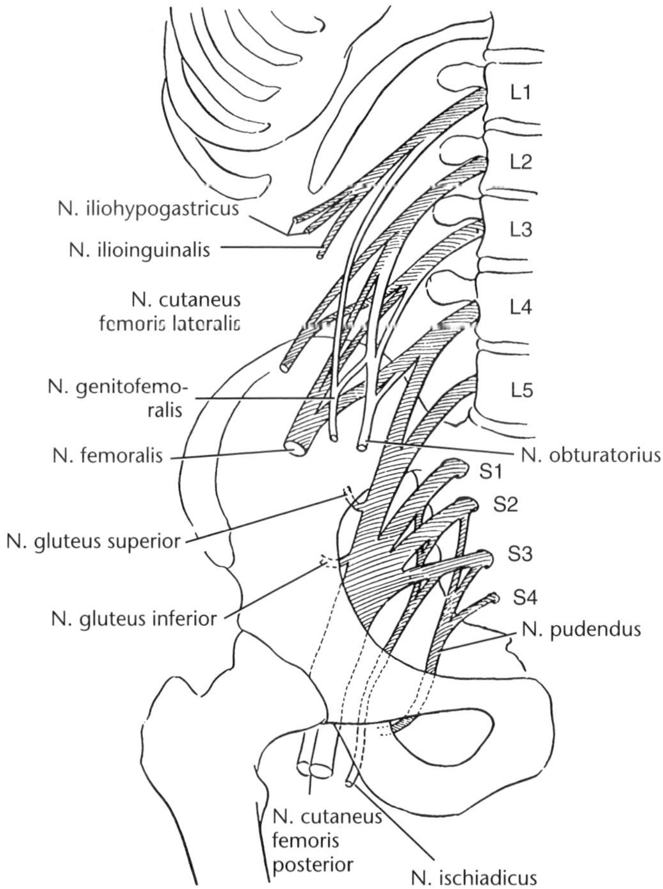

Abb. 5.7 Schematische Darstellung des Plexus lumbosacralis. (Modifiziert nach Jenkins, D. (2002) *Hollinshead's functional anatomy of the limbs and the back*, 8. Ausgabe, WB Saunders, Philadelphia.)

Klinische Anmerkungen Mit dem H18 am Tractus iliotibialis werden Kreuzschmerzen und Beinprobleme behandeln. Man sollte allerdings daran denken, dass auf dem Tractus iliotibialis noch weitere empfindliche Punkte auftreten können, wenn die Symptome gravierender oder chronisch werden. Diese sekundären oder tertiären Punkte sollten ebenfalls ertastet und genadelt werden, um schneller bessere Ergebnisse zu erzielen. Die Nadeln können bis auf den Knochen eingestochen werden.

H11 Kniekehle lateral/medial Diese Akupunkturpunkte liegen entweder auf der lateralen Seite der Sehne des M. semitendinosus (H11 Kniekehle medial) oder auf der medialen Seite der Sehne des M. biceps femoris (H11 Kniekehle lateral) (Abb. 5.1). Die Empfindlichkeit dieser Punkte kann bei den meisten Patienten auf der lateralen, der medialen Seite oder auch auf beiden Seiten ertastet werden.

Wie diese Punkte innerviert werden, ist unklar. Der N. cutaneus femoris (L2–L4) befindet sich in der Nähe von H11 an der medialen Seite der Kniekehle, während H11 an der lateralen Seite der Kniekehle nahe am N. fibularis communis liegt (L4–S2). Wenn diese beide Akupunkturpunkte empfindlich werden, hängt das möglicherweise mit diesen beiden Nerven zusammen.

Klinische Anmerkungen Diese beiden Akupunkturpunkte sind bei über 93 Prozent der Patienten tastbar. Da sie lateral oder medial oder auf beiden Seiten auftauchen können, wird der H11 an der lateralen/medialen Seite der Kniekehle als ein Punkt behandelt. Bei Patienten mit Rückenproblemen oder Ischialgien ist dieser Akupunkturpunkt mit Sicherheit druckdolent. Wir empfehlen eine 4 cm lange Nadel, die senkrecht in diesen Punkt eingeführt wird. Man kann die Nadel aber auch leicht in Richtung Kniekehlenmitte neigen. Wenn der H11 an der lateralen Seite der Kniekehle genadelt wird, spüren viele Patienten entlang des Verlaufs des N. fibularis ein Kribbeln oder Brennen bis hinunter zum Fußknöchel.

H4 N. saphenus Der Akupunkturpunkt H4 am N. saphenus, den man leicht auf der Knieinnenseite unterhalb des Condylus medialis der Tibia ertasten kann (Abb. 5.1), ist bei fast allen Patienten druckempfindlich.

H4 bildet sich an der Stelle aus, an der der N. saphenus durch die tiefe Faszie hindurchtritt. Der N. saphenus ist ein Hautast des N. femoralis, der durch das Trigonum femorale nach unten zieht. Er begleitet die Arteria und Vena femoralis und seine Äste versorgen die Haut und Faszien der vorderen und medialen Fläche des Knies und des Unterschenkels bis zum Malleolus medialis.

Der N. femoralis, von dem der N. saphenus abzweigt, ist der größte Ast des Plexus lumbalis (L2–L4). Er bildet sich im Abdomen aus und zieht in der Mitte des Leistenbandes (Ligamentum inguinale) durch das Becken in die untere Extremität. Nachdem er distal in das Trigonum femorale eingetreten ist, teilt er sich in mehrere Endäste, die das Hüft- und das Kniegelenk sowie die Haut auf der Vorder- und Innenseite des Unterschenkels versorgen.

Klinische Anmerkungen Der Akupunkturpunkt H4 am N. saphenus ist wie der H1 am Ramus profundus n. radialis des Unterarms sowohl für die Behandlung als auch für die Prognose von Bedeutung. Wenn die Homöostase nachlässt, erscheinen distal von H4 nach und nach weitere empfindliche Punkte entlang des N. saphenus. Daher ermöglicht dieser Nerv quantitative Aussage zum Selbstheilungspotential und den Behandlungsaussichten. H4 und H1 bilden zusammen die Grundlage für eine quantitative Beurteilung des gesundheitlichen Zustands des Patienten.

H24 N. fibularis (peroneus) communis Der Akupunkturpunkt H24 am N. fibularis communis befindet sich auf der Vorderseite genau unterhalb des Wadenbeinkopfes (Caput fibulae) (Abb. 5.1). Der N. fibularis communis ist einer der beiden Endäste des N. ischiadicus. Der fingerdicke N. ischiadicus ist der größte Nerv unseres Körpers. Er wird durch die ventralen Äste der Spinalnerven L4–S3 gebildet, verlässt das Becken durch das Foramen ischiadicum majus und verläuft unten seitlich zum M. gluteus maximus. In der Mitte der Regio femoris posterior zieht er weiter nach unten, überlagert von den nebeneinanderliegenden Rändern des M. biceps femoris und M. semimembranosus. Im unteren Drittel des Oberschenkels teilt er sich in den N. tibialis und den N. fibularis communis.

Der N. fibularis communis tritt am medialen Rand des M. biceps in die Kniekehle ein und verlässt sie, indem er über das Caput laterale des M. gastrocnemicus zieht, gelangt dann hinter den Wadenbeinkopf (Caput fibulae), windet sich lateral um den Fibulahals (Collum fibulae), durchstößt den M. fibularis longus und teilt sich in zwei Endäste: den Ramus superficialis und den Ramus profundus n. fibularis. Der H24 am N. fibularis communis liegt genau an dieser Verzweigungsstelle.

Klinische Anmerkungen Der Akupunkturpunkt H24 am N. fibularis communis liegt an einem Endast des N. ischiadicus, so dass er bei der Behandlung aller Symptome des unteren Rückens und des N. ischiadicus eingesetzt werden kann. Der Ramus profundus des N. fibularis communis zieht medial vom Wadenbein den Unterschenkel herunter und verläuft dabei wie der Ramus profundus n. radialis und der N. saphenus geradlinig. Wenn sich die Homöostase verschlechtert, treten daher auch auf diesem Nerv distal von H24 weitere empfindliche Punkte auf.

H10 N. suralis Diesen Akupunkturpunkt kann man etwa in der Mitte der Unterschenkelrückseite zwischen den beiden Muskelköpfen des M. gastrocnemicus ertasten (Abb. 5.1). Wie bereits erwähnt, teilt sich der N. ischiadicus in die beiden Äste N. fibularis communis und N. tibialis. Sie trennen sich noch vor dem Eintritt in die Kniekehle, wo der N. fibularis communis den N. cutaneus surae lateralis abgibt und aus dem N. tibialis der N. cutaneus surae medialis hervorgeht. Diese beiden Äste ziehen nach unten und vereinigen sich über den Ramus communicans fibularis zwischen den beiden Köpfen des M. gastrocnemicus zum N. suralis. Der N. suralis tritt etwa in der Mitte der Wade durch die tiefe Faszie. Dort ist der Akupunkturpunkt H10 zu finden.

Der N. suralis versorgt im unteren Drittels des Unterschenkels hinten und seitlich die Haut. Er gelangt hinter dem Malleolus lateralis in den Fuß, wo er die Haut an der Fußaußenseite und außen am kleinen Zeh innerviert.

H6 N. tibialis Der Akupunkturpunkt H6 ist etwa 6–8 Zentimeter über dem Malleolus medialis auf der Innenseite des Unterschenkels zu tasten (Abb. 5.1).

Der N. tibialis, der größere Endast des N. ischiadicus (L4–S3), zieht durch die Mitte der Kniekehle und genau in der Wadenmitte unter dem M. soleus nach unten und versorgt alle Muskeln der Unterschenkelrückseite. Außerdem gibt er mit dem N. cutaneus surae medialis einen Hautast ab, der zusammen mit dem Ramus communicans fibularis den N. suralis bildet. 6–8 Zentimeter über dem Malleolus medialis kommt der N. tibialis dicht an die Hautoberfläche heran. Dort liegt der wichtige Akupunkturpunkt H6. Von diesem Punkt aus zieht der N. tibialis nach unten und verläuft unter dem Retinaculum mm. flexorum zwischen dem medialen Knöchel (Malleolus medialis) und dem Fersenbein (Calcaneus). Hier teilt er sich in den N. plantaris medialis und lateralis sowie die Rami calcanei, die die Haut der Fußsohle und der Ferse versorgen.
Klinische Anmerkungen Der Akupunkturpunkt H6 am N. tibialis ist bei fast jedem Patienten druckempfindlich. Bei Patienten mit dünner Unterschenkelmuskulatur liegt dieser Punkt relativ oberflächlich. Damit bei diesen Patienten die Nadelung eine größere Wirkung zeigt, führt man eine 4 cm lange Nadel schräg nach unten ein, um einen besseren Kontakt zwischen Nadel und Geweben herzustellen.
H5 N. fibularis (peroneus) profundus Der Akupunkturpunkt H5 am N. fibularis profundus liegt etwa zwei Zentimeter proximal des Gefäßnetzes zwischen dem großen und dem zweiten Zeh (Abb. 5.1). Er ist bei fast allen Patienten druckdolent.

Wie bereits erwähnt (H24 N. fibularis communis) ist der N. fibularis profundus einer der beiden Endäste des N. fibularis communis. Der N. fibularis profundus zieht den Unterschenkel herunter und gibt Äste zu den Arterien, dem Sprunggelenk (Articulatio talocruralis) und anderen Gelenken ab. Etwa zwei Zentimeter proximal des Gefäßnetzes zwischen dem großen und dem zweiten Zeh wird der Nerv zum Hautnerv; dort befindet sich der Akupunkturpunkt.

Homöostatische Akupunkturpunkte auf dem Rücken

Auf dem Rücken findet man fünf primäre homöostatische Akupunkturpunkte. Der folgende generelle neuroanatomische Überblick über die Akupunkturpunkte auf dem Rücken wird im Abschnitt über die paravertebralen Akupunkturpunkte weiter vertieft.
H20 Processus spinosus Th7 Dieser Akupunkturpunkt liegt genau auf dem Dornfortsatz (Processus spinosus) von Th7 (Abb. 5.1) und ist bei 80 Prozent der Patienten druckdolent. Die Gewebe an diesem Akupunkturpunkt werden hauptsächlich von kleinen Ästen aus dem Ramus dorsalis des siebten Brustnervs (Th7) innerviert.

Man kann H20 auf zwei Arten finden. Bei der ersten Methode wird am Unterrand des Nackens der Dornfortsatz von C7 ertastet, der besonders weit vorsteht (Vertrebra prominens). Dann zählt man die Dornfortsätze von C7–Th7 ab. Die zweite Methode geht schneller: H20 liegt auf gleicher Höhe wie der untere Winkel (Angulus inferior) des Schulterblatts, so dass man den Akupunkturpunkt von dort aus ertasten kann.

Neuroanatomisch ist es noch nicht ganz klar, warum dieser Akupunkturpunkt empfindlicher wird als die meisten anderen Körperpunkte. Da Th7 in Höhe des Unterrands des Schulterblatts liegt, vermuten wir, dass dieser Wirbel als Drehpunkt für die obere und die untere Brustwirbelsäule dient. Wegen des Schulterblatts sind die Zwischenwirbelgelenke von Th1–Th6 weniger flexibel. Als Drehpunkt unterliegt Th7 besonders leicht Abnutzungserscheinungen.

Klinische Anmerkungen Man kann an diesem Punkt eine 3 cm lange Nadel senkrecht einstechen, bis man auf Widerstand stößt. Im Bereich von Th1–Th9 ist der Processus spinosus von Th7 immer der erste empfindliche Punkt. Der zweite druckempfindliche Dornfortsatz ist in der Regel Th5. Wenn sich die Homöostase verschlechtert, zeigen sich weitere empfindliche Punkte auf den Dornfortsätzen von Th1–Th9. Ihre Anzahl ermöglicht daher eine quantitative Aussage über den homöostatischen Zustand des Patienten. Manuelles Abtasten der Dornfortsätze von Th1–Th9 sollte bei allen Untersuchungen routinemäßig mit dazugehören.

H21 Ramus cutaneus posterior Th6 Dieser Akupunkturpunkt liegt etwa drei Zentimeter lateral des Dornfortsatzes von Th6 (Abb. 5.1) und ist bei 80 Prozent der Patienten druckempfindlich. Er wird vom Ramus cutaneus und dem medialen Ast aus dem Ramus posterior (dorsalis) des Spinalnervs Th6 innerviert. Eine 2,5 cm lange Nadel sollte schräg zur Mittellinie hin etwa 2 cm tief eingestochen werden.

H15 Ramus cutaneus posterior L2 Dieser Akupunkturpunkt ist bei etwa 90 Prozent der Patienten druckempfindlich (Abb. 5.1). Er liegt bei den meisten Patienten auf dem lateralen Rand des lumbalen Teils der autochthonen Rückenmuskulatur (M. erector spinae) in Höhe der schmalsten Stelle der Taille. Bei Patienten mit viel Unterhautfett kann der Akupunkteur auf beiden Seiten die untersten Ränder des Brustkorbs abtasten und dazwischen eine imaginäre Linie ziehen. Der Punkt liegt dann dort, wo diese Linie auf den Seitenrand des M. erector spinae auftrifft. Ein erfahrener Praktiker findet problemlos den Dornfortsatz von L2 und kann von dort aus rasch den Akupunkturpunkt H15 lokalisieren, indem er den lumbalen M. erector spinae abtastet.

Dieser Akupunkturpunkt wird durch den Ramus cutaneus des Ramus dorsalis von L2 innerviert. Alle Rami dorsales der Spinalnerven verzweigen sich in einen lateralen und einen medialen Ast. In der Thorakalregion ist der mediale Ast ein Hautast und der laterale Ast ein Muskelast. In der Lendenregion innerviert dagegen der mediale Ast die Muskulatur und der laterale Ast die Haut. Daher muss man den empfindlichen Punkt in der Lendenregion über die Palpation lokalisieren.

Klinische Anmerkungen Dieser Akupunkturpunkt ist bei etwa 90 Prozent der Patienten druckempfindlich, vor allem bei Patienten mit Kreuzschmerzen, Beinproblemen und gynäkologischen Beschwerden. Man führt eine 4–5 Zentimeter lange Nadel leicht schräg in Richtung der Mittellinie etwa 3–5 Zentimeter tief ein.

H22 Ramus cutaneus posterior L5 Um diesen Punkt zu finden, lokalisiert man am besten erst den H15 am Ramus cutaneus posterior L2 oder den Dornfortsatz von L2 und tastet sich dann abwärts zum Dornfortsatz von L4 und

L5. Der Akupunkturpunkt liegt etwa drei Zentimeter vom Dornfortsatz von L5 (Abb. 5.1) entfernt auf dem Wulst des M. erector spinae. Bei einigen Patienten befindet er sich näher an L4, bei anderen näher an L5. Der Punkt wird vom Muskelast des Ramus dorsalis des Spinalnervs L5 versorgt.
Klinische Anmerkungen Dieser Akupunkturpunkt ist wichtig für die Behandlung von Kreuzschmerzen. Die Nadelung erfolgt genau wie bei H15 am Ramus cutaneus posterior L2, die Nadel sollte jedoch senkrecht nach unten eingeführt werden.
H14 Nervi clunium superiores H14 liegt auf dem höchsten Punkt des Darmbeinkamms (Crista iliaca) (Abb. 5.1). Daher sollte als Erstes der Darmbeinkamm palpiert werden, um diesen Akupunkturpunkt zu finden, der bei etwa 90 Prozent aller Patienten druckempfindlich ist. Die lateralen Äste der Rami dorsales der ersten drei Lumbalnerven bilden zusammen die Nervi clunium superiores, die schräg nach unten zur Gesäßregion laufen und genau oberhalb des Darmbeinkamms durch die tiefe Faszie hindurchtreten. Diese Nerven versorgen die Haut auf den oberen zwei Dritteln des Gesäßes.
Klinische Anmerkungen Man sticht eine 5–7 Zentimeter lange Nadel genau oberhalb des Darmbeinkamms senkrecht ein. Bei gravierenden Kreuz- oder Beinschmerzen kann ein sehr großer Bereich am Darmbeinkamm empfindlich oder schmerzhaft sein; in solchen Fällen kann man 3–5 Nadeln setzen. Einige Nadeln können nach unten zum M. gluteus medius hin ausgerichtet werden, der auf der Außenfläche des Darmbeins ansetzt.

Symptomatische (oder Ah-Shi-)Punkte und ihre spinalen Mechanismen

Wenn man homöostatische Akupunkturpunkte nadelt, wirkt die Akupunkturbehandlung unspezifisch, verbessert also die Homöostase oder stellt sie wieder her. Eine Nadelung von SAs wirkt dagegen gezielt, weil in sensibilisierten Weichgeweben Läsionen gesetzt werden, die unmittelbar die lokale Heilung beschleunigen.

Aus HAs können auch SAs werden. So sind bei Patienten mit Kreuzschmerzen die homöostatischen Akupunkturpunkte H15, H14, H22 und H16 am unteren Rücken immer empfindlich. In diesem Fall sind diese HAs gleichzeitig SAs.

Wir nadeln lokale druckdolente Akupunkturpunkte, um sie zu desensibilisieren, da die Schmerzen im Allgemeinen von diesen empfindlichen Punkten ausgehen. Die Punkte entstehen vor allem, weil afferente Nervenfasern sensibilisiert wurden, und sind im verletzten Bereich des Körpers zufällig verteilt.

Der Zellkörper eines sensiblen Neurons befindet sich im Spinalganglion der Radix dorsalis und damit außerhalb des Rückenmarks (Abb. 5.8). Der periphere Fortsatz (Dendrit) eines solchen Neurons zieht zur Haut oder zum Muskel, während der zentrale Fortsatz (Axon oder Neurit) in die graue Substanz des Rückenmarks eintritt. Das Gehirn registriert den Schmerz, wenn die periphere Nervenfasern durch pathologische Faktoren erregt werden und nozizeptive Impulse an das Gehirn sendet.

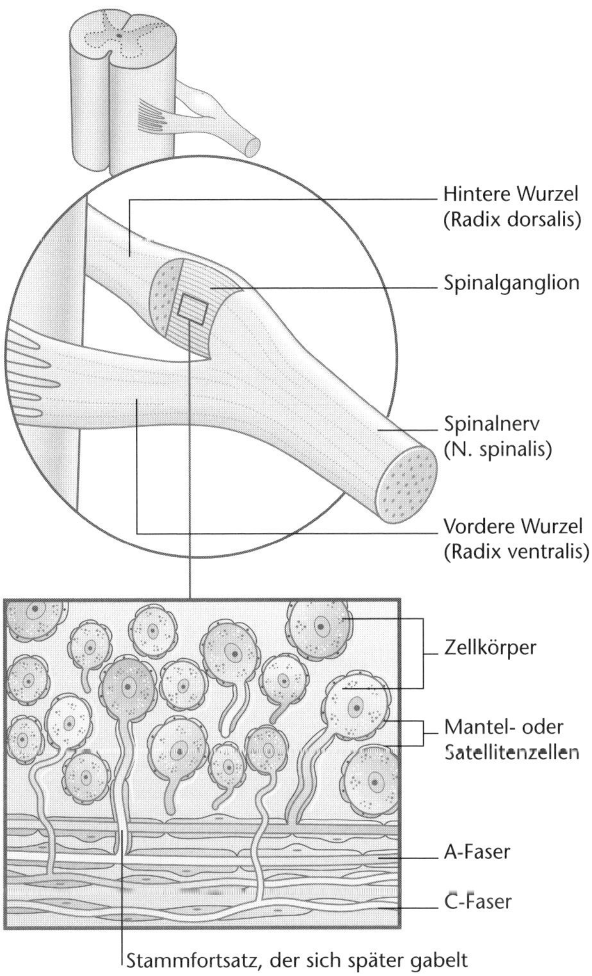

Abb. 5.8 Das Spinalganglion befindet sich außerhalb des Rückenmarks an der hinteren Wurzel (Radix dorsalis) eines Spinalnervs. Die untere Abbildung zeigt, wie die Zellkörper der sensiblen Neurone im Spinalganglion angeordnet sind. (Modifiziert nach FitzGerald, M., Folan-Curran, J. (2002) *Clinical neuroanatomy and related neuroscience*, 4. Ausgabe, WB Saunders, Philadelphia.)

Die graue Substanz im Rückenmark, die unterschiedliche Neurone enthält, wird in drei Abschnitte unterteilt: Hinterhorn (Cornu posterius), Seitenhorn (Cornu laterale) und Vorderhorn (Cornu anterius) (Abb. 5.9). Die Neurone im Hinterhorn sind über eine Synapse mit den Axonen aus den sensiblen Neuronen des Spinalganglions verbunden.

Die Neurone im Hinterhorn können die afferenten Impulse hemmen, verstärken und zum Seiten- und Vorderhorn oder zu anderen Segmenten des Rückenmarks oder zum Gehirn weiterleiten. Die verarbeiteten Signale aus dem Hinterhorn modulieren die physiologischen Aktivitäten der Neurone des Seiten- und Vorderhorns.

Die Neurone des Seitenhorns steuern die autonomen Aktivitäten der inneren Organe, Blutgefäße und Drüsen, die motorischen Neurone des Vorderhorns die Muskeltätigkeit. Die Hirnzentren werden durch die aufsteigenden Signale der sensiblen Neurone aktiviert und senden dann Signale zu den Neuronen im Rückenmarksegment. Der Blick auf die Anatomie zeigt, dass die

Abb. 5.9 Form von Hinterhorn (Cornu posterius), Seitenhorn (Cornu laterale) mit sympathischen bzw. parasympathischen Neuronen und Vorderhorn (Cornu anterius) in verschiedenen Querschnitten durch das Rückenmark. (Modifiziert nach FitzGerald, M., Folan-Curran, J. (2002) *Clinical neuroanatomy and related neuroscience*, 4. Ausgabe, WB Saunders, Philadelphia.)

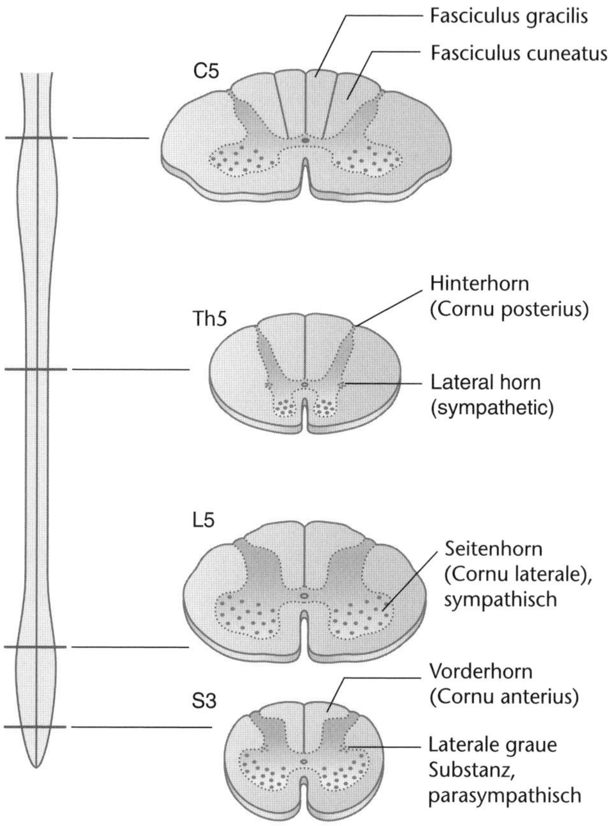

Signale der sensiblen Nervenfasern Neurone im Seitenhorn, im Vorderhorn, anderen Spinalsegmenten sowie das Gehirn beeinflussen können.

Die Neurone des Seitenhorns regulieren die autonome Aktivität der Organsysteme, Blutgefäße, Gelenke, Muskeln und Haut. So wird die Haut beispielsweise aufgrund einer Vasokonstriktion blass und kalt. Ein Muskel lässt sich mitunter nicht im vollen Umfang anspannen, weil er aufgrund einer unzureichenden Blutzirkulation schlechter mit Nährstoffen versorgt wird. Bei mangelhafter Blutzufuhr werden auch die Gelenke weniger mit Nährstoffen und Sauerstoff versorgt. Aufgrund der ungenügenden Versorgung der Ligamente sind die Gelenke letztlich nur noch eingeschränkt beweglich.

Die motorischen Vorderhornzellen kontrollieren die Muskelbewegungen. Man sollte sich immer vor Augen halten, dass die sensibilisierten afferenten Fasern ihrerseits die motorischen Neurone sensibilisieren, so dass sich die Muskeln verkürzen oder verhärten können (Kap. 3). Verkürzte Rückenmuskeln können Wirbelsäulengelenke blockieren, so dass sich ein steifer Nacken oder Rücken einstellt, oder zu Verletzungen an anderen verkürzten Skelettmuskeln führen und so die normale Beweglichkeit einschränken.

Jeder empfindliche Akupunkturpunkt enthält sensibilisierte afferente Nervenfasern. Wenn diese Sensibilisierung über einen längeren Zeitraum hinweg weiter vorangetrieben wird, sensibilisiert der übererregte Nerv retrograd die Neurone im Seiten- und Vorderhorn des Rückenmarks.

Diese spinale Sensibilisierung führt zu einer erhöhten Aktivität des Sympathikus, insbesondere seiner Efferenzen und postganglionären Nerven. Dadurch werden die Blutgefäße enger gestellt (Vasokonstriktion) und die Muskelspannung erhöht. Sobald dieser Teufelskreis in Gang gekommen ist, werden die lokalen Nervenfasern noch stärker sensibilisiert und beeinflussen weitere Nervenfasern sowie andere Weichgewebe, so dass die lokalen Geweben schließlich auf mechanische, thermische und chemische Reize atypisch reagieren (s. Kap. 3).

Diese pathologische Erscheinung wird als Hyperalgesie (erhöhte Schmerzempfindlichkeit) oder Hyperästhesie (Überempfindlichkeit für Schmerz-, Temperatur- u. Berührungsreize) bezeichnet. Lokale empfindliche Punkte entstehen durch eine spontan auftretende Krankheit, eine akute Verletzung oder chronische Erkrankungen.

Die aufgrund einer Erkrankung oder Verletzung empfindlichen Punkte werden dementsprechend als symptomatische oder lokale Akupunkturpunkte definiert. Durch Armprobleme wie einen Tennisellenbogen oder ein Karpaltunnelsyndrom bilden sich beispielsweise auf der oberen Extremität solche empfindlichen Punkte. Diese Punkte sind SAs oder lokale Punkte und keine HAs, die über dem ganzen Körper verteilt sind.

Man kann die SAs der oberen Extremität anhand des Verlaufs ihrer peripheren Nerven zu den Spinalsegmenten C5–Th1 verfolgen, mit denen sie segmental zusammenhängen.

Behandlungsprotokoll

Das Behandlungsprotokoll basiert auf dem Mechanismus der segmentalen Sensibilisierung. Bei gesunden Personen mit nur akuten Symptomen reicht es aus, ein paar Mal die entsprechenden SAs zu nadeln, um die Symptome zu kurieren. Bei Patienten mit chronischen Schmerzen sind mehr Sitzungen erforderlich, um sowohl die peripheren Nervenfasern als auch die entsprechenden segmentalen Neurone im Rückenmark zu desensibilisieren; dafür müssen dann SAs, PAs und HAs genadelt werden.

Gesunde Personen haben möglicherweise nur wenige, minimal druckempfindliche homöostatische Akupunkturpunkte; die Neurone in ihrem Rückenmark sind kaum sensibilisiert. Bei akuten Symptomen entstehen mehr und zunehmend empfindlichere lokale Akupunkturpunkte. In diesem akuten Stadium werden die peripheren Nervenfasern sensibilisiert, die Neurone im entsprechenden Rückenmarksegment dagegen noch nicht. Bei solchen Patienten kann man die peripheren Nervenfasern in wenigen Akupunktursitzungen desensibilisieren, sodass die Symptome auf Dauer verschwinden.

Wenn die lokale Empfindlichkeit anhält, werden die sensibilisierten Akupunkturpunkte größer und empfindlicher; eventuell entstehen um sie herum noch weitere empfindliche Punkte. Dann breitet sich das Symptom aus und beginnt chronisch zu werden. Wenn das chronische Stadium anhält, sensibilisieren die peripheren empfindlichen Akupunkturpunkte nach und nach die Neurone im selben Rückenmarksegment (s. o.) und möglicherweise auch HAs am gesamten Körper, wie man es bei Patienten mit chronischen Schmerzen beobachten kann.

Um chronische Symptome zu behandeln, nadeln wir daher SAs und HAs. Dadurch werden segmentale spinale (SAs) sowie supraspinale (HAs) Mechanismen aktiviert (Abb. 3.2). Wir müssen also bei der Schmerztherapie sowohl periphere Nerven als auch das Rückenmark desensibilisieren. Daher sind bei chronischen Schmerzen mehr Akupunkturbehandlungen erforderlich als bei akuten.

Auch wenn die chronischen Schmerzen nachlassen, werden die desensibilisierten Neurone des Rückenmarks und die peripheren Nervenfasern schnell erneut sensibilisiert, sobald sie mit pathologischen Verhältnissen wie wiederholten Traumen oder inneren Krankheiten konfrontiert sind. So kann es passieren, dass die erneut sensibilisierten Neurone des Rückenmarks wieder die peripheren Nervenfasern desselben Spinalsegments sensibilisieren. Das erklärt, warum chronische Schmerzsymptome zwar gelindert werden können, aber wahrscheinlich nach gewisser Zeit erneut auftreten.

Bei schweren chronischen Schmerzfällen wie etwa Fibromyalgie können die empfindlichen Punkte überall am Körper palpiert werden. Das zeigt, dass zahlreiche periphere Nerven lange Zeit erheblich sensibilisiert wurden. Der chronische Prozess bei der Fibromyalgie sorgt dafür, dass nicht nur zahlreiche Neurone in vielen verschiedenen Rückenmarksegmenten, sondern auch die Neurone der schmerzmodulierenden Zentren im Gehirn übersensibel werden. Durch diese Überempfindlichkeit der schmerzmodulierenden Hirnzentren werden die Mechanismen der zentralen Schmerzhemmung im Rückenmark und Gehirn eingeschränkt oder gestört und schließlich der Selbstheilungsprozess gefährdet.

Damit ist klar geworden, warum Akupunktur bei relativ gesunden Personen mit akuten Schmerzen manchmal „Wunder" bewirken kann: ein paar Nadeln und 2–4 Sitzungen können die Probleme auf Dauer lösen. Bei chronischen Schmerzpatienten sind dagegen mehr Behandlungen erforderlich, um die Symptome zu verringern, und die Symptome treten wahrscheinlich nach einiger Zeit erneut auf. Einigen Patienten mit schwer gestörter Homöostase kann die Akupunkturbehandlung kaum oder gar nicht mehr helfen, egal, wie viele Behandlungen durchgeführt werden. Der Unterschied zwischen diesen drei Patientengruppen (die stark, durchschnittlich oder kaum auf Akupunktur ansprechen) liegt darin, dass die für die Schmerzwahrnehmung im Rückenmark und Gehirn zuständigen Neurone auf pathologische Faktoren mit unterschiedlicher Empfindlichkeit reagieren.

Die segmentale Gliederung des peripheren Nervensystems ist neuroanatomisch und neurophysiologisch äußerst komplex, weil daran afferente, efferente und vegetative Nerven beteiligt sind. Die drei verschiedenen Nerventypen kommen jeweils aus demselben Spinalsegment und versorgen in verschiedenen Körperbereichen unterschiedliche Gewebe und Organe. Hinzu kommt noch, dass eine erhöhte nozizeptive Aktivität in einem Teilsegment auch andere Teile dieses Segments in Mitleidenschaft zieht, so dass vermehrt segmentale Symptome wie übertragener Schmerz und Hyperalgesie sowie vegetative Symptome wie Veränderungen in der Vasomotorik und der Nährstoffzufuhr auftreten können. So verursacht ein lange bestehender Schulterschmerz sehr wahrscheinlich Nackenprobleme. Wenn der Nacken Beschwerden macht, sollten Schulter und unterer Rücken mit behandelt werden. Ein lokales Problem muss demnach über Lokal- und Fernpunkte behandelt werden. Der Akupunkteur erzielt bessere und schnellere Resultate, wenn er die SAs auf ihren segmentalen Ursprung im Rückenmark zurückführen kann und weiß, wie er homöostatische (distale) Akupunkturpunkte finden und nutzen kann, um die Wirkung der symptomatischen (lokalen) Akupunkturpunkte zu steigern. Nach sorgfältiger Analyse der neuroanatomischen Daten haben wir glücklicherweise ein klinisches Protokoll ausarbeiten können, dass diese Probleme in Betracht zieht.

Es folgen einige Beispiele für die Entstehung von SAs. Respiratorische Symptome durch Allergien, Lungeninfektionen oder Asthma sensibilisieren Akupunkturpunkte auf der Vorderseite der Brust und dem oberen Rücken. Diese Punkte werden häufig durch die Haut- und Muskeläste der Rami ventrales (anteriores) und dorsales (posteriores) der Spinalnerven Th1–Th8 innerviert (Abb. 5.13). Bei einer akuten oder chronischen Gastritis bilden sich genau unterhalb des Brustkorbs auf dem M. rectus abdominis und dem Rücken im Bereich von Th5–Th11 empfindliche Punkte. Wenn sich ein Sportler den Fuß verstaucht, treten rund um den verletzten Bereich, der von den Nn. fibularis communis und tibialis aus L3–S3 innerviert wird, empfindliche oder sogar schmerzhafte Punkte auf. Tennisellenbogen und Karpaltunnelsyndrom hängen mit dem Plexus brachialis aus C5–Th1 zusammen. Alle diese Punkte werden durch exogene Traumen oder endogene Erkrankungen hervorgerufen und bleiben lokal. Wenn der krankhafte Zustand allerdings nicht sofort behandelt wird, die SAs also eine gewisse Zeit bestehen bleiben, können sich weit entfernt von den ursprünglichen symptomatischen Punkten weitere empfindliche Punkte entwickeln. Bei manchen akuten Kreuzschmerzen bilden sich beispielsweise nur im Bereich des unteren Rückens oder auf der Gesäßregion empfindliche Punkte aus. Wenn sie nicht entsprechend behandelt werden, können auf den Ober- oder Unterschenkeln neue empfindliche Punkte auftauchen und der akute Kreuzschmerz kann chronifizieren, so dass dann mehr Behandlungen erforderlich sind, um ihn zu lindern, und es eher zu einem Rückfall kommt.

Das Auftreten symptomatischer Punkte ist ein individueller Prozess, weil man keine zwei Patienten mit identischem Konstitutionstyp, genetischer Ausstattung, medizinischer Vorgeschichte, der Art der Verletzung oder Erkrankung, Lebensstil und Toleranz gegenüber der Nadelung findet.

Um entscheiden zu können, welche SAs behandelt werden, muss der Akupunkteur die Anamnese des Patienten kennen, vor allem die Befunde von früheren medizinischen Untersuchungen wie Labortests und Kernspintomographien, ferner alle Verletzungen, die der Patient erlitten hat, und ähnliche Vorkommnisse. Wenn eine Akupunkturbehandlung angebracht ist, sollte sich der Akupunkteur den Patienten dann als Erstes genau ansehen.

Bei dieser Untersuchung nimmt der unbekleidete Patient eine entspannte Haltung ein, damit der Akupunkteur die muskuläre Balance der beiden Seiten und die Form der Wirbelsäule überprüfen kann. Visuelle Befunde können schon helfen, symptomatische Punkte zu finden. Anschließend sollte der Körper gründlich abgetastet werden. Wenn der Akupunkteur so vorgeht, kann er Folgendes feststellen:

- Wo sind die Verletzungen, welche Strukturen sind davon oder von den Symptomen betroffen?
- Wo befinden sich die symptomatischen Punkte?
- Wie ist die körperliche und seelische Verfassung des Patienten (manche Patienten halten die Nadelung körperlich oder seelisch nicht so gut aus)?
- Wie aussichtsreich ist eine Behandlung (s. Kap. 6)?

Weitere klinische Techniken und Verfahren werden ausführlich in Kapitel 6 geschildert.

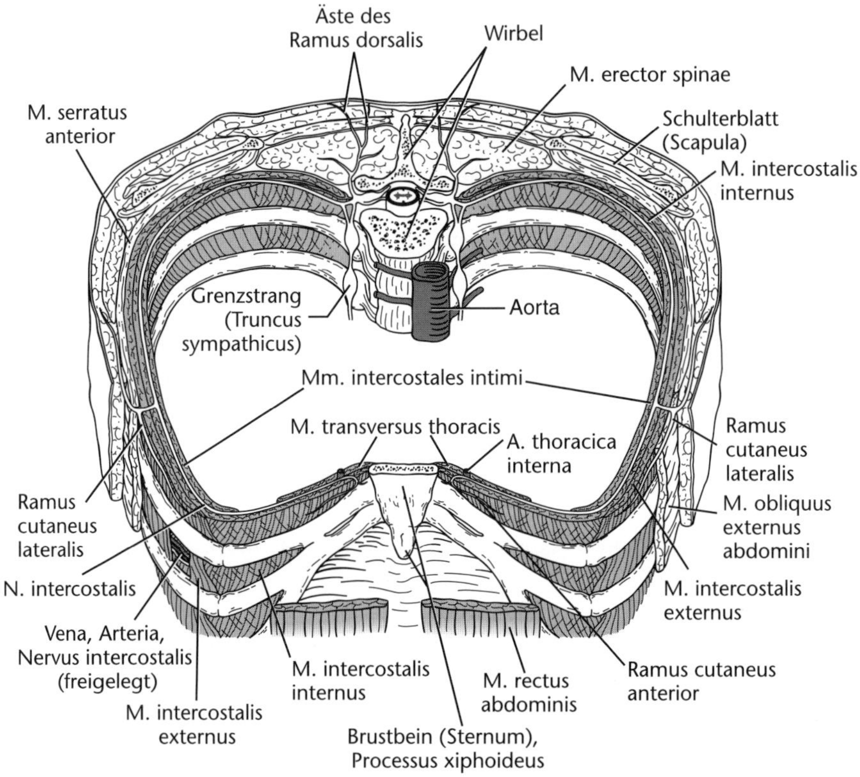

Abb. 5.10 Schema eines Spinalnervs. Ein Spinalnerv teilt sich zunächst in einen Ramus dorsalis (posterior) und einen Ramus ventralis (anterior). Der kurze Ramus dorsalis innerviert mit seinen beiden Endästen die Muskeln und die Haut auf dem Rücken. Der Ramus ventralis verläuft innerhalb der Körperwand, wo er in den lateralen und vorderen Bereichen des Körpers Haut und Muskeln versorgt. Man beachte, dass aus dem Ramus ventralis letztlich zwei laterale und zwei vordere Hautendäste hervorgehen. (Modifiziert nach Jenkins, D. (2002) *Hollinshead's functional anatomy of the limbs and back*, 8. Ausgabe, WB Saunders, Philadelphia.)

Neuroanatomie der paravertebralen Punkte

Sobald man die SAs gefunden hat, müssen sie auf ihre Spinalsegmente zurückverfolgt werden, um die entsprechenden PAs zu lokalisieren. Diese paravertebralen Punkte werden genadelt, (1) um die periphere und spinale Desensibilisierung zu erleichtern, (2) um die Hals- und Rückenmuskeln zu entspannen, damit etwa bei einer Radikulopathie die Wurzeln der Spinalnerven entlastet werden, und (3) um die Aktivitäten des vegetativen Nervensystems besser auszubalancieren.

Jeder Spinalnerv besitzt zwei Äste, einen Ramus dorsalis (posterior) und einen Ramus ventralis (anterior) (Abb. 5.10). Aus dem vorderen Ast gehen die Rr. cutanei laterales et mediales hervor. Jeder dieser Hautnerven teilt sich in zwei Endäste, die die seitlichen und vorderen Teile desselben Dermatoms versorgen. Der Ramus dorsalis teilt sich ebenfalls in einen medialen und lateralen Zweig. In der Thorakalregion innervieren die lateralen Äste Muskeln, während die medialen Äste Hautäste sind. Jeder Endast kann an der Stelle einen Akupunkturpunkt bilden, an der er durch die Faszie hindurchtritt, um die Haut zu versorgen. Aufgrund dieser Stellen kann jeder Spinalnerv in seinem Dermatom sechs empfindliche Akupunkturpunkte bilden. Von der Zervikal- bis zur Sakralregion des Rückgrats gibt es 33 Spinalnervenpaare.

Sämtliche Akupunkturpunkte im Gesicht entstehen auf der Basis von Hirnnerven, während alle Akupunkturpunkte am übrigen Körper mit Spinalnerven verbunden sind. Sobald der Spinalnerv das Foramen intervertebrale verlässt, teilt er sich in zwei größere Äste auf: den Ramus ventralis (anterior) und den Ramus dorsalis (posterior) (Abb. 5.10).

Die meisten symptomatischen und homöostatischen Akupunkturpunkte bilden sich auf den Endästen der Rami ventrales. Der Ramus dorsalis zieht zum Rücken und teilt sich in einen medialen und einen lateralen Endast. Im Thorakalbereich versorgt der mediale Zweig die Haut, der laterale die Muskeln. Vom Ramus dorsalis gehen auch kleine Äste ab, die die Wirbelgelenke innervieren. Im Allgemeinen gibt es von der Hals- bis zur Kreuzbeinregion insgesamt 33 Rami dorsales: acht von den Halswirbeln (C1–C8), zwölf von den Brustwirbeln (Th1–Th12), fünf von den Lendenwirbeln (L1–L5), vier von den Kreuzbeinwirbeln (S1–S4) und vier oder manchmal auch drei von den Knochen des Steißbeins (Abb. 5.11). Die kokzygealen Spinalnerven sind sehr klein und werden nur bei Schmerzen in den Steißbeinregionen genadelt.

Paravertebrale Akupunkturpunkte unterscheiden sich von ihrer Physiologie her von den beiden anderen Punkttypen. Wir wählen SAs und HAs aus und nadeln sie, weil sie krankhaft verändert und empfindlich sind. Wir nadeln PAs, weil sie in der Nähe der Nervenwurzeln der SAs liegen und nicht etwa weil sie sensibilisiert oder druckempfindlich sind. PAs und SAs werden von den Spinalnervenfasern desselben spinalen Segments innerviert. Wenn PAs genadelt werden, werden die SAs durch den physiologischen segmentalen Reflex desensibilisiert.

So hat sich beispielsweise in der Klinik gezeigt, dass man gute Ergebnisse erzielt, wenn bei Patienten mit einem komplexen regionalen Schmerzsyndrom

(CRPS, früher sympathische Reflexdystrophie) nur PAs genadelt werden. Bei vielen Gesunden, die sich routinemäßig behandeln lassen, um ihre Gesundheit zu erhalten, sorgt die Nadelung von SAs darüber hinaus für einen Stressabbau.

Klinische Anmerkungen Man nutzt bei der PA-Nadelung verschiedene Techniken, weil bei jedem Patienten in den verschiedenen Wirbelsäulenabschnitten andere anatomische Verhältnisse herrschen. Die im folgenden Abschnitt beschriebenen Nadelungsmethoden sind als generelle Anleitung gedacht. Jeder Akupunkteur hat die Möglichkeit, seine eigenen Methoden anzuwenden oder auszuprobieren, solange sie sicher und effektiv sind.

Die hier beschriebenen Techniken gelten für Patienten mit „durchschnittlichem" Körperbau. Der Patient liegt dabei auf dem Bauch. Bei dünneren oder dickeren Patienten sollten die Länge der Nadel sowie die Tiefe und die Richtung der Nadelung entsprechend angepasst werden, um Zwischenfälle zu vermeiden und die erwünschten Resultate zu erzielen.

Bei der Suche nach PAs beginnt man mit der Palpation der Mittellinie (der Dornfortsätze). Wie bereits erwähnt, ist die präzise Lage der Akupunkturpunkte nicht entscheidend, es empfiehlt sich allerdings, auf gleicher Höhe mit dem Dornfortsatz des korrespondieren Wirbels zu bleiben, weil dieser Punkt unter Umständen näher am ersten Ramus des Spinalnervs liegt. Man sollte beide Seiten der Wirbelsäule nadeln, um sicherzustellen, dass sich die Muskeln auf beiden Seiten entspannen. Dadurch können sich die vertebralen Gelenke wieder besser ausrichten und es gelangen genügend Reizimpulse zu den Nervenendigungen. Die zu nadelnden Punkte liegen in der Regel 2–3 Zentimeter von der Mittellinie entfernt.

Die Nadelung verschiedener paravertrebraler Akupunkturpunkte

Halswirbel (C2–C7) Wir benutzen 4–5 Zentimeter lange Nadeln (0,22 cm Durchmesser), palpieren und lokalisieren die Punkte, die etwa 2,5 cm von der Mittellinie entfernt liegen. Die Nadel wird senkrecht zur Haut eingestochen. Der Patient liegt auf dem Bauch, und die Nadel sollte etwas nach unten geschoben werden, bis sie den unter der Haut liegenden Knochen berührt. Man kann auf jeder Seite der Wirbelsäule zwei oder drei Akupunkturpunkte auswählen. Wenn ein Bereich beim Abtasten schmerzt, bedeutet dies, dass ein oder mehrere Muskeln oder ein Gelenk geschädigt sind; dann sollte die schmerzhafte Region genadelt werden. Sobald die Nadel auf den Knochen trifft, kann eine leichte Manipulation der Nadel, etwa indem man sie hin und her dreht oder wie einen Kolben auf und ab bewegt, zur Linderung des Schmerzes beitragen. Die Nadeln werden etwa fünf Minuten belassen.

Brustwirbel (Th1–Th12) Hier muss man sorgfältig darauf achten, nicht die Lunge zu punktieren. Man palpiert den Punkt in etwa zwei oder drei Zentimeter Entfernung von der Mittellinie (den Dornfortsätzen), verwendet 2,5 cm lange Nadeln und führt sie zur Mittellinie hin gerichtet bis zu einer Tiefe von 2–2,5 cm ein. Auf jeder Seite kann man 3–7 Punkte für die Behandlung auswählen. Die Nadeln können 10–15 Minuten an der Stelle bleiben.

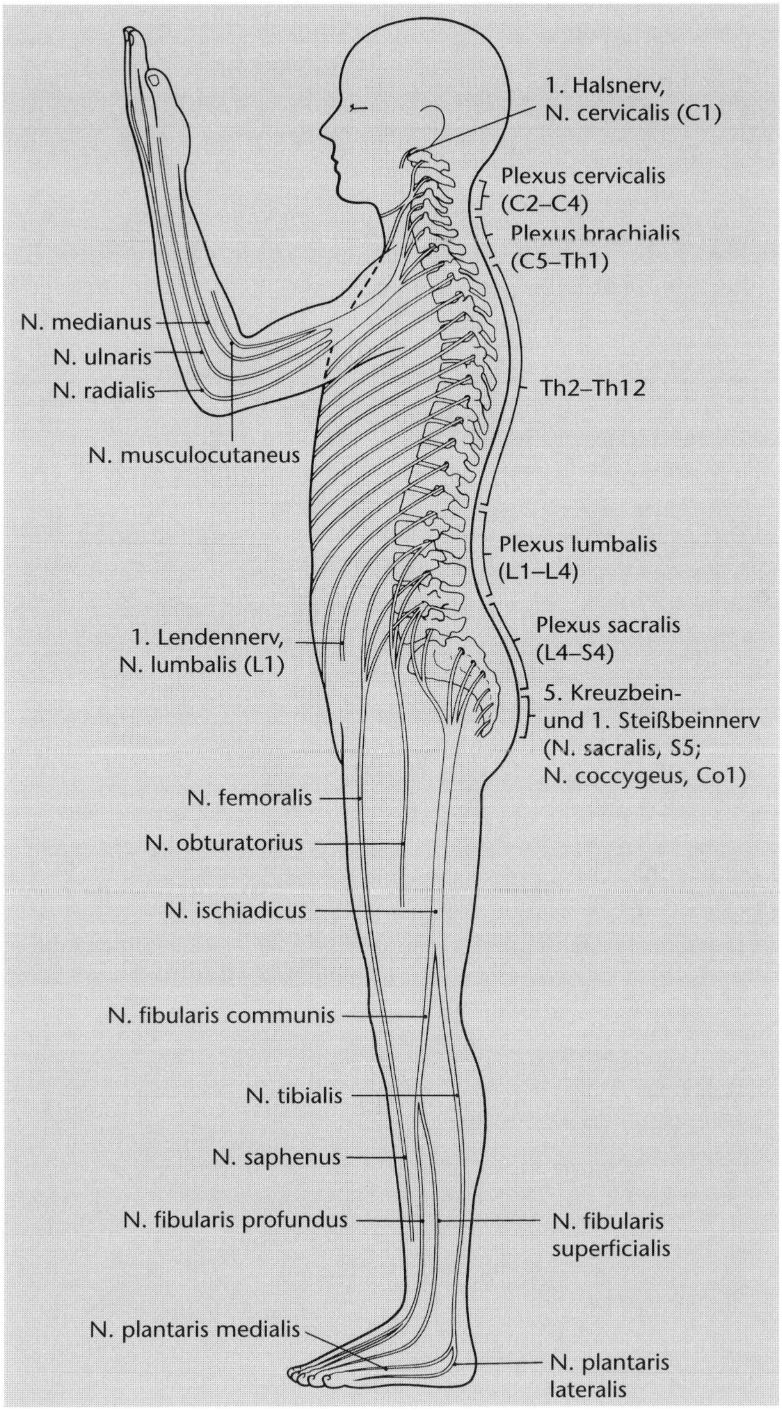

Abb. 5.11 Schematische Darstellung der Verzweigung der Rami ventrales (anteriores) der Spinalnerven. Die Rami dorsales (posteriores) sind kurz und innervieren die Muskeln und die Haut am Rücken (sie fehlen in diesem Schema, man findet sie aber in Abb. 5.10). (Modifiziert nach Gosling, J. et al. (2002) *Human anatomy: color atlas and text*, 4. Ausgabe, Mosby, Edinburgh.)

Lendenwirbel (L1–L5) In diesem Bereich haben die meisten Menschen druckempfindliche Punkte. Der Akupunkteur kann die beiden primären Akupunkturpunkte H15 am Ramus cutaneus posterior L2 und H22 am Ramus cutaneus posterior L5, wie oben beschrieben, auffinden. Auf jeder Seite können zwei oder vier Punkte ausgewählt werden. In dieser Region verwendet man 4–6 Zentimeter lange Nadeln.
Kreuzbeinwirbel Diese Punkte liegen alle über dem Kreuzbein (Os sacrum). Bei der Nadelung dieses Bereichs kann nichts passieren und der Akupunkteur kann jede beliebige, von ihm bevorzugte Methode anwenden. Die Akupunkturpunkte in dieser Region können bis zum Knochen genadelt werden.

Die Bedeutung spinaler Segmente für die Akupunkturbehandlung

Die von den Spinalnerven ausgehende Innervation von Haut, Muskeln, Knochen und auch inneren Organen ist segmental gegliedert. Wenn man die Grundprinzipien dieser Segmentierung versteht, findet man leichter die zu den SAs passenden PAs.

Die Auswahl paravertebraler Akupunkturpunkte

PAs werden entsprechend der segmentalen Gliederung des Rückenmarks passend zu den SAs gewählt: Bei Symptomen im Arm nadelt man PAs von C4–Th1, bei Beinbeschwerden PAs im Bereich von L2–S3, bei Problemen im oberen Rücken und der Brust nimmt man PAs aus dem Bereich von Th1–Th7 und bei Schwierigkeiten in der Bauchregion PAs von Th8–L1 (Abb. 5.11–5.13).

Körpersegmentierung

Die folgende Beschreibung der Körpersegmentierung soll es dem Akupunkteur erleichtern, SAs ihren Spinalsegmenten zuzuordnen. Man sollte sich klar machen, dass es für die klinische Akupunktur nicht entscheidend ist, genau das zugeordnete Segment zu finden, weil sich die von den Spinalnerven innervierten benachbarten Bereiche teilweise überlappen.

Die Nervensegmente der Haut werden als Dermatome, die der Muskeln als Myotome, der die inneren Organe als Viszerotome und der Knochen als Sklerotome bezeichnet. Das Folgende ist einfach nur als Hilfe gedacht, um die segmentale Beziehung zwischen Lokalpunkten (SAs) und ihren jeweiligen Spinalsegmenten zu verstehen.

Segmentale Innervation der Haut: Dermatome

Am Rumpf ist die Haut in Dermatome unterteilt, die von Th2–L1 in regelmäßigen Bändern angeordnet sind (Abb. 5.12). Man kann sie sich mit Hilfe

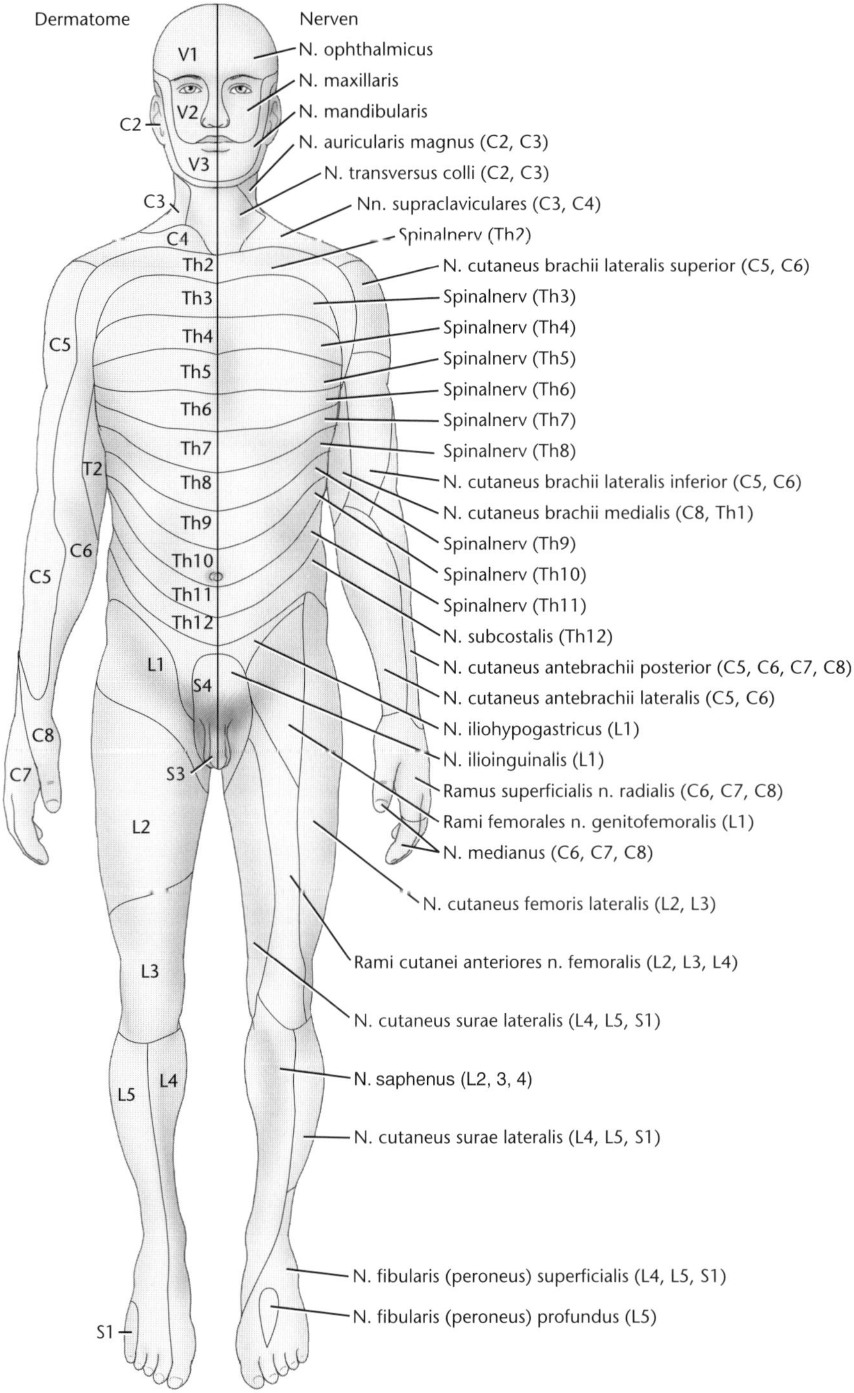
Dermatome
Nerven
V1
V2
V3
C2
C3
C4
Th2
Th3
Th4
Th5
Th6
Th7
Th8
Th9
Th10
Th11
Th12
C5
T2
C6
C5
L1
S4
C8
C7
S3
L2
L3
L4
L5
S1
N. ophthalmicus
N. maxillaris
N. mandibularis
N. auricularis magnus (C2, C3)
N. transversus colli (C2, C3)
Nn. supraclaviculares (C3, C4)
Spinalnerv (Th2)
N. cutaneus brachii lateralis superior (C5, C6)
Spinalnerv (Th3)
Spinalnerv (Th4)
Spinalnerv (Th5)
Spinalnerv (Th6)
Spinalnerv (Th7)
Spinalnerv (Th8)
N. cutaneus brachii lateralis inferior (C5, C6)
N. cutaneus brachii medialis (C8, Th1)
Spinalnerv (Th9)
Spinalnerv (Th10)
Spinalnerv (Th11)
N. subcostalis (Th12)
N. cutaneus antebrachii posterior (C5, C6, C7, C8)
N. cutaneus antebrachii lateralis (C5, C6)
N. iliohypogastricus (L1)
N. ilioinguinalis (L1)
Ramus superficialis n. radialis (C6, C7, C8)
Rami femorales n. genitofemoralis (L1)
N. medianus (C6, C7, C8)
N. cutaneus femoris lateralis (L2, L3)
Rami cutanei anteriores n. femoralis (L2, L3, L4)
N. cutaneus surae lateralis (L4, L5, S1)
N. saphenus (L2, 3, 4)
N. cutaneus surae lateralis (L4, L5, S1)
N. fibularis (peroneus) superficialis (L4, L5, S1)
N. fibularis (peroneus) profundus (L5)

Abb. 5.12a

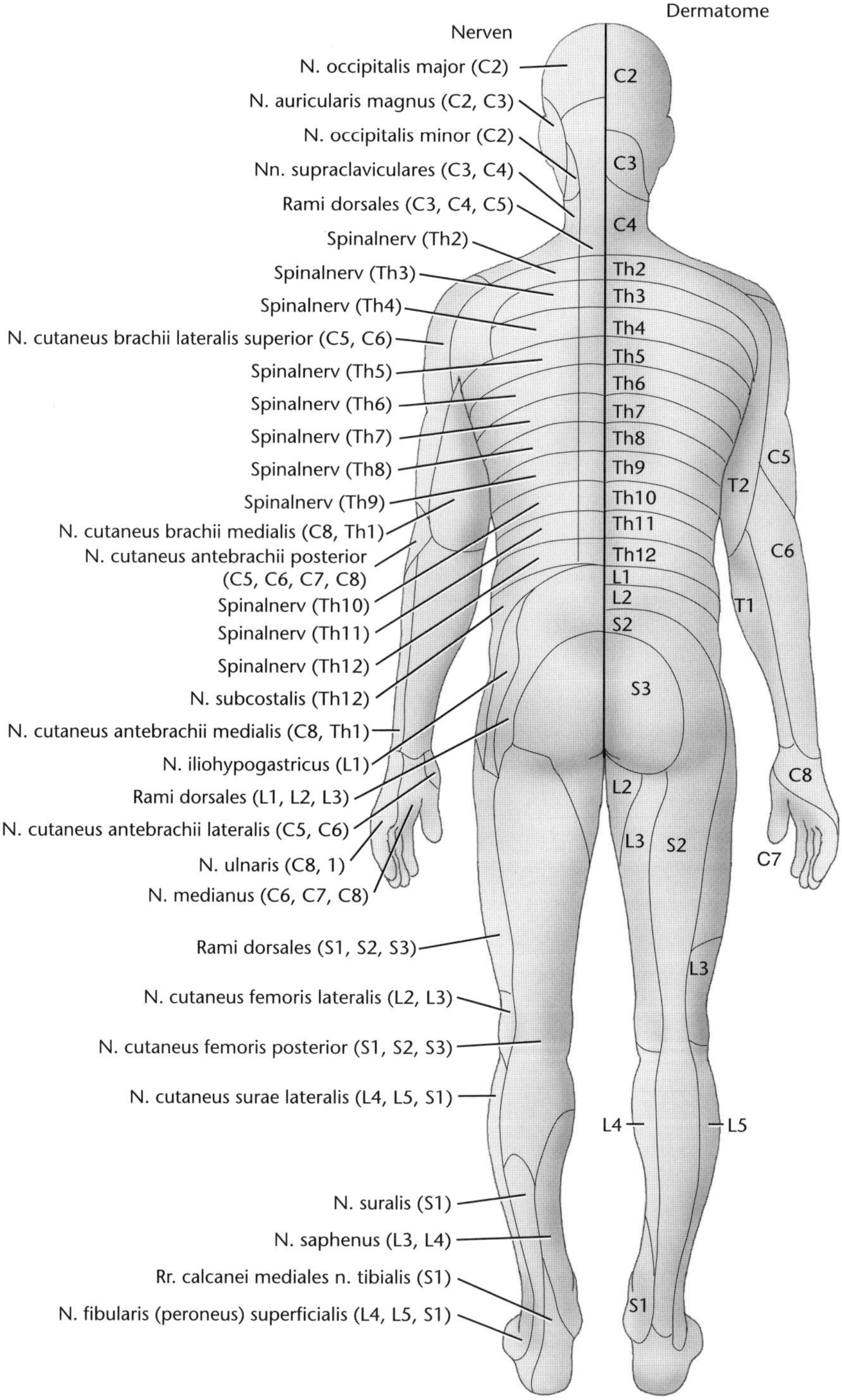
Nerven
Dermatome
N. occipitalis major (C2)
N. auricularis magnus (C2, C3)
N. occipitalis minor (C2)
Nn. supraclaviculares (C3, C4)
Rami dorsales (C3, C4, C5)
Spinalnerv (Th2)
Spinalnerv (Th3)
Spinalnerv (Th4)
N. cutaneus brachii lateralis superior (C5, C6)
Spinalnerv (Th5)
Spinalnerv (Th6)
Spinalnerv (Th7)
Spinalnerv (Th8)
Spinalnerv (Th9)
N. cutaneus brachii medialis (C8, Th1)
N. cutaneus antebrachii posterior (C5, C6, C7, C8)
Spinalnerv (Th10)
Spinalnerv (Th11)
Spinalnerv (Th12)
N. subcostalis (Th12)
N. cutaneus antebrachii medialis (C8, Th1)
N. iliohypogastricus (L1)
Rami dorsales (L1, L2, L3)
N. cutaneus antebrachii lateralis (C5, C6)
N. ulnaris (C8, 1)
N. medianus (C6, C7, C8)
Rami dorsales (S1, S2, S3)
N. cutaneus femoris lateralis (L2, L3)
N. cutaneus femoris posterior (S1, S2, S3)
N. cutaneus surae lateralis (L4, L5, S1)
N. suralis (S1)
N. saphenus (L3, L4)
Rr. calcanei mediales n. tibialis (S1)
N. fibularis (peroneus) superficialis (L4, L5, S1)
C2
C3
C4
Th2
Th3
Th4
Th5
Th6
Th7
Th8
Th9
Th10
Th11
Th12
L1
L2
S2
S3
C5
T2
C6
T1
C8
C7
L2
L3
S2
L3
L4
L5
S1

Abb. 5.12b

von einigen Körpermerkmalen leicht einprägen: Th2 liegt in Höhe des Angulus sterni, Th10 in Höhe des Nabels und L1 in der Leistengegend. Wie bereits erwähnt, überlappen sich benachbarte Dermatome am Rumpf erheblich. Um die Arbeit am Patienten zu vereinfachen und effizienter zu gestalten, ist es daher wichtig, nicht nur die betroffenen, sondern auch die beiden benachbarten Dermatome zu behandeln. Daher wird man beispielsweise bei einer Postzosterneuritis, die mit Th5 und Th6 assoziiert ist, die PAs der Dermatome von Th4–Th7 nadeln.

Segmentale Innervation der Muskulatur: Myotome

Von Th1–L1 sind die Rumpfmuskeln ebenfalls strikt nach Segmenten gegliedert innerviert. Nach Segmenten unterteilt versorgen die Rami dorsales die Brust- und Lendenmuskulatur (Rückenstrecker), die Rami ventrales die Mm. intercostales, die seitliche Bauchwand und den M. rectus abdominis.

In den Extremitäten sind die Muskelsegmente dagegen eher funktionell angeordnet. Dort werden Muskelgruppen mit gleicher Funktion oft von benachbarten Spinalnerven innerviert: etwa die Beuger im Ellenbogengelenk von C5 und C6, die Strecker dagegen von C7 und C8.

Damit die klinische Anwendung überschaubar und effektiv bleibt, muss sich der Akupunkteur nicht unbedingt die segmentale Innervierung jedes einzelnen Muskels merken, wir müssen aber wissen, welche Segmente mit den betreffenden Muskeln assoziiert ist. Da die Flexoren im Ellenbogengelenk von C5 und C6, die Extensoren von C7 und C8 innerviert werden, nadeln wir bei Schmerzen am Ellenbogen oder generell Problemen mit dem Arm einfach PAs im Bereich von C4–Th1 (Tabelle 5.1). Dem Leser, der weitere Einzelheiten zu Myotomen erfahren will, empfehlen wir die Lektüre von Lehrbüchern der Neuroanatomie.

Tabelle 5.1 Segmentale Innervation von Muskeln

Muskulatur der Körperregion	Rückenmarksegmente
Obere Extremität (einschließlich Schulter)	C4–Th1
Untere Extremität (einschließlich Hüfte)	Th12–S3
Rumpf	
Zwerchfell (Diaphragma)	C1–C5
Andere Rumpf- und Abdominalmuskeln	Regelmäßige Segmentanordnung von C5–S2

Segmentale Innervation des Skeletts: Sklerotome

Einige Patienten suchen den Akupunkteur auf, weil aufgrund einer Knochenhautentzündung (Periostitis) ihre Knochen schmerzen. Ein häufig vorkommendes Beispiel ist der Schmerz an der Schienbeinkante. Wenn man die segmentale Versorgung durch die Spinalnerven (Sklerotome) kennt, wird man ohne Probleme die richtigen PAs finden. Bei den Sklerotomen gelten etwa die gleichen Prinzipien wie bei den Myotomen (Tabelle 5.2).

Tabelle 5.2 Segmentale Innervation des Skeletts

Knochen der Körperregion	Rückenmarksegmente
Halswirbel	C1–C8
Obere Extremität (einschließlich Schulter)	C4–Th1
Untere Extremität (einschließlich Hüfte)	Th12–S3
Rumpf	
Rippen	Regelmäßige Anordnung von Th1–Th12
Brust- und Lendenwirbel	Regelmäßige Segmentanordnung von Th1–Th5

Segmentale Innervation der inneren Organe: Viszerotome

Manche Patienten klagen über Schmerzen, die mit inneren Organen wie Magen, Nieren oder Gallenblase zusammenhängen. Der viszerale Schmerz kann zwar durch Akupunktur gelindert werden, diese Patienten sollten jedoch zu einem Internisten überwiesen werden. Wenn man die segmentale Innervation von inneren Organen kennt, fällt es leichter, die richtigen PAs auszuwählen, um Schmerzen oder Krämpfe in den inneren Organen zu lindern (Abb. 5.13). Abbildung 5.13 zeigt, dass die meisten inneren Organe einschließlich der Nieren von zervikalen und thorakalen Nerven innerviert werden. Daher ist es bei Störungen in diesen Organen wichtig, die zervikalen PAs zu nadeln.

Zusammenfassung

Durch Veränderungen der Homöostase, chronische Erkrankungen und akute Verletzungen können latente zu passiven oder aktiven Akupunkturpunkten werden. Symptomatische (SAs), homöostatische (HAs) und paravertebrale (PAs) Akupunkturpunkte sind die drei Punkttypen, die man zur Schmerzbekämpfung verwendet.

Wenn die Homöostase gestört wird, treten überall am Körper in vorhersagbarer Reihenfolge und an vorhersagbaren Stellen HAs ohne segmentale Gliederung auf. SAs gehen mit äußeren Verletzungen oder inneren Erkrankungen einher. Der dritte Punkttyp, die paravertebralen Akupunkturpunkte, tragen mit dazu bei, SAs zu desensibilisieren, die Aktivitäten des autonomen Nervensystems auszugleichen, die Rückenmuskeln zu lockern und eine Nervenwurzelerkrankung (Radikulopathie) zu bessern. Für eine effiziente Behandlung

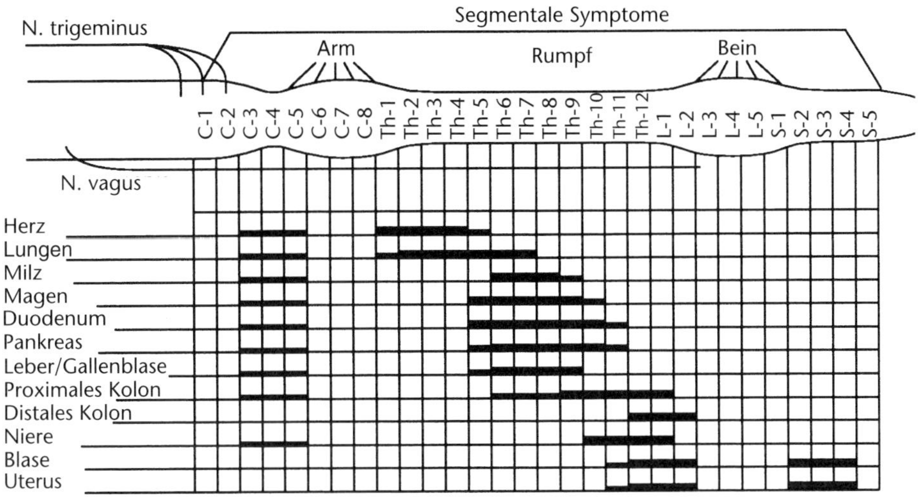

Abb. 5.13 Segmentale Innervation der inneren Organe. Dieses Diagramm zeigt, dass bei einem Halstrauma viele innere Organe mitbetroffen sein können. (Modifiziert nach Filshie, J., White, A. (1998) *Medical acupuncture*, Churchill Livingstone, Edinburgh.)

sollten alle drei Punkttypen richtig miteinander kombiniert werden, weil jeder Typ eine andere therapeutische Wirkung erzeugt.

Die 24 primären HAs werden zur Behandlung aller Symptome verwendet, weil diese Punkte die Homöostase verbessern, wodurch sich die Selbstheilungsmechanismen normalisieren und maximal aktiviert werden. Alle weiteren HAs können sich in bestimmten Verteilungsmustern im Zusammenhang mit diesen primären HAs oder um sie herum entwickeln. Wenn man die Lage der 24 primären HAs kennt, kann man vorhersagen, wo weitere HAs zu finden sind, die für eine bestimmte Behandlung benötigt werden.

SAs werden zur Behandlung spezifischer Symptome verwendet. Sie treten in der Regel lokal, individuell oder (bei manchen inneren Erkrankungen) segmental in einem bestimmten Abschnitts des Rückenmarks auf. Der Akupunkteur sollte den Körper des Patienten bei jeder Behandlung sorgfältig abtasten, um diese Punkte zu finden.

Um die therapeutische Wirkung der SAs zu erhöhen, sollten PAs ausgewählt werden. Die ausgewählten PAs und SAs sollten von den Spinalnerven derselben Spinalsegmente innerviert werden.

Bei der Schmerzentstehung sensibilisieren akute Symptome ausschließlich periphere Neurone, chronische Erkrankungen dagegen sowohl periphere sensorische als auch zentrale spinale Neurone. Akute Schmerzsymptome können daher leicht durch einige lokale Behandlungen beseitigt werden. Chronische Erkrankungen erfordern jedoch mehr ganzheitliche Behandlungen, bei denen sowohl periphere als auch zentrale Neurone desensibilisiert werden; außerdem ist selbst nach einem Rückgang der Symptome die Gefahr eines Rückfalls groß, wenn es erneut zu einer Sensibilisierung kommt.

Literatur

1. Dung HC: Anatomical acupuncture, San Antonio, Texas, 1997, Antarctic Press.

Kapitel 6

Quantitative Bewertung der Akupunktur und klinische Anwendung

Einführung: durch eine quantitative Bewertung lässt sich die Wirksamkeit der Akupunkturbehandlung vorhersagen

Als gutes klinisches Verfahren sollte die quantitative Bewertung der Patienten einfach, exakt, zuverlässig und von jedem Praktiker zu reproduzieren sein. Bei der Traditionellen Chinesischen Medizin (TCM) werden Puls, Zunge und Zungenbelag qualitativ beurteilt, um entsprechend der klassischen Theorien zur Pathologie Art und Ursache der Symptome bestimmen zu können: (1) das erkrankte Organ oder die erkrankten Organe (*Zang fu*) samt der dazugehörigen Meridiane, und (2) das Ungleichgewicht (*Ying* oder *Yang*, Hitze oder Kälte, Überschuss oder Mangel).

Zungenbelag und Besonderheit des Pulses spiegeln zwar qualitative pathophysiologische Charakteristika wider, liefern aber nicht immer sichere und zuverlässige Informationen. So verändert sich der Zungenbelag durch Nahrungsaufnahme, der Puls durch Trinken, Spazieren gehen oder Aufregung.

Außerdem ist die qualitative Diagnostik eine hochentwickelte und komplexe Kunst. Man braucht Jahre der Ausbildung und Übung, um die 28 verschiedenen Pulsformen und ihre Kombinationen sowie die zahlreichen Arten des Zungenbelags zu beherrschen. Daher ist die qualitative Diagnose ein zeitraubendes, höchst empirisches Verfahren, das nur schwer zu erlernen und für die Schmerzenbekämpfung durch Akupunktur unnötig ist.

Die in diesem Buch vorgestellte quantitative Methode zielt darauf ab, das Selbstheilungspotential des jeweiligen Patienten abzuschätzen und den Erfolg der Akupunkturbehandlung im Einzelfall vorhersagen zu können. Die Wirksamkeit der Akupunktur hängt von zwei pathophysiologischen Faktoren ab: den individuellen Selbstheilungskräften des jeweiligen Patienten sowie der Schwere und Heilbarkeit der Symptome oder der Krankheit(en), die ihn quälen. Diese beiden Faktoren haben einen Einfluss auf den Behandlungserfolg und die erforderliche Heilungszeit. Der Akupunkteur muss sie daher in seine Beurteilung mit einbeziehen, um zu verstehen, ob und wie weit ein Patient von seinen spezifischen krankhaften Symptomen oder Erkrankungen genesen kann.

Anhand folgender klinischer Fälle kann man die Besonderheiten der Akupunkturtherapie vielleicht besser verstehen.

Vier Patienten, die sich nicht notwendigerweise in einer Altersgruppe befinden, leiden im Großen und Ganzen unter demselben Schmerzsymptom. Nach vier Akupunktursitzungen mit identischem Behandlungsprotokoll haben die Patienten A und B überhaupt keine Schmerzen mehr, bei Patient C sind die Schmerzen um 50 Prozent zurückgegangen und bei Patient C hat sich nichts gebessert.

Fünf Monate später ist Patient A noch immer schmerzfrei. Patient B hat dagegen wieder Schmerzen, die aber nach zwei weiteren Behandlungen wieder verschwinden. Bei Patient C sind die meisten Schmerzsymptome zurückgekehrt, und man bekam sie erst nach vier zusätzlichen Sitzungen wieder in den Griff. Patient D ist weitere fünf Monate regelmäßig behandelt worden, verspürt jedoch, wenn überhaupt, nur eine geringfügige Besserung.

Statistisch entspricht Patient A einem Anteil von 28 Prozent aller Patienten, bei dem die Selbstheilung noch vollkommen intakt ist, Patient B einem Anteil von 34 Prozent und Patient C von 30 Prozent mit jeweils partieller Selbstheilung und Patient D einem Anteil von 8 Prozent mit langsam einsetzender oder völlig fehlender Selbstheilung (Tab. 6.1).

Tabelle 6.1 Klassifikation der Patienten

Gruppe	A	B	C	D
Passive HAs pro Patient	<24	24–52	53–79	>80
Anteil der Patienten (Prozent)	28	34	30	8
Erforderliche Behandlungen, um Schmerzfreiheit zu erzielen	4–8	8–16	16–32	>32
Rezidivfreie Zeit	Jahre	Monate bis Jahre	Wochen bis Monate	Tage bis Wochen

Modifiziert nach Dung, H. C. (1997)
Anatomical acupuncture, Antarctic Press, San Antonio, S. 226.

Dieses Beispiel verdeutlicht, dass die Wirksamkeit einer Akupunkturbehandlung vor allem (1) von den Selbstheilungskräften des Patienten sowie (2) von der Heilbarkeit seiner Symptome oder Erkrankungen abhängt.

Bei einer richtigen Einschätzung dieser Parameter sollte man etwas über die Aussichten einer Behandlung bei einem bestimmten Patienten sagen und folgende Fragen beantworten können:

- Ist das Symptom zu behandeln (spricht es auf eine Akupunkturbehandlung an)?
- Wenn es behandelbar ist, wie viele Sitzungen werden erforderlich sein?
- Wird das Symptom nach einer ersten Besserung zurückkehren?
- Wann wird das Symptom zurückkehren?

Bei unserer Methode der quantitativen Akupunkturbewertung bestimmt man das Heilpotential des jeweiligen Patienten und erhält so Antworten auf diese Fragen. Die Methode ist leicht zu lernen, spart Zeit, ist verlässlich und kann von jedem Akupunkteur durchgeführt werden.

Quantitative Bewertung der Akupunktur

Mithilfe einer quantitativen Bewertung kann der Akupunkteur Wirksamkeit, Dauer und Aussichten einer Behandlung vorhersagen. Jedes pathologische Geschehen und jede Erkrankung schwächt tendenziell das Selbstheilungspotential und verschlechtert die Homöostase. Aufgrund der schlechteren oder nachlassenden Homöostase werden latente (nicht empfindliche) Akupunkturpunkte passiv (druckempfindlich). Bei jedem Patienten lässt sich an der Homöostase ablesen, in wieweit der Körper in der Lage ist, einen von pathologischen Zuständen hervorgerufenen Schaden zu beseitigen.

Dabei besteht eine Abhängigkeit zwischen der Anzahl der druckempfindlichen homöostatischen Akupunkturpunkte (N_{HAs}; s. Kap. 5) sowie dem Selbstheilungspotential (HP) und der Schwere der Symptome (SS). Diese Beziehung lässt sich vereinfacht durch die folgende linearen Gleichung ausdrücken:

$$N_{HAs} = f \times SS/HP$$

Diese Gleichung besagt, dass sich die Anzahl der HAs proportional zur Schwere der Symptome (SS) und umgekehrt proportional zum Selbstheilungspotential (HP) verhält; f ist ein Faktor, der von Patient zu Patient variiert.

Bei einem Gesunden findet man eine optimale Homöostase, so dass auch die Selbstheilung optimal verläuft und die meisten Schmerzsymptome rasch und vollständig zurückgehen. Bei einer solchen Person sind nur wenige Akupunkturpunkte druckempfindlich. Wenn Gesunde an akuten Schmerzen leiden, können sie in der Regel durch 2–4 Akupunktursitzungen kuriert werden.

Bei einer chronischen Erkrankung oder chronischen Schmerzen verschlechtert sich die Homöostase, die Selbstheilungskräfte sind geringer und nach und nach erscheinen weitere druckempfindliche HAs in vorhersagbarer Reihenfolge und an vorhersagbaren Stellen. Patienten mit chronischen Schmerzen brauchen normalerweise 8–16 Akupunkturbehandlungen, bis die Schmerzen nachlassen. Nach 4–6 Monaten können darüber hinaus erneut die gleichen Symptome auftreten, so dass dann zusätzliche Akupunkturbehandlungen erforderlich sind, um die Schmerzen für weitere 4–6 Monate zu unterbinden.

Ist die Homöostase über ein bestimmtes physiologisches Maß hinaus beeinträchtigt, ist der Mechanismus der Selbstheilung erheblich gestört. In einem solchen Fall verspürt der Patient nur eine geringe oder gar keine Besserung, unabhängig von der Zahl der Behandlungen.

Nachdem Dr. H. C. Dung 15.000 Fälle studiert hatte, teilte er die Patienten entsprechend ihrer Selbstheilungskräfte und Prognose in vier Gruppen ein (Tab. 6.1).

Eine solche Zuordnung der Patienten ist wichtig, weil sie Voraussagen zur Wirksamkeit, Dauer und den Erfolgschancen einer Akupunkturbehandlung erlaubt. Um die Patienten einer Gruppe zuteilen zu können, muss der Akupunkteur nicht unbedingt alle passiven HA auf dem Körper des Patienten zusammenzählen. Weil die HAs in einer vorhersehbaren Reihenfolge und an genau voraussagbaren Stellen auftreten, reicht es vielmehr, wenn er einige leicht

Abb. 6.1 Lage der zur quantitativen Bewertung benutzten Akupunkturpunkte. Bei jedem Menschen erscheint als erster druckempfindlicher Akupunkturpunkt H1 am Ramus profundus n. radialis. Wenn die Homöostase nachlässt, tauchen distal von H1 nach und nach weitere druckempfindliche Akupunkturpunkte im Verlauf des Nervs auf: H1–2, H1–3 und H1–4. Die Anzahl der empfindlichen Akupunkturpunkte auf dem Ramus profundus n. radialis sagt daher zuverlässig etwas über den Zustand der Homöostase und das Selbstheilungspotential des Patienten aus. (Modifiziert nach Jenkins, D. (2002) *Hollinshead's functional anatomy of the limbs and the back*, 8. Ausgabe, WB Saunders, Philadelphia.)

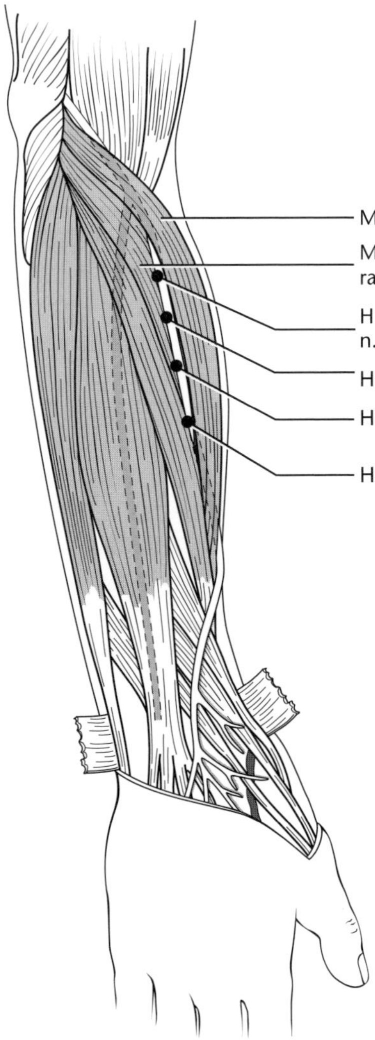

erkennbare Akupunkturpunkte überprüft, um sich klar zu machen, zu welcher Gruppe der Patient zum Zeitpunkt der Behandlung gehört.

Diese ausgewählten kennzeichnenden Akupunkturpunkte sind H1 am Ramus profundus n. radialis auf dem Unterarm (Abb. 6.1 und 6.2) und H4 am N. saphenus (Abb. 6.3). Der Ramus profundus n. radialis und der N. saphenus sind sich sehr ähnlich. Beide kommen an vergleichbaren Stellen – genau des Ellenbogens beziehungsweise Knies – aus tieferliegenden Geweben an die Oberfläche und beginnen sich zu verzweigen und andere Muskeln zu innervieren. Die Abbildungen 6.1 und 6.3 zeigen, dass distal von H1 und H4 weitere HAs auftreten können. Diese zusätzlichen Punkte, die auf dem Ramus profundus n. radialis als H1–2, H1–3, H1–4 und auf dem N. saphenus als H4–2, H4–3 und H4–4 bezeichnet werden, liegen jeweils 2–3 Zentimeter voneinander entfernt im weiteren Verlauf der beiden Nerven. Dadurch kommt man mit beiden Seiten insgesamt auf 16 Punkte.

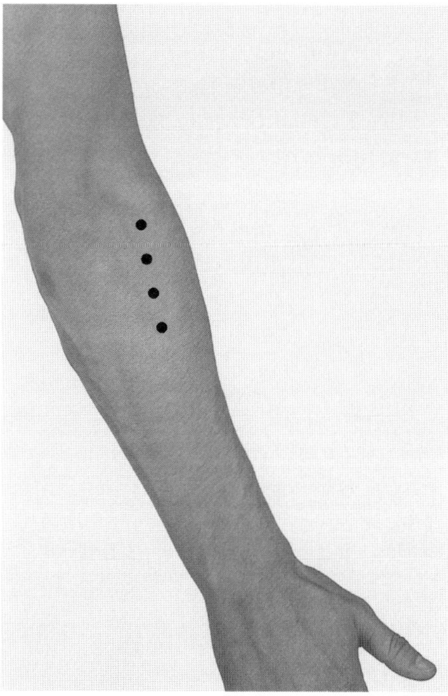

Abb. 6.2 Oberflächliche Lage des Akupunkturpunktes H1 am Ramus profundus n. radialis und der von ihm abgeleiteten druckempfindlichen Punkte H1–2, H1–3 und H1–4 auf dem Unterarm; anhand dieser Punkte schätzt man das Selbstheilungspotential des Patienten ein. (Modifiziert nach Lumley, J. (2002) *Surface anatomy: the anatomical basis of clinical examination*, 4. Ausgabe, Churchill Livingstone, Edinburgh.)

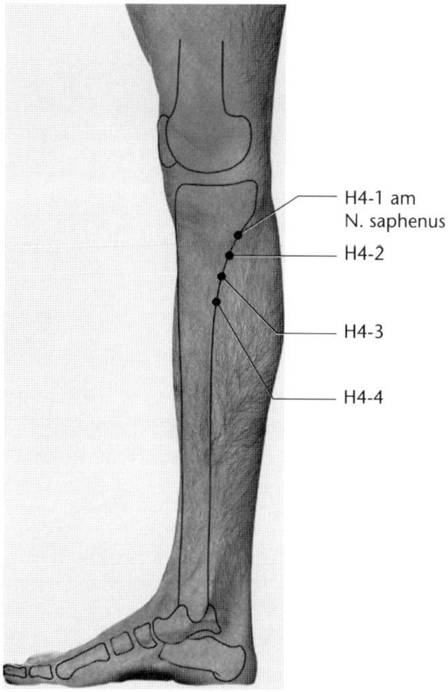

Abb. 6.3 Oberflächliche Lage des Akupunkturpunktes H4 auf dem Unterschenkel. Der N. saphenus ist ein Hautast des N. femoralis, der die Haut auf der medialen Unterschenkel- und Fußseite versorgt. Direkt distal des Condylus medialis der Tibia durchstößt er die tiefe Faszie und bildet den wichtigen Akupunkturpunkt H4 am N. saphenus. Mit nachlassender Homöostase erscheinen zusätzliche druckempfindliche Punkte im weiteren Verlauf des N. saphenus distal von H4. Das Auftauchen dieser Punkte sagt demnach viel über die Qualität der Homöostase aus. Zwischen diesen Punkten, die von proximal nach distal als H4–2, H4–3 und H4–4 bezeichnet werden, liegen je nach Länge des Unterschenkels jeweils 2–3 Zentimeter. (Modifiziert nach Lumley, J. (2002) *Surface anatomy: the anatomical basis of clinical examination*, 4. Ausgabe, Churchill Livingstone, Edinburgh.)

H1 und H4 sind bei fast allen Patienten druckempfindlich. Wenn die Selbstheilungskräfte des Patienten nachlassen, werden als nächstes die Punkte H1–2 und H4–2 empfindlich. Verschlechtert sich das Selbstheilungspotential noch mehr, werden auch die Punkte H1–3 und H4–3 druckdolent. Bei nur noch geringem Selbstheilungspotential kommt dann noch der Punkt H1–4 beziehungsweise H4–4 hinzu.

Bei der Untersuchung eines Patienten palpieren wir alle 16 diagnostischen Punkte auf den Unterarmen und Unterschenkeln. Mithilfe der Befunde, die sich dabei ergeben, können wir unsere Patienten vier Gruppen zuordnen, die in Tabelle 6.2 zu sehen sind.

Tabelle 6.2 Klassifikation der Patienten entsprechend der 16 diagnostischen Punkte (H1–1, H1–2, H1–3 und H1–4 sowie H4–1, H4–2, H4–3 und H4–4)

	Anzahl der druckempfindlichen Punkte			
	0–4	**5–8**	**9–12**	**12–16**
Patientengruppe	A	B	C	D

Durch die Kombination der Daten aus den Tabellen 6.1 und 6.2 lässt sich die Wirksamkeit, die Dauer und das Ergebnis der Akupunkturbehandlungen prognostizieren. Wie eine statistische Analyse zeigt, gehört etwa ein Drittel aller Patienten zu Gruppe A (28 Prozent). Bei dieser Gruppe kann die Akupunktur scheinbar Wunder bewirken. Gruppe D macht etwa ein Zehntel der Patienten aus (8 Prozent); sie profotieren am wenigsten von einer Akupunkturbehandlung. Die meisten Patienten (etwa 64 Prozent) gehören zu den Gruppen B und C; sie haben einen durchschnittlichen oder etwas schlechteren Gesundheitszustand. Bei den Patienten der Gruppen B und C kann man chronische Schmerzen eine gewisse Zeit lang erfolgreich mit Akupunkturbehandlungen bekämpfen. In einigen Fällen treten die Schmerzen allerdings nach etwa 4–6 Monaten wieder auf (Tab. 6.1), während andere Patienten auch länger schmerzfrei sein können, wenn sie entsprechende Maßnahmen für den Erhalt ihrer Gesundheit ergreifen. Die Mechanismen, die zum Rezidiv führen, wurden in den Kapiteln 3 und 5 erläutert. Das Selbstheilungspotential kann auch vom Alter und von genetischen Faktoren abhängen. Die meisten Patienten der Gruppe A sind unter 40, die meisten Patienten der Gruppe D über 60 Jahre alt. Dennoch sind auch ältere Patienten in Gruppe A und jüngere in Gruppe D nichts Ungewöhnliches. Man sollte nicht davon ausgehen, dass ältere Patienten zwangsläufig krank oder schwach sind.

Bei der Überprüfung der Akupunkturpunkte muss der Akupunkteur in der Lage sein, auf jeden Punkt einen richtig dosierten und gleichmäßigen Druck auszuüben. Das ist nicht schwer zu erlernen. Im Allgemeinen presst man den Daumen mit einem Gewicht von 900–1400 Gramm auf jeden diagnostischen Punkt. Ist der Druck unzureichend, kann es sein, dass man die Empfindlichkeit des Punktes unterschätzt, drückt man zu stark, überschätzt man vielleicht die Empfindlichkeit.

Die folgenden einfachen Richtlinien erleichtern das Bewertungsverfahren:

- Der Akupunkteur sollte den Druck, den er mit dem Daumen ausübt, auf das Schmerzempfinden des Patienten abstimmen. Schon beim Druck auf H1–1 und H4–1 fahren beispielsweise manche Patienten hoch, weil sie den Schmerz nicht aushalten, während andere nur eine leichte Empfindlichkeit bemerken. Der Akupunkteur sollte den Druck seines Daumens entsprechend anpassen.
- Weniger erfahrene Akupunkteure können sich am Farbwechsel ihres Daumennagels orientieren. Wenn man auf die Akupunkturpunkte H1–1 und H4–1 drückt, beobachtet man die Farbe des Daumennagels: wechselt die Farbe von blassrosa zu weiß, entspricht dies einem Gewicht von etwa von 900–1400 Gramm. Vorsicht ist geboten, wenn man Patienten behandelt, die nur wenig Druck aushalten.

Klinische Anwendung

Im folgenden Abschnitt wird beschrieben, wie die quantitative Bewertung bei der Akupunkturbehandlung in der Praxis angewandt wird.

Ermittlung der Wirksamkeit der Akupunktur

Wie wirksam eine Akupunktur ist, erfährt man anhand folgender Kriterien: (1) der Anzahl von Behandlungen, die für eine vollständige Genesung erforderlich sind, und (2) der Dauer der Schmerzfreiheit. Sie hängt von dem Verhältnis zwischen Selbstheilungspotential und Schwere sowie Art der Symptome ab. Nach den Tabellen 6.1 und 6.2 teilen wir Schmerzpatienten in vier verschiedene Gruppen ein: A, B, D und D. Dementsprechend können wir auch die Wirksamkeit der Akupunktur in vier Gruppen unterteilen: ausgezeichnet bei Gruppe A, gut bei Gruppe B, durchschnittlich bei Gruppe C und schlecht bei Gruppe D. Die einzelnen Gruppen brauchen jeweils eine unterschiedlich viele Sitzungen und sind unterschiedlich lange schmerzfrei.

Patienten der Gruppe A können schon nach 2–4 Behandlungen für mindestens ein Jahr oder bei entsprechenden prophylaktischen Maßnahmen auch für Jahre völlig schmerzfrei sein.

Patienten der Gruppe B benötigen 4–8 Behandlungen, bis der Schmerz für 4–6 Monate oder bei entsprechender Vorbeugung auch länger verschwunden ist.

Bei Patienten der Gruppe C zeigt eine Akupunkturbehandlung eine durchschnittliche Wirkung. Hier sind mehr als acht Behandlungen erforderlich, um etwa fünf Monate schmerzfrei zu sein. Bei einem Rezidiv brauchen diese Patienten eine weitere Behandlungsserie, um die Schmerzen für weitere fünf Monate (5 ± 1 Monate) unter Kontrolle zu bekommen. Wenn die Patienten dieser Gruppe nach dem Rückgang der Schmerzsymptome weiterhin präventiv akupunktiert werden, können sie der Gruppe B zugerechnet werden.

Bei Patienten der Gruppe D zeigt Akupunktur generell kaum eine Wirkung. Durch die Behandlungen werden die Patienten dieser Gruppe nur für einige

Tage schmerzfrei. Es hat sich in der Praxis gezeigt, dass einige Patienten der Gruppe D nach zusätzlichen unterstützenden Maßnahmen wie Diät, körperlichem Training, Massage sowie einer Änderung ihres Lebensstils zur Gruppe C aufschließen können. Manchmal, wenn ihr Wunsch, gesund zu werden, stark genug ist und sie von ihrem Arzt und Familienmitgliedern viel Unterstützung erfahren, können bei ihnen aber auch erstaunliche Erfolge erzielt werden.

Bewertung der Selbstheilungskräfte eines Patienten

Bei der Akupunkturbehandlung von Weichteilschmerzen ist es wichtiger, das maximale Selbstheilungspotential eines Patienten zu erkennen, als die Mechanismen und die Art der pathologischen Symptome oder der Erkrankungen zu verstehen, an denen der Patient leidet. Daher kann man Symptome, deren Ursache schulmedizinisch nicht geklärt werden konnte, oft erfolgreich mit Akupunktur behandeln.

Mit der quantitativen Bewertung sollen deshalb nicht Krankheiten differenziert oder Krankheitsmechanismen aufgedeckt werden. Sie ist vielmehr dazu da, um notwendige Informationen zu erhalten, mit denen man das Selbstheilungspotential des Patienten abschätzen und herausfinden kann, ob die Akupunkturbehandlungen wie vorgesehen wirken werden.

Bevor der Akupunkteur den Behandlungsplan erstellt, sollte er den Gesundheitszustand des Patienten umfassend analysieren und sich zu diesem Zweck über Folgendes informieren.

Aktuelle Schmerzsymptome Welche Symptome hat der Patient zur Zeit? Wo treten diese Symptome auf? Wie haben sie sich mit der Zeit entwickelt?

Medizinische Untersuchungen Der Blutdruck sollte immer gemessen werden. Patienten mit einem Blutdruck unter 120/70 mmHg zeigen in den ersten Sitzungen unter Umständen eine Nadelreaktion, worauf wir später noch eingehen werden. Der Akupunkteur muss immer auch die Anamnese, Laborbefunde und Diagnosen kennen und mit in seine Überlegungen einbeziehen.

Medizinische Maßnahmen, mit denen die Schmerzsymptome bereits bekämpft wurden Dazu gehören alle Verfahren und Vorgehensweisen der konventionellen und alternativen Medizin. Die Akupunkturtherapie an sich beeinträchtigt die Wirkung von keinem anderen medizinischen Verfahren, während umgekehrt einige medizinische Methoden die Wirksamkeit der Akupunktur einschränken können. So schwächen beispielsweise einige suchterzeugende Medikamente wie Morphin die analgetische Akupunkturwirkung. Durch blutverdünnende Therapien kann es bei der Akupunktur zu einer starken Blutung oder Hämatomen kommen. Ein geringfügiger oder mittelgroßer Bluterguss hat keine schwerwiegenden Folgen, der Akupunkteur jedoch sollte auf jeden Fall verhindern, dass es in einer Gelenkkapsel zu einer Blutung kommt.

Anamnese Zur Krankengeschichte des Patienten gehören alle gesundheitlichen Probleme seit der Kindheit wie Unfälle, schwere Erkrankungen, Operationen, Hormonstörungen bei Frauen sowie die familiäre Anamnese zu den Symptomen, an denen der Patient leidet. Manchmal vergessen Patienten, wichtige Punkte zu erzählen. So hat ein Patient vielleicht vergessen, dass er vor

20 Jahren aufgrund eines Autounfalls bei niedriger Geschwindigkeit ein Schleudertrauma erlitten hat, weil er sich damals nach einer Woche schon wieder gut fühlte. Dieses nicht erwähnte geringfügige Ereignis könnte aber die aktuellen Symptome ausgelöst haben.

Es ist wichtig, über jeden chirurgischen Eingriff am Patienten genaue Angaben zu erhalten. Schmerzsymptome können schwieriger und zeitaufwendiger zu behandeln sein, wenn sie auf eine Operation zurückzuführen sind. Das liegt daran, dass ein chirurgischer Eingriff gewisse neuroanatomische Strukturen verändert, Akupunktur jedoch am besten wirkt, wenn die anatomischen Verhältnisse im Körper unverändert sind.

Auch medizinische Probleme, die nicht direkt mit den Schmerzsymptomen zusammenhängen, können eine wichtige Rolle spielen, weil sie die Wirksamkeit der Akupunkturbehandlungen einschränken können. Je mehr gesundheitliche Probleme ein Patient hat, umso weniger Selbstheilungspotential ist bei ihm zu erwarten; außerdem wird er mehr Behandlungen benötigen, die Besserung wird nicht so lange anhalten, und es besteht ein größeres Risiko, dass es zu einem Rückfall kommt.

Lebensweise und Beruf Der Akupunkteur sollte besonders auf den Lebensstil des Patienten, seine persönlichen Gewohnheiten und eventuellen Berufsrisiken achten. Er wird die Wirksamkeit der Akupunkturbehandlung umso präziser vorhersagen können, je zuverlässiger diese Informationen sind.

Kontraindikationen und Komplikationen während oder nach der Nadelung Eine ordnungsgemäß durchgeführte Akupunkturbehandlung hat keine Nebenwirkungen. Durch menschliches Versagen oder eine unvoraussehbare Reaktion des Patienten können allerdings einige unangenehme physiologische Reaktionen auftreten. Diese sind bei der Akupunktur allerdings selten und können von einem vorsichtigen und gut ausgebildeten Akupunkteur vermieden werden.

Im folgenden Abschnitt beschreiben wir mögliche negative Reaktionen auf die Nadelung und schildern, wie man mit solchen Zwischenfällen umgeht und wie man sie vermeidet.

Kurze Bewusstlosigkeit oder „Nadel-Synkope" Nach einem Bericht von Dr. Chen vom TCM-Zentrum des Veterans General Hospital in Taipeh, Taiwan, kam es bei 28.285 Akupunktursitzungen nur 55 mal zu einer Ohnmacht oder vorübergehenden Bewusstlosigkeit (0,19 Prozent).[1] Diese Angaben decken sich mit unseren eigenen klinischen Daten. Dr. Chens statistischer Analyse zufolge wurden in den 28.285 Sitzungen an etwa 3.235 Patienten durchschnittlich acht Akupunkturbehandlungen durchgeführt. Demnach erlebt ein Akupunkteur bei jeweils ungefähr 500 Behandlungen einmal eine Synkope; mit anderen Worten: 2 Prozent der Patienten einer Akupunkturklinik werden bei der Nadelung kurz ohnmächtig. Und zum Glück kann man diese Synkope vorhersehen und verhindern.

In den meisten Fällen kommt es aufgrund einer vorübergehenden geringen Blutzufuhr zum Gehirn zu der plötzlichen Bewusstlosigkeit. Die Synkope tritt innerhalb von 2–10 Minuten nach dem Einsetzen der Nadeln auf. Schon nach wenigen in den Körper eingeführten Nadeln klagt ein zu Synkopen neigender Patient über Benommenheit und Schwindelgefühle, er beginnt zu schielen, die Muskeln werden starr und dann fällt er in Ohnmacht (Anm. d.Üs.: Differentialdiagnostische Abgrenzung zum Krampfanfall!).

Die Synkope tritt in der Regel zu Beginn der Behandlung auf; es gibt jedoch ältere Patienten, bei denen es in der Mitte oder sogar gegen Ende der Behandlung zu einer Synkope kommt. Man sollte daher ältere Patienten während der gesamten Sitzung nicht alleine lassen.

Verhalten bei Auftreten einer Synkope

Falls ein Patient bei einer Akupunkturbehandlung plötzlich bewusstlos wird, sollte der Akupunkteur die Ruhe bewahren und Folgendes unternehmen:

- Er entfernt sofort alle Nadeln, dreht den Patienten auf den Rücken und lagert dessen Füße auf ein Kissen, damit der Kopf tiefer liegt als die Füße. Dadurch wird das Gehirn besser mit Blut versorgt. Wenn der Patient zu erbrechen beginnt, dreht man ihn auf die Seite, damit er nicht erstickt.
- Er sollte die folgenden Bereiche nadeln: den mittleren Teil des Philtrums, genau unterhalb der Nasenscheidewand auf der senkrecht verlaufenden Rinne in der Mitte der Oberlippe (Abb. 6.4) sowie die Spitze von Zeige- oder Mittelfinger.

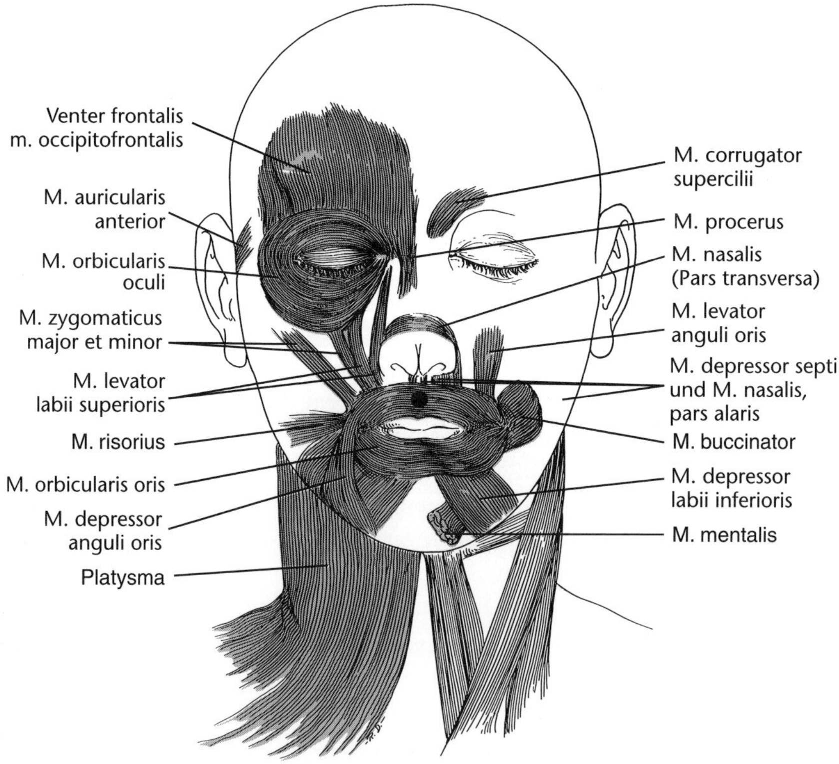

Abb. 6.4 Der Punkt auf dem Philtrum, der bei einer Synkope genadelt werden sollte. Er liegt direkt unterhalb der Nasenscheidewand. (Modifiziert nach Jenkins, D. (2002) *Hollinshead's functional anatomy of the limbs and the back*, 8. Ausgabe, WB Saunders, Philadelphia.)

Dieses Verfahren hat sich in der Klinik bewährt; der Patient erlangt schnell wieder sein Bewusstsein zurück. Der physiologische Mechanismus dieses seit Jahrhunderten praktizierten Verfahrens ist noch unklar; vielleicht steigt der Blutdruck, wenn an diesen Punkten Nadeln gesetzt werden.

Normalerweise ist die Synkope nach der Nadelung dieser Stellen rasch, beinahe sofort vorüber. In der Regel fühlt sich der Patient nach einer Synkope müde und körperlich insgesamt leicht erschöpft, zum Teil sicherlich, weil er verwirrt ist und Angst hat. Sollte der Patient nicht innerhalb weniger Minuten aufwachen, ist es ratsam, den Notarzt zu alarmieren, obwohl eine derart lange Synkope bisher in der Akupunkturliteratur nicht beschrieben wurde.

Wie lässt sich eine Synkope bei der Akupunkturbehandlung vermeiden?

Zu einer Synkope kommt es bei der Akupunktur meist dann, wenn Patienten in sitzender oder aufrechter Position genadelt werden. Am sichersten ist es daher, wenn die Patienten während der Behandlung liegen.

Bei den folgenden Patientengruppen ist verstärkt mit einer Synkope zu rechnen; der Akupunkteur sollte daher stets darauf vorbereitet sein, wenn er folgende Patienten behandelt:

- Neue Patienten ohne Akupunkturerfahrung oder Patienten, die noch kein halbes Jahr lang behandelt wurden; für sie ist die Akupunktur eine neuartige Anregung ihrer physiologischen Körperfunktionen, an die sich ihr Körper erst gewöhnen muss.
- Junge, gesunde, sportliche Männer mit einer heftigen vasovagalen Reaktion auf die Nadelung
- Schlanke Frauen mittleren Alters mit einem Blutdruck von unter 120/70 mmHg
- Ältere oder schwache Patienten mit wenig Energie und diversen medizinischen Problemen. Bei dieser Patientengruppe kann die Synkope jederzeit im Laufe der Behandlung auftreten.
- Patienten, die hungrig, exsikkiert oder nach intensiver körperlicher Betätigung erschöpft sind oder unmittelbar vor der Behandlung gegessen haben

Vorbeugend teilt man daher seinen Patienten am besten mit, dass sie mindestens eine Stunde vor der Akupunkturbehandlung höchstens eine leichte Mahlzeit zu sich nehmen sollten.

Blutung und Blutergüsse durch die Nadelung

Die Wahrscheinlichkeit, dass es durch die Nadelung zu einer Blutung kommt, liegt schätzungsweise bei ungefähr 10 Prozent; für einen Bluterguss besteht eine Wahrscheinlichkeit von unter 10 Prozent. Blutung und Bluterguss an den Nadelungsstellen schaden der Gesundheit des Patienten nicht. Zur Vorsicht sollte es der Akupunkteur allerdings vermeiden, in unter der Haut sichtbare

Venen oder tastbare Arterien zu stechen, obwohl Ärzte in früheren Zeiten zur Behandlung von Krankheiten gezielt die pulsierenden arteriellen Punkte genadelt haben.

Wenn es bei der Nadelung zu einer Blutung gekommen ist, bleibt beim Zurückziehen der Nadel ein kleiner Blutstropfen auf der Haut zurück; man stoppt die Blutung, indem man mit einem Baumwolltupfer auf diese Stelle drückt. Blutergüsse, die durch die Nadelung entstanden sind, gehen innerhalb von 5–7 Tagen zurück. Bevor der Patient zum ersten Mal akupunktiert wird, sollte ihm der Akupunkteur erklären, dass es zu einer harmlosen Blutung oder einem Bluterguss kommen kann.

Bei Patienten, deren Kapillaren dicht unter der Hautoberfläche liegen, die Gefäßprobleme haben oder blutverdünnende Medikamente nehmen, kann es leichter zu Blutungen oder Blutergüssen kommen. In diesem Fall wird der Tupfer am besten immer gleich nach dem Entfernen der Nadel fest auf die Stelle gepresst. Die direkte Nadelung einer Gelenkkapsel sollte unbedingt vermieden werden.

Pneumothorax

Wenn man mit einer Akupunkturnadel die Pleura pulmonalis, die seröse Membran, die die Lungen umhüllt und die Brustwand überzieht, durchsticht, kann es zu einer lokalen Läsion der Pleura oder in manchen Fällen auch der Lunge kommen. Durch das verletzte Brustwandgewebe kann Luft eindringen und sich im Pleuraraum ansammeln, so dass sich die Lunge nicht mehr ausdehnen kann, die Atmung erschwert wird und Brustschmerzen auftreten. Dies wird als Pneumothorax bezeichnet. Um einen solchen Zwischenfall zu vermeiden, ist es bei Akupunkturpunkten im vorderen, lateralen und hinteren Brustbereich besonders wichtig, die anatomischen Verhältnisse im Auge zu haben (Kap. 9, Abb. 9.12).

Es gibt keine medizinischen Berichte, denen zufolge ein Pneumothorax, der durch eine Nadelung hervorgerufen wurde, zu einer lebensbedrohlichen Situation geführt hätte, doch ein solcher Zwischenfall aufgrund einer falsch platzierten Nadel hat ernste Konsequenzen für den Patienten. Wenn die Pleura perforiert wurde, fühlt der Patient einen plötzlich einsetzenden Schmerz, der von der Einstichstelle ausstrahlt. In der Regel beginnt der Patient dann etwa 30 Minuten später zu husten und wird kurzatmig, hat Schmerzen im Brustbereich und ein Kribbeln oder Taubheitsgefühl in den Armen. Bei Verdacht auf Pneumothorax sollte der Patient sofort als Notfall in ein Krankenhaus eingewiesen werden. Um einen Pneumothorax zu vermeiden, raten wir für paravertebrale Akupunkturpunkte (s. Kap. 5) zu 25–30 mm langen und für den Seiten- und Vorderbereich der Brust zu 15 mm langen Nadeln.

Bei der Nadelung von Akupunkturpunkten wie H3 am Ramus externus n. accessorii (Accessorius spinalis) und H13 am N. dorsalis scapulae (Kap.5) empfehlen wir, folgendermaßen vorzugehen: Man führt eine 40 mm lange Nadel in die Haut ein, nimmt dann das Muskelgewebe zwischen Daumen und Finger und zieht es hoch. Die Nadel wird dann bis zum Knoten in den angehobenen Muskel gestochen und dann sofort wieder zurückgezogen, ohne das Gewebe loszulassen. Diese gefahrlose Prozedur kann einige Male wiederholt werden, damit sich der Muskel besser entspannt, sie sollte aber nur von erfahrenen Akupunkteuren praktiziert werden, die mit den anatomischen Verhältnisse in diesem Bereich gründlich vertraut sind. Unerfahrene Akupunkteure können dagegen etwas kürzere Nadeln (25 mm lang) nehmen und sie rund um H3 und H13 einführen, um das erwünschte Resultat zu erzielen.

Besonders vorsichtig sollte man bei Patienten mit dünnerer Körperwand sein, vor allem bei Patienten mit einer Wirbelsäulenerkrankung wie Skoliose oder starken Rauchern. Diese Patienten haben nämlich dünnere, weniger elastische und schwächere Brustmuskeln. Sie brauchen unter Umständen mehr Zeit, um sich von den nadelbedingten Läsionen zu erholen.

Die von der Akupunktur hervorgerufenen Läsionen können sogar noch nach der Behandlung zu Pneumothorax-Symptomen führen. In einem weniger elastischen Muskel kann sich das Loch, das durch eine Akupunkturläsion entstanden ist, wieder öffnen, wenn Patienten der besonders gefährdeten Gruppe einfach nur atmen oder sich körperlich betätigen. Daher sollte man, wenn man bei solchen Patienten thorakale PAs nadelt, aus Sicherheitsgründen immer kürzere Nadeln nehmen, die man zur Mittellinie hin schräg einsticht.

Nadelreaktion

Manche Patienten zeigen auf die Akupunkturnadelung hin physiologische Reaktionen, die während der Behandlung (Sofortreaktion) oder einige Stunden später (latente Reaktion) eintreten können.

Sofortreaktion Eine Sofortreaktion manifestiert sich in Form einer Synkope, Schwitzen, kurze Hitze- oder Kälteschauer und in seltenen Fällen als Panikattacke. Ein besonderes Eingreifen ist, wie bereits beschrieben, nur bei der Synkope erforderlich.

Latente Reaktion Etwa 10 Prozent der Patienten haben innerhalb von 24 oder 48 Stunden nach der Akupunkturbehandlung stärkere Schmerzen. Dieser Schmerz kann „umherwandern" oder an einer anderen Stelle auftreten. So hat beispielsweise ein Patient, der über Kreuzschmerzen geklagt hat, nach der Akupunkturbehandlung ein oder zwei Tage lang Schulter-, Knie- oder Kopfschmerzen.

Eine solche latente Reaktion tritt vor allem bei der völlig gesunden (Gruppe A) und der sehr kranken (Gruppe D) Patientengruppe auf. Bei Gruppe A spricht man von einer positiven, bei Gruppe B von einer negativen latenten Reaktion. Die meisten Patienten zeigen keine dieser vorübergehenden Nebenwirkungen.

Für ältere oder schwächere Patienten mit diversen chronischen Gesundheitsproblemen ist die Nadelung unter Umständen ein zu starker Reiz und löst eine negative physiologische Reaktion aus. Um das zu verhindern, sollte man in den ersten Sitzungen nicht mehr als zehn Nadeln setzen. Wenn sich die Patienten an die Nadelung gewöhnt haben und körperlich kräftiger geworden sind, können dann bei Bedarf mehr Nadeln gesetzt werden.

Die negative latente Reaktion kann man folgendermaßen erklären: Jede Akupunkturnadel verletzt oder traumatisiert, wenn auch nur geringfügig, Weichteile und damit auch periphere Nervenendigungen. Die Heilung dieser nadelbedingten Läsionen verbraucht Energie. Ein geschwächter Körper mit multiplen Verletzungen oder Symptomen hat nicht genügend Energie, um sich nach vielen neuen Läsionen regenerieren zu können und kann daher nur eine begrenzte Anzahl von ihnen kompensieren. Patienten mit einer negativen latenten Reaktion sind größtenteils Frauen ab 40.

Bei der anderen Patientengruppe, die in den ersten 24 Stunden nach ihrer ersten Akupunkturbehandlung stärkere Schmerzen hat, handelt es sich meist um junge, gesunde, sportliche Männer zwischen 20 und 40 Jahren. Die positive latente Reaktion deutet nicht auf eine zu starke Stimulierung hin, sondern ist ein Zeichen dafür, dass der Patient gut auf die Akupunkturtherapie anspricht. Diese Patientengruppe benötigt in der Regel weniger Sitzungen und gesundet schneller als die meisten anderen Patienten.

Maßnahmen gegen eine latente Reaktion Eine latente Reaktion, egal ob negativ oder positiv, ist ungefährlich und leicht wieder aufzuheben. Damit der Schmerz nachlässt, führt der Akupunkteur für 5–10 Minuten einige Nadeln in den schmerzenden Bereich ein. In der Regel verwenden wir bei einem Patienten mit einer negativen latenten Reaktion ein oder zwei Nadeln und bei einem Patienten mit positiver latenter Reaktion vier Nadeln. Sanftes, vorsichtiges Massieren oder feuchte Wärme kann ebenfalls zur Schmerzberuhigung beitragen.

Über 30 Prozent der Patienten fühlen sich nach der Akupunktur einen Tag lang müde und erschöpft. Diese Müdigkeit zwingt die Patienten, mehr zu schlafen und sich körperlich zu schonen. Nach der Erschöpfungsphase haben die Patienten in der Regel das Gefühl, dass sich ihre Beschwerden gebessert und die Symptome verringert haben. Daher sollte die Erschöpfungsphase als positive Reaktion des Körpers angesehen werden, die dafür sorgt, dass der vom Stress befreite Patient sich genügend Energie erhält, um die Symptome auszuheilen.

Einige Patienten klagen nach der Akupunktur 2–5 Tage lang über Wundgefühle an den Nadelungsstellen. Für dieses Phänomen kann es zwei Erklärungen geben. Die Nadelung könnte die verspannte oder verhärtete Struktur im Innern des Muskels und/oder eines anderen Gewebes aufgerissen und eine Entzündungsreaktion ausgelöst haben. Auch nach der Entfernung der Nadel stimuliert die nadelbedingte Läsion noch einige Tage lang das Gewebe. Die zweite Erklärungsmöglichkeit wäre, dass die Nadel ein tiefliegendes Blutgefäß geringfügig perforiert hat, so dass es zu einer minimalen innere Blutung gekommen ist, die einige Tage lang die Gewebe reizt. In der Regel gehen die Wundgefühle nach einer Massage oder feuchter Wärme zurück.

Benommenheit

Die meisten Patienten fühlen sich während der Behandlung entspannt oder schläfrig. Direkt nach der Behandlung sind einige Patienten allerdings ein wenig benommen, möglicherweise weil ihr Blutdruck vorübergehend abgesunken ist. Diese Patienten sollten, bevor sie Auto fahren oder nach Hause gehen, sich hinlegen und ausruhen, bis ihre Benommenheit vorüber ist.

Hautreaktion

An den Nadelungsstellen tauchen normalerweise auf der Haut kleine rote Punkte auf. Die Rötung ist höchstwahrscheinlich auf eine lokale Histaminausschüttung zurückzuführen, die von der nadelbedingten Läsion herrührt. Dieses vorübergehende Erythem hält sich einige Minuten lang, kann aber auch noch zwei oder drei Tage lang andauern. Es verschwindet, sobald die nadelbedingte Läsion heilt. An den genadelten Stellen findet eindeutig eine Neuroimmunreaktion statt.

Schwangerschaft

Schwangere möchten häufig mithilfe einer Akupunktur ihre Kreuzschmerzen lindern oder andere Probleme behandeln lassen. In der klassischen Akupunkturlehre werden etliche Akupunkturpunkte aufgeführt, die in den ersten drei Monaten oder auch später noch zu einer Fehlgeburt führen können. Dazu gehören der Akupunkturpunkt H12 am Ramus superficialis n. radialis oder H6 am N. tibialis (s. Abb. 5.1). Einige Akupunkteure in China sind der Meinung, dass man bei einer 30 Jahre alten Schwangeren bei jedem Akupunkturpunkt eine Fehlgeburt auslösen kann. Der Akupunkteur sollte genau wissen, auf welches Risiko er sich einlässt, wenn er Schwangere behandelt.

Die richtige Nadelung

Um Infektionen soweit wie möglich zu vermeiden, empfiehlt es sich, Einmalnadeln mit einzelnen Führungshülsen zu verwenden. Man führt solche Nadeln ein, indem man die Führungshülse mit der einen Hand festhält und mit einem Finger der anderen Hand in schnellem Rhythmus leicht gegen ihr oberes Ende klopft. Dann kann der Akupunkteur die Nadel weiter einführen, indem er sie entweder wie einen Kolben auf und ab bewegt oder sie im oder gegen den Uhrzeigersinn dreht. Diese Techniken tragen dazu bei, die Muskelkontraktur zu lösen (s. Kap. 3), und verstärken die Stimulation. Manche Patienten vertragen die Manipulation allerdings nicht und empfinden sie als äußerst schmerzhaft; in einem solchen Fall sollte der Akupunkteur eine dünnere Nadel verwenden und sie mit möglichst wenig Drehen oder Rotieren einführen.

Wie viele Nadeln sollten pro Sitzung verwendet werden?

Um entscheiden zu können, wie viele Nadeln in einer Sitzung verwendet werden sollen, muss man wissen, was bei einer Nadelung passiert, und die Konstitution des Patienten kennen.

Jede Nadel verletzt geringfügig das Gewebe. Bei den meisten Patienten dauert es zwei Tage oder länger, bis die von der Nadel hervorgerufenen Verletzungen durch neue Zellen ersetzt sind; bei geschwächten Patienten kann dieser Prozess auch länger dauern. Der durch die Akupunktur ausgelöste Heilungsprozess verbraucht, wie bereits erwähnt, Energie.

Weil schwächere und ältere Patienten nicht mehr so viel Energie und Selbstheilungskräfte besitzen und daher in der Regel länger brauchen, bis die nadelinduzierten Läsionen verheilt sind, sollte der Akupunkteur bei ihnen pro Sitzung weniger Nadeln verwenden. Wenn zu viele Nadeln gesetzt wurden, fühlen sich manche Patienten nach der Behandlung müde, haben ein Entzündungs- oder Wundgefühl an den genadelten Stellen oder 1–2 Tage lang mehr Schmerzen.

Gesündere und jüngere Patienten haben genügend Energie für eine raschere Heilung der Nadelläsionen; bei ihnen kann der Akupunkteur in der Behandlung mehr Nadeln setzen. Als Faustregel gelten bis zu 30 Nadeln pro Sitzung.

Bei neuen Patienten, die noch keine Erfahrung mit der Akupunktur haben, sollten weniger Akupunkturpunkte genadelt werden, weil ihr Körper Zeit braucht, um sich an diese neue Stimulation zu gewöhnen. In den ersten sechs Monaten sind Patienten als „neue Patienten“ zu betrachten.

Für eine effektive Behandlung sollte ein Akupunkteur ruhig das Protokoll abwandeln und sich danach richten, in welchem homöostatischen Zustand sich der Patient befindet, wie schwer seine Schmerzsymptome sind und wie gut er die Nadelung verträgt.

Zeitlicher Abstand zwischen den einzelnen Sitzungen

Um erfolgreich zu sein, sollte eine Akupunkturbehandlung richtig „dosiert“ werden und zum richtigen Zeitpunkt erfolgen. Die Dosierung bezieht sich auf die Anzahl der Nadeln pro Sitzung und den zeitlichen Abstand zwischen den einzelnen Sitzungen. Werden zu wenig Nadeln gesetzt, verlangsamt sich bei den meisten Patienten der Heilungsprozess; sind es zu viele Nadeln, kommt es bei manchen Patienten zu starken Nadelreaktionen.

Bei den meisten Patienten heilen die nadelinduzierten Läsionen innerhalb von etwa zwei Tagen. Schwächere und ältere Patienten brauchen länger, bis die gleiche Anzahl von Läsionen verheilt ist. Zwischen den einzelnen Sitzungen sollte daher, vor allem bei den schwachen und älteren Patienten, genügend Zeit sein, damit die Läsionen ausheilen können. Daher hängt der zeitlichen Abstand zwischen den Sitzungen von folgenden drei Faktoren ab.

Allgemeiner Gesundheitszustand Gesündere Patienten benötigen 2–3 Tage zwischen den einzelnen Sitzungen, bei schwächeren und älteren Patienten sollten dazwischen 4–7 Tage liegen. Man sollte immer daran denken, dass der Erfolg oder die Wirksamkeit der Akupunkturbehandlung nicht nur von den Fähigkeiten des Akupunkteurs abhängt, sondern auch vom allgemeinen Gesundheitszustand des Patienten.

Anzahl der Nadeln pro Sitzung Je mehr Nadelläsionen in einer Behandlung gesetzt werden, umso größer muss der zeitliche Abstand zur nächsten Behandlung sein.

Schwere der Schmerzsymptome Ein schweres Symptom erfordert in der Regel mehr Sitzungen. Behandelt man einen schwächeren Patienten mit einem schweren Schmerzsymptom, muss ihm zwischen den einzelnen Sitzungen genügend Zeit gegeben werden, um sich von der Nadelung zu erholen. In der Praxis kann ein gesunder Patient täglich oder alle 2–3 Tage genadelt werden, während bei einem schwachen oder älteren Patienten zwischen den Sitzungen 4–7 Tagen liegen müssen. In China werden schwächere Patienten mitunter täglich, aber dafür minimal genadelt.

Art der Schmerzlinderung

Man unterscheidet drei Arten:

- **Sofortiges Nachlassen des Schmerzes.** Dies ist normalerweise bei jungen, gesunden Patienten (Gruppe A) mit einem unkomplizierten akuten Schmerzsymptom zu erwarten.
- **Kumulative Schmerzlinderung.** Die meisten Patienten spüren nach jeder Sitzung eine gewisse Besserung (Gruppe B und C); man kann daher davon ausgehen, dass nach mehreren Sitzungen eine stärkere oder vollständige Linderung eintritt.
- **Verzögerte Schmerzlinderung.** Manchmal bleibt der Schmerz nach den ersten Sitzungen unverändert, lässt dann aber plötzlich 2–3 Wochen nach der ersten Behandlung nach.

Wenn der Schmerz nach den ersten 4–6 Behandlungen nicht zurückgegangen ist, sollte der Patient für eine Woche aussetzen, bevor man wieder mit der Behandlung beginnt. Während dieser Unterbrechung kommt es in der Regel zu einer Besserung.

Behandlungsprotokoll

Aufgrund ihrer unspezifischen Wirkungsweise hilft die Akupunkturtherapie nicht direkt gegen spezielle Symptome oder Erkrankungen, sondern aktiviert die Selbstheilungskräfte des Patienten, so dass „heilbare" Symptome oder Erkrankungen vollständig oder partiell beseitigt werden. Unser Behandlungsprotokoll berücksichtigt diese Besonderheit der Akupunktur. Es hat sich in der Klinik bewährt und kann bei allen Schmerzpatienten angewandt werden.

Wie man weiß, gleicht kein Patient dem anderen. Sie unterscheiden sich in ihrer Homöostase, ihrer Krankheitsgeschichte, ihrem Lebensstil und ihren Genen. Im Behandlungsprotokoll sollte auf die Bedürfnisse und den Gesundheitszustand jedes einzelnen eingegangen werden.

Das auf unserem Integrativen Neuromuskulären Akupunkturpunktsystem (INMAS) aufbauende Vorgehen ist so standardisiert, dass es auf alle Schmerzsymptome anwendbar ist, und gleichzeitig so individuell, dass es auf jeden Patienten und jede Behandlung zugeschnitten werden kann. Man beachte, dass sogar ein und derselbe Patient unter Umständen von Sitzung zu Sitzung unterschiedlich behandelt werden muss.

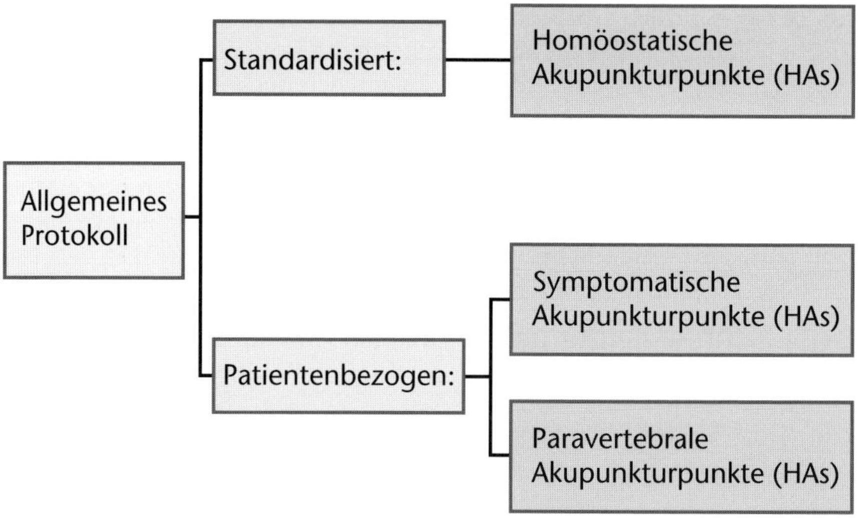

Erklärung des allgemeinen Protokolls

Das allgemeine Protokoll besteht aus zwei Teilen: einem standardisierten und einem individuell zugeschnittenen Protokoll.

- **Standardisiertes Protokoll.** Das standardisierte Protokoll arbeitet bei allen Schmerzsymptomen mit allen oder einigen der 24 HAs (s. Kap. 5).
- **Patientenbezogenes Protokoll.** Beim individuell zugeschnittenen Protokoll verwendet man symptomatische (SAs) und paravertebrale (PAs) Akupunkturpunkte, wobei man sich nach den individuellen Schmerzsymptomen des Patienten richtet.

Es folgt eine technische Anleitung des allgemeinen Protokolls sowie klinische Beispiele zur Erläuterung der praktischen Anwendung.

Position des Patienten während der Akupunkturbehandlung

Die Position des Patienten während der Therapie hängt von den Symptomen und von der Verfassung ab. Einige Patienten können beispielsweise nicht auf dem Bauch liegen. Der Akupunkteur kann sich entscheiden, ob er den Patienten immer in derselben Position – Bauch-, Rücken- oder Seitenlage – behandelt, bei jeder Behandlung die Position wechselt oder ihn in einer Sitzung zwei oder drei Positionen einnehmen lässt.

Bei Schmerzen am Nacken, an der Schulter, am Rücken, an der Hüfte und im Knie befindet sich der Patient am besten zunächst in Bauchlage. Denken Sie daran, dass an Knieschmerzen häufig Rückenmuskeln beteiligt sind. Bei Beschwerden im Gesicht, am Ellenbogen oder Bauch ist bei der ersten Behandlung die Rückenlage vorzuziehen.

Die sitzende Position sollte nur nach reiflicher Überlegung verwendet werden und ausschließlich bei Patienten, die nicht liegen können. Der Akupunkteur sollte dabei stets auf der Hut sein und bei Patienten mit niedrigem Blutdruck (unter 120/70 mmHg) immer mit einer Synkope rechnen.

Standardprotokoll für die Bauchlage

Der Patient liegt bequem auf dem Bauch. Der Akupunkteur tastet mit einem Finger oder dem Daumen alle 13 zugänglichen HAs ab. Bis auf H20 am Processus spinosus von Th7 sind alle HAs beidseitig zu finden. Die Unterarme sind in der Aufzählung nicht enthalten.

Kopf (2):	H2 am N. auricularis magnus H7 am N. occipitalis major
Übergang vom Nacken zur Schulter (1):	H3 am Ramus externus n. accessorii (Accessorius spinalis)
Schulter (2):	H8 am N. suprascapularis (M. infraspinatus) H13 am N. dorsalis scapulae
Oberer Rücken (2):	H20 am Processus spinosus Th7 H21 am Ramus cutaneus posterior Th6
Unterer Rücken (3):	H14 an den Nervi clunium superiores H15 am Ramus cutaneus posterior L2 H22 am Ramus cutaneus posterior L5
Beine (3):	H10 am N.suralis H11 in der Kniekehle lateral H16 am N. gluteus inferior

Klinische Anmerkungen Bei Patienten der gesünderen Gruppen (Gruppe A, B und einige Patienten der Gruppe C) können alle 13 HAs genadelt werden, also insgesamt 24 bilaterale Akupunkturpunkte plus H20, der in der Mittellinie liegt.

Wird ein schwacher oder älterer Patient behandelt, sollte der Akupunkteur, wie bereits beschrieben, weniger Nadeln nehmen, in der Regel weniger als 20. Bei der Auswahl der HAs geht man dann nach folgendem Prinzip vor: In der am stärksten schmerzenden Region sollten alle HAs, in anderen Bereichen dagegen nur die druckempfindlichsten HAs genadelt werden. Wenn man beispielsweise einen geschwächten Patienten mit Kreuzschmerzen behandelt, werden zuerst alle HAs im unteren Rücken genadelt (H14, H15, H16 und H22). Dann sollte der Akupunkteur die unteren Gliedmaßen abtasten und zusätzlich ein oder zwei HAs nadeln, die sich als besonders druckempfindlich erweisen. Im Nacken, der Schulter und an den oberen Gliedmaßen können ebenfalls ein oder zwei HAs ausgewählt werden, diese Regionen können jedoch auch ignoriert werden, wenn der Patient für weitere Nadeln zu schwach ist. Geschwächte Patienten brauchen mehr Behandlungen als Patienten, die mehr Nadeln pro Sitzung vertragen.

6

Standardprotokoll für die Rückenlage

Der Patient liegt bequem auf dem Rücken. Der Akupunkteur tastet mit dem Daumen oder einem anderen Finger die elf zugänglichen HAs ab.

Gesicht (2):	H19 am N. infraorbitalis H23 am N. supraorbitalis
Arme (3):	H1 am Ramus profundus n. radialis H9 am N. cutaneus antebrachii lateralis H12 am Ramus superficialis n. radialis
Brust (1):	H17 am N. pectoralis lateralis
Beine (5)	H4 am N. saphenus H5 am N. fibularis (peroneus) profundus H6 am N. tibialis H18 am Tractus iliotibialis H24 am N. fibularis (peroneus) communis

Klinische Anmerkungen Bei Patienten aus den gesünderen Gruppen (Gruppe A, B sowie einigen Patienten der Gruppe C) können alle erwähnten 11 HAs genadelt werden, also insgesamt 22 Akupunkturpunkte. Manchmal kann man die Akupunkturpunkte im Gesicht (H19 und H23) nicht verwenden, weil dem Patienten die Vorstellung, dort genadelt zu werden, unangenehm ist.

Bei älteren oder schwächeren Patienten gelten die Prinzipien, die bereits im vorigen Abschnitt beschrieben wurden.

Patientenbezogenes Protokoll

Beim individuell zugeschnittenen Vorgehen kombiniert man SAs und PAs, um die Akupunkturbehandlung an die Bedürfnisse und krankhaften Symptome des jeweiligen Patienten anzupassen.

Das Auffinden symptomatischer Akupunkturpunkte Wie bereits in Kapitel 5 erläutert, ist das Verteilungsmuster der HAs bei jedem Patienten gleich. Jeder HA dient daher als Orientierungshilfe, um SAs zu finden. Die Behandlung wirkt deutlich besser, wenn man die richtigen SA findet und behandelt. Im Folgenden erklären wir, wie man SAs generell findet.

Die meisten symptomatischen Akupunkturpunkte treten rund um lokale HAs auf; ihre Lage hängt von den jeweiligen Schmerzsymptomen des Patienten ab. Daher zeigen SAs, von denen einige vorhersagbar sind, andere dagegen nicht, ein individuelles Verteilungsmuster.

Beispiel 1: Auffinden von SAs bei einem „Tennisellenbogen" Der Patient klagt über einen „Tennisellenbogen", also die Symptome einer Epicondylits humeri radialis. Die empfindlichen Akupunkturpunkte liegen in diesem Fall auf oder distal des Epicondylus lateralis des Oberarmknochens (Humerus), an dem der M. extensor communis des Unterarms entspringt. Die Stellen einiger empfindlicher SAs kann man vorhersagen: an der Außenseite des Ellenbogens.

Da aber keine Verletzung wie die andere ist, entstehen einige empfindliche SAs auch an unerwarteten Stellen. Bei der Behandlung eines Tennisellenbogens sollten daher die Bereiche rund um die Fossa cubitalis, die radiale oder ulnare Seite des Unterarms, das Handgelenk und die Hand sorgfältig nach individuellen SAs abgetastet werden.

In solchen Fällen kann der Akupunkteur folgendermaßen vorgehen, um vorhersagbare oder unvorhersagbare SAs zu lokalisieren:

- Bestimmen Sie die Lage der drei HAs auf dem Arm: H1 am Ramus profundus n. radialis, H9 am N. cutaneus antebrachii lateralis, H12 am Ramus superficialis n. radialis.
- Tasten Sie das Umfeld von H9 ab. Druckempfindliche Punkte (SAs) findet man meist auf dem Epicondylus lateralis, einige SAs auch rund um den Epicondylus medialis.
- Palpieren Sie H1 samt dem umliegenden Bereich. Folgen Sie dem Verlauf des Ramus profundus n. radialis bis hinunter zum Handgelenk. Normalerweise findet man auf den Muskeln des Unterarms mehrere druckempfindliche SAs.
- Tasten Sie rund um H12 die Hand nach SAs ab. Nachdem alle SAs am Ellenbogen, Unterarm, Handgelenk und an der Hand gefunden wurden, muss man sich entscheiden, wie viele davon bei der betreffenden Person genadelt werden können.

Beispiel 2: Auffinden von SAs bei einem Patienten mit Kreuzschmerzen Der Patient klagt über Kreuzschmerzen. Man tastet bei dem in Bauchlage befindlichen Patienten alle sieben HAs in der Lendenregion und auf dem Bein ab: H15 am Ramus cutaneus posterior L2, H14 an den Nervi clunium superiores, H22 am Ramus cutaneus posterior L5, H16 am N. gluteus inferior, H18 am Tractus iliotibialis, H11 in der Kniekehle lateral und H10 am N. suralis. Die druckempfindlichen SAs liegen wahrscheinlich im Umfeld dieser HAs:

- In der Lendenregion rund um H15, H14 und H22
- Im Bereich zwischen H14 und H16
- Im Bereich rund um H18 (dem Tractus iliotibialis oder auf anderen Muskeln)
- In den Wadenmuskeln rund um H10

Sobald der Akupunkteur alle SAs rund um diese HAs gefunden hat, muss er sich entscheiden, ob er in den Sitzungen alle SAs oder nur die druckempfindlichsten nadelt.

Auswahl paravertebraler Akupunkturpunkte Die Auswahl der PAs hängt, wie in Kapitel 5 erläutert, von der Lage der SAs ab. Im Allgemeinen geht man dabei nach folgenden Prinzipien vor:

- Zervikale PAs (C1–C4 oder C5) bei Symptomen an Gesicht und Kopf
- PAs von C4–Th1 bei Schmerzsymptomen in den oberen Extremitäten
- PAs von Th1–Th7 bei Symptomen, die mit Lungen und Herz zusammenhängen

- PAs von Th5–Th12 bei Problemen mit dem Magen oder anderen Beschwerden des Verdauungssystems
- PAs von L1–S4 bei Beschwerden an den unteren Extremitäten sowie den Organen der Bauchhöhle einschließlich der Genitalorgane und des Harntrakts

Praktische Anwendung des allgemeinen Protokolls

Die folgenden Beispiele zeigen, wie das Protokoll praktisch angewandt und entsprechend abgewandelt werden kann. Die Behandlung beginnt mit der quantitativen Bewertung und der Palpation der HAs und SAs, um die Lage der druckempfindlichsten Akupunkturpunkte zu bestimmen. Aufgrund dieser Befunde entscheidet der Akupunkteur dann, wie er das Protokoll abwandelt, je nachdem, wo der Patient Schmerzen hat, wie es um seine Homöostase bestellt ist und wie gut er die Nadelung verträgt.

Beispiel 1: Chronische Nackenschmerzen

Beurteilung und Prognose Der Patient berichtet, dass er bereits seit über sechs Monaten Nackenschmerzen, vor allem in den Bereichen beiderseits der Querfortsätze von C4–C6, hat. Man nimmt eine quantitative Bewertung des Patienten vor und palpiert alle HAs sowie die schmerzhafte Nackenregion. Der Patient gehört zur Gruppe B. 4–8 Akupunkturbehandlungen dürften erforderlich sein.

- Protokoll für die Bauchlage
  Folgende Akupunkturpunkte sind zu behandeln:
  - HAs: Alle 13 Punkte, die in dieser Position zugänglich sind
  - SAs: Auf jeder Seite des Nackens 1–3 Nadeln in den schmerzenden Bereich, je nachdem, wie viele der Patient verträgt
  - PAs: 1–3 Nadeln auf beiden Seiten von C4–C6, je nachdem, wie viele der Patient verträgt
- Protokoll für die Rückenlage
  Folgende Akupunkturpunkte sind zu behandeln:
  - HAs: Alle, die in dieser Position zugänglich sind
  - SAs: Keiner im Nacken, man sollte aber die oberen Extremitäten genau untersuchen, weil Nackenbeschwerden häufig in die Schulter und den Unterarm ausstrahlen
  - PAs: Keine
- Protokoll für die Seitenlage
  Folgende Akupunkturpunkte sind zu behandeln:
  - HAs: Alle, die bei dieser Behandlungsposition bequem erreichbar sind
  - SAs: 1–3 Nadeln im schmerzenden Bereich im Nacken, je nachdem, wie viele der Patient verträgt
  - PAs: 1–3 Nadeln auf beiden Seiten von C4–C6, je nachdem, wie viele der Patient toleriert

In jeder Sitzung kann der Akupunkteur den Patienten eine oder mehrere Positionen einnehmen lassen. Der Patient kann ein bis zweimal pro Woche behandelt werden.

Klinische Anmerkungen Die Behandlungen sollten so lange fortgesetzt werden, bis der Schmerz nachlässt. Wenn sich der Zustand deutlich bessert, kann die Zeit zwischen den Behandlungen auf 2–3 Wochen ausgedehnt werden. Wenn der Patient keine Schmerzen mehr hat, sind regelmäßige Behandlungen erforderlich, um diesen Zustand zu erhalten. Der Patient sollte wissen, (1) dass chronische Schmerzen zurückkehren können, selbst wenn es schon so aussah, als seien sie vollkommen verschwunden, und (2) dass eine regelmäßige Akupunkturbehandlung zur Sicherung des Therapieerfolgs nicht nur ein Rezidiv verhindert, sondern auch insgesamt die Körperfunktionen unterstützt.

Beispiel 2: Akute Nackenschmerzen

Beurteilung und Prognose Ein ansonsten gesunder Patient berichtet von einer akuten Nackenmuskelzerrung. Im Umfeld der rechten Querfortsätze von C4–C6 sind druckempfindliche Bereiche zu tasten. Der Patient gehört zu Gruppe A, sein Körper weist nur wenige druckempfindlich HAs auf. Es werden nur lokale HAs, PAs und SAs verwendet. 2–4 Akupunkturbehandlungen reichen aus, um den Schmerz völlig zu beseitigen.

- 1. Sitzung, 1. Tag
  Bauchlage
  Folgende Akupunkturpunkte sind zu behandeln:
  – HAs: H7, H3, H13 und H8
  – SAs: Drei Nadeln auf jeder Nackenseite
  – PAs: C3–C5, drei Nadeln auf jeder Körperseite
- 2. Sitzung, 3. Tag
  Wiederholung der 1. Sitzung
- 3. Sitzung, 7. Tag
  Wiederholung der 1. Sitzung
- 4. Sitzung, 11. Tag
  Wiederholung der 1. Sitzung

Klinische Anmerkungen Dies ist ein Beispiel für die Behandlung eines gesunden Patienten mit einem einfachen akuten Symptom. Eine lokale Behandlung reicht zur vollständigen Genesung aus. Die zweite Behandlung erfolgt nur zwei Tage nach der ersten. In der Regel gehen die Schmerzsymptome in Fällen wie diesem bereits nach den ersten beiden Behandlungen weitgehend zurück und verschwinden später dann völlig.

Beispiel 3: Chronische Kreuzschmerzen

Beurteilung und Prognose Der Patient leidet bereits seit über einem halben Jahr an Kreuzschmerzen. Das MRT zeigt keine pathologischen Veränderungen. Man nimmt eine quantitative Bewertung des Patienten vor und palpiert alle 24 HAs. Kreuzschmerzen strahlen oft in den Nacken- und Schulterbereich aus; daher sollten auch die HAs in diesen Regionen mit behandelt werden. Druckempfindliche SAs treten im Bereich zwischen H14 und H16 auf. Der Patient gehört zu Gruppe B. Es sind 4–8 Akupunkturbehandlungen erforderlich. Man tastet alle 24 HAs ab, um den primären schmerzhaften Bereich zu finden.

- Protokoll für die Bauchlage
  Folgende Akupunkturpunkte sind zu behandeln:
  - HAs: Alle HAs, die in dieser Position zugänglich sind. Wenn der Patient keine umfangreiche Nadelung aushält, werden nur die HAs im unteren Rücken und auf den Beinen genadelt. Wenn er noch weniger verträgt, nadelt man nur die vier HAs (H15, H22, H14 und H16) im unteren Rücken
  - SAs: Man nadelt die druckempfindlichsten Punkte beziehungsweise den druckempfindlichsten Punkt oder den Bereich rund um H15, H14, H16 und H18. Wenn im Nacken druckempfindliche SAs zu finden sind, sollten sie ebenfalls genadelt werden
  - PAs: In diesem Fall sind H15 und H22 sowohl HAs als auch PAs. Bei einigen Patienten entdeckt man beim Abtasten druckempfindliche oder schmerzende Punkte im Sakralbereich, die genadelt werden sollten

Diese Behandlung wiederholt man alle 3–5 Tage. Wenn der Schmerz nachgelassen hat, kann die Behandlung alle 1–2 Wochen erfolgen.
Klinische Anmerkungen Bei Patienten, die unter Schmerzen im unteren Rücken leiden, sind in der Regel die fünf lokalen HAs (H15 am Ramus cutaneus posterior L2, H22 am Ramus cutaneus posterior L5, H14 an den Nervi clunium superiores, H16 am N. gluteus inferior und H18 am Tractus iliotibialis) empfindlich; diese Punkte können gleichzeitig als HAs und SAs betrachtet werden. Bei schweren oder chronischen Schmerzsymptomen tauchen in der Umgebung aller fünf HAs und bis hinunter zu H11 und H10 weitere empfindliche Punkte auf. Der Akupunkteur sollte erst die Lage der HAs bestimmen und dann bei jedem Punkt sorgfältig das gesamte Umfeld abtasten, um weitere druckempfindliche Punkte zu finden. Diese neuen Punkte, die unbedingt genadelt werden sollten, können bei jedem Patienten an anderen Stellen liegen, manchmal rund um H22, manchmal in der Umgebung von H14 oder auch in der Nähe von H18, H11 oder H10.

Es liegt im Ermessen des Akupunkteurs, ob der Patient zwischen der Bauch- und der Rückenlage wechseln sollte. Im vorliegenden Beispiel reicht in jeder Sitzung die Bauchlage aus, um den Schmerz zu lindern. Wenn die Patienten auch auf der Vorderseite Symptome haben, etwa am Knie, kann – sogar in derselben Sitzung – zwischen Bauch- und Rückenlage abgewechselt werden.

Beispiel 4: Schulterschmerzen seit über sechs Monaten

Beurteilung und Prognose Der Patient berichtet, dass er seit über einem halben Jahr Schmerzen im linken Schulterbereich hat. Auf der linken Seite sind die Akupunkturpunkte H8, H13, H3, H7 und H17 druckempfindlich. Rund um die Querfortsätze von C2–C5 und auf dem vorderen Bereich des M. deltoideus sind schmerzhafte Bezirke zu tasten. Der Patient gehört zu Gruppe B und hat keine anderen Schmerzsymptome. Es sind 4–8 Akupunkturbehandlungen erforderlich, um den Schmerz zu lindern.

- 1. Behandlung, 1. Tag
  Position: Der Patient liegt auf der rechten Seite
  Folgende Akupunkturpunkte sind zu behandeln:
  Weil der Patient auf der rechten Seite liegt, sind nur wenige HAs zugänglich; diese sollten verwendet werden.
  HAs der linken Seite: H2, H7, H3, H13, H8, H15, H14, H16
  SAs:
  - Links außen auf dem Nacken, rund um die Querfortsätze von C4–C6: In diesem Bereich werden zwei Nadeln gesetzt
  - Der vordere, der seitliche und der hintere Teil des M. deltoideus: eine Nadel in jeden Bereich
  - Der gesamte Arm wird abgetastet. Wenn dort SAs gefunden werden, sollten sie ebenfalls genadelt werden

  PAs: Von C4–Th1: Drei Nadeln auf jeder Seite, sechs insgesamt

Man wiederholt die Behandlung ein- oder zweimal die Woche, je nach der Verfassung des Patienten.

Klinische Anmerkungen Weil der Patient über Schmerzen in einem bestimmten Bereich der linken Schulter klagt, sollten auch der Nacken und linke Oberarm untersucht und vorbeugend mitbehandelt werden, weil die Schulterbeschwerden Schmerzen im Nacken und Oberarm hervorrufen können. Der Patient gehört zu Gruppe B und hat keine anderen Symptome. Um den Schmerz zu lindern, reicht es daher aus, die Behandlungsschritte der ersten Sitzung zu wiederholen.

Zusammenfassung

Der Behandlungserfolg der Akupunktur hängt davon ab, wie groß das Selbstheilungspotential des Patienten ist und in wieweit der Akupunkteur dieses Potential aktivieren kann. In der Regel haben gesunde Menschen größere Selbstheilungskräfte. Wenn sich die Symptome verstärken oder die Erkrankungen schwerwiegender werden, sinkt das Selbstheilungspotential und der Heilungsprozess verlangsamt sich.

Wenn die Gesundheit oder die Homöostase nachlässt, gehen die Akupunkturpunkte in vorhersagbarer Reihenfolge von der latenten (nicht empfindlichen) in die passive (empfindliche) Phase über und man findet an vorhersagbaren Stellen HAs. Daher ist die Anzahl der passiven HAs ein quantitativer Indikator für die Konstanz des inneren Gleichgewichts des Organismus (Homöostase).

Ausgehend von der Anzahl der empfindlichen HAs können wir die Patienten nach dem Zustand ihrer Homöostase/ihres Selbstheilungspotentials statistisch vier Gruppen zuordnen: 28 Prozent, ausgezeichneter Zustand (Gruppe

A); 34 Prozent, guter Zustand (Gruppe B); 30 Prozent, durchschnittlicher Zustand (Gruppe C) und 8 Prozent, schlechter Zustand (Gruppe D). Jede Patientengruppe reagiert anders auf die Akupunktur (Tabellen 6.1 und 6.2).

Aufgrund unseres Wissens über die Eigenschaften der Akupunkturbehandlung ist es uns gelungen, ein universell anwendbares Behandlungsprotokoll für alle peripheren Schmerzsymptome zu entwickeln. Das Protokoll hat einen standardisierten und einen individuellen Anteil.

Während der standardisierte Anteil des Protokolls auf den 24 HAs beruht, umfasst der individuell zugeschnittene Teil SAs und PAs. Die SAs sollten sorgfältig gesucht werden, weil sie bei jedem Patienten an anderen Stellen auftreten. Man kann sich an lokalen HAs orientieren, um lokale SAs zu finden. Wenn man die Lage der SAs kennt, führt das direkt zu den PAs, die verwendet werden sollten (segmentaler Mechanismus, Kap. 3 und 5).

Das gesamte, in diesem Kapitel vorgestellte Verfahren, mit dem die Akupunkturpunkte ausgewählt, kombiniert und zur Behandlung vorgesehen werden, ist einerseits standardisiert und für den Akupunkteur leicht anwendbar, andererseits aber auch flexibel genug, um den individuellen Bedürfnissen des jeweiligen Patienten gerecht zu werden. Das Behandlungsprotokoll fördert zum einen die Homöostase und vergrößert das Selbstheilungspotential, zum anderen kann man damit auch spezielle Schmerzsymptome behandeln.

Wie bereits erwähnt, wirkt die Akupunkturbehandlung neurophysiologisch gesehen unspezifisch. Durch die Verwendung von SAs und PAs sind wir in der Lage, die Akupunktur auch spezifisch für bestimmte Symptome und Patienten einzusetzen.

Literatur

1. Chen F, et al: Clinical study of syncope during acupuncture treatments, Acupuncture and Electro-therapeutics Research 15:107-119, 1990.

Kapitel 7

Psychologische Aspekte der Akupunktur: Plazebo- und Nozebowirkungen bei der Schmerzbehandlung

Einführung

Schmerz, insbesondere chronischer Schmerz, führt zu seelischen und körperlichen Störungen. Schmerz wird auf eine ganz persönliche Art ausgedrückt wird, die nicht nur von den in früheren Kapiteln erläuterten anomalen neurophysiologischen Vorgängen, sondern auch davon beeinflusst wird, in welchem Umfeld und welcher Kultur der Betreffende lebt, sowie von psychologischen Aspekten wie persönlichen Erfahrungen, Wissen, Glauben sowie der Erwartungshaltung gegenüber dem Schmerz und der Schmerzbekämpfung. Alle diese Faktoren bilden zusammen die individuellen psychologischen Merkmale eines Schmerzpatienten und haben erheblichen Einfluss auf den Behandlungserfolg. Dazu kommt noch die Beziehung zwischen Akupunkteur und Patient, die sich ebenfalls, sei es positiv oder negativ, stark auf das Ergebnis auswirken kann.

Sobald die Schmerzimpulse der peripheren sensorischen Rezeptoren die neuronalen Netzwerke des Gehirns erreicht haben, läuft nicht mehr nur ein rein sensorischer neurophysiologischer Mechanismus ab. Vielmehr wird aus der Wahrnehmung ein komplexer Erkennungsprozess, bei dem die sensorischen Informationen aus dem verletzten Gewebe immer auch vor dem ganz speziellen und individuellen psychologischen Hintergrund des jeweiligen Patienten verarbeitet werden. Die Schmerzwahrnehmung erreicht hier eine höhere Stufe der hierarchisch gegliederten biologischen Organisation: die psychische Ebene. Während sich akuter Schmerz noch rein auf der neurophysiologischen Ebene abspielt, gehört der chronische Schmerz bereits zum psychologischen Geschehen. Daher zeigen Patienten mit chronischen Schmerzen besondere psychologische Merkmale hinsichtlich der Schmerzsymptome, der Bereiche der Schmerzwahrnehmung, der Emotionen, des Erkennens, der Erwartung, der Bedeutungszuweisung und beim Fällen von Entscheidungen.

Durch Wechselwirkungen zwischen den neurophysiologischen und den kognitiven psychologischen Faktoren kann es zu positiven Plazebo- und negativen Nozeboeffekten kommen. Wenn die Interaktion eine Selbstheilung begünstigt, kommt es bei dem Patienten zu positiven Plazeboeffekten. Fördert die Interaktion dagegen eine selbstzerstörerische innere Haltung, treten negative Effekte ein. In den Veränderungen, die der Schmerz mit der Zeit erfährt, spiegeln sich komplexe Wechselwirkungen zwischen physiologischen Prozessen, psychologischen Synthesen und Umfeldfaktoren wider.

Für einen Schmerzpatienten ist der Schmerz eine persönliche Erfahrung. Qualität und Intensität dieser Erfahrung hängen von der jeweiligen einzigartigen Vorgeschichte des Patienten ab, davon, welche Bedeutung der Patient den Umständen, die zum Schmerz führen, beimisst sowie in welcher geistigen Verfassung er sich gerade befindet. Alle diese Faktoren modifizieren die aktuellen Muster der Schmerzimpulse vom Körper zum Gehirn und innerhalb des Gehirns selber. So wird der Schmerz zu einem Phänomen, das von der gesamten Person abhängig ist, einschließlich dessen, was sie augenblicklich denkt, fürchtet oder sich von der Zukunft erhofft.

Ein und dieselbe Verletzung kann bei verschiedene Personen oder zu verschiedenen Zeiten sogar bei ein und derselben Person unterschiedliche Auswirkungen haben. Zwischen dem Schmerzreiz und der Schmerzwahrnehmung können seelische Variable zum Tragen kommen, die dafür sorgen, dass der Schmerz verschieden ausgedrückt wird und dieselbe medizinische Behandlung unterschiedlich anschlägt.

Jahrzehntelang haben sich die Schmerzspezialisten über Phänomene wie die Plazebo- und Nozebowirkungen den Kopf zerbrochen. Tatsächlich sind diese Effekte ein Ausdruck für die Selbstheilung oder Selbstzerstörung, zu der es aufgrund von Interaktionen zwischen neurophysiologischen und kognitiven psychologischen Faktoren kommt. Bei einigen Patienten beeinflussen sowohl Plazebo- als auch Nozeboeffekte alle medizinischen Anwendungen – seien es Medikamente, chirurgische Eingriffe, Psychotherapie, Akupunktur, physikalische Therapie, Biofeedback, Manipulation und Massage – und das in jeder Sitzung. Diese Effekte sind daher unvermeidbare Prozesse, die in jedem Bereich der medizinischen Praxis berücksichtigt werden müssen. Wenn man mit der seelischen Verfassung des Patienten und dem Mechanismus der Plazebo- und Nozeboeffekte gut vertraut ist, können Akupunkteur und Patient die Schmerzen gemeinsam unter Berücksichtigung dieser Faktoren besser bekämpfen.

Überblick über die psychologischen Aspekte des Schmerzes

Die Schmerzpsychologie ist ein rasch wachsendes Forschungsgebiet, das aus der Verhaltens- und Kognitionspsychologie hervorgegangen ist. Ihre Grundannahmen sind zwar noch neurowissenschaftlich fundiert, unterscheiden sich jedoch erheblich von denen der medizinischen Disziplinen, die wie die Neurologie, Psychiatrie und Anästhesiologie auf der Neurophysiologie beruhen. Die Neurophysiologie beschäftigt sich mit biologischer Organisation, mit den chemischen und physikalischen Gesetzen, die beim Aufbau und der Funktion des Nervensystems eine Rolle spielen, während die Psychologie ein Komplex aus physiologischen, kognitiven, emotionalen und sozialen Faktoren ist.

Kognition ist ein selbstorganisierender Prozess, der dem Leben und Selbstgefühl eines Individuums unter den verschiedensten äußeren Umständen und über lange Zeiträume hinweg Kohärenz verleiht.[1] In unserem konkreten Zusammenhang besteht Kognition – zusammen mit den höher einzustufenden rationalen Prozessen des Urteilens und des Treffens von Entscheidungen – aus der Wahrnehmung von Ereignissen, die sich innerhalb des Körpers und in der Außenwelt abspielen. Um ein Ausmaß an Integration zu erreichen, das für eine umfassende Untersuchung der Schmerzbehandlung erforderlich ist, muss es zu einem intensiven Dialog zwischen der Neurophysiologie und der kognitiven Psychologie kommen; erst dann werden die Schmerzen besser bekämpft werden können.

Bei einem Gewebetrauma, einer Entzündung oder einer Krankheit ist Schmerz zum einen sicherlich ein wichtiger biologischer Schutzmechanismus, zum anderen aber auch eine unangenehme seelische Erfahrung. Im folgenden Abschnitt wird kurz skizziert, welche psychologischen Vorgänge bei Patienten mit chronischen Schmerzen ablaufen.

Aufmerksamkeit

Der Begriff der Aufmerksamkeit bezieht sich auf das selektive Filtern von Informationen aus dem Körperinneren und der Außenwelt.[1] Ein Schmerzpatient kann sich nur schlecht auf seine normale Arbeit und die Alltagsroutine konzentrieren, weil ihm der Schmerz oft oder ständig bewusst ist.

Der Schmerz lässt nach, wenn die Aufmerksamkeit gezielt auf andere Ereignisse wie beispielsweise aufregende Spiele, Bücher oder Filme gerichtet wird. Zerstreuung oder Ablenkung wirkt jedoch nur dann, wenn der Schmerz gleich bleibt oder nur langsam an Intensität gewinnt.

Vorstellungen

Unsere Sinne liefern ständig Informationen, durch die vor unserem geistigen Auge Bilder oder Vorstellungen entstehen. Wenn man beispielsweise an ein Familienmitglied denkt, sieht man diese Person so vor sich, wie man sie in Erinnerung hat. Hört man eine alte Melodie, taucht die Erinnerung an ein vergangenes Ereignis wieder auf. Das Bewusstsein eines Schmerzes ist eine der vielen Arten seelischer Vorstellung, die unangenehme, mit körperlichen Verletzungen, Traumen oder Entzündungen verbundene Erfahrungen wieder lebendig werden lassen. Die persönliche Vorstellung von Schmerz kann als mentale Repräsentation einer aktuellen sensorischen Aktivität beschrieben werden, die mit einem negativen äußeren Ereignis assoziiert wird.[2]

Erwartung

Ein Patient mit akuten Schmerzen erwartet wahrscheinlich, dass der Schmerz einfach wieder verschwindet. Ein Patient mit chronischen Schmerzen achtet dagegen immer mehr auf seinen Schmerz, bis er ganz darauf fixiert ist, um herauszufinden, ob der Schmerz noch stärker wird, ob er mit einem Tumor zusammenhängt oder ob er möglicherweise auf eine genetische Disposition zurückzuführen ist, der man nicht entrinnen kann. Positive Erwartungen tragen dazu bei, dass der Patient besser auf eine medizinische Behandlung anspricht, während negative Erwartungen zu seelischer Zerrüttung und physiologischer Selbstzerstörung führen können.

Bedeutung

Die meisten Schmerzpatienten versuchen, ihre Schmerzen körperlichen Gebrechen wie etwa einer rheumatoiden Arthritis zuzuschreiben, oder stellen Vermutungen darüber an, wie das Gewebetrauma entstanden sein könnte und wie es sich unmittelbar und auf lange Sicht auf ihr Wohlbefinden auswirken kann. Manchmal ist diese Suche nach einer körperlichen Ursache schwierig bis unmöglich, weil diese Frage nicht mithilfe der medizinischen Forschung geklärt werden kann. Manche Patienten entwickeln in der Zeit, in der sie nach einem Grund für ihre Schmerzen suchen, eine negative Einstellung gegenüber persönlichen Beziehungen, weil sie sich als „Opfer" betrachten. Das erschwert es den Patienten, angemessen auf eine medizinische Behandlung oder eine Rehabilitation zu reagieren.

Falls man die Ursache für den Schmerz gefunden hat, hat dies erheblichen Einfluss auf die Schmerzwahrnehmung und den Behandlungserfolg. So können etwa Magenschmerzen chronisch werden, wenn der Leidende erfährt, dass in seiner Familie schon häufig Magenkarzinome aufgetreten sind. Kann aber durch eine medizinische Untersuchung die Möglichkeit eines Karzinoms ausgeschlossen werden, hören die Schmerzen wahrscheinlich bald auf.

Sensorische und emotionale Störungen verursachen Ängste

Schmerzen sind unangenehm, ermüden, beeinträchtigen den Schlaf, schwächen das Gedächtnis, stören die Konzentration und erschweren systematisches Handeln und Denken. Chronische Schmerzen werden oft so zentral, dass sich jegliches Denken und Handeln um sie dreht. Patienten mit chronischen Schmerzen erinnern sich mehr an negative Ereignisse und Gefühle. Der Schmerz kann dazu führen, dass jemand nicht mehr vernünftig in der Lage ist, seine Situation und die ihn belastenden Faktoren zu erkennen und zu beurteilen. Die Folge sind Angst, Depression, Gereiztheit, sozialer Rückzug sowie die Tendenz, nur das Schlimmste zu erwarten, wodurch wiederum letztlich der Schmerz wesentlich intensiver wahrgenommen wird.

Schemata

Ein kognitives Schema ist ein in der Regel unbewusstes Muster an Auffassungen, Annahmen, Vorstellungen, Vorlieben und Assoziationen, in dem sich die Erfahrungen einer Person widerspiegeln und das darüber hinaus Einfluss darauf hat, wie diese Person die Gegenwart wahrnimmt und was sie von der Zukunft erwartet.[3] An eine Universität zu denken, weckt in allen, die an einer Universität studiert haben, eine Unmenge an Assoziationen: sie sehen beispielsweise das Universitätsgelände, die Gebäude, junge Studenten, Professoren und die Labore vor sich. Dieses Schema entsteht dadurch, dass ein erlerntes Netzwerk an Assoziationen aktiviert wird. Man hat dabei nicht etwa das Bild eines bestimmten Lehrers in einer bestimmten Klasse vor Augen, sondern vielmehr ein unspezifisches Bezugssystem, das das Gehirn aus vielen Aspekten der persönlichen Erfahrung erstellt hat.

Wenn der Patient über seine Schmerzen nachdenkt, aktiviert er ein komplexes Schema, zu dem nicht nur seine früheren Schmerzerfahrungen und seine Krankheitsgeschichte, sondern unter anderem auch das gehört, was er aktuell befürchtet, welche Bedeutung und welche sozialen Folgen der Schmerz für ihn hat sowie was er für die Zukunft erwartet. Durch dieses Schmerzschema werden zweifellos Interaktionen zwischen der Kognition und sensorischen Schmerzsignalen gefördert.

Dieser Begriff des kognitiven Schemas erklärt, wie das Gehirn aufgrund früherer Erfahrungen eigene Wahrnehmungs- und Vorstellungsmuster erzeugt. Das Schema kann selektiv aus dem Gedächtnis hervorgeholt, durch eine neue Erfahrung modifiziert und erneut im Gedächtnis gespeichert werden. Durch diesen Prozess wird die Weltsicht eines Menschen ständig neu auf- und umgebaut. Schmerz ist daher nicht mehr nur eine durch ein Gewebetrauma ausgelöste passive Erfahrung, sondern ein komplexes Zusammenspiel auf vielen verschiedenen kognitiven und psychologischen Ebenen.

Die meisten Ärzte halten die Beschreibung, die der Patient von seinem Schmerz gibt, für die direkte Wiedergabe einer sensorischen Erfahrung und damit für eine wichtige Grundlage der Diagnose. Diese Sicht trifft bei akuten Schmerzen in der Regel auch zu. Bei chronischen Schmerzen sollte man diese Beschreibung allerdings besser als kognitives Schema mit multiplen bestimmenden Faktoren und einem komplexen Assoziationsmuster ansehen. Der chronische Schmerz sollte daher von einem Praktiker behandelt werden, der nicht nur die neurophysiologische Ursache der Symptome kennt, sondern auch die psychologischen Assoziationen wie etwa frühere Erfahrungen, gegenwärtige Umstände und Zukunftserwartungen versteht.

Verhaltensmuster von Schmerzpatienten in therapeutischen Einrichtungen

Ein Schmerzpatient, der sich von einer Akupunkturtherapie Linderung verspricht, kommt als einzelne Person mit individuellem persönlichem und psychischem Hintergrund in die Klinik oder Praxis; dementsprechend hat er auch individuelle Symptome. Bei jedem Patienten stellt sich der Schmerz anders dar. Um die beste Behandlung zu finden, sollte der Akupunkteur sowohl die neurophysiologischen Grundlagen kennen als auch die jeweiligen individuellen psychologischen Aspekte des Schmerzes verstehen.

Verhalten 1 Wir lernen schon recht früh in unserem Leben, dass man nach einer Verletzung, etwa bei einer Wunde am Knie, einige Tage lang Schmerzen hat. Ein Kind weint, um die Aufmerksamkeit auf sich zu lenken, und ruft Hilfe herbei, wenn es sich am Knie verletzt hat; es fühlt sich besser, wenn es von den Eltern beachtet und verarztet wird. Diese Situation zeigt, dass Schmerz als unerträglich angesehen werden kann, wenn keine Hilfe in Aussicht ist, aber nachlässt oder ganz verschwindet, wenn Trost nahe ist.

Viele Patienten haben bereits seit etlichen Tagen Schmerzen, fühlen sich aber einen Tag, bevor sie zur Behandlung in die Praxis gehen, besser. Der Praktiker sollte wissen, dass diese Remission wirklich ein Zeichen dafür sein kann, dass der natürliche Heilprozess eingesetzt hat, dass es aber auch nur eine vorübergehende Besserung sein kann, hinter der sich psychische Faktoren verbergen. Es sollte auf jeden Fall eine vollständige Behandlung durchgeführt werden.

Verhalten 2 Nach ein oder zwei Behandlungen fühlt sich der Patient in der Regel viel besser und hält das Behandlungsergebnis für ein „Wunder". Manchmal lässt der Schmerz nach einer Akupunktur rasch nach, vor allem bei gesunden Patienten mit akuten Symptomen (meist Patienten der Gruppe A, s. Kap. 6). Wenn ein solches „Wunder" bei Patienten mit chronischen Schmerzen passiert, sollte der Akupunkteur nicht allzu optimistisch sein. Da es sich bei einem chronischen Schmerz um langfristige pathologische Gewebeveränderungen wie eine Sensibilisierung von Neuronen im Rückenmark handelt, gibt es für chronische Schmerzen keine rasche Lösung. Das „Wunder" kann durch psychische Faktoren wie die Erwartungshaltung des Patienten, seine starke persönliche Willenskraft, Ablenkung sowie soziale Komponenten wie die Unterstützung seiner Familie begünstigt worden sein.

Häufig hat ein Patient mit chronischen Schmerzen bereits zahlreiche andere Behandlungsmöglichkeiten ausprobiert und nie nennenswerte Ergebnisse erzielt. Die Akupunkturtherapie ist etwas Neues, „Geheimnisvolles" und ist ihm möglicherweise auch von Medien, Artikeln oder Freunden empfohlen worden. Die erste Behandlung zeigt häufig eine positive Wirkung: der Patient kann beispielsweise anschließend nachts gut schlafen, was er schon eine ganze Weile nicht mehr getan hat. Alle diese Faktoren haben ihren Ursprung in den großen Erwartungen, die der Patient mit der Akupunkturbehandlung verbindet. In solchen Fällen wird der Patient jedoch bald merken, dass die alten Schmerzen wieder zurückkehren und dementsprechend die Wirksamkeit der Akupunktur nachlässt.

Mit der Akupunktur lassen sich zwar die Schmerzen gut lindern, doch die Heilung braucht Zeit. Der Akupunkteur sollte den tatsächlichen Ablauf des Heilungsprozesses genau kennen und in dieser Zeit starke seelische Schwankungen unterbinden, damit die Erwartungen des Patienten realistisch bleiben.

Das ist vergleichbar mit folgender Situation: Ein neues Medikament, das gerade erst auf den Markt gekommen ist, wirkt sehr viel besser als das bereits vorhandene, und Ärzte wie Patienten sind gleichermaßen ganz begeistert davon. Nach einer gewissen Zeit hält man das neue Mittel schon für weniger wirksam und kann seine Wirkung dann wesentlich objektiver einschätzen.

Verhalten 3 Bei einigen Patienten steigt der Blutdruck an, sobald er in einer Arztpraxis gemessen wird. Genauso kann man einen Schmerz in Gegenwart eines Arztes oder des Ehepartners als stärker empfinden. Das ist häufig bei Patienten zu beobachten, die unter erheblichem Stress stehen und in deren Leben es mehrere Problemfelder gibt.

Wenn der Verdacht besteht, dass ein Patient zu dieser Kategorie gehört, ist es ratsam, zunächst eine andere Behandlungsform, etwa eine Psychotherapie, anzuwenden. Es ist wichtig, dass man erkennt, wie sehr seelische Prozesse Schmerzen beeinflussen; nur so kann man psychologische Verfahren zur Schmerzbekämpfung entwickeln.

Die Bedeutung des Beratungsgespräches vor der Behandlung

Bei der Akupunkturbehandlung ist es wichtig, den Patienten vorher umfassend zu informieren. So wird er besser kooperieren können und dadurch erfolgreicher behandelt werden.

Wenn man den Patienten nur einfach über seinen Schmerz aufklärt, wird er sich vor allem auf die Aspekte konzentrieren, die ihm Beschwerden bereiten, und damit werden die Schmerzen eher größer als kleiner. Bringt man den Patienten jedoch Techniken bei, um mit dem Schmerz fertig zu werden – beispielsweise Entspannungsübungen, Möglichkeiten, sich selber zu behandeln oder Ablenkungsstrategien –, haben sie das Gefühl, ihren Schmerz in gewissem Umfang selber kontrollieren zu können, und empfinden ihn daher als nicht so gravierend.

Die meisten Patienten nehmen eine passive Haltung ein und erwarten, dass der Akupunkteur ihre Probleme vollständig oder teilweise löst und sie aufgrund seiner Behandlung wieder gesund werden; eine aktive Beteiligung des Patienten ist jedoch sehr viel günstiger als nur eine passive Behandlung.

Bei chronischen Schmerzen gibt es keine rasche Lösung. Der Kampf gegen den Schmerz verläuft nicht geradlinig: man durchlebt dabei Höhen und Tiefen. Wenn der Patient gut auf die Behandlung anspricht, kann der Schmerz während der Behandlung kurzzeitig stärker werden. Das ist ein gutes Zeichen, weil es zeigt, dass der Patient schneller geheilt werden kann. Diese Reaktion kann den Patienten aber so stark ängstigen, dass er die Behandlung abbrechen will. Schwächere oder ältere Patienten sind manchmal nach der Behandlung für 1–2 Tage erschöpft oder haben mehr Schmerzen. Der Akupunkteur muss deshalb seinen Patienten erklären, dass es zu einer heftigen Reaktion auf die Nadelung kommen kann. Er sollte darauf hinweisen, wo diese Schmerzen auftreten können, wie stark sie sein können und wie lange sie andauern können. Außerdem sollte er dem Patienten deutlich machen, dass ein solcher Schmerz nach einer Nadelung normal ist und dass man etwas dagegen unternehmen kann (der Akupunkteur kann beispielsweise ein oder zwei Nadeln in den schmerzenden Bereich setzen, um den Schmerz zu lindern, oder dem Patienten zeigen, wie er sich durch eine Atemtechnik und bestimmte Übungen entspannen kann). Derart instruierte Patienten sind dann überzeugt, ihren Schmerz besser unter Kontrolle zu haben, und sind folglich weniger ängstlich. Außerdem wächst ihr Vertrauen in die Behandlung, so dass sie sie nicht abbrechen. Durch eine solche Aufklärung ist der Patient psychologisch gut vorbereitet, seine mit dem Schmerz und der Behandlung verbundene Unsicherheit und seine Ängste werden abgebaut. Es ist daher ein ganz entscheidender Punkt, dem Patienten die nötigen Informationen zu geben und ihn in Techniken zu unterweisen, mit denen er den Schmerz und seine Angst in den Griff bekommen kann.

Die Persönlichkeit des Patienten

Die Persönlichkeit des Patienten hat wesentlichen Einfluss darauf, wie der Schmerz wahrgenommen wird und welchen Erfolg die Behandlung hat. Bei Patienten, die ängstlich oder neurotisch sind oder schon in ihrem alltäglichen Leben zu überschießenden Emotionen neigen, ist der Heilungserfolg enorm erschwert.

Patienten, die Komplikationen und Probleme erwarten, haben auch mehr Schmerzen. Menschen, die Schwierigkeiten in ihrem Leben öfter erfolgreich bewältigt haben, nutzen dagegen alle verfügbaren Strategien – oder erfinden bei Bedarf eigene –, wenn ihr seelisches Gleichgewicht durch bestimmte Dinge bedroht ist. Um einen Patienten, der immer Katastrophen voraussieht, erfolgreich zu behandeln, braucht der Akupunkteur entsprechende Techniken und Fertigkeiten.

Plazebo- oder Nozeboeffekte: psychisch bedingte Selbstheilung oder Selbstzerstörung

Für das Überleben eines Individuums muss es zu einer Wechselwirkung zwischen der Homöostase, also dem dynamischen Gleichgewicht des inneren Milieus, und der seelischen Integrität kommen; dabei spielt das Phänomen der Selbstheilung eine zentrale Rolle. Ohne Selbstheilung kann sich kein Lebewesen von einer, auch noch so kleinen Verletzung erholen. Tatsächlich hängt es immer von der Fähigkeit zur Selbstheilung ab, ob jemand nach medizinischen Eingriffen jeglicher Art, besonders aber denjenigen der allopathischen Medizin wie Operationen oder der Einnahme von Pharmaka, gesundet oder regeneriert. Diese Fähigkeit ist bei jedem anders ausgeprägt. Das ist auch einer der Gründe, warum eine medizinische Behandlung, etwa die Akupunktur, bei ein und derselben Funktionsstörung nicht immer den gleichen Erfolg hat. Wenn es uns gelingt, den auslösenden Mechanismus und die Rolle der Selbstheilung für das biologische Überleben zu entschlüsseln, wird auch das Phänomen der Plazebos und Nozebos kein Rätsel mehr sein.

Der augenblicklichen Definition zufolge ist Plazebo „eine Intervention, die eine medizinische Therapie simulieren soll, aber nicht als spezifische Therapie für den betreffenden Zustand angesehen wird," oder „eine ineffiziente Behandlung, die aber zum Zeitpunkt der Anwendung für wirksam gehalten wird." Der Plazeboeffekt wird auch als „eine Veränderung in der Erkrankung des Patienten" beschrieben, „die eher auf die symbolhafte Anwendung einer Behandlung als auf deren spezifische pharmakologische oder physiologische Wirkung zurückzuführen ist."[4] Einer Studie zufolge gingen postoperative Schmerzen nach der Gabe eines Plazebos bei etwa 35 Prozent aller Patienten deutlich zurück.[5] Dies ist ein erstaunlich hoher Prozentsatz, weil Morphin, selbst in hoher Dosierung, nur bei 70 Prozent der Patienten gegen starke Schmerzen hilft.

Der Nozeboeffekt wurde definiert als „Verursachung von Krankheit (oder Tod) durch Erwartung von Krankheit (oder Tod) sowie durch damit verbundene Gefühlszustände."[6]

Plazebo- und Nozeboeffekte können bei jeder Behandlung, gleich welcher Art, auftreten, sei es bei operativen Eingriffen, der Einnahme von Medikamenten, bei Akupunktur, Psychotherapie, chiropraktischen Maßnahmen, physikalischer Therapie oder Massagen. Wenn der Akupunkteur diese Wirkung kennt, kann er seine Patienten erfolgreicher und mehr zu deren Zufriedenheit behandeln. Daher hängt das Ergebnis einer Akupunktur von folgenden Faktoren ab:

- der körperlichen Verfassung des Patienten einschließlich seines Gesundheitszustands und der Schwere seiner Symptome
- von der richtigen Behandlungsmethode
- den auf psychischer Ebene ablaufenden Beziehungen zwischen Akupunkteur und Patient, die Plazebo- oder Nozeboeffekte auslösen können (Kasten 7.1)

Kasten 7.1
Faktoren, die den Erfolg einer Akupunktur beeinflussen

1. Das Selbstheilungspotential der Patienten (bei gesünderen Patienten kann man bessere und schnellere Ergebnisse erzielen; gesündere Patienten haben bessere Selbstheilungskräfte)
2. Die Schwere der Symptome (bei Patienten mit leichteren Symptomen kann man bessere und schnellere Ergebnisse erzielen; leichtere Symptome sind eher heilbar oder reversibel)
3. Spezifische Akupunkturwirkungen (Auswahl der wirksamsten Akupunkturpunkte, vor allem SAs, ferner die richtige Nadeltechnik, etwa die richtige Nadelungstiefe)
4. Plazebo- und Nozeboeffekte (auf psychologischer Ebene stattfindende Wechselbeziehung zwischen Akupunkteur und Patient)

Plazebo

Ein Medikament oder ein medizinisches Verfahren als Plazebo angesehen, bekommt es automatisch eine negative Konnotation. Das ist ein Missverständnis, das revidiert werden sollte. Natürlich sollte der Plazeboeffekt nicht mit berücksichtigt werden, wenn man ein neues Medikament oder ein neues medizinisches Verfahren beurteilt. Doch in der täglichen Praxis ist der Plazeboeffekt unverzichtbar, und jeder Praktiker sollte ihn kennen und zum Vorteil von Patienten, die gut auf Plazebos ansprechen, einsetzen. Leider ist vor allem die

Akupunktur von diesem Missverständnis hinsichtlich des Plazeboeffekts betroffen. Im Folgenden stellen wir einige Plazebo-Studien vor und erklären jeweils, welche Mechanismen dabei einen Rolle spielen.

Fall 1: „Fingierte“ transkutane elektrische Nervenstimulation (TENS) Danach wurden selbst bei Patienten mit chronischen (im Durchschnitt seit vier Jahren bestehenden) Rückenschmerzen günstigere Werte hinsichtlich der Schmerzintensität und -frequenz sowie der Beweglichkeit gemessen. Durch die fingierte – das heißt, in diesem Fall ohne Strom durchgeführte – transkutane elektrische Nervenstimulation (TENS) verbesserten sich die Werte in Verbindung mit heißen Umschlägen um durchschnittlich 20–40 Prozent.[7]

Fall 2: Die rätselhafte Wirkung von Scheinmedikamenten In ihrem Buch *The Challenge of Pain*[8] schreiben die Autoren Dr. Ronald Melzack und Dr. Patrick D. Wall zu einem Plazebo-Fall:

Es ist eine überraschende neue Erkenntnis, dass die Wirksamkeit von Plazebos immer, selbst in Doppelblindversuchen, bei etwa 50 Prozent der Wirksamkeit des Medikaments liegt, mit dem sie verglichen werden.[9] Wenn also ein Plazebo gegen ein leichtes Analgetikum wie Aspirin getestet wird, dann bekämpft das Plazebo den Schmerz halb so gut wie Aspirin. Bei einem starken Medikament wie Morphin hat das Plazebo jedoch mit wiederum etwa 50 Prozent der Wirkung des Morphins eine stärkere schmerzlindernde Wirkung. Wie kann das sein?

Fall 3: Fingierte/Fiktive Operation In einer klassischen randomisierten Doppelblindstudie[10] kam es nach einer fiktiven Operation (es wurde lediglich ein Hautschnitt gemacht) zu erheblichen und dauerhaften Verbesserungen bei Angina pectoris. Sechs Monate nach der Operation ging es 63 Prozent der wirklich operierten Patienten und 56 Prozent der scheinbar operierten Patienten deutlich besser. Die positiven Auswirkungen betrafen nicht nur den Rückgang von Schmerzen, die Patienten kamen darüber hinaus mit weniger Tabletten aus und waren körperlich belastbarer.

In anderen neueren Untersuchungen zur Wirkung fingierter Operationen bei Kreuzschmerzen und Osteoarthritis am Knie zeigten die Resultate genau das gleiche Muster wie in dieser klassischen Studie.

Fall 4: Fingierte Akupunktur Der klassischen Akupunkturlehre zufolge kann eine fiktive Akupunktur keine Wirkung haben. Eine Studie, in der chronische Schmerzen mit Akupunktur behandelt wurden, kam jedoch zu dem Schluss, dass eine Nadelung von fingierten Punkten anscheinend bei 33 Prozent–50 Prozent der Patienten Wirkung zeigt, eine Nadelung von echten Punkten dagegen in etwa 55 Prozent–85 Prozent der Fälle. Es gab keine statistisch signifikanten Unterschiede zwischen den Ergebnissen für echte und fingierte Akupunkturpunkte.[11] In der gleichen Studie stieß man auf ein weiteres Rätsel: Obwohl eine fiktive Akupunktur bei 33 Prozent–50 Prozent der Patienten mit chronischen Schmerzen Erfolg hatte, wirkte sie in keinem einzigen Fall, bei dem man im Labor einen akuten Schmerz ausgelöst hatte.

Von diesen vier Beispielen ist nur Fall 2 ein „reiner“ Plazeboeffekt. Die anderen drei Fälle zeigen die Wirkungen spezifischer Behandlungen, es wäre aber falsch, sie als Plazebowirkungen anzusehen.

Im folgenden Abschnitt werden wir diese vier Plazebofälle genauer analysieren und erklären.

Mechanismus des Plazeboeffekts

Die erstaunlich gute Wirkung von Plazebo bedeutet keineswegs, dass der Patient, der auf ein Plazebo anspricht, nicht wirklich krank ist. In Kapitel 6 haben wir die quantitative Bewertung von Patienten erläutert. Wir ordneten die Patienten entsprechend ihrer Anzahl an druckempfindlichen Akupunkturpunkten vier Gruppen zu:

- Gruppe A: 28 Prozent der Patienten. Ihre Schmerzen sind nach durchschnittlich 4 Akupunktursitzungen verschwunden. Diese Patientengruppe spricht normalerweise auf jegliche medizinische Intervention sofort an – auch auf freiverkäufliche Medikamente oder Massagen.
- Gruppe B: 34 Prozent der Patienten. Ihre Schmerzen können nach 8–16 Akupunktursitzungen (im Durchschnitt etwa 8 Behandlungen) für etwa 5 Monate gelindert werden.
- Gruppe C: 30 Prozent der Patienten. Ihre Schmerzen lassen nach 16–32 Akupunktursitzungen (im Durchschnitt etwa 12–16 Behandlungen) für etwa 5 Monate nach.
- Gruppe D: 8 Prozent der Patienten. Sie reagieren sehr schwach oder überhaupt nicht auf Akupunktur.

Die Anzahl der druckempfindlichen Akupunkturpunkte ergibt sich aus dem Zusammenspiel zwischen der physiologischen Homöostase und der seelischen Integrität des Patienten. Die einzelnen Gruppen zeigen die unterschiedlichen Selbstheilungskräfte der Patienten, die dementsprechend unterschiedlich auf die Behandlung ansprechen. Wenn Plazebos helfen und – sei es vorübergehend oder auch für länger – eine Besserung eintritt, zeigt dies, dass eine Selbstheilung stattfindet. Dementsprechend kann es auch, ohne dass von außen in irgendeiner Form eingegriffen wird, zu einer Selbstheilung kommen. Patienten, die auf Plazebos ansprechen, gehören meist in die Gruppen A, B oder C.

Bei Fall 1 reagierten 20 Prozent–40 Prozent der Patienten auf die fingierte TENS samt der heißen Umschläge. Es ist klinisch erwiesen, dass bei manchen Patienten bereits heiße Umschläge ausreichen, um den Schmerz zu verringern. Die Wirkung beruht daher – vor allem bei Patienten der Gruppe A und einigen Patienten der Gruppe B – nicht auf dem verabreichten Plazebo, sondern auf der Stimulation der Selbstheilungskräfte.

Fall 2 ist scheinbar verwirrend; die Plazebowirkung liegt bei 50 Prozent der Wirkung von Aspirin oder Morphin. Die Erklärung ist jedoch einfach. Die Patienten sprechen auf Scheinmedikamente an, weil ihr Selbstheilungspotential auch gänzlich ohne Medikamente auf psychologischer Ebene aktiviert werden kann; dabei spielt es keine Rolle, welches Medikament zur Kontrolle verwendet wurde, ob es Aspirin, Morphin oder etwas anderes war.

In Fall 3 werden echte mit fingierten Operationen verglichen. Die Ergebnisse sind nicht schwer zu verstehen, wenn man sich mit Akupunktur auskennt. In China wird Akupunktur traditionell relativ erfolgreich bei Herzkreislaufbeschwerden wie etwa Angina pectoris, hohem Blutdruck und Infarkten eingesetzt. Bei einer leichten Angina pectoris kann man mithilfe der Stimulation, die von der Nadelung ausgeht, den glatten Muskel und das Myokard über einen kuti-viszeralen Reflex entspannen. Chinesische Ärzte haben sogar ein besonderes Verfahren entwickelt, bei dem sie körperfremdes Material wie Schafsdarm vor allem auf den Armen an den Stellen implantieren, an denen sich Akupunkturpunkte befinden, um die Wirkung des kuti-viszeralen Reflexes zu verlängern. In Fall 3 wirken die Hautschnitte wie Akupunkturläsionen (s. Kap. 3). Daher ist die fingierte Operation keine Vortäuschung gewesen, sondern sie regte die Selbstheilungsmechanismen des Körpers an, indem sie wie bei der Akupunktur sensorische Nerven im Operationsgebiet reizte und damit die Selbstheilung aktivierte. Eine solche Reaktion könnte genauso gut auf eine Akupunkturbehandlung oder auch andere Behandlungsverfahren hin erfolgen.

Fall 4 wird in den Kapiteln 3 und 4 erläutert. Neurophysiologisch gesehen gibt es keine fiktiven Akupunkturpunkte, weil die Akupunkturtherapie immer einer Reaktion des Zentralnervensystems (ZNS) auf die Stimulierung sensorischer Nerven entspricht und es überall im Körper außer in den Nägeln und Haaren sensorische Nerven gibt. An den so genannten echten Akupunkturpunkten erzielt man dennoch deutlich bessere Resultate, weil sie auf den größeren Nervenstämmen liegen. Daher ist die Nadelung echter Akupunkturpunkte wirksamer als die fingierter Akupunkturpunkte.

Im Labor ausgelöste Schmerzen sind nicht dasselbe wie wirkliche Schmerzen. Die Schmerzen, mit denen man es in der Klinik zu tun hat, sind auf sensibilisierte Nerven, verletzte Gewebe und Entzündungen zurückzuführen; wenn sie länger anhalten, kann sich auch die physiologische Homöostase und psychische Verfassung des Patienten verändern. Im Labor ausgelöster Schmerz entspricht dagegen einer lokalen sensorischen Stimulation, auf die sich das Gehirn ständig und rasch einzustellen versucht. Daher kann es diesen Schmerz rasch ignorieren, so wie man einen schlechten Geruch im Zimmer nicht mehr wahrnimmt, wenn man sich länger darin aufhält. Daher unterscheiden sich Personen, denen im Labor Schmerzen zugefügt wurden, psychologisch und physiologisch nicht von schmerzfreien Personen. Dennoch liefern derartige Laborversuche grundlegende Daten, um die bei Schmerz ablaufenden Mechanismen und die Prinzipien der Schmerzbekämpfung zu verstehen.

Damit ist deutlich geworden, dass der Plazeboeffekt ein Selbstheilungsprozess ist, der entweder durch Suggestion oder durch eine Kombination von Suggestion und physiologischer Stimulation aktiviert wird. Diese Wirkung tritt auch bei Personen ein, deren Selbstheilungspotential durch psychologische Faktoren wie Angst geschwächt ist. Möglicherweise können sich sogar bei Personen mit sehr schwer zu behandelnden gesundheitlichen Problemen unter bestimmten psychologischen Bedingungen kurzzeitig Plazebowirkungen einstellen.

Der Plazeboeffekt bietet eine gute Möglichkeit, bestimmte medizinische Probleme wie seelische Zustände, die teilweise oder vollständig von selbst heilen können, zu therapieren. Diese Wirkung kann man nicht nur bei Schmerzen, sondern auch bei Angstzuständen, Depressionen und vielfältigen anderen Beschwerden erzielen, bei denen psychologische Faktoren eine Rolle spielen. Man kann mit einem Plazebo sowohl kognitive Prozesse als auch verletzte Körperbereiche beeinflussen. Es ist daher nur vernünftig, wenn Praktiker die Selbstheilungseffekte eines Plazebos so weit wie möglich dazu auszunutzen, um die Schmerzen oder Leiden ihrer Patienten zu lindern.

Eine Akupunkturbehandlung ist kein Plazebo

Wie jedes medizinische Verfahren erzeugt auch die Akupunktur bei manchen Patienten Plazeboeffekte, sie selbst ist jedoch kein Plazebo. Der Grund dafür liegt auf der Hand. Die Wirksamkeit einer Akupunkturbehandlung, vor allem im Bereich der Schmerzbekämpfung, ist vorhersagbar. Wie stark ein Plazebo wirkt und ob es auch bei einem bestimmten Patienten hilft, ist dagegen nicht vorauszusehen. Wenn ein Akupunkteur bei einer Behandlung mit dem Integrativen Neuromuskulären Akupunkturpunktsystem (INMAS) und der quantitativen Bewertungsmethode arbeitet, kann er die Reaktion seiner Patienten zuverlässig einer von vier Gruppen zuordnen und den Erfolg der Behandlung vorhersagen. Das gilt für jeden Akupunkteur, der die INMAS-Methode nutzt.

Patienten, die auf Plazebos ansprechen

Wie bereits erwähnt, sind bei Patienten, die auf Plazebos reagieren, die Selbstheilungskräfte meist noch relativ gut ausgebildet oder wenigstens noch minimal vorhanden, obwohl dieses Potential aus psychologischen Gründen verringert oder von Zeit zu Zeit auch unterdrückt sein kann.

Einigen Wissenschaftlern zufolge wirken Plazebos bei schweren Schmerzen besser als bei leichten Symptomen und im Allgemeinen stärker, wenn die Patienten unter großem Stress stehen oder sehr ängstlich sind. Wie Versuche zeigen, ist, wenn die Angst nachlässt, teilweise auch der Plazeboeffekt nicht mehr so groß.[12] Daher ist der Plazeboeffekt bei Personen mit generalisierter chronischer Angst (Angst als Charakterzug) ausgeprägter, obwohl Plazebos selbst bei diesen Personen besser gegen starke als gegen geringfügige Schmerzen wirken. Abgesehen von der unterschiedlich ausgeprägten Angst, gibt es kein durchgängiges Merkmal, das anzeigt, wer auf Plazebos anspricht und wer nicht.

Plazeboeffekte treten öfter bei Patienten mit ernsten oder chronischen Beschwerden auf, weil diese auch entsprechend mehr psychologische Probleme haben, etwa ständige Angstgefühle, als Patienten mit leichten oder akuten Schmerzsymptomen.

Plazebos wirken zudem je nach Art der Schmerzen unterschiedlich. Bei 35 Prozent der Patienten helfen sie gegen die meisten Schmerzarten, wenn es um Kopfschmerzen geht, sogar bei bis zu 52 Prozent der Patienten. Das könnte daran liegen, dass bei Kopfschmerzpatienten besonders häufig Ängste mit im Spiel sind. Die Wirkung von Plazebos beruht eindeutig auf Suggestion, persönlicher Disposition sowie anderen psychologischen Faktoren.[13] Der behandelnde Arzt sollte allerdings die Plazeboeffekte nicht zu optimistisch einschätzen, weil sie dem Patienten bei wiederholter Anwendung tendenziell immer weniger Erleichterung bringen.

Auslösen von Plazeboeffekten: Interaktion zwischen Arzt und Patient

Plazeboeffekte beruhen auf Interaktionen zwischen behandelndem Arzt und Patienten. Bevor wir das Plazebo aber nicht verabreicht haben, können wir nicht vorhersagen, bei wem sie eintreten werden. Wenn man die für Arzt und Patient wichtigen Faktoren kennt, ist es einfacher, eine maximale Wirkung zu erzielen.

Merkmale von Patienten, die auf Plazebos ansprechen Plazeboeffekte findet man meist bei Patienten mit einem relativ großen Selbstheilungspotential, das zeitweise von psychologischen Faktoren wie Angst unterdrückt wird. Darüber hinaus gibt es einige Merkmale, die bei all diesen Patienten anzutreffen sind:

- Sie vertrauen ihren behandelnden Ärzten sowie den Therapien und haben ihnen gegenüber eine positive Haltung.
- Sie sind in Bezug auf die Behandlung sehr zuversichtlich.
- Sie kooperieren mit ihren Ärzten, brechen die Therapien nicht ab und befolgen die Anweisungen.
- Ihre Ängste gehen nach der Behandlung zurück.

Haltung des behandelnden Arztes Der Therapeut spielt eine wichtige psychologische Rolle für die Auslösung des Plazeboeffekts. Daher sollte er Folgendes beherzigen:

- Vermitteln Sie dem Patienten eine positive Haltung. Strahlen Sie Wärme und Herzlichkeit aus, wenn Sie mit ihm sprechen.
- Zeigen Sie aufrichtiges Interesse, wenn der Patient seine Geschichte erzählt, und bringen Sie tiefe Sympathie, Mitgefühl und Fürsorglichkeit gegenüber seiner Situation zum Ausdruck.
- Seien Sie äußerst gewissenhaft und sorgfältig, wenn Sie den Patienten bewerten und untersuchen.
- Zeigen Sie ihm Ihre Zuversicht, dass sich sein Fall lösen lässt.
- Entlocken Sie dem Patienten seine Ängste, Bedenken und Ziele und sprechen Sie mit ihm darüber, damit er weiß, dass Sie ihn insgesamt verstanden haben. Das wird ihm seine Ängste und Bedenken nehmen.
- Vermitteln Sie einen „realistischen Optimismus“ und geben Sie eine realistische Prognose zur Behandlung ab. Ermutigen Sie den Patienten, durchzuhalten und aktiv an der Behandlung teilzunehmen, indem er beispielsweise die Anweisungen für ein Übungsprogramm befolgt.
- Lassen Sie den Patienten in der nächsten Sitzung wissen, dass Sie sich mit früheren medizinischen Befunden und Untersuchungen befasst haben, über aktuelle Erkenntnisse verfügen und daher die richtigen medizinischen Entscheidungen treffen.

- Hängen Sie Diplome oder Urkunden, amtliche Zertifikate, Auszeichnungen und Mitgliedschaften in medizinischen Gesellschaften auf, damit der Patient weiß, dass Sie über die entsprechenden medizinischen Qualifikationen verfügen.

Die psychologischen Interaktionen zwischen Praktiker und Patient können auch die Therapiewirkung verstärken. Etlichen Studien zufolge können sich Plazebo- und Therapieeffekte gegenseitig beeinflussen. Eine Untersuchung[14] beispielsweise ergab, dass eine Standarddosis Morphium bei Patienten, die nicht auf Plazebos ansprachen, nur zu 54 Prozent wirkte, bei Patienten, die auf Plazebos reagierten, dagegen zu 95 Prozent. Ganz ohne Zweifel wirken Medikamenten bei Personen, die das Glück haben, auf Plazebos anzusprechen, sehr viel stärker.

Nozeboeffekte

Wie zu Beginn des Kapitels erwähnt, definiert man Nozeboeffekte so, dass durch die Erwartung von Krankheit (oder Tod) oder damit verbundene emotionale Zustände Krankheit (oder Tod) verursacht werden.[6] Im Folgenden werden hierzu zwei Fälle geschildert.

Nozeboeffekte werden auf der psychischen Ebene ausgelöst und wirken auf der körperlichen Ebene zerstörerisch. Der behandelnde Arzt muss erkennen können, ob bei einem Patienten die Möglichkeit eines Nozeboeffekts besteht, und geeignete Maßnahmen ergreifen, um derartige Reaktionen zu verhindern.

Fall 1 Einer Untersuchung zufolge hatten 70 Prozent einer Gruppe von College-Studenten Kopfschmerzen, nachdem man ihnen gesagt hatte, durch ihre Köpfe sei ein (nicht vorhandener) elektrischer Strom geleitet worden.[15]

Fall 2 Anhand einer Doppelblindstudie sollte ein Testverfahren für Lebensmittelallergien untersucht werden. Der Probandengruppe wurde die Substanz aus den Lebensmitteln, der Kontrollgruppe eine Salzlösung injiziert. 27 Prozent der Probanden, die die Substanz erhalten hatten, sowie 24 Prozent der Kontrollpersonen, denen lediglich eine Salzlösung verabreicht worden war, hatten folgende Symptome: eine juckende oder laufende Nase, brennende Augen, verschlossene Ohren, Engegefühl im Hals und Schluckbeschwerden, Schwindelgefühle, Schläfrigkeit und Depressionen.[16]

Psychogene Schmerzen

Wenn vor allem psychologische Faktoren Schmerzsymptome auslösen, kann der Schmerz als psychogen angesehen werden. Solche Patienten weisen erhöhte Werte in den Skalen für Hysterie, Depression und Hypochondrie auf. Chronischer Schmerz ist in der Regel eher die Ursache als das Ergebnis neurotischer Symptome. Kann chronischer Schmerz gelindert werden, trägt dies dazu bei, auch den psychogen ausgelösten Schmerz zu verringern, obwohl in diesen Fällen wahrscheinlich andere Behandlungsformen erforderlich sind, um ein besseres Ergebnisse zu erzielen.

Zusammenfassung

Der Praktiker oder Akupunkteur sollte immer daran denken, dass die Schmerzen eines Patienten einen krankhaften Prozess anzeigen, an dem sowohl physiologische als auch psychologische Faktoren beteiligt sind. Bei manchen Schmerzpatienten spielen auch Faktoren aus dem Umfeld und kulturelle Einflüsse eine wichtige Rolle. Wenn sich die Schmerzsymptome im Lauf der Behandlung verändern, deutet dies auf komplexe Wechselwirkungen zwischen physiologischen Prozessen und der Psyche des Patienten hin. Um das bestmögliche Ergebnis zu erzielen, sollten bei der Schmerzbehandlung daher immer sowohl die körperlichen Funktionsstörungen als auch die psychologischen Faktoren Beachtung finden; ersteres, indem die Erkrankung genau diagnostiziert und bewertet wird, die richtigen Akupunkturpunkte ausgewählt und mit einer angemessenen Technik genadelt werden, letzteres, indem man Plazeboeffekte ausnutzt, den Patienten berät und aufklärt sowie Nozebowirkungen möglichst ausschaltet.

Das Selbstheilungspotential, das bei jedem unterschiedlich ausgeprägt ist, ist ein Überlebensmechanismus, ohne den keine Spezies und kein Individuum leben kann. Die Fähigkeit zur Selbstheilung kann durch körperliche Traumata oder psychische Störungen eingeschränkt sein. Manchmal wird sie vor allem durch Schmerzen oder andere dauerhafte Beschwerden unterdrückt, die auf psychologische Faktoren zurückzuführen sind. Wenn die psychische Störung beseitigt ist, kommt der Selbstheilungsprozess erneut wieder oder sogar beschleunigt in Gang.

Der Plazeboeffekt ist ein Selbstheilungsprozess, der darauf beruht, dass er nicht mehr so stark durch psychologische Faktoren unterdrückt wird; ein Nozeboeffekt wird dagegen durch eine psychische Störung ausgelöst. Die Wechselwirkungen zwischen behandelndem Arzt und Patienten können sich positiv (Plazebo) oder negativ (Nozebo) auf die Behandlung auswirken. Plazeboeffekte zeigen an, dass manche Patienten auch ohne spezifische medizinische Verfahren erfolgreich behandelt werden können. Ein Akupunkteur hat größere Behandlungserfolge, wenn er es versteht, den Plazebomechanismus zum Wohle seiner Patienten zu nutzen.

Literatur

1. Chapman CR, Turner JA: Psychological aspects of pain. In Loeser JD, et al, editors: Bonica's management of pain, Philadelphia, 2001, Lippincott Williams & Wilkins.
2. Hebb DO: Essay on mind, Hillsdale, NJ, 1980, Lawrence Erlbaum.
3. Williams JMG, et al: Cognitive psychology and emotional disorders, ed 2, Chichester, NY, 1988, Wiley.
4. Brody H: Placebo effect: an examination of Grunbaum's definition. In White L, Tursky B, Schwartz GE, editors: Placebo: theory research and mechanisms, New York, 1985, The Guilford Press.
5. Beecher HK: Measurement of subjective response, New York, 1959, Oxford University Press.

6. Hahn RA: The placebo phenomenon: scope and foundations. In Harrington A, editor: The placebo effect: an interdisciplinary exploration, Cambridge, Mass, 1997, Harvard University Press.
7. Deyo RA, et al: A control trial of transcutaneous electrical nerve stimulation (TENS) and exercise for chronic low back pain, N Engl J Med 322:1627-1634, 1990.
8. Melzack R, Wall PD: The challenge of pain, London, 1996, Penguin Books.
9. Evans FJ: Expectancy, therapeutic instructions, and the placebo response. In White L, Tursky B, Schwartz GE, editors: Placebo: theory research and mechanisms, New York, 1985, The Guilford Press.
10. Cobb LA, Thomas GI, Dillard DH, et al: An evaluation of internal-mammary-artery-ligation by a double-blind technique, N Engl J Med 260:1115-1118, 1959.
11. Vicent CA, Richardson PH: The evaluation of therapeutic acupuncture: concepts and methods, Pain 24:1-13, 1986.
12. McGlashan TH, Evans FJ, Orne MT: The nature of hypnotic analgesia and placebo response to experimental pain, Psychosom Med 31:227-246. 1969.
13. Gracely RH, Dubner R, Deeter WR, Wolskee, PJ: Placebo and naloxone can alter postsurgical pain by separate mechanism, Nature 306:264-265, 1983.
14. Lasagna L, et al: A study of the placebo response, Am J Med 16:770-779, 1954.
15. Schweiger A, Parducci A: Nocebo: the psychologic induction of pain, Pavlov J Biol Sci 16:140-143, 1981.
16. Jewett DL, Fein G, Greenberg MH: A double-blind study of symptoms provocation to determine food sensitivity, N Engl J Med 336:542-545, 1990.

Kapitel 8

Einführung in die praktische Anwendung des Integrativen Neuromuskulären Akupunkturpunktsystems (INMAS)

In diesem Kapitel fassen wir noch einmal die wichtigsten Punkte für eine erfolgreiche Akupunkturpunktbehandlung zusammen.

Die vier vorbereitenden Maßnahmen

- Der Akupunkteur muss von jedem Patienten ein umfassendes Bild haben und dessen Krankheitsgeschichte, Lebensweise, aktuelle Situation sowie die Zeichen und Symptome des gesundheitlichen Problems kennen.
- Der Akupunkteur sollte möglichst genau erkannt haben, um welche Beschwerden es sich handelt. Falls sich beispielsweise ein Patient mit Kreuzschmerzen vorstellt, sind unterschiedliche Behandlungsergebnisse zu erwarten, je nachdem, ob der Schmerz durch eine Muskelzerrung, einen Bandscheibenvorfall, eine Nervenwurzelerkrankung, eine Spinalstenose, einen von einem anderen Problem ausstrahlenden Schmerz oder eine Infektion der Spinalnerven verursacht wird. Hierbei können Informationen vom Hausarzt des Patienten hilfreich sein.
- Der Akupunkteur muss jeweils objektiv das Selbstheilungspotential des Patienten bewerten. Dadurch kann er besser erkennen, ob der Patient ausgezeichnet, durchschnittlich oder überhaupt nicht auf die Akupunktur ansprechen wird. Mit unserer quantitativen Bewertungsmethode (Kap. 6) erhält man diese Information zuverlässig und schnell.
- Schließlich sollte der Akupunkteur das Integrative Neuromuskuläre Akupunkturpunktsystem (INMAS) verwenden. Zu INMAS gehören drei Arten von Akupunkturpunkten: homöostatische Akupunkturpunkte (HAs), symptomatische Akupunkturpunkte (SAs) und paravertebrale Akupunkturpunkte (PAs). Es gibt 24 HAs, die zusammen genommen ein standardisiertes und einfach zu praktizierendes Verfahren ermöglichen. Um die wirksamsten SAs auswählen zu können, muss der Akupunkteur genau wissen, welcher Art die Symptome des Patienten sind und wie sie mit anatomischen Strukturen und der Biomechanik des menschlichen Körpers zusammenhängen. Nach der Wahl der SAs können dann die PAs entsprechend der segmentalen Gliederung des Rückenmarks und der Verteilung der Dermatome (Hautsegmente) und Myotome (Muskelsegmente) leicht bestimmt werden.

8 Quantitative Bewertung der Akupunktur und Zuordnung der Patienten

Jeder Patient reagiert anders auf ein und dieselbe Akupunkturbehandlung. Mithilfe der quantitativen Bewertung der Akupunktur kann der Akupunkteur bei jedem Patienten vorhersagen, wie wirksam die Behandlung sein wird, wie lange sie dauern und wie die Prognose ausfallen wird.

Bei jedem Patienten zeigt der Zustand der Homöostase das individuelle Selbstheilungspotential an. Bei jedem pathologischen Geschehen oder jeder Erkrankung besteht die Gefahr, dass die Selbstheilungskräfte schwinden, sich die Homöostase verschlechtert und aus latenten (nicht empfindliche) HAs passive (empfindlich) werden. An der Anzahl der empfindlichen HAs lässt sich ablesen, inwieweit der Körper noch in der Lage ist, sich wieder von den durch Krankheitssymptome hervorgerufenen Schäden zu erholen. In der Anzahl spiegeln sich daher sowohl die Selbstheilungskräfte als auch der Krankheitszustand des Patienten wider.

Nach der Untersuchung des Patienten sollte sich der Akupunkteur folgende Entscheidung treffen:

- In welche der vier Gruppen (A, B, C, D) der Patient entsprechend seiner Anzahl passiver (empfindlicher) HAs eingeordnet werden muss; das heißt, ob und wie der Patient auf die Behandlung ansprechen wird: ausgezeichnet, gut, durchschnittlich oder überhaupt nicht.
- Wie viele Behandlungen der Patient benötigt.
- Wie lange der Patient schmerzfrei sein wird, bevor die Schmerzen erneut auftreten.

In Kapitel 6 wird in allen Einzelheiten geschildert, wie ein Patient quantitativ zugeordnet wird.

Wechselwirkung zwischen Nerven-, Immun-, Hormon- und Herzkreislaufsystem

In den Kapiteln 3 und 4 werden die peripheren und zentralen Mechanismen der Akupunkturtherapie ausführlich erläutert.

Das Nervensystem und das Hormonsystem: Ausschüttung von Endorphinen

Die Akupunkturnadelung reizt die peripheren Nerven, so dass schließlich das Zentralnervensystem Endorphine synthetisiert und sezerniert. Der Ausdruck „Endorphin“ ist eine Kombination der Worte „endogen“ und „Morphin“. Endorphine sind eine Peptidgruppe, die Opiaten ähnelt und von Natur aus im Rückenmark und Gehirn gebildet wird, wo sie die Übermittlung von Schmerzsignalen moduliert und so durch Erhöhung der Reizschwelle die Schmerzwahrnehmung dämpft. Endorphine beeinflussen darüber hinaus auch noch andere Körpersysteme: Sie entspannen das Herzkreislaufsystem, steigern die Aktivitäten des Immunsystems und modifizieren das Hormonsystem. Durch diese Wirkungen fühlt sich der Patient insgesamt sehr viel entspannter, und der Selbstheilungsprozess beschleunigt sich dadurch.

Die Akupunkturnadelung normalisiert die Muskelfunktion

Die Muskulatur, das größte und dynamischste Organ unseres Körpers, macht über 50 Prozent unseres Körpergewichts aus. Man beachte allerdings, dass wir hier nur von der Skelettmuskulatur sprechen, nicht von der glatten Muskulatur oder der Herzmuskulatur. Wenn wir unsere Muskeln nicht oft genug bewegen, werden sie träge und schränken ihre Funktion ein. Benutzen wir sie dagegen nicht richtig – etwa, ohne sie zwischen den einzelnen Kontraktionen ausreichend zu entspannen oder indem wir eine Bewegung unablässig wiederholen, wobei dann auch genügend Entspannungsphasen zwischen den Kontraktionen nichts nützen -, wird der Muskel überanstrengt, erkrankt und lässt sich nur noch eingeschränkt bewegen. Das ist sein ureigener Mechanismus zum Selbstschutz.

Der erkrankte Muskel schmerzt, ist verkrampft, angespannt, geschwollen, entzündet, erschöpft und seine Energiespeicher sind leer. Er benötigt dringend mehr Nährstoffe und eine bessere Sauerstoffversorgung, um sich wieder zu erholen. Außerdem muss die Blutzirkulation erhöht werden, damit toxische Abbauprodukte abtransportiert werden, aber aufgrund der Verhärtung oder Kontraktur des Muskels ist die normale Blutzufuhr eingeschränkt oder ganz unterbunden. Dieser Prozess ist, wie wir in Kapitel 3 beschrieben haben, der Teufelskreis der muskulären Energiekrise. Der erkrankte Muskel kann auf die Signale aus dem Gehirn, die versuchen, die notwendige Entspannung herbeizuführen, nicht mehr reagieren. Falls dieser Zustand anhält, wird aus einem akuten Muskelschmerz ein chronischer, was letztlich zu einer Atrophie führen kann.

Wenn ein Muskel überanstrengt wird und erkrankt, verhärtet er sich und lässt sich nicht weiter anspannen, um sich selbst vor weiterem Schaden zu bewahren. Bei anhaltender Muskelverspannung verkürzen sich einige Teile der Muskelfasern dauerhaft und bilden so das Zentrum der Energiekrise in diesem Muskel. Eine solche dauerhafte Verkürzung oder Kontraktion einer Muskelfaser bezeichnet man als Kontraktur. Wenn eine Akupunkturnadel in den angespannten Muskel oder in die Kontraktur des angespannten Muskels eingestochen wird, werden die verkürzten Muskelfasern durch die mechanische Bewegung der Nadel zerrissen und das verkrampfte Gewebe zur Seite geschoben.

Andere Gewebefasern, darunter die Kollagenfasern der Faszie und andere Bindegewebefasern, werden bei der Nadelung ebenfalls zerrissen und aufgrund einer physikalischen Affinität zur Nadeloberfläche um die dünne Akupunkturnadel gewickelt.

Die mechanische Bewegung bei der Nadelung (Auf- und Abbewegung wie bei einem Kolben und Drehung, Kap. 3) zieht und dehnt alle zerrissenen Fasern und reißt sie mit, so dass sich das Gewebe rund um die Nadel lockern kann. Bei dickeren Nadeln, z.B. Kanülen, besteht keine derartige physikalische Affinität zwischen Nadeloberfläche und zerrissenen Fasern.

Durch die mechanische Nadelung sensorischer Nervenendigungen werden auch die entsprechenden motorischen Neuronen stimuliert und senden Impulse aus, die die verfestigten Muskeln entspannen sollen(s. Kap. 3). Auf diese Weise ruft die Nadelung sowohl mechanisch als auch physiologisch unmittelbar eine Entspannung hervor. Nach dem Entfernen der Nadel verhindert Läsion, dass sich die zerrissenen Fasern erneut kontrahieren können. Aufgrund des Verletzungsreizes beginnen die zerrissenen Gewebe darüber hinaus damit, die Fasern wieder zu regenerieren oder zu ersetzen.

Insgesamt kommt es aufgrund der mechanischen und physiologischen Wirkung der Nadelung sowie der Verletzung, die sie hervorruft, dazu, dass sich der verkrampfte Muskel entspannt und die Kontraktur löst. Durch die Nadelläsion hält diese entspannende Wirkung nach der Behandlung mindestens zwei Tage lang an, bis die Läsion verheilt ist.

Eine akute kleinere oder leichtere Verspannung und Muskelverkürzung kann in ein oder zwei Akupunktursitzungen gelöst werden. Sind allerdings wie etwa beim chronischen Muskelschmerz größere Muskelbereiche davon betroffen, sind mehrere Behandlungen erforderlich.

Sobald der Muskel entspannt ist, normalisiert sich die Blutzirkulation, die Nährstoffe und Sauerstoff liefert und die toxischen Abbauprodukte abtransportiert. Mit der Wiederherstellung der Energieversorgung ist die Energiekrise beendet und werden die gereizten Nervenendigungen desensibilisiert. Auf diese Weise wird durch die Nadelung und die dabei gesetzte Läsion der Heilungsprozess im beschädigten Muskel aktiviert.

Immunsystem: die Akupunkturnadelung löst eine entzündungshemmende Reaktion aus

Eine Entzündung ist eine lokal begrenzte Abwehrreaktion, die durch eine Verletzung oder Zerstörung von Gewebe hervorgerufen wird. Durch die Entzündung werden sowohl die Erreger als auch die verletzten Gewebe zerstört, abgebaut, aufgelöst oder abgekapselt. Bei Verletzungen kann diese Entzündungsreaktion allerdings oft unkontrollierbar werden, sich weiter ausbreiten, zu Schwellungen, Erwärmung, Schmerzen und dem Funktionsverlust der beteiligten Gewebe führen. Diese unkontrollierbare Entzündung verlangsamt den Heilungsprozess und kann chronisch werden, wenn sie nicht frühzeitig behandelt wird. Durch die Nadelung bei der Akupunktur kommt es zu einer winzigen, begrenzten Verletzung und Gewebezerstörung, die im Körper eine kontrollierbare akute Entzündung hervorruft.

Die Akupunkturnadelung wird vom Körper als Fremdeinwirkung und die von der Nadel hervorgerufenen Läsion als Gewebeverletzung oder mechanisches Trauma wahrgenommen. Die Nadelung verursacht außerdem eine winzige Blutung in den Weichgeweben, so dass es zu hämodynamischen Veränderungen wie einer Dilatation der Arteriolen und der Öffnung neuer Kapillaren und venöser Netze in diesem Bereich kommt. Sobald die Blutgefäße aktiver werden, treten weiße Blutkörperchen (Leukozyten) aus den Blutgefäßen ins verletzte Gewebe über, wo sie die Erreger und die bei der Zerstörung entstandenen Gewebeteile in sich aufnehmen und abbauen. Auf diese Weise stimuliert die von der Nadel ausgelöste Entzündung die Entzündungsreaktion, die wiederum den Heilungsprozess anregt.

Wenn Akupunkturnadeln in die verletzten und entzündeten Gewebe gesetzt werden, wird an jeder Nadelungsstelle eine winzige, lokale entzündungshemmende Reaktion ausgelöst, die den Entzündungsprozess beschleunigt. Dieser Prozess ist eine Schutzmaßnahme des Körpers, der allerdings für diese Aufgabe ungeeignet ist, falls er zu lange andauert und sich zu stark ausbreitet. Wenn man in entzündete Gewebe mehrere Akupunkturnadeln einführt, klingen Schwellungen, Entzündungen und Schmerzen in der Regel ab und die Heilung wird beschleunigt.

Grundlagen für die praktische Anwendung von INMAS

In den vorangehenden Abschnitten haben wir die grundlegenden Prinzipien der Akupunkturtherapie, die Mechanismen der Akupunkturnadelung, INMAS sowie das quantitative Bewertungsverfahren erläutert. Diese Ansätze zu verstehen, ist eine unerlässliche und entscheidende Voraussetzung, um die Patienten beurteilen und INMAS praktisch anwenden zu können. Falls der Akupunkteur diese Konzepte nicht verstanden hat, kann er zwar möglicherweise immer noch einige „wunderbare" Ergebnisse erzielen, aber die Behandlung wäre halbblind durchgeführt worden, weil man nicht wüsste, wie es zu dem Wunder gekommen ist und ob es sich wiederholen lässt. Wenn der Akupunkteur dagegen die bereits erläuterten Ansätze verstanden hat, weiß er nicht nur, warum der Erfolg eingetreten ist, er wird darüber hinaus auch vorhersagen können, bei welchen Patienten er zu erwarten ist, bei welchen Patienten aus welchen gründen keine Reaktion zu erwarten ist.

Um diese Art der Halbblindheit zu vermeiden, muss der Akupunkteur wissen, wie er die wirksamsten SAs findet, die ihn dann wiederum zu den wirksamsten PAs führen. Die wirksamen SAs und PAs findet man mithilfe folgender drei Schritte:

- Der Akupunkteur muss zunächst damit beginnen, zunächst die HAs in der symptomatischen Region zu ertasten. Klagt beispielsweise der Patient über Nackenschmerzen, sollte der Akupunkteur als Erstes den Akupunkturpunkt H7 am N. occipitalis major im Nackenbereich untersuchen.
- Anschließend müssen die Halswirbel sorgfältig von hinten und von der Seite palpiert werden. Wenn der Akupunkteur mit der Biomechanik der Halswirbelgelenke vertraut ist, wird er leichter den am meisten geschädigten Bereich der Halswirbelsäule sowie die betroffenen Weichteile, etwa Muskeln, finden. Die für die Behandlung wichtigsten SAs befinden sich an diesen Stellen.
- Die PAs werden dann nach den SAs ausgewählt. So nimmt man beispielsweise C5–Th1, wenn mit den Symptomen, die mit den Nackenschmerzen einhergehen, ein taubes Gefühl im Arm verbunden ist.

Wie bereits erwähnt, findet der Akupunkteur die effektivsten SAs leichter, wenn er genau weiß, welcher Art die Symptome sind, welche Mechanismen und anatomischen Strukturen daran beteiligt sind und wie die biomechanischen Verhältnisse an der betroffenen Stelle sind. Daher werden wir in den folgenden Kapiteln, in denen wir spezifische Schmerzsymptome besprechen, immer versuchen, die Neuroanatomie und Biomechanik einzubeziehen, die für die Akupunkturbehandlung des jeweiligen Symptoms relevant sind.

Bei der Verwendung von INMAS benutzt der Akupunkteur für verschiedene Symptome dasselbe Verfahren, variiert es aber individuell: die HAs sind bei jedem Patienten im Grunde immer dieselben, während die SAs und PAs bei jedem Patienten unterschiedlich sind je nachdem, welche individuellen Symptome vorliegen. Daher ist der HA-Teil des Protokolls immer genau derselbe, unabhängig davon, ob es sich bei den Kopfschmerzen des Patienten um Migränekopfschmerzen, Spannungskopfschmerzen oder durch ein Schleudertrauma hervorgerufene Kopfschmerzen handelt. Die SAs unterscheiden sich jedoch je nach der Art des Kopfschmerzes von Patient zu Patient. Wie bereits erwähnt, erleichtert es das Auffinden und die Auswahl der effektivsten SAs, wenn der Akupunkteur genau weiß, welcher Art die Symptome sind, welche Mechanismen und anatomischen Strukturen daran beteiligt sind und wie die biomechanischen Verhältnisse an der betroffenen Stelle sind. Die wirksamsten SAs entscheiden dann darüber, welche PAs verwendet werden.

In der Regel kann man schon allein durch Akupunkturbehandlungen Schmerzen erfolgreich und langfristig lindern. In einigen Fällen kann es vorteilhaft sein, zusätzlich noch andere Behandlungsformen hinzuzuziehen, um den Heilungsprozess zu beschleunigen und zu stabilisieren.

Es ist wichtig, dass man versteht, worin sich der schulmedizinische Ansatz und der Ansatz der Akupunktur bei der Schmerzbehandlung vor allem unterscheiden. Bei der Schulmedizin ist eine exakte Diagnostik der zugrundeliegenden Schmerzursache entscheidend für den Erfolg der Schmerzbehandlung. Alle konventionellen Behandlungsverfahren sind so angelegt, dass sie die spezifische Schmerzursache bekämpfen. Dagegen ist bei einer Akupunkturbehandlung keine exakte Diagnostik erforderlich, um erfolgreich gegen den Schmerz vorzugehen. Unser Basisprotokoll wird samt einiger individueller Varianten bei allen Arten von Schmerz eingesetzt. Das ist möglich, weil sich die Akupunktur, wie Sie sich sicherlich erinnern, nicht gezielt gegen die Ursache der spezifischen Schmerzsymptome richtet, sondern das Heilungspotential des Körpers aktiviert und damit die Selbstheilung fördert.

Kapitel 9

Rückenschmerzen: Nacken, oberer und unterer Rückenbereich

Einführung

Wenn man Akupunktur als alleiniges oder ergänzendes Verfahren zur Behandlung von Kreuz- und Nackenschmerzen einsetzt, hat man die folgenden einzigartigen Vorteile:

- Bei der Akupunktur wird der Körper als Ganzes behandelt. Man konzentriert sich auf die Ursache des Problems und nicht nur auf den Bereich, in dem sich das Problem manifestiert. Daher kann man gleichzeitig mit den Kreuz- und Nackenschmerzen auch die in die oberen und unteren Gliedmaßen ausstrahlenden Schmerzen behandeln.
- Die Akupunktur fördert das allgemeine Wohlbefinden des Patienten, so dass sich die Selbstheilungskräfte der Körpers verbessern und verstärken. Durch das erhöhte Heilungspotential wiederum kann dann eine lokale Entzündung – der physiologische Prozess, der den Schmerz verursacht – direkt eingedämmt werden
- Mit den Nadeln baut man gezielt die Verspannung an den Akupunkturpunkten ab und lockert das Gewebe, löst Muskelkrämpfe und verringert physiologische Stresszustände, indem man die Aktivitäten des sympathischen und parasympathischen Nervensystems ausgleicht; außerdem regt man den lokalen Blutkreislauf an und bringt die Schwellungen und Entzündungen in überanstrengten oder verstauchten Muskeln, Sehnen und Gelenkkapseln zum Abklingen.
- Nach Ansicht der meisten Schmerztherapeuten sind Schmerzen und Probleme im Bereich der unteren Wirbelsäule vorwiegend auf muskuloskelettale Störungen zurückzuführen und erst an zweiter Stelle auf Neuropathien oder Neuralgien und periphere Gefäßerkrankungen.[1] Die meisten muskuloskelettalen Schmerzsymptome sprechen sehr gut auf eine Akupunkturbehandlung an. Mit der Nadelung kann man Entzündungen in den Nacken- und Rückenmuskeln, an den Facettengelenken und Ligamenten wirksam eindämmen.

Wenn die Ursache der Rückenschmerzen vom Körper selbst ausgeschaltet werden kann, sind mit der Akupunktur nachhaltige Erfolge zu erzielen. Falls nicht, lassen sich die Schmerzen mit der Akupunktur nur begrenzt oder überhaupt nicht lindern. Einige Formen von Spinalkanalstenose reagieren beispielsweise überhaupt nicht auf Akupunktur, sodass bei ihnen nur eine kurzzeitige Besserung der Schmerzen zu erwarten ist.

In der heutigen Gesellschaft gehören Schmerzen im Bereich der unteren Wirbelsäule und des Nackens zu den besonders häufigen Problemen. Sie können jeden treffen. Büroangestellte, Programmierer, Sportler und Beschäftige im Gesundheitswesen leiden genauso darunter wie etwa Musiker, Maler, Handwerker, Hausfrauen, Lehrer und Studenten.

Statistiken zufolge haben etwa 150 Millionen Amerikaner akute oder chronische Kreuzschmerzen und geben jährlich schätzungsweise 20–50 Milliarden Dollar für die Behandlung dieser Probleme aus.[2] Jeweils über 2,6 Millionen Erwachsene sind aufgrund von chronischen Rückenschmerzen in ihrem Leben eingeschränkt. Es gibt zwar augenblicklich keine verlässlichen Statistiken darüber, wie viele Amerikaner unter Nackenschmerzen leiden, aber einer Erhebung zufolge hatten bereits zwei Drittel aller befragten Personen irgendwann einmal in ihrem Leben nennenswerte und 22 Prozent gravierende Nackenschmerzen.[3]

Angesichts der weitreichenden Auswirkungen von Kreuz- und Nackenschmerzen auf unsere Alltagsaktivitäten sowie auf unsere Gesellschaft als Ganzes steht außer Frage, dass es wichtig ist, der Ätiologie und Pathogenese dieser Schmerzen auf den Grund zu gehen sowie nach Möglichkeiten zu suchen, sie rasch zu behandeln und die Funktion der Wirbelsäule und des benachbarten Gewebes wiederherzustellen.

Wodurch genau die Schmerzen im Kreuz- und Nackenbereich auslöst werden, ist allerdings Ärzten wie Patienten immer noch ein Rätsel. Viele Ärzte geben zu, dass Röntgenaufnahmen bei Fällen mit akuten und chronischen Rückenschmerzen oft keine strukturellen oder anatomischen Veränderungen zeigen und dass diese Aufnahmen vor allem dazu dienen, Erkrankungen wie Tumoren und Tuberkulose (TB) auszuschließen. Selbst wenn die Diagnosen mithilfe solcher hochmoderner Verfahren wie der Magnetresonanztomographie gestellt wurden, sind sie bekanntlich in 10–20 Prozent aller Fälle falsch.

In einer interessanten und irritierenden Studie, die 1994 im *New England Journal of Medicine* veröffentlicht wurde, konnte man keine Korrelation zwischen strukturellen Anomalien, die über eine Magnetresonanztomographie aufgedeckt wurden, und Rückenschmerzen finden: von 98 Personen, die keine Rückenschmerzen hatten, wiesen zwei Drittel vor allem im Bereich von L5–S1 Anomalien an der Wirbelsäule auf; dazu gehörten Bandscheibenschäden wie ein Vorfall oder eine Vorwölbung des Diskus, ferner beginnende degenerative Veränderungen der Wirbelsynchondrose sowie abgeplattete, verschmälerte Bandscheiben.[4] Verlässt man sich nur auf anatomische Veränderungen, ist bei 80–90 Prozent aller Patienten mit Problemen im unteren Rücken keine genaue Diagnose möglich.[5]

Wie diese Studien zeigen, sind Versuchen, anhand der strukturellen und anatomischen Verhältnisse mehr über die Nacken- und Rückenschmerzsyndrome zu erfahren, enge Grenzen gesetzt. Es ist wohl eher eine multidisziplinäre Untersuchung psycho- und chemogener Faktoren erforderlich, um zu klären, wodurch Rückenschmerzen hervorgerufen werden.

Im Augenblick wissen wir nur ganz allgemein, dass die meisten Schmerzsyndrome im Nacken- und Rückenbereich auf folgende Ursachen zurückzuführen sind:

- Eine Fehlfunktion sowie strukturelle Anomalien der Wirbelsäule
- Probleme, die mit den Weichteilen der Wirbelsäule wie Muskeln samt ihren Faszien, Nerven und Bindegeweben wie Sehnen, Bänder und Gelenkkapseln verbunden sind
- Verschiedene biochemische Wechselwirkungen zwischen Weichteilen wie Muskeln, Nerven und Bindegewebe

Man sollte unbedingt daran denken, dass Schmerzen im Bereich der Hals-, der Brust- und der unteren Wirbelsäule viel miteinander zu tun haben und oft nicht voreinander zu trennen sind, weil diese Wirbelsäulenabschnitte eine einzige unteilbare Einheit bilden und bei Schmerzen in irgendeinem dieser Bereiche auch als solche behandelt werden sollten.

Unsere Wirbelsäule hat zwei physiologisch äußerst wichtige Aufgaben. Zum einen beherbergt und schützt sie das empfindliche Rückenmark, das Botschaften aus dem Gehirn bearbeitet und an die übrigen Körperbereiche weiterleitet und umgekehrt. Zum anderen trägt sie das Körpergewicht und sorgt für die nötige Kraft und Flexibilität, um auch schwierige Aufgaben zu bewältigen. Das Rückgrat hat oft recht gegensätzliche Funktionen zu erfüllen, die auch zu Schmerzen führen können; die Wirbelsäule ist daher so gebaut, dass sie möglichst vielen dieser verschiedenen Aufgaben gerecht werden kann. Aufgrund dieses Kompromisses kommt es jedoch in allen drei Wirbelsäulenabschnitten leicht zu mechanischen Problemen.

Obwohl Nacken- und Kreuzschmerzen viel miteinander zu tun haben, können sich die Schmerzen auf ganz unterschiedliche Weise äußern.

Das kann man durch funktionelle und mechanische Unterschiede im anatomischen Aufbau erklären. So können wir etwa unseren Kopf um 90 Grad drehen, weil die Halswirbelsäule einen größeren Bewegungsspielraum bietet als die Lendenwirbelsäule. Wegen dieser Beweglichkeit sind Nackenschmerzen aufgrund einer Überbeanspruchung oder eines Unfalls überwiegend auf traumatisierte Gelenke und Bandscheiben im Halswirbelbereich zurückzuführen. Der untere Bereich der Wirbelsäule lässt sich dagegen von der Anatomie her nicht so leicht seitwärts drehen und beugen. Daher sind Rückenschmerzen in diesem Bereich eher auf eine Traumatisierung von Muskeln zurückzuführen.

Trotz dieser Unterschiede hängen alle Teile der Wirbelsäule so eng zusammen, dass bei einem Problem in einem Wirbelsäulenabschnitt auch die anderen Abschnitte mit betroffen sind und sich bei Schmerzen ein Circulus vitiosus ausbilden kann. Bei einer chronischen Überlastung von Muskeln werden beispielsweise die Gelenke der Wirbelsäule schlechter unterstützt und geschützt, was zu Gelenkschmerzen führt. Diese Schmerzen lösen Schmerzen im Muskelgewebe aus. Auf diese Weise verursachen Nackenschmerzen Kreuzschmerzen, die wiederum Nackenschmerzen herbeiführen, die wiederum die Kreuzschmerzen verschlimmern und so weiter.

Ein entscheidendes klinisches Merkmal des Integrativen Neuromuskulären Akupunkturpunktsystems (INMAS) bei der Behandlung von Nacken- und Kreuzschmerzen ist, dass der Therapeut hierbei gleichzeitig (1) den Nacken- und den unteren Wirbelsäulenbereich sowie (2) Wirbelsäule und Gliedmaßen behandeln sollte.

Da durch INMAS sowohl die Funktion wiederhergestellt als auch Schmerzen eingedämmt oder sogar ganz beseitigt werden können, ist dieses System ein effizientes Mittel, um die Entzündungen in allen Weichteilen abklingen zu lassen, verletzte Muskeln wieder aufzubauen und die meisten Schmerzsyndrome im Bereich des Nackens und des unteren Rückens zu lindern oder zu begrenzen.

Wie die klinische Erfahrung lehrt, gibt es – abgesehen von sehr leichten akuten Verletzungen – für die meisten Rückenprobleme selbst mit äußerst effizienten Behandlungsmethoden keine schnelle Lösung. Klinische Fallstudien zeigen häufig, dass ein rasches Nachlassen der Schmerzen keine Heilung ist und die Schmerzen nachher nur umso schlimmer werden. Die Schmerzen selber lassen sich mithilfe starker Medikamente oder einiger effizienter Akupunkturbehandlungen sofort unterdrücken, was aber nicht heißt, dass damit die Rückenprobleme gelöst sind. Damit verletztes Gewebe ausheilen und die Wirbelsäule ihre Aufgabe wieder erfüllen kann, ist ein längerer Heilprozess erforderlich, an dem auch der Patient aktiv mitwirken muss.

Kurzer Überblick über den neuromuskulären Aufbau und die Weichteile der Wirbelsäule

Im Folgenden wird kurz das neuromuskuläre System der Wirbelsäule vorgestellt, damit der Akupunkteur die möglichen Ursachen der Rückenschmerzen besser verstehen und leichter daraus ableiten kann, ob es möglich ist, das Trauma zu heilen. Mit dieser Information kann der Therapeut besser einschätzen, wie wirksam die Akupunktur bei einem bestimmten Patienten wohl sein wird: ob sich das erwünschte Resultat mit Akupunktur allein erreichen lässt oder nicht, ob andere Verfahren mit hinzugenommen werden sollten und ob der Patient zur weiteren Abklärung durch Röntgenaufnahmen, Magnetresonanztomographie usw. an andere Fachärzte überwiesen werden sollte.

Unsere Wirbelsäule ist eine lange Kette aus Knochen, Scheiben, Muskeln und Bändern, die von der Schädelbasis bis zur Spitze des Steißbeins (Os coccygis) reicht. Sie entspricht einem neuromuskulären System, das ganz im Dienst des Gehirns, des Rückenmarks und der Nerven steht. Sie schützt das Rückenmark, trägt den Körper, indem sie die richtige Stellung beibehält, und sorgt dafür, dass er sich bewegen kann.

Das Rückgrat (Columna vertrebralis) besteht insgesamt aus 34 knöchernen Wirbeln (Abb. 9.1) sowie sechs zusätzlichen Elementen: Nerven, Muskeln, Sehnen, Ligamenten, Bandscheiben und verschiedenen Bindegeweben. Die aufgerichtete Wirbelsäule enthält vier physiologische Krümmungen, die im Bereich der Hals- und Lendenwirbelsäule nach vorne konvex (Lordosen), im

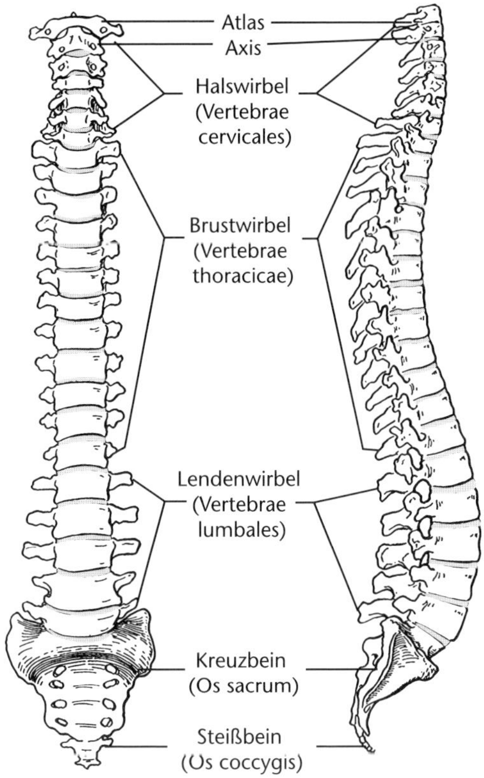

Abb. 9.1 Front- und Seitenansicht der gesamten Wirbelsäule (aus Jenkins, D. (2002) *Hollinshead's functional anatomy of the limbs and back*, 8. Ausgabe, WB Saunders, Philadelphia.)

Bereich der Brust- und Sakralwirbelsäule dagegen nach hinten konvex (Kyphosen) sind. Alle vier Krümmungen liegen im Schwerpunkt des Körpers. Die verschiedenen Teilelemente der Wirbelsäule tragen alle dazu bei, dass die Balance gewahrt wird; dadurch wird der Körper aufrecht gehalten, der 4–7 Kilogramm schwere Kopf getragen und die inneren Organe werden in der anatomisch richtigen Position fixiert. Das Muskelsystem des Rumpfes sorgt samt der dazugehörigen Faszien dafür, dass die Wirbelsäule in aufrechter Position die nötige Stabilität und bei verschiedenen körperlichen Aktivitäten den entsprechenden Bewegungsspielraum hat. Beuge- und Streckmuskeln sowie der Bandapparat müssen zusammenwirken, damit der gesamte Wirbelsäulenbereich auf Dauer beweglich bleibt. Kleinere Muskeln, Sehnen und Gelenkkapseln stabilisieren lokal jeweils zwei Wirbel.

Alle erwähnten Muskeln sind für die statischen und kinetischen Funktionen der Wirbelsäule essentiell. Nur eine stabile Wirbelsäule stellt sicher, dass körperliche Aktivitäten mit geschmeidigen, präzisen und regelmäßigen Bewegungen des gesamten Körpers erfolgen können. So kann beispielsweise ein Turner aufgrund der außerordentlichen Beweglichkeit der Wirbelsäule fast unglaubliche Positionen einnehmen, während ein Gewichtheber über Hundert Kilogramm stemmen kann.

Die Wirbelsäule steht in engem Kontakt zu den inneren Organen und kann sich verformen, wenn Organe wie die Lunge, der Magen, das Herz oder die Leber erkrankt sind. Diese Erkrankungen stören das Gleichgewicht des mechanischen Stützapparats und führen zu Rückenschmerzen. Genauso kommt es bei einer zu starken Kyphose der Wirbelsäule („Buckel") zu Fehlfunktionen der inneren Organe, vor allem der Lungen. Somit besteht ein enger pathophysiologischer Zusammenhang zwischen dem biomechanischen Bau der Wirbelsäule und den inneren Organen.

Zahlreiche Arten von Schmerzen im Bereich der Hals- und der unteren Wirbelsäule sind auf biomechanische Strukturanomalien, Verletzungen, Weichteilentzündungen oder degenerative Erkrankungen zurückzuführen; der Schmerz kann natürlich auch idiopathisch sein oder „keine erkennbare Ursache" haben. Denken sie daran, dass Schmerzen – unabhängig von den Ursachen – mit dem INMAS-Protokoll (s. Kapitel 5) erfolgreich bekämpft werden können, solange die Symptome vom Körper selbst wieder rückgängig zu machen sind.

Die Basis der Wirbelsäule: Steiß- und Kreuzbein

Wenn man die Wirbelsäule mit einem großen Baum gleichsetzt, wird schnell deutlich, warum viele Patienten in diesem Bereich Schmerzen haben. Der Stamm eines großen Baumes muss (wie die Wirbelsäule) die Krone (den Kopf) sowie zahlreiche schwere Äste (die oberen Gliedmaßen, Rippen und inneren Organe) tragen, die vom Stamm abgehen. Aufgrund dieser Struktur steht der Stamm permanent unter mechanischer Belastung, die dann letztlich das Wurzelsystem (das Steiß- und Kreuzbein) beeinträchtigt.

Das Wurzelsystem muss sehr stark und praktisch starr sein, um den Stamm und die kräftigen Äste ausreichend zu stabilisieren. Bei ruhigem Wetter ist der Baum gleichmäßig ausbalanciert, weil er seine Äste in alle Richtungen ausbreitet und das Gewicht gleichmäßig auf alle Wurzeln verteilt, die sich ebenfalls in

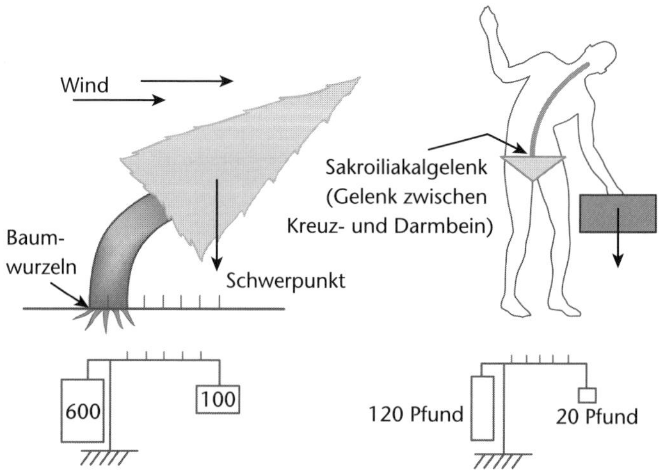

Abb. 9.2 Wenn die Wirbelsäule gebogen wird, um ein Gepäckstück aufzunehmen, sind die mechanischen Kräfte, die auf das Sakroiliakalgelenk einwirken, um den Körper auszubalancieren, etwa drei- bis sechsmal so groß wie das Gewicht des Gepäcks. Einer vergleichbaren Belastung sind die Wurzeln eines Baumes ausgesetzt, der durch einen Sturm gebeugt wird.

alle Richtungen ausbreiten. Wenn sich der Baum allerdings bei einem starken Sturm zu einer Seite neigt, geht diese Balance verloren und die Wurzeln auf der gegenüberliegenden Seite des Baumes werden enorm belastet; diese Belastung ist um ein Vielfaches höher ist als das Gewicht des Baumes (Abb. 9.2). Nach dem Hebelgesetz können wir berechnen, welche Kräfte auf das Wurzelsystem der betreffenden Baumseite einwirken. Wenn beispielsweise ein Baum in seinem Schwerpunkt 250 Kilo wiegt, muss der belastete Teil des Wurzelsystems ein Gewicht von über 2500 Kilogramm aushalten.

Die Analogie mit den Baum erklärt, warum das Steiß- und das Kreuzbein, die Basis der Wirbelsäule, so leicht überlastet sind und schnell schmerzen. Beschwerden im unteren Wirbelsäulenbereich sind vor allem auf asymmetrisches Beugen und Drehen zurückzuführen. Man kann die Hebelkraft, die bei dem Vergleich mit dem Baum beschrieben wurde, auch auf unsere Wirbelsäule übertragen. Wenn sich etwa eine Mutter nach vorne beugt, um ihr 14 Kilo schweres Kind mit beiden Händen gleichzeitig aufzuheben, können 140 Kilo auf die Wirbelsäule und ihre Basis (Steiß- und Kreuzbein) einwirken. Bei einer korrekten Haltung, wenn die Mutter beispielsweise zuerst in die Knie geht und ganz nahe am Kind steht, kann sich die Belastung auf 45 Kilo reduzieren, die gleichmäßig auf die Muskeln und Gelenke beider Körperseiten verteilt werden.

Wenn wir mit der rechten Hand ein 15 Kilogramm schweres Päckchen aufheben (asymmetrische Aktion), können auf das Sakroiliakalgelenk und die lumbalen Muskeln der linken Seite Kräfte von über 150 Kilogramm einwirken, die sich vom Nacken bis zum unteren Rücken auf die gesamte Länge der Wirbelsäule verteilen. Das sind Beispiele für potentielle Überlastungen, denen unsere Wirbelsäule am Arbeitsplatz, zuhause oder beim Sport tagtäglich ausgesetzt ist, ohne dass uns dies bewusst wird.

Um das INMAS am Steiß- und Kreuzbein richtig anzuwenden, ist es wichtig, die Anatomie in diesem Bereich genau zu kennen. Das Steißbein (Os coccygis) bildet das untere Ende der Wirbelsäule. Es besteht aus 3–5 Knochen, die miteinander verschmolzen sind. Wenn wir das Gleichgewicht verlieren und hinfallen, kann das Steißbein brechen und sich eine so genannte Kokzygodynie ausbilden. Wir werden diese Erkrankung später in diesem Kapitel besprechen.

Oberhalb des Steißbeins befinden sich fünf weitere fusionierte Knochen: das Kreuzbein oder Os sacrum (S1–S5). Es hat die Form eines Spatens und ist zwischen den beiden Hälften des Beckens fixiert, der einzigen Struktur, die die Wirbelsäule mit den unteren Gliedmaßen verbindet. Wenn wir bei der Baumanalogie bleiben, so bilden die beiden fusionierten, relativ unbeweglichen Knochen, das Steiß- und das Kreuzbein, die Wurzeln des Baumes. Das Kreuzbein ist auf beiden Seiten über die sogenannten Sakroiliakalgelenke mit den Darmbeinen des rechten und linken Hüftbeins verbunden.

Die Sakroiliakal(SI)-Gelenke sind dicker und straffer als andere Gelenke und können sich im Gegensatz zu diesen nur wenige Millimeter bewegen (Abb. 9.3). Durch diese relative Unbeweglichkeit der SI-Gelenke wird die Wirbelsäule gegenüber der Schwerkraft stabilisiert. Wenn der Körper, wie in

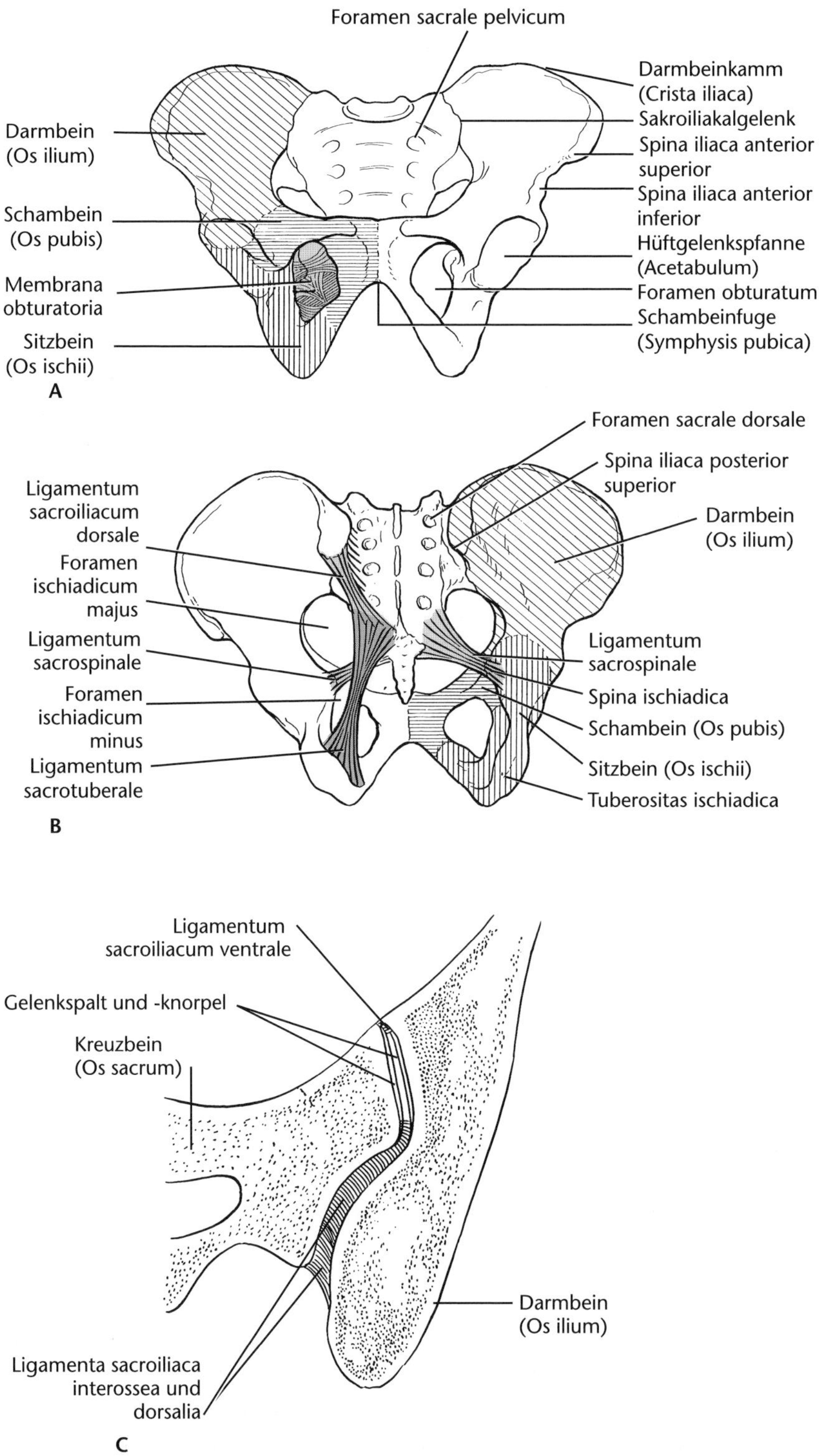

Abb. 9.3 Sakroiliakal(SI)-Gelenke. **A** und **B**: Ansicht von ventral und dorsal, **C**: horizontaler Schnitt.

früheren Beispielen erörtert, eine asymmetrische Haltung einnimmt, sind die SI-Gelenke enormen Belastungen und Spannungen ausgesetzt. Die SI-Gelenke müssen den Rumpf, die Schultern, Arme und den Kopf tragen und den vollen Bewegungsumfang sicherstellen.

Wenn man sich wie etwa beim Wandern, Laufen, Tragen von Gewichten, Heben der Arme oder Tanzen fortbewegt, übertragen die SI-Gelenke das Gewicht von der Wirbelsäule auf die Hüftknochen. Die negativen Folgen einer zu großen oder zu langen Beanspruchung werden schließlich an den Gelenken spürbar und führen dort zu einer Erkrankung der Weichteile.

Diese Gelenke werden von den unteren Lenden- und den Kreuzbeinnerven versorgt, weshalb ein pathologisches Geschehen in den Gelenken Schmerzen im unteren Rückenbereich und eine Ischialgie hervorrufen kann. Wenn die SI-Gelenke beispielsweise entzündet sind, verursacht jede Bewegung der Wirbelsäule Schmerzen im Lumbosakralbereich. Bei maximaler Vorwärtsbeugung ist der Schmerz in der Regel besonders ausgeprägt, da die ischiokrurale Muskulatur auf der Rückseite der Oberschenkel die Hüftknochen weitgehend fixiert, während das Kreuzbein nach vorne kippt, wenn die Wirbelsäule nach unten gebeugt wird.

Mithilfe von INMAS lassen sich schmerzhafte Symptome im Bereich der SI-Gelenke erfolgreich therapieren. Der Schmerz im SI-Gelenk wird meist durch eine Entzündung von Weichteilen wie Nerven und Bändern ausgelöst. Wenn Nadeln in entzündete Gewebe gestochen werden, werden die Blutgefäße durch die Nadeln verletzt, was eine lokale Abwehrreaktion des Immunsystems auslöst. Durch die Immunreaktion wird die Entzündung in den Bindegeweben des SI-Gelenks eingedämmt. Die durch die Nadeln angeregte Sekretion von Endorphinen aus dem Rückenmark und Gehirn verringert den physiologischen Stress, der durch die Schmerzen im Gelenk verursacht wird, und beschleunigt so die Heilung des Gewebes. Durch diesen Prozess erhält das SI-Gelenk letztlich seine normale Funktionsfähigkeit zurück. Wie weit die Funktion wiederhergestellt wird, hängt vom Grad der Verletzung und den Selbstheilungskräften des Körpers ab.

Das INMAS-Protokoll zur Behandlung von SI-Gelenken befindet sich am Ende des Kapitels.

Lendenwirbelsäule (L1–L5)

Oberhalb des Kreuzbeins befindet sich der lumbale Teil der Wirbelsäule. Die Lendenwirbelsäule besteht aus fünf großen Wirbeln mit jeweils zwei Gelenkflächen auf der Ober- (Facies articularis superior) und auf der Unterseite (Facies articularis inferior) (Abb. 9.4).

Die funktionelle Einheit der Lendenwirbelsäule besteht aus zwei benachbarten Wirbeln und einer dazwischen liegenden Bandscheibe (Discus intervertebralis). Die einem Wasserkissen vergleichbare Bandscheibe ermöglicht es, Gewichte zu tragen, und sorgt dafür, dass die Einheit selbst sowie die gesamte Wirbelsäule beweglich ist. Die beiden nach unten ausgerichteten Gelenkflächen des oberen Wirbels sind locker mit den beiden nach oben weisenden

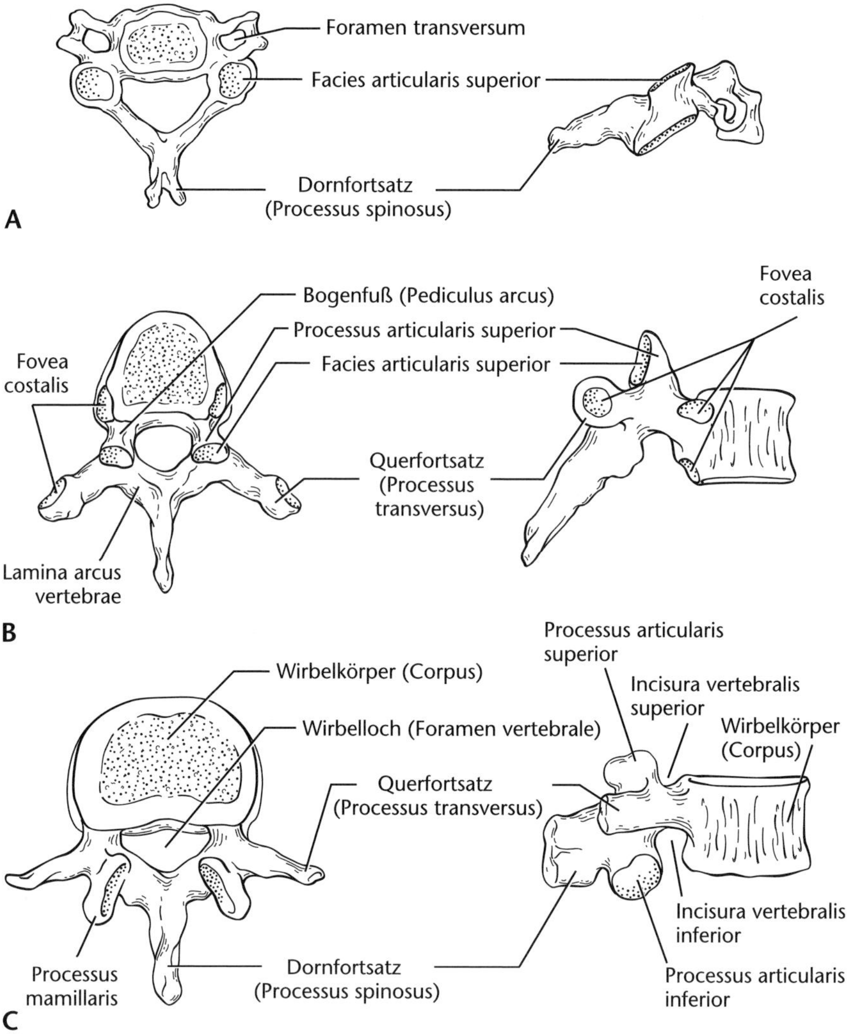

Abb. 9.4 Wirbeltypen der Wirbelsäule. **A**: Halswirbel. **B**: Brustwirbel. **C**: Lendenwirbel.

Gelenkflächen des darunter liegenden Wirbels verbunden. Wenn man sich wie beim schnellen Tanzen vor- und zurückbewegt, gleiten die Gelenkflächen übereinander. In der Seitenansicht erkennt man, dass die Lendenwirbelsäule zum Rücken hin konkav geformt ist, was als Lordose oder lordotische Krümmung bezeichnet wird.

Die Lendenwirbelsäule liegt zwischen zwei sehr unterschiedlichen Bereichen der Wirbelsäule, die gegensätzliche Funktionen erfüllen; sie ist daher ständig einer erheblichen Belastung ausgesetzt. Unterhalb der Lendenwirbelsäule sorgt das unbewegliche Kreuzbein für Stabilität, über ihr befinden sich die schweren, aber beweglichen Elemente der Brust- und Halswirbelsäule, durch die erst das volle Spektrum an spontanen und schnellen Bewegungen möglich wird. Daher muss die Lendenwirbelsäule dauernd versuchen, einen annehmbaren Kompromiss zwischen den beiden gegensätzlichen Aufgaben zu vermitteln, indem sie für ausreichende Festigkeit und gleichzeitig für die erforderliche Beweglichkeit sorgt.

Wenn man die Arme mit einem Gewicht in den Händen ausstreckt und sie so aus dem Schwerpunkt des Körpers herausbewegt, ist dies eine zusätzliche Belastung der Lendenwirbelsäule. Bei aufrechter Haltung trägt die Lendenwirbelsäule die axialen Druckkräfte vom Gewicht des Kopfes mit seinen etwa 4–7 Kilogramm, das Gewicht der Arme sowie sämtlicher zusätzlicher Lasten, die die Arme tragen. Sobald diese Kräfte die Hälfte des Körpergewichts übersteigen, wird die Wirbelsäule instabil.

Die Lendenwirbelsäule ist daher ständig einer größeren Belastung ausgesetzt als andere Teile der Wirbelsäule, weil:

- Sie zwischen den gegensätzlichen Funktionen des starren Kreuzbeins und der flexiblen Halswirbelsäule vermitteln muss.
- Axiale Druckkräfte auf sie einwirken, die sich aus dem Gewicht des Kopfes, der oberen Gliedmaßen sowie möglicher zusätzlicher Lasten an den Armen beim Tragen ergeben.

Brustwirbelsäule (Th1 – Th12)

Die Brustwirbelsäule besteht aus 12 Wirbeln, die jeweils mit einem Rippenpaar verbunden sind. Die Rippen bilden den Brustkorb, durch den ein Raum geschaffen wird, in dem Unterdruck herrscht, damit sich die Lungen mit Luft füllen können. Der Brustkorb schützt darüber hinaus auch das Herz, die Lungen und die Leber. Die oberen zehn Rippen gehen von der Wirbelsäule ab und sind auf der Vorderseite miteinander verbunden. Dadurch ist die Beweglichkeit der Wirbelsäule eingeschränkt. In der Seitenansicht erkennt man, dass dieser Teil des Rückens zur Brustseite hin leicht konkav geformt ist, was man als Kyphose oder kyphotische Krümmung bezeichnet.

Die beiden unteren Rippen sind kurz und werden als freie Rippen bezeichnet. Sie umschließen nichts, lassen jedoch ein breiteres Spektrum an Bewegungen zu als die ersten zehn Brustwirbel. Die Gelenke zwischen dem letzten Brustwirbel und dem ersten Lendenwirbel (zwischen Th12 und L1) erleichtern außerdem eine seitliche Drehung dieses relativ unbeweglichen Bereichs. Aufgrund dieser Rotation werden die beiden untersten Brustwirbel schnell verschlissen, was zu verschiedenen Schmerzsyndromen und degenerativen Erkrankungen wie einer Osteoarthritis führen kann.

Halswirbelsäule

Die Halswirbelsäule besteht aus sieben Wirbeln, die zur Schädelbasis hin immer kleiner werden (Abb. 9.4). Sie ist der oberste Teil der Wirbelsäule und bietet im Gegensatz zur Wirbelsäulenbasis aus Kreuz- und Steißbein mit ihren fusionierten Knochen und den nahezu unbeweglichen SI-Gelenken einen sehr großen Bewegungsspielraum. So kann man den Kopf in beiden Richtungen um

9

90 Grad drehen, ihn um mehr als 70 Grad nach hinten kippen und mit dem Ohr fast die Schulter berühren.

Die Halswirbelsäule unterscheidet sich von anderen Teilen der Wirbelsäule nicht nur durch ihre große Beweglichkeit, sondern erfüllt auch andere wichtige Aufgaben. So unterstützt sie den Kopf und hat in ihren Querfortsätzen Foramina, in denen die A. vertebralis verläuft. Außerdem ist der Hals insgesamt eine wichtige Passage für Luft, Nahrung, Nerven und Blutgefäße.

Die Halswirbelsäule wird in zwei Abschnitte unterteilt: das obere (C1 und C2) und das untere (C3–C7) zervikale Segment. Das Hinterhauptsbein (Os occipitale) des Schädels sitzt auf dem ringförmigen Halswirbel C1, der als Atlas bezeichnet wird. Das Gelenk zwischen den beiden Knochen (0–C1), das erste der Halswirbelsäule, ist das so genannte Atlantooccipital- oder obere Kopfgelenk. Es hat die äußerst wichtige Aufgabe, den Schädel fest mit der Wirbelsäule zu verbinden, und ist daher zwangsläufig das unbeweglichste Gelenk der Halswirbelsäule.

Der zweite Halswirbel, der Axis, ist der kräftigste Halswirbel. C2 besitzt zwei große flache horizontale Gelenkflächen, die Facies articulares superiores, auf denen sich C1, der mit dem Schädel verbundene Atlas, drehen kann.

Das besondere Merkmal von C2 ist ein stumpfer, zapfenförmiger Fortsatz, der so genannte Zahn (Dens), der oben auf dem Wirbelkörper aufsitzt (Abb. 9.5). Bei der Rotation nutzt C1 den Dens von C2 als Drehpunkt. Die vordere innere Oberfläche des ringförmigen C1 ist durch Ligamente mit dem Dens von C2 verbunden, so dass sich C1 mitsamt dem Schädel um den Dens drehen kann.

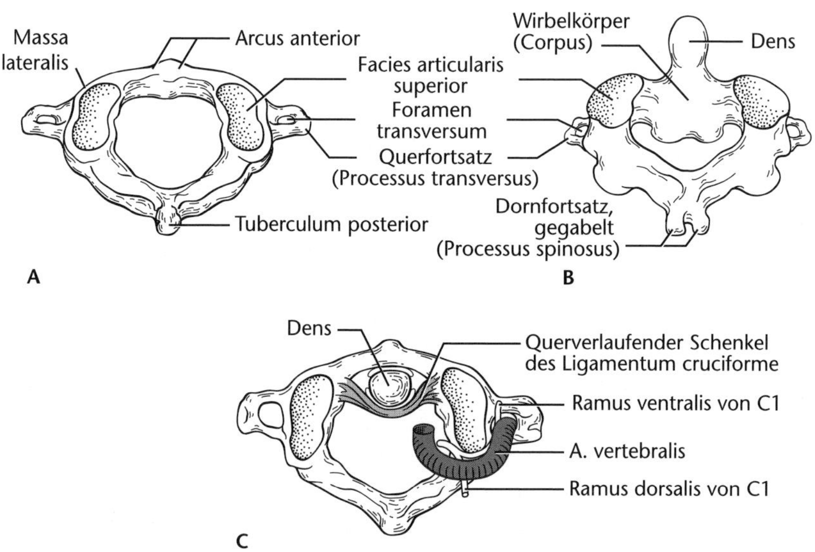

Abb. 9.5 Blick von hinten und oben auf den Atlas (**A**) und den Axis (**B**). **C**: Blick von oben auf das Atlantoaxialgelenk. (Aus Jenkins, D. (2002) *Hollinshead's functional anatomy of the limbs and back*, 8. Ausgabe, WB Saunders, Philadelphia.)

Das Gelenk zwischen C1 und C2, das so genannte Atlantoaxial- oder untere Kopfgelenk, ist der beweglichste Teil der Wirbelsäule. 50 Prozent der gesamten Drehung im Bereich der Halswirbelsäule erfolgt mithilfe dieses Gelenks.

Die ersten beiden Wirbelgelenke unterscheiden sich von allen anderen Wirbelgelenken, weil ihre Hauptaufgabe darin besteht, die Drehung des Kopfes zu ermöglichen. Für die Verbindung von C1 zu C2 sind intakte Bänder und nicht wie bei den anderen Wirbeltypen knöcherne Gelenkflächen entscheidend.

Unter allen Wirbelgelenken ist das obere Kopfgelenk am unbeweglichsten, das untere dagegen am beweglichsten. Aufgrund dieser funktionellen Merkmale kann es beim unteren Kopfgelenk schneller zu Abnutzungserscheinungen und leichter zu pathologischen Prozessen wie Entzündungen und Arthritis kommen.

Da über homöostatische Akupunkturpunkte (HAs) die Funktion wiederhergestellt sowie Schmerzen bekämpft und ausgeschaltet werden soll, eignet sich dieses Verfahren sehr gut dazu, um Entzündungen einzudämmen, die Funktion der Gelenke wiederherzustellen und die damit verbundenen Schmerzsyndrome zu lindern und unter Kontrolle zu bekommen.

Das Facettengelenk zwischen C2 und C3 dient als Überleitung zwischen dem Drehgelenk oberhalb von C3 und den Beuge- und Streckgelenken unterhalb von C3. Von C3–C7 ist die Halswirbelsäule so strukturiert, dass sie in der Lage ist, sich zu drehen und gleichzeitig nach vorne oder zu Seite zu beugen oder nach hinten zu strecken. Die Halswirbel müssen einerseits genügend Stabilität besitzen, um den 4–7 Kilo schweren Kopf zu tragen, und andererseits genügend Flexibilität aufweisen, um diese Bewegungen durchführen zu können.

Im Bereich der Halswirbelsäule ist das periphere Nervensystem so kompliziert miteinander verflochten wie sonst fast nirgendwo im Körper. Aus den Öffnungen zwischen den Wirbeln (Foramina intervertebralia) treten acht Halsnerven hervor, die von C1–C4 den Plexus cervicalis und von C5–Th1 den Plexus brachialis bilden. Das Foramen intervertebrale ist jeweils die Stelle, an der der Spinalnerv durchtritt. Durch das Halsmark ziehen auch Fasern des vegetativen Nervensystems, die die physiologischen Aktivitäten der meisten inneren Organe ausbalancieren. Daher sind von krankhaften Erscheinungen im Bereich des Nackens und Halses nicht nur Kopf und Arme, sondern auch viele andere Organe vom Gehirn bis zum Dickdarm betroffen.

Eine funktionelle Einheit der Wirbelsäule besteht aus zwei benachbarten Wirbeln. Wenn man sich ansieht, was bei einem Autounfall mit einer typischen funktionellen Halseinheit passiert, wird schnell verständlich, wie extreme Halsbewegungen oder das plötzliche Einwirken äußerer Kräfte Nackenprobleme und -schmerzen hervorrufen können.

Bei einem Auffahrunfall knickt der Kopf durch die plötzliche Einwirkung äußerer Kräfte nach vorne (Beugung nach vorne) und der obere Wirbel gleitet um eine Drehachse herum nach vorne. Weil sich dadurch der Raum für die Bandscheibe vorne verengt und hinten verbreitert, verformt sich die Bandscheibe. Verengt sich der vordere Abstand zwischen den Wirbeln sehr stark, kann der Knorpel an der vorderen Gelenkfläche beschädigt werden, die Bandscheibe kann verletzt und nach hinten verschoben werden. Durch den vergrößerten posterioren Abstand können die Gelenkkapsel oder sogar die Bänder reißen. Es kommt zu einem Bandscheibenvorfall, und die beschädigte Gelenkoberfläche verursacht Schmerzen und kann künftig eine Arthritis auslösen.

Die Drehung der Halswirbelsäule ist eine komplexe Bewegung, bei der es sowohl zu einer Rotation als auch zu einer seitlichen Beugung kommt. Wenn beispielsweise der Kopf nach links gewendet wird, dreht sich der obere Wirbel nach links, wodurch sich der Platz für die Bandscheibe links verkleinert und rechts vergrößert. Erfolgt diese Drehung durch eine heftige Krafteinwirkung, wird die Knorpelschicht links durch die plötzliche Verengung des Raums für die Bandscheibe beschädigt, die Bandscheibe kann reißen und nach rechts verschoben werden. Dabei können auch die Spinalnerven verletzt werden: das linke Foramen intervertebrale wird kleiner und klemmt den linken Spinalnerv ein; die gerissene Bandscheibe quillt auf der rechten Seite heraus und drückt auf den rechten Spinalnerv.

Bei einem Unfall, der zu einem Schleudertrauma führt, wird der Hals aufgrund der von hinten einwirkenden Horizontalkraft erst überstreckt und dann zu weit nach vorne gebeugt (Abb. 9.6); dadurch werden sowohl hintere als auch vordere Gelenke beschädigt. Darüber hinaus schließt sich durch die Parallelverschiebung bei der Vor- und Rückwärtsbewegung des oberen Wirbels der Wirbelkanal, wodurch das Rückenmark verletzt wird. Die Grundstruktur und Biomechanik der Wirbelsäule zu kennen und zu wissen, welche Schäden der Wirbelsäule bei einem Unfall zugefügt wurden, sind die entscheidenden Voraussetzungen, um Rückenschmerzen erfolgreich mit Akupunktur zu behandeln.

Am Ende des Kapitels finden Sie das INMAS-Protokoll zur Behandlung eines Schleudertraumas. Denken Sie bitte daran, dass in diesem Fall die Schmerzsymptome wie Schmerzen im Bereich des Nackens und Halses sowie des unteren und oberen Rückens eng miteinander zusammenhängen, weil diese drei Bereiche der Wirbelsäule anatomisch und funktionell in einer Wechselbeziehung stehen und daher als eine Einheit betrachtet und behandelt werden sollten.

Sämtliche Rückenelemente sind so sehr voneinander abhängig, dass ein Problem, das in einem Element auftritt, alle anderen Strukturen mit schädigen kann. So führt beispielsweise eine mechanische Verletzung im Zervikalbereich zu einer Entzündung der Wirbelgelenke, was eine Muskelzerrung hervorrufen kann, die wiederum eine Arthritis in den Wirbelgelenken auslösen kann. Nacken- und Rückenschmerzen haben klinisch viel miteinander zu tun.

Durch eine Muskelzerrung kann sich eine Bandscheibe verschieben, wodurch die Muskeln zusätzlich gezerrt werden. Durch Bewegungen wie eine zu heftige Beugung nach vorne, nach hinten oder zur Seite werden Knorpel, Bandscheiben, Kapseln und Bänder der Knochengelenke beschädigt. Diese Verletzungen führen zu Muskelzerrungen, wodurch wiederum die Spinalnerven gereizt werden. Alle diese pathologischen Prozesse an den mechanischen Grundstrukturen der Wirbelsäule verursachen Schmerzen und diese Schmer-

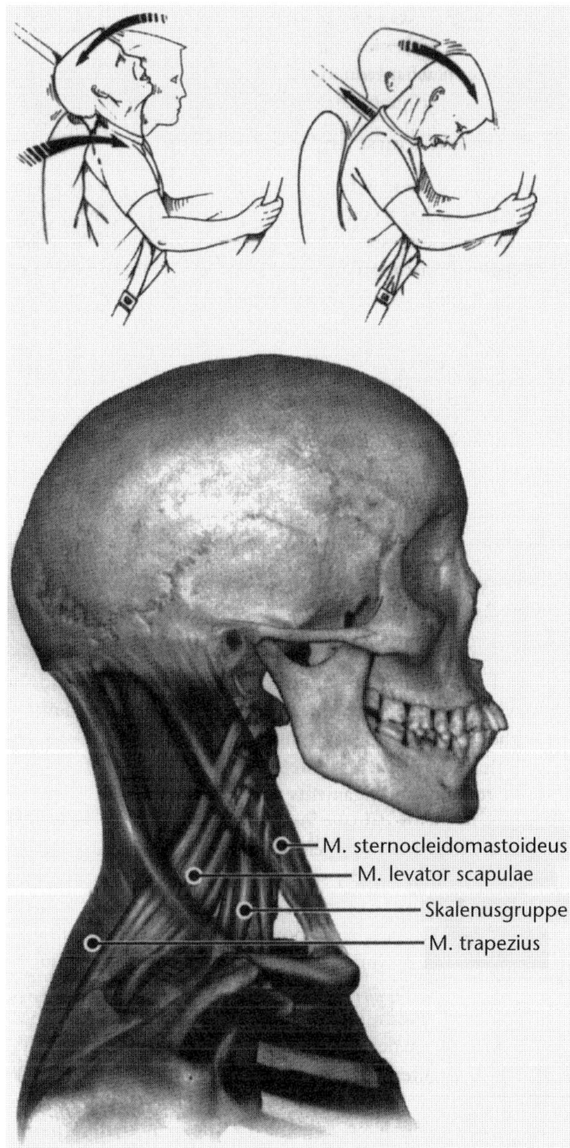

Abb. 9.6 Überstreckung und extreme Beugung bei einem Schleudertrauma (aus Wall, P., Melzack, R. (1999) *Textbook of pain*, 4. Ausgabe, Churchill Livingstone, Edinburgh.)

zen können letztlich chronische Probleme wie eine Arthritis oder degenerative Erkrankungen hervorrufen.

Die Muskeln

Gezerrte, überanstrengte Muskeln sind mit bis zu 80 Prozent die Hauptursache von akuten und chronischen Rückenschmerzen, besonders im Kreuzbereich.

Der Muskel ist das dynamischste aller mechanischen Elemente des Körpers. Muskeln erzeugen Energie und sind unverzichtbar für die mechanischen Hebelkräfte, mit denen die Knochen bewegt werden. Daher müssen Muskel stets ausreichend mit Blut versorgt werden, damit sie die nötige Energie für die Bewegung erhalten und die toxischen Abfallprodukte aus dem Energiestoffwechsel abtransportiert werden können.

Es ist ein weitverbreitetes Missverständnis, dass die Wirbelsäule sehr stark ist, weil beispielsweise ein Gewichtheber über Hundert Kilo auf seine Schultern laden kann und in einigen Kulturen Frauen regelmäßig 18–22 Kilo auf ihren Köpfen tragen. In Wahrheit kann die Wirbelsäule selbst nur etwa 2,3 Kilo tragen, während die meiste Arbeit, die der Wirbelsäule zugeschrieben wird, von der Rückenmuskulatur geleistet wird. Die Rückenmuskeln wiederum werden bei der Stabilisierung der Wirbelsäule von den Sehnen und Bändern unterstützt; sie ermöglichen es dem Körper, eine Vielzahl von schweren körperlichen Aufgaben zu erfüllen. Muskeln erfüllen mindestens drei wichtige mechanische Aufgaben:

- Sie sorgen bei körperlichen Aktivitäten stets für die richtige Haltung, indem sie sich an der Schwerkraft orientieren.
- Sie bewegen die Knochen, um die Körperbewegung zu ermöglichen.
- Sie fangen Stöße auf und setzen die bei der Bewegung aufgebaute Spannung in kontrollierter Weise frei, um Schäden zu vermeiden.

Schwache Rückenmuskeln können folgende Leistungen nicht mehr adäquat erbringen:

- Die Wirbelsäule in der richtigen Position halten
- Die Gelenke stabilisieren
- So zusammenarbeiten, dass der volle Bewegungsspielraum gewährleistet ist (da an jeder Bewegung mehrere Muskeln beteiligt sind, müssen die Aktivitäten der Muskeln koordiniert werden)
- Die durch eine Bewegung hervorgerufene Erschütterung und Spannung auffangen

Erfüllen sie diese Aufgaben nicht richtig, kommt es zu einer Ungleichverteilung des Körpergewichts oder die miteinander verbundenen Knochen verschieben sich; dadurch treten Schmerzen und Entzündungen im Gewebe auf. Schwache Muskeln sind nicht in der Lage, eine plötzliche Drehung oder eine plötzliche Haltungsänderung aufzufangen; daher kann sich eine Bandscheibe verschieben, was wiederum dazu führen kann, dass sie reißt und im Bereich der Halswirbelsäule und des unteren Rückens Schmerzsyndrome auftreten.

Wenn man unbeweglich in aufrechter Haltung steht, sind die Muskeln kaum kontrahiert. Muskeln, Muskelfaszien, Bandscheiben, Bänder und Gelenkkapseln halten die Wirbelsäule aufrecht. Alle Muskeln sind von einer Faszie umgeben. Die aufrechte Wirbelsäule wird vor allen durch das Zusammenwirken dieser Strukturen stabilisiert.

Wenn die Rücken- und Bauchmuskeln leicht kontrahiert werden müssen, um den Körper aufrecht zu halten, werden die Faszienhüllen angespannt. Nacken- und Rückenprobleme treten dann auf, wenn irgendeine der oben erwähnten Strukturen erschöpft oder verletzt ist und so zum schwachen Glied in der Kette wird.

Bei einer Zerrung wurde die Muskulatur zu stark angespannt oder beansprucht, weil zu große Kräfte auf sie einwirkten. Durch diese Zerrung löst sich die normale Anordnung der Muskelfasern, Bänder, Sehnen, Gelenküberzüge und der Gelenke. Im gezerrten Zustand zeigen sich in diesen Geweben mikroskopisch kleine Risse, die Schmerzen, Blutungen oder Entzündungen und Schwellungen verursachen.

Eine Muskelzerrung kann Muskelkrämpfe auslösen. Ein Krampf ist eine unwillkürliche starke Kontraktion eines Muskels oder einer Muskelgruppe. Bei einem Krampf erhöht sich mit oder ohne Verkürzung die Muskelspannung. Ein lokal geschädigter gezerrter Muskel kann andere Muskeln in Mitleidenschaft ziehen. Sie spannen sich an, werden fest oder verkrampfen sich, um zu verhindern, dass die lokale Verletzung auf andere Strukturen übergreift.

In der Regel hat ein Krampf keine ernsthaften Folgen und seine schädigende Wirkung hält nicht lange an. Wenn ein durch eine Zerrung oder einen Krampf hervorgerufener Riss allerdings gravierend ist oder immer wieder auftritt, bildet sich Narbengewebe, das die Muskeln schwächt und die Nerven reizt und auf diese Weise Schmerzsyndrome hervorruft. Eine Akupunkturbehandlung eignet sich vor allem in der akuten Phase sehr gut zur Therapie von überbeanspruchtem Gewebe und Muskelkrämpfen.

Bei einer Muskelzerrung oder einem Krampf kommt es zum Teufelskreis der Energiekrise. Verletzte Muskeln spannen sich an und werden hart. Dadurch wird von außen Druck auf die Blutgefäße ausgeübt, was zu einer Verschlechterung der Blutzirkulation führt. Aufgrund der ungenügenden Blutzufuhr wird der verletzte Muskel nicht ausreichend mit Nährstoffen und Sauerstoff versorgt. Das ist der Beginn der Energiekrise.

Infolge des Energiemangels spannen sich die Muskeln noch stärker an. Dadurch erhalten auch die Nerven in dem betreffenden Muskelgewebe nicht mehr genügend Sauerstoff und Nährstoffe und geraten ebenfalls in eine Energiekrise. Während dieser Krise häufen sich in den verletzten Muskeln Stoffwechselgifte an. Dieser Teufelskreis des Energiemangels führt dazu, dass die Muskeln schmerzen.

Wenn Akupunkturnadeln in verhärtete, gezerrte oder verkrampfte Muskeln gesetzt werden, drängen die Nadeln die Gewebe beiseite und erzeugen eine kleine Verletzung. Dadurch wird unter anderem ein Reflex ausgelöst, durch den die angespannten Muskeln gelockert werden, was sich als Muskelzuckung äußert. Sobald sich der Muskel zu lockern beginnt, wird der verletzte Muskel wieder adäquat mit Blut versorgt, der Teufelskreis unterbrochen und die Energiekrise beendet. Eine verbesserte Blutzirkulation sorgt für eine ausreichende Sauerstoff- und Nährstoffzufuhr und den Abtransport der Stoffwechselgifte. Dadurch beginnt in den Muskeln und Nerven der Prozess der Selbstheilung.

Wenn an Muskelfasern, Sehnen, Bänder oder Gelenkkapseln ruckartig und heftig gezogen wird und sie tatsächlich reißen, kommt es nicht nur zu einer leichten Zerrung, sondern zu einer Verstauchung, die eine sehr ernste Störung mit Bewegungseinschränkungen sein kann. Verstauchungen heilen nur langsam aus und werden leicht habituell. Durch eine Akupunkturbehandlung kann der Heilungsprozess in jedem, vor allem aber im akuten Stadium stark beschleunigt und die Schwellung eingedämmt werden. Denn die Nadelung und die dadurch hervorgerufenen Läsionen lockern wie bereits beschrieben die verletzten Muskeln, die in der Regel verhärtet, geschwollen und von Nährstoffen und Sauerstoff abgeschnitten sind, was dazu führt, dass sich die Gefäße zusammenziehen. Sobald die Muskeln entspannt sind, setzt wieder die normale Blutzirkulation ein, so dass sich auch die Abläufe in den Muskelzellen wieder normalisieren. Diese Normalisierung zeigt sich daran, dass sich die Nährstoff- und Sauerstoffzufuhr verbessert, Stoffwechselabfallprodukte abtransportiert, verletzte Zellen abgebaut und Gewebe regeneriert werden. Darüber hinaus regen die Nadeln das zentrale Nervensystem an, Neurochemikalien wie etwa Endorphine auszuschütten, die die Herzkreislauffunktion verbessern und Immunreaktionen auslösen, die wiederum den Selbstheilungsprozess aktivieren und beschleunigen.

Ob eine Veränderung im Muskel als primäre oder sekundäre Schmerzursache einzustufen ist, hängt davon ab, inwieweit die Muskeln tatsächlich die Auslöser für die Schmerzen sind. Man spricht von „primären Muskelschmerzen“, wenn hauptsächlich der krankhafte Zustand der Muskeln für die Schmerzen verantwortlich ist. Diese Art von Schmerzen lässt sich sehr gut mit Akupunktur therapieren. Akute Schmerzen können schon unmittelbar nach der ersten Behandlung nachlassen. Bei chronischen Schmerzen sind mehrere Behandlungen erforderlich, um die Schmerzen erfolgreich zu bekämpfen. Obwohl bei „sekundären Muskelschmerzen“ die Muskeln schmerzen und verkrampft sind, wird dieser Zustand nicht direkt durch Muskelverletzungen, sondern durch Schäden in anderen Strukturen wie Nerven, Gelenken und Bandscheiben hervorgerufen, die dann zu den Schmerzsymptomen führen. So schmerzen beispielsweise bei einer Arthritis die Muskeln aufgrund von Entzündungen in den Gelenken. Um sekundäre Muskelschmerzen zurückzudrängen, müssen über einen längeren Zeitraum hinweg mehr Akupunkturbehandlungen durchgeführt werden, weil die Linderung der Schmerzen von der Heilung der primären Schmerzquelle, also der Nerven, Gelenke, Bandscheiben oder anderen Bindegewebe abhängt.

Um alle Arten von Muskelschmerzen zu behandeln, wird unser Basisprotokoll (INMAS), das am Ende des Kapitels steht, individuell auf den Patienten abgestimmt.

Wie bereits erwähnt, fungieren die Muskeln auf der Vorderseite des Körpers als Antagonisten der Rückenmuskeln, was bedeutet, dass die Brust- und Bauchmuskeln die Wirbelsäule beugen, während die Rückenmuskeln sie strecken. Durch das so erzeugte Kräftegleichgewicht kann der Rumpf stabil gehalten werden; außerdem sichert es der Wirbelsäule verschiedene Bewegungsmöglichkeiten. Wenn die Muskeln auf der Vorderseite ermüdet oder verletzt sind, ist dieses Gleichgewicht gestört und die Wirbelsäule nur noch eingeschränkt in der Lage, ihre Stabilität und die richtige Haltung zu bewahren. Die erschöpften Muskeln der Vorderseite verkürzen sich und können sich nicht mehr richtig anspannen; dadurch entstehen im Muskelgewebe empfindliche Stellen, ferner werden die Rückenmuskeln gezwungen, sich über die Maßen anzuspannen, und können sich nicht mehr entspannen.

Ist das Gleichgewicht der Antagonisten gestört, kann es zu Schmerzen im Nacken sowie im oberen und unteren Rücken kommen. Daher ist es bei Rückenschmerzen wichtig, eine genaue Untersuchung vorzunehmen und auch sofort die Muskeln der Vorderseite – vor allem die Brustmuskeln Mm. pectoralis major und minor sowie die Bauchmuskeln Mm. obliquus externus, obliquus internus, transversus sowie rectus abdominis – mit zu behandeln.

Für Rückenschmerzen sind oft schwache Bauchmuskeln verantwortlich. Die Bauchmuskulatur leistet einen Großteil der Arbeit beim Heben und Tragen von Lasten. So werden schwache Bauchmuskeln zusätzlich geschädigt, wenn sie versuchen, bei solchen Aktivitäten die Rückenmuskulatur zu entlasten. Daher sollten, wenn ein Patient mit Rückenproblemen zur Akupunkturbehandlung kommt, auch die Bauchmuskeln untersucht und genadelt werden.

Die Funktion der Wirbelsäule wird außerdem durch den Zustand der Gliedmaßen beeinflusst. Daher ist es besonders wichtig, Verhärtungen in der kräftigen ischiokruralen Muskulatur auf der Rückseite des Oberschenkels aufzulösen. Wenn es in diesen Muskeln zu einem Hartspann kommt, ist die Beweglichkeit des Beckens eingeschränkt, was zu einer Überbeanspruchung der Muskeln und Gelenke im unteren Rückenbereich führen kann. Bei Rückenschmerzen sollten die Muskeln der Gliedmaßen, besonders die Muskeln des Ober- und Unterschenkels, untersucht und ihre Spannung durch Akupunktur verringert werden – eine äußerst effiziente Behandlung. Man sollte sich im Klaren darüber sein, dass eine gelockerte ischiokrurale Muskulatur dem Becken einen normalen physiologischen Bewegungsumfang verschafft und so koordinierte Bewegungen zwischen dem Becken und allen anderen Rückenmuskeln ermöglicht.

Das Muskelkontraktur-Syndrom

Muskeln, die pathologischen Faktoren wie Kälte, Müdigkeit, wiederholter Überanstrengung oder zu starker Anspannung sowie einer zu geringen Sauerstoffversorgung ausgesetzt oder schlecht durchblutet sind, kontrahieren sich, um weitere Schäden an gesundem Muskelgewebe zu verhindern. Durch die Verkürzung kommt es zu einem Dominoeffekt, der zu zahlreichen schmerzhaften Erkrankungen führen kann. Die Muskelverkürzung erhöht die Spannung in den Geweben, indem auf die Sehnen und ihre Hilfseinrichtungen wie Sehnenscheiden oder Schleimbeutel ein Zug ausgeübt und einer normalen Anspannung Widerstand entgegengesetzt wird. Daher führen verkürzte Muskeln sowie belastete Sehnen und Hilfseinrichtungen letztlich zu solchen Symptomen wie Nacken- und Rückenschmerzen, Epicondylitis, Tendinitis und Sehnenscheidenentzündung (Tendovaginitis). Alle diese Symptome haben dieselbe Ursache, obwohl sie sich nicht ähneln und an unterschiedlichen Stellen im Körper auftreten.

Dauerhaft kontrahierte Muskeln engen den Bewegungsspielraum der Gelenke ein. So wird eine Erkrankung wie die Schultersteife nicht nur durch beispielsweise eine entzündete Gelenkkapsel, sondern auch durch eine Verkürzung sämtlicher Muskeln im Bereich des Schultergelenks verursacht. Die verkürzten Muskeln erhöhen den Druck auf die Gelenkoberfläche, so dass es in der Folge zu Gelenkschmerzen kommt (Arthralgie). Die Muskelkontraktur ist oft auch für eine Fehlstellung von Gelenken verantwortlich. So führt beispielsweise eine Verkürzung des M. extensor hallucis longus dazu, dass die Großzehe zur Kleinzehenseite hin abknickt (Hallux valgus) und der entzündete Fußballen schmerzt. Durch eine Muskelverkürzung kommt es zu Störungen im Gelenk wie der Einschränkung des Bewegungsspielraums, einer Fehlstellung sowie letztlich zu einer degenerativen Arthritis und Osteoarthritis. Verkürzte Muskeln üben darüber hinaus auch Druck auf die Nerven aus und verursachen so ein Nervenkompressionssyndrom. So entsteht beispielsweise das Karpaltunnelsyndrom durch eine Verkürzung der Mm. pronator teres oder pronator quadratus.

Verkürzen sich die Paravertebralmuskeln, ziehen sie zwei benachbarte Wirbel enger zusammen, so dass sich der Raum und das Foramen zwischen den Wirbeln verengt (Abb. 9.7). Dadurch wölbt sich die Bandscheibe vor und komprimiert die Nervenwurzel. So kommt es allmählich zu einem Teufelskreis: verkürzte Muskeln führen zu einem Druck auf die Nervenwurzeln, der wiederum die Muskelkontraktur verstärkt.[4]

Mit einer Akupunkturbehandlung lässt sich dieser Teufelskreis durchbrechen, indem man das Gewebe mithilfe der Nadeln minimal verletzt und auf diese Weise Mechanismen in Gang setzt, die letztlich zur Entspannung der Muskeln führen. Das ist das primäre Behandlungsziel bei einer Muskelkontraktur, und man erreicht es mit einer Akupunkturbehandlung schneller und besser als mit allen anderen medizinischen Verfahren. Beim Einstich in den Muskel schiebt die dünne Akupunkturnadel Gewebe beiseite, durchstößt die Zellmembran

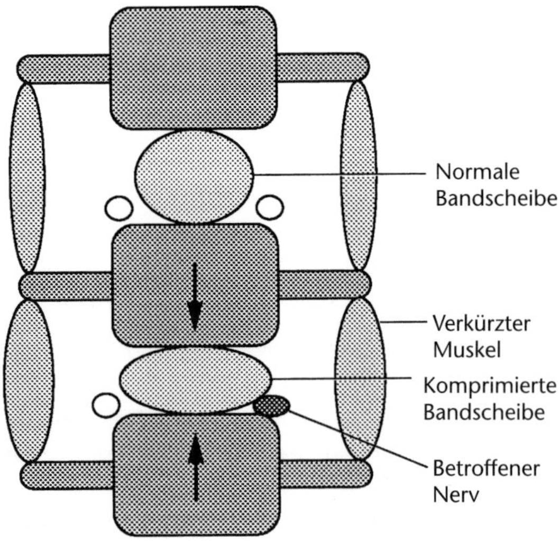

Abb. 9.7 Durch eine Verkürzung der Paravertebralmuskeln im Zwischenwirbelraum wird die Bandscheibe zusammengepresst und Druck auf die Nervenwurzel ausgeübt. (Aus Filshie, J., White, A. (1998) *Medical acupuncture: a Western scientific approach*, Churchill Livingstone, Edinburgh.)

und verletzt leicht das Gewebe, so dass durch die mechanische Erregung von Muskelfasern für Sekundenbruchteile eine Reihe von Potentialen ausgelöst werden (Verletzungspotentiale). Die durch die Nadelung hervorgerufene Mikroläsion erzeugt relativ lang anhaltende Ströme, die das Reparatur- und Regenerationsvermögen des betroffenen Gewebes aktivieren (siehe Kapitel 3). Somit wird durch die Akupunkturbehandlung der für die Muskelkontraktur verantwortliche pathologische Zustand behoben. Anschließend hat der Patient entweder keine Schmerzen mehr oder seine Schmerzen sind deutlich geringer.

Dieser Mechanismus erklärt, warum die Akupunkturbehandlung bei der Heilung von Schmerzsyndromen, die von einer radikulären Erkrankung oder pathologischen Zuständen in den Gelenken wie einer Osteoarthritis herrühren, so effizient ist.

Schleimbeutelentzündung (Bursitis)

Eine Bursa ist ein kleiner flüssigkeitsgefüllter Beutel, der die Reibung zwischen Geweben verringert. Durch eine übermäßige oder wiederholte Beanspruchung eines Gelenks wird dieser Beutel gereizt und beginnt zu schwellen, was sich in Schmerzen bei der Bewegung äußert. Das Hauptsymptom einer akuten Schleimbeutelentzündung ist ein plötzlich auftretender starker Schmerz, der die Beweglichkeit der betroffenen Gelenke einschränkt. Wenn die akute Entzündung nicht behandelt wird, kommt es zu einer chronischen Bursitis. Während sich eine akute Bursitis sehr gut mit Akupunktur behandeln lässt, sinkt die Erfolgsrate in dem Maße, in dem die Krankheit schon ins chronische Stadium übergegangen ist. Bei einer Schleimbeutelentzündung schmerzen sowohl die Bursa als auch die Muskeln. Die betroffenen Muskeln verkurzen und die Blutzirkulation verschlechtert sich. Die Nadelung sorgt dafür, dass sich die Muskeln entspannen, die Blutversorgung verbessert, eine Immunreaktion ausgelöst und so die Schleimbeutelentzündung verringert wird.

Nervengewebe

Im Rückenmark, einer Verlängerung des Gehirns, gibt es untergeordnete Nervenzentren, in denen Schmerzempfindungen verarbeitet werden. Das Rückenmark sendet drei Nerventypen in den Körper aus: sensorische, motorische und vegetative. Die sensorischen Nerven übertragen Signale von der Haut, den Muskeln, Sehnen, Gelenken, Blutgefäßen und Organen zum Rückenmark und von dort zum Gehirn. Diese Signale übermitteln vitale Informationen über unsere Aktivitäten und Veränderungen in der Außenwelt. Schmerz ist die erste Reaktion darauf, dass Nervengewebe gereizt oder verletzt wurde.

Motoneuronen übertragen Impulse aus dem Gehirn und Rückenmark zu den Skelettmuskeln, inneren Organen und Drüsen, damit entsprechende Bewegungen ausgelöst oder beibehalten werden. Autonome Nerven übermitteln Blutgefäßen und inneren Organen Signale zur Regulation ihrer physiologischen Aktivitäten.

Ein Nervenbündel kann entweder nur einen Nerventyp (sensorische oder motorische Nerven) oder aber zwei oder drei verschiedene Nerventypen enthalten (gemischte Nerven). Normalerweise ergibt sich ein Zusammenspiel sensorischer, motorischer und vegetativer Nerven, weil keiner ohne die anderen seine Funktion erfüllen kann. Wenn Nerven im Rückenmark aufgrund von Gewebeschädigungen wie einem Zug, einer Quetschung, einer Ruptur, einer Schwellung oder Entzündung verletzt wurden, können sie nahezu überall im Körper Schmerzen auslösen.

Nervenverletzungen führen entweder zu einer unwillkürlichen, starken Kontraktion (Krampf) der Muskeln im Körper, in den Blutgefäßen und Organen oder aber aufgrund einer unzureichenden Kontraktion zu einer Muskelschwäche oder -paralyse. Bei einem Krampf kommt es zu einer Überstimulierung der sensorischen Nerven und einer Unterversorgung der Muskeln, weil die Anspannung die Blutgefäße einengt und die Versorgung mit Nährstoffen unterbricht. Schwache Muskeln können schnell zu stark angespannt werden und sind somit sehr anfällig für schmerzhafte Gewebeschäden, weil durch diese pathologische Anspannung Stoffe freisetzt werden, die die Muskeln reizen (Kapitel 3). Einige pathophysiologische Zustände des Rückenmarks werden später erörtert.

Spinalkanalstenose

Als lumbale Spinalkanalstenose bezeichnet man eine Erkrankung, bei der der Spinalkanal, der Nervenwurzelkanal oder die Durchtrittsstelle in den Foramina intervertebralia auf irgendeine Weise verengt sind.[5] Diese Erkrankung kann vererbt sein, man kann aber auch spontan daran erkranken. Für den letzteren Fall sind mitunter degenerative Prozesse (Spondylolisthesis, s. u.), missglückte medizinische Verfahren (etwa Zustand nach Laminektomie, Spondylodese oder Chemonukleolyse) oder Traumen verantwortlich; außerdem kann die spinale Stenose die Folge eines Bandscheibenvorfalls sein (s. u.). Die Verengung kann an einer oder mehreren Stellen desselben Wirbelsegments oder auch an mehreren Segmenten auftreten. Der Kanal kann sich durch pathologische Erscheinungen in den Weichteilen, durch Narbengewebe oder aber durch Veränderungen am Knochengewebe (Knochensporn) verengen. Bei einer schweren Stenose werden Nerven komprimiert. Durch Weichteilwucherungen oder anomales Knochenwachstum wie etwa der Bildung von Osteophyten verkleinert sich das Foramen intervertebrale und es bildet sich dort eine Stenose aus.

20 Prozent der Patienten, bei denen eine Spinalkanalstenose diagnostiziert wurde, haben keine Schmerzen. Die meisten Betroffenen haben Kreuzschmerzen und beim Gehen oder Stehen eine leichte Einschränkung der Sensorik und Motorik in den Beinen. Patienten mit einer Spinalkanalstenose haben weniger Beschwerden, wenn sie in Embryonalstellung schlafen, wachen aber dennoch mit einem steifen Rücken auf. Diese Steifheit geht mit den alltäglichen Aktivitäten zurück, verstärkt sich aber wieder, wenn die betreffenden Personen länger stehen und gehen.

Einige Patienten mit einer Spinalkanalstenose klagen über ein Taubheitsgefühl oder ein Brennen in beiden Beinen. Wird der Spinalkanal oder der Nervenwurzelkanal enger, stellt sich ein schmerzhafter Zustand ein, der als „eingeklemmter Nerv“ oder Nervenkompression bezeichnet wird und bei dem auch Muskeln gereizt werden und schmerzen. Mit einer Akupunkturbehandlung kann man von der Hals- bis hinunter zur Kreuzbeinregion die Gruppen des M. erector spinae lockern und so die Spannung abbauen und die Blutzirkulation zwischen den Wirbelgelenken verbessern, was den Druck auf die Nervenwurzeln verringern und dazu beitragen kann, die Schwellung oder Entzündung der Weichteile in der betroffenen Region einzudämmen. Auf diese Weise hilft die Akupunkturbehandlung bei weniger schweren Fällen von Spinalkanalstenose – vor allem, wenn sie in Verbindung mit entsprechenden körperlichen Übungen angewandt wird. So bekam beispielsweise einer unserer Patienten im Alter von 74 Jahren nach vier Operationen im Lendenbereich sowohl eine Spinalkanal- als auch eine Foramenstenose. Mit einer Akupunktur konnten die Schmerzen auf ein erträgliches Maß reduziert werden, sodass der Patient jetzt wieder ein normales Leben führen und zu Hause am Schreibtisch sowie in gewissen Umfang auch im Garten arbeiten kann. Bei schweren Fällen hilft die Akupunkturbehandlung nicht. Wenn die Ursache für die Schmerzen wie bei schweren Fällen von Spinalkanalstenose nicht physiologisch beherrschbar ist, kann man die Schmerzen durch eine Akupunktur nur begrenzt oder überhaupt nicht lindern.

Radikulitis (Nervenwurzelerkrankung)

Radikuläre Schmerzen findet man sehr häufig im Nacken- und Kreuzbereich. Der Spinalnerv verlässt das Rückenmark durch das Foramen intervertebrale und innerviert Haut, Muskeln, Gelenke oder Organe. Wenn das Foramen intervertebrale aufgrund eines Bandscheibenvorfalls, eines Knochensporns, einer Osteoarthritis oder pathologischer Veränderungen in den Weichteilen enger wird, kommt es zu einer schmerzhaften Entzündung der Wurzel oder Hülle (Dura) des Spinalnervs. Der durch die Einengung der Nervenwurzel ausgelöste Schmerz ist überall im Verlauf dieses Spinalnervs bis zu seinen Zielorganen, vor allem im Arm oder Bein, zu spüren. Ein solches Krankheitsbild bezeichnet man als Nervenwurzelerkrankung oder Wurzelirritationssyndrom.

Bei dieser Erkrankung manifestiert sich der Schmerz entlang des Verlaufs des schmerzhaften Nervenstrangs. Außerdem kann sich die Muskelkraft verringern, ein Empfindungsverlust eintreten oder Reflexe können abgeschwächt oder aufgehoben werden. Einige radikuläre Schmerzen werden unter Umständen übertragen und manifestieren sich aufgrund von Querverbindungen zwischen den Nerven in einer von dem betroffenen Nerv weit entfernten Stelle. Beispiele:

- Eine zervikale Wurzelirritation spürt man oft als Nacken-, Schulter- oder Armschmerzen.
- Eine thorakale Wurzelirritation kann aufgrund von Muskelkontrakturen Schmerzen im oberen Rückenbereich verursachen.

- Eine lumbale Wurzelirritation führt zu Kreuzschmerzen und Schmerzen im Bereich der unteren Extremitäten.

Sowohl durch eine Nervenwurzelerkrankung als auch durch eine Spinalkanalstenose (s. o.) kann sich die Blutzirkulation verschlechtern, was dazu führt, dass betroffene Gliedmaßen etwas kälter oder blasser als die jeweilige gesunde Extremität werden können. Bei einigen Patienten mit lumbaler Nervenwurzelerkrankung kann sich unter Umständen die gewohnte Funktion von Darm oder Blase ändern, sodass sie öfter nachts Wasser lassen müssen oder beim Husten oder Lachen etwas Urin abgeht.

Bei einer Nervenwurzelerkrankung oder Spinalkanalstenose kann man durch eine Nadelung der HAs und symptomatischen Akupunkturpunkte (SAs) die Schmerzen aufgrund folgender Mechanismen lindern:

- Die Gelenke sowie die aufgrund der Schmerzen verkürzte Paravertebral-, Arm- und Beinmuskulatur lockern sich.
- Die betroffenen Bereiche werden besser durchblutet, weil sich der periphere Widerstand in den Blutgefäßen durch die Entspannung der Muskeln verringert.
- Durch die ausbalancierte Aktivität des vegetativen Nervensystems erweitert sich der Durchmesser der Blutgefäße.

Spondylose

Eine Spondylose ist eine erworbene Unbeweglichkeit der Gelenke, die durch pathologische Zustände wie Verletzungen, Infektionen, entzündete Knorpelschichten auf den Gelenkflächen oder degenerative Veränderungen an den Wirbeln aufgrund einer Osteoarthritis hervorgerufen wird. Die meisten Fälle von Spondylose hängen mit einer chronischen rheumatoiden Arthritis zusammen, bei der das erkrankte Gelenk immer häufiger die Position einnimmt, die am wenigsten schmerzt, und schließlich mehr oder weniger dauerhaft in dieser Haltung verbleibt. Die Schmerzen greifen von dem betroffenen Gelenk auf die benachbarten Muskeln über und können zu heftigen Schmerzen und Entzündungen der Weichteile führen.

Durch eine Akupunkturnadelung entspannen sich die Muskeln, die Schmerzen und die Weichteilentzündung gehen zurück, so dass sich in der Folge auch das Gelenk lockert. Wie wirksam die Akupunktur bei der Behandlung der Spondylose ist, hängt davon ab, wie schwerwiegend die Erkrankung und wie gut der allgemeine Gesundheitszustand des Patienten ist. Wenn die Spondylose durch akute Weichteilverletzungen verursacht wurde, sind die Symptome noch lokal begrenzt und können daher durch die Nadelung rasch deutlich gebessert werden. Bei einer chronischen Spondylose, bei der die Gewebe schon stark geschädigt oder sogar degenerativ zerstört sind, kann die Akupunktur die Schmerzen nur begrenzt, zeitweise oder gar nicht lindern. Bei gesünderen Patienten ist eine schnellere und umfassendere Regeneration zu erwarten, während sich Patienten mit gravierenderen medizinischen Problemen langsamer erholen.

Spondylolisthesis

Bei einer Spondylolisthesis hat sich ein Wirbel gegenüber dem darunter liegenden Wirbel nach vorne verlagert. In der Regel verschiebt sich der über dem Kreuzbein liegende fünfte Lendenwirbel oder der vierte Lendenwirbel gegenüber dem fünften Lendenwirbel nach ventral. Dadurch kann es zu einer Spinalkanalstenose und Nervenwurzelerkrankung kommen, durch die sich die Muskeln verkrampfen und bei Bewegung schmerzen – vor allem bei einer Bewegung im Bereich des Rückens und Gesäßes.

In der Regel verschafft die Akupunktur bei dieser Erkrankungen nur vorübergehend Linderung, indem sie die Muskelschmerzen verringert. Die Schmerzen können aber auf diese Weise nicht zuverlässig eingedämmt werden, weil die Lösung des Muskelkrampfes nicht dazu führt, das sich die betroffenen Gelenke wieder korrekt ausrichten.

Ischialgie

Das Ischiassyndrom gehört zu den drei wichtigsten klinischen Manifestationen von Kreuzschmerzen. Bei den beiden anderen werden die Schmerzen durch eine Spinalkanalstenose und durch nicht spezifische Rückenschmerzsymptome aufgrund von Problemen mit verschiedenen Rückenmuskeln verursacht.

Unter „Ischiassyndrom" versteht man eine Reihe von Erkrankungen, bei denen der Ischiasnerv direkt oder indirekt betroffen ist. Patienten mit einer Ischialgie haben häufig Schmerzen entlang des anatomischen Verlaufs des N. ischiadicus samt seiner Verzweigungen: von der Lendenwirbelsäule durch den Gesäßbereich, weiter auf der Rückseite des Oberschenkels und der Wade bis hinunter zur Fußsohle oder der großen Zehe. Ischiasschmerzen können konstant oder intermittierend sein. Die Intensität der Schmerzen variiert und kann in einem kurzen Zeitraum zu- oder abnehmen. Man kann die Schmerzen als unangenehmen elektrischen Schlag, Hitze, Brennen, Stechen oder als eine fast unerträgliche Schmerzempfindung beschreiben.

Wegen seiner besonderen Größe und Länge – es ist der größte Nerv in unserem Körper – kann der N. ischiadicus leicht verletzt werden und sich entzünden. So können Ischialgien beispielsweise durch einen Bandscheibenvorfall, eine Arthritis der Wirbelsäule oder einen Druck auf den Nerv aufgrund verschiedener Arten von Belastungen verursacht werden. Toxische Substanzen wie Blei oder Alkohol können den Ischiasnerv ebenfalls schädigen. Vereinzelt können auch Erkrankungen wie Diabetes, Gicht oder Vitaminmangel zu Ischiasschmerzen beitragen.

In der Mehrheit der Ischialgie-Fälle, bei denen Schmerzen und Entzündungen von einer Weichteilverletzung herrühren, erreicht man mithilfe einer Kombination von HAs und SAs eine optimale Schmerzlinderung, indem man die Entzündung der Nerven und Muskeln eindämmt. Eine Nervenentzündung führt zu Schmerzen in den vom betroffenen Nerv versorgten Muskeln. Eine Akupunktur samt der damit verbundenen Verletzungen löst eine entzündungshemmende Reaktion aus, die die Empfindlichkeit der Nerven verringert. Durch die Nadelung entspannen sich auch die schmerzenden Muskeln und die Blutzirkulation verbessert sich. Generell wird durch die Akupunktur die Entzündung von Nerven, Muskeln und anderer Weichteile eingedämmt, was zu einer Linderung der Schmerzen beim Ischiassyndrom führt.

Lässt sich bei einer Ischialgie unbekannter Genese nach ausreichend vielen Akupunktursitzungen (Kapitel 6) keine nennenswerte Verbesserung spüren, sollte eine umfassende medizinische Abklärung eingeleitet werden.

Piriformis-Syndrom

Der M. piriformis entspringt an der Vorderfläche des Kreuzbeins, zieht dann durch das Foramen ischiadicum majus und ist von Nerven und Gefäßen umgeben, die in die Gesäßregion eintreten. Der M. piriformis setzt an der Spitze des Trochanter major des Oberschenkelknochens (Femur) an. Funktionell gesehen gehört er zu den Außenrotatoren des Oberschenkels. Zusammen mit anderen Muskeln hat er die äußerst schwierige Aufgabe, den Oberschenkelknochen zur Seite zu drehen. Der M. piriformis verkrampft sich bei Ermüdung und schmerzt dann, wenn man ihn anspannt.

Nach heutiger medizinischer Ansicht werden Kreuzschmerzen, die in den Bereich des N. ischiadicus ausstrahlen, dadurch verursacht, dass der M. piriformis auf den N.ischiadicus drückt, der unter dem Muskel in die Gesäßregion eintritt (Abb. 9.8). Für das Piriformis-Syndrom sind Schmerzen entlang des Ischiasnervs kennzeichnend. Die Schmerzen sind im Sitzen normalerweise stärker als beim Stehen und, wenn die Patienten auf dem Rücken schlafen,

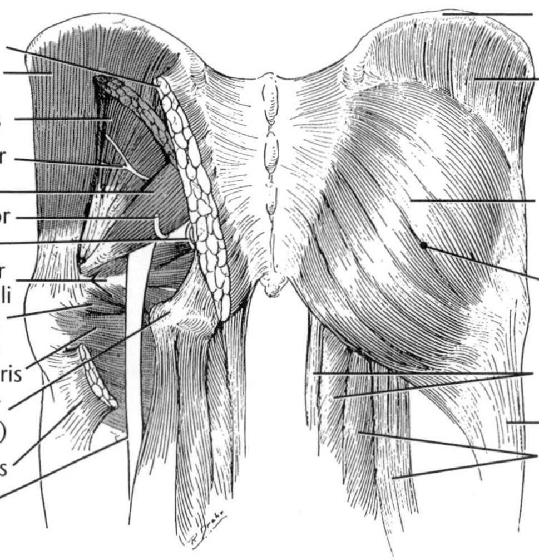

Abb. 9.8 Das Piriformis-Syndrom: nach Ansicht einiger Experten drückt der M. piriformis auf den N. ischiadicus, wenn er im Gesäß unter dem M. piriformis hervortritt. (Modifiziert nach Jenkins, D. (2002) *Hollinshead's functional anatomy of the limbs and back*, 8. Ausgabe, WB Saunders, Philadelphia.)

häufig frühmorgens besonders unangenehm. Die Gesäßregion ist beim Abtasten insbesondere in der Mitte des Musculus gluteus maximus druckempfindlich. An dieser Stelle befindet sich der Punkt H16 am N. gluteus inferior aus unserem Akupunkturpunktsystem (INMAS). Dieser Akupunkturpunkt ist bei den meisten gesunden Menschen empfindlich, was aber nicht bedeutet, dass alle unter dem Piriformis-Syndrom leiden.

Patienten mit Piriformis-Syndrom haben Schmerzen und sind in ihrer Bewegung eingeschränkt, wenn sie versuchen, das erkrankte Bein über das gesunde zu schlagen, weil dabei der M. piriformis angespannt werden muss. Nach längerem Sitzen können sich Taubheitsgefühl, Brennen, Schwächegefühl, Verlust an Reflexen, ein seltsames Unbehagen oder sogar eine Temperaturdifferenz in den vom N. ischiadicus (aus L4–S1) innervierten Körperteilen einstellen. In einigen Fällen empfinden Patienten mit Piriformis-Syndrom auch ein Brennen an den Hoden oder den Schamlippen.

Einige Mediziner glauben nicht, dass das Piriformis-Syndrom so große Schmerzen auslösen kann, weil der M. piriformis zu klein ist, um den N. ischiadicus so stark einzuklemmen. Unabhängig davon, ob diese Meinung gerechtfertigt ist, kann man Patienten, die unter einem Piriformis-Syndrom leiden, mit einer Akupunktur gut helfen. Der Praktiker findet leicht den empfindlichen Akupunkturpunkt H16 am N. gluteus inferior und führt dort eine lange Nadel so tief ein, dass sie den M. piriformis erreicht. Durch die Nadelung des Muskels verringert sich die Spannung und die Entzündung geht zurück. Falls es um H16 herum andere empfindliche Punkte gibt, sollte man ihre Position durch Abtasten ermitteln und sie zur vollständigen Schmerzlinderung ebenfalls nadeln.

Bandscheiben (Bandscheibenvorfall)

Schätzungsweise 5–10 Prozent aller Rückenschmerzen sind Nervenschmerzen aufgrund eines Bandscheibenvorfalls, bei dem Bandscheiben gerissen sind und ihren Gallertkern verloren haben. Verschieben sich die Bandscheiben und wölben sich vor, was man als Protrusion bezeichnet, so schmerzt das in der Regel nicht so stark wie bei einem Bandscheibenvorfall, es kommt aber häufiger vor.

Jede Bandscheibe befindet sich zwischen zwei Wirbelkörpern und fungiert als Gelenk, das bestimmte Bewegungen ermöglicht. Dabei erfüllt sie eine Doppelfunktion: Sie ermöglicht einerseits, dass die Wirbel, zwischen denen sie sich befindet, flexibel sein können und sorgt andererseits bei einer zu starken Bewegung für Stabilität. Außerdem fangen die Bandscheiben die bei der Bewegung auftretenden mechanischen Erschütterungen auf.

Die Bandscheiben haben einen inneren Kern, den so genannten Nucleus pulposus, sowie eine feste äußere Hülle, den so genannten Anulus fibrosus. Dieser Faserring sorgt dafür, dass der Nucleus an seiner Stelle bleibt. Er besteht aus ringförmigen Kollagenfasern, Fett und Wasser, so dass sich die Bandscheibe äußerst hydrodynamisch verhalten kann: Sie kann in normalen physiologischen Grenzen gedehnt werden und dann wieder ihre ursprüngliche Form annehmen. Bei den täglichen Aktivitäten wie Sitzen oder Stehen wird das

Wasser durch unser Körpergewicht aus der Bandscheibe herausgepresst (Schwerkraft), im Schlaf wird es dann wieder aufgenommen. Bei jungen Menschen enthalten die Bandscheiben mehr Wasser und weniger Fett, sodass sie morgens beim Aufwachen einige Zentimeter größer sind als am Abend. Mit zunehmendem Alter nimmt der Wassergehalt der Bandscheiben ab und die Bandscheiben werden schmaler, daher nimmt die Körpergröße ab. Aufgrund der hydrodynamischen Eigenschaften der Bandscheibe kann jede funktionelle Einheit aus zwei benachbarten Wirbeln ein wenig gebeugt und parallel verschoben werden.

Neben der Schwerkraft werden die Bandscheiben auch durch die Muskelkontraktion beeinflusst. Ungefähr 3–10 Prozent der Bandscheibenflüssigkeit geht in zehn Stunden alltäglicher Aktivitäten verloren, wird aber nach mindestens zwei Stunden Ruhe zurückgewonnen.[6] Verkrampfte oder steife Rückenmuskeln verringern die Flexibilität der Wirbelsäule und verhindern die Wiederaufnahme des Wassers.

Aufgrund einer chronisch schlechten Haltung, einer schwachen Rückenmuskulatur, geschädigter Bänder, einer Degeneration von Wirbelelementen, akuter Verletzungen und einer Schwangerschaft kommt es häufig zu einem Vorfall oder einer Verlagerung von Bandscheiben. Nach Überschreiten der Lebensmitte treten meist Degenerationserscheinungen an den Bandscheiben zu Tage, weil sie kontinuierlich Wasser verloren haben. Im Alter von 35–50 Jahren kommt es meist aufgrund einer körperlichen Überforderung zu einem Bandscheibenvorfall. Nach dem 50. Lebensjahr zeigen sich bei den meisten Menschen an über 90 Prozent der Bandscheiben Degenerationserscheinungen.

Die Innervation des Anulus kann Nacken- oder Rückenschmerzen auslösen. Bei einer gesunden Bandscheibe befinden sich im äußeren Drittel beziehungsweise dem Anulus Nervenendigungen, die gegenüber Druck sowie eventuell auch inflammatorischen Substanzen empfindlich sind. Bei den meisten Personen ist die Degeneration der Bandscheiben ein Teil des unvermeidlichen Alterungsprozess und verursacht in der Regel keine Schmerzen. In einigen Fällen führen die Degenerationserscheinungen an den Bandscheiben jedoch zu chronischen Nacken- und Rückenschmerzen. Grund dafür ist eine Reizung der Nervenendigungen im Anulus.

Die Akupunkturbehandlung trägt dazu bei, diesen Degenerationsprozess zu verlangsamen. Jeder Schmerz aufgrund von pathologischen Veränderungen in der Struktur der Wirbelsäule verursacht Schmerzen in der Paravertebralmuskulatur und kann gelegentlich ausstrahlen (übertragener Schmerz). Aufgrund von pathologischen Veränderungen in der Wirbelsäule verhärten sich die paravertebralen Muskeln, wodurch die Wirbelgelenke versteifen und sich die Blutzirkulation in diesem Bereich verschlechtert. Eine Akupunkturbehandlung entspannt die Muskeln, die aufgrund der unzureichenden Blutzirkulation chronisch mit Nährstoffen und Sauerstoff unterversorgt sind. Die Akupunktur bringt die Blutzirkulation in diesem Bereich wieder in Gang oder verbessert sie und löst eine entzündungshemmende Reaktion aus, die dazu beiträgt, den Degenerationsprozess der Bandscheibe zu verlangsamen. Wir konnten dadurch bei Patienten mit Bandscheibenproblemen eine Linderung ihrer Rücken- und Nackenschmerzen erreichen, so dass sie noch jahrelang wieder normal arbeiten und leben konnten.

Bandscheibenvorfall (Prolaps des Nucleus pulposus)

Ein Bandscheibenvorfall kann aufgrund einer Abweichung von der normalen anatomischen Struktur sowie aufgrund einer Reizung durch nozizeptive Substanzen Schmerzen verursachen.

Bei einer Überbeanspruchung oder einer unphysiologischen Bewegung der funktionellen Wirbelsäuleneinheiten, vor allem durch Drehungen (Verwindung), werden die Anulusfasern beschädigt. Der Gallertkern in der Mitte der Bandscheibe kann dann durch die zerstörten Anulusfasern nach außen dringen. Dieser Prolaps, der Bandscheibenvorfall, kann das Ligamentum longitudinale posterius sowie das Spinalganglion und seine Dura im Foramen intervertebrale schädigen, so dass es zu einer Nervenwurzelerkrankungen oder einer Spinalkanalstenose kommt, wovon dann viele verschiedene Nervenwurzeln betroffen sind.

Zusätzlich zu den mechanischen Beeinträchtigungen setzt die verletzte Bandscheibe auch noch nozizeptive Substanzen aus der Matrix frei, wodurch sich Dura, Band und Nervenwurzeln entzünden. In chirurgisch entferntem Bandscheibenmaterial findet man daher Entzündungszellen wie Makrophagen, Lymphozyten und Fibroblasten. Neueren Untersuchungen zufolge können auch Zytokine und Chemokine die Schmerzen auslösen.[7]

Wenn der Bandscheibenvorfall nicht so gravierend ist, werden die verhärteten Rückenmuskeln durch die Akupunkturnadeln gelockert und so der Druck verringert, den die Muskeln auf das Gelenk ausüben. Die entspannten Muskeln werden dann wieder ausreichend durchblutet, so dass sie besser mit Nährstoffen und Sauerstoff versorgt und Toxine abtransportiert werden können; dies ermöglicht den Selbstheilungskräften, die biochemische Reizung der Nerven erfolgreich zu bekämpfen. Einigen Wissenschaftlern zufolge können die Körpergewebe das ausgetretene Material sogar absorbieren.[8]

Wie der bekannte Neurochirurg Dr. Frank T. Vertosick, Fellow am American College of Surgeons, weiß, ist die Selbstheilung nach einem Bandscheibenvorfall äußerst wichtig[10]:

„Weshalb lässt der Schmerz nach? Man sollte meinen, ein zerquetschter Nerv wäre für immer zerstört, doch der Körper findet Möglichkeiten der Selbstheilung. Das ist wirklich ein Vorteil, wenn man bedenkt, dass schon seit Tausenden von Jahren Bandscheiben reißen, wir aber erst seit kurzem Operationen durchführen können. In einigen Fällen wird das hervorgepresste Bandscheibenmaterial absorbiert und der Nerv allmählich wieder dekomprimiert. Letztlich führt der Körper an sich selber eine Wirbelsäulenoperation durch – und dass sogar, ohne vorher von der privaten Krankenkasse anerkannt worden zu sein."

Wenn unser Körper in weniger gravierenden Fällen das ausgetretene Material absorbieren kann, kann eine Akupunktur diesen Prozess beschleunigen.

Bei schweren Bandscheibenvorfällen nimmt eine große Masse an hervorgequollenem Material den Raum für das Rückenmark sowie die Durchtrittstelle der Nerven ein und reizt so ständig die sensorischen Nerven. Die gereizten Nerven verursachen Schmerzen und Entzündungen in den Muskeln und anderen Weichteilen. In diesem Fall entspannt die Akupunktur die verhärteten und schmerzenden Muskeln. Bei einer dauerhaften pathologischen Reizung ist eine Schmerzlinderung durch Akupunktur möglich, sie wird jedoch nur vorübergehend sein. Doch selbst das kann den Patienten schon helfen, weil es den degenerativen Prozess oder die Nekrose aufhält.

Bei einem Dauerschmerz, durch den die Muskeln ständig angespannt sind, wird die Blutzirkulation eingeschränkt und dadurch der Degenerationsprozess beschleunigt. Nach Lockerung der verkrampften Muskeln verbessert sich wieder die Blutzirkulation und damit auch die Versorgung der betroffenen Gewebe mit Nährstoffen und Sauerstoff, wodurch Schlackenstoffe entfernt werden und die Regeneration der Gewebe aktiviert wird. Somit verlangsamen die durch die Nadeln ausgelösten Mechanismen die Degeneration des Gewebes. Aufgrund des herausgetretenen Bandscheibenmaterials bleiben die Muskeln nach der Nadelung allerdings nicht lange entspannt, sodass die Akupunktur bei dieser Erkrankung nur als ergänzende Therapie angewandt werden kann.

Mehrere Patienten mit ausgeprägtem Kreuzschmerzen und einem durch MRT bestätigten Bandscheibenvorfall kamen zur Schmerzbehandlung in unsere Klinik, bevor sie eine Entscheidung für oder gegen eine Operation treffen wollten. Nach der Behandlung in unserer Praxis hatten einige dieser Patienten weniger oder überhaupt keine Schmerzen mehr und beschlossen, die Operation auf unbestimmte Zeit zu verschieben.

Sehnen und Bänder (Tendinitis)

Sehnen und Bänder bestehen beide aus derselben Art von Gewebe, dem so genannten parallelfaserigen Bindegewebe. Die Sehnen verbinden die Muskeln mit den Knochen, so dass die Muskeln die Knochen bewegen können. Bänder verbinden die Knochen an den Gelenken miteinander, damit der anatomisch richtige Abstand zwischen den Knochen beibehalten wird. Einige Gelenke wie das Schultergelenk sind sehr, andere wie das Sakroiliakalgelenk weniger beweglich.

An jedem Muskelende befindet sich eine Sehne. Wenn sich ein Muskel kontrahiert, ziehen die beiden Sehnen an den Knochen – entweder, um sie zu bewegen, oder, um sie an Ort und Stelle zu halten. Eine Sehne enthält sensorische Nerven, die den Muskel hemmen, wenn der Zug auf die Sehne zu groß wird. Wenn Muskeln durch Überbeanspruchung, eine akute Verletzung oder eine chronische innere Erkrankung geschädigt werden, verkürzen sie sich und werden fest. Verhärtete Muskeln können sich nicht mehr zusammenziehen oder entspannen. Sollen in diesem Zustand die Knochen bewegt werden, neigen die Muskeln dazu, sich übermäßig anzuspannen oder so stark an den Sehnen zu ziehen, dass diese reißen. Letzteres zeigt sich vor allem bei Sportlern in Form von geschwollenen Achillessehnen oder schmerzhaften Sehnen an den Kniebeugern.

Bänder oder Ligamente halten Knochen zusammen und sorgen dafür, dass die Knochen den anatomisch richtigen Abstand voneinander haben. Sie schmerzen infolge eines Risses, einer Überdehnung oder einer Entzündung aufgrund von Überanstrengungen oder Verletzungen.

Tendinitis

Eine Tendinitis ist eine Entzündung der Sehnen sowie der Hilfseinrichtungen der Sehnen und Muskeln. Sie geht häufig mit einer Kalkablagerung einher, von der auch die Bursa an der Sehne oder in der Nähe des Gelenks betroffen sein kann, was zu einer Schleimbeutelentzündung führt (s. u.).

Überdehnte Sehnen werden sich, unabhängig von der Ursache, entzünden. Viele Profi- und Amateursportler haben bereits eine Sehnenentzündung mit Schmerzen im Bereich des Ursprungs der ischiokruralen Muskeln am Sitzbeinhöcker (Tuber ischiadicum) oder im Bereich des Ansatzes dieser Muskeln an der Knieinnenseite oder dem oberen Teil der medialen Schienbeinseite hinter sich. An den oberen Extremitäten zeigen Tennis- (Epicondylitis lateralis humeri) und Golfspielerellenbogen (Epicondylitis medialis) häufig eine Überbeanspruchung der Sehnen. Diese Tendinitisformen werden durch wiederholte und heftige Streck- und Beugebewegungen sowie in den oberen Extremitäten durch den raschen Wechsel von Pronation und Supination hervorgerufen. Aufgrund dieser wiederholten Bewegungen werden die Muskeln erst einmal hart und ermüden, sodass sie sich nicht ausreichend oder nicht schnell genug wieder entspannen können. Die verhärteten Muskeln beginnen dann, einen Zug auf die Sehnen auszuüben, der schließlich eine Tendinitis hervorruft. Bei einer Untersuchung der betroffenen Muskeln findet man in den entsprechenden Sehnen und Muskeln gleichermaßen empfindliche Punkte. In den meisten Fällen mit immer wieder auftretenden Verletzungen wird die Tendinitis eindeutig durch verhärtete, verkürzte und ermüdete Muskeln verursacht (Abb. 9.9).

Zur Behandlung einer Tendinitis sollten gleichzeitig die betroffenen Muskeln und die entzündeten Sehnen genadelt werden. Es ist ein weit verbreiteter Fehler, nur die entzündeten Sehnen zu behandeln. Die Sehnenentzündung ist das Symptom, die angespannten und ermüdeten Muskeln sind dagegen die Ursache. Wir haben bei der Behandlung entzündeter Sehnen und Bänder sehr gute Erfahrungen gemacht, wenn wir die verhärtete Muskulatur und die entzündeten Sehnen gleichzeitig mit der richtigen Methode genadelt haben. Praktiker sollten die erkrankten Muskeln und Sehnen sorgfältig abtasten, um sämtliche empfindlichen Stellen zu finden; alle diese Punkte sollten akupunktiert werden.

Man achte darauf, dass sich die Patienten bei einer Sehnen- oder Bänderentzündung, die durch eine Überanstrengung beim Sport hervorgerufen wurde, in der Zeit der ersten Akupunkturbehandlungen überhaupt nicht sportlich betätigen oder nur leichte Übungen machen.

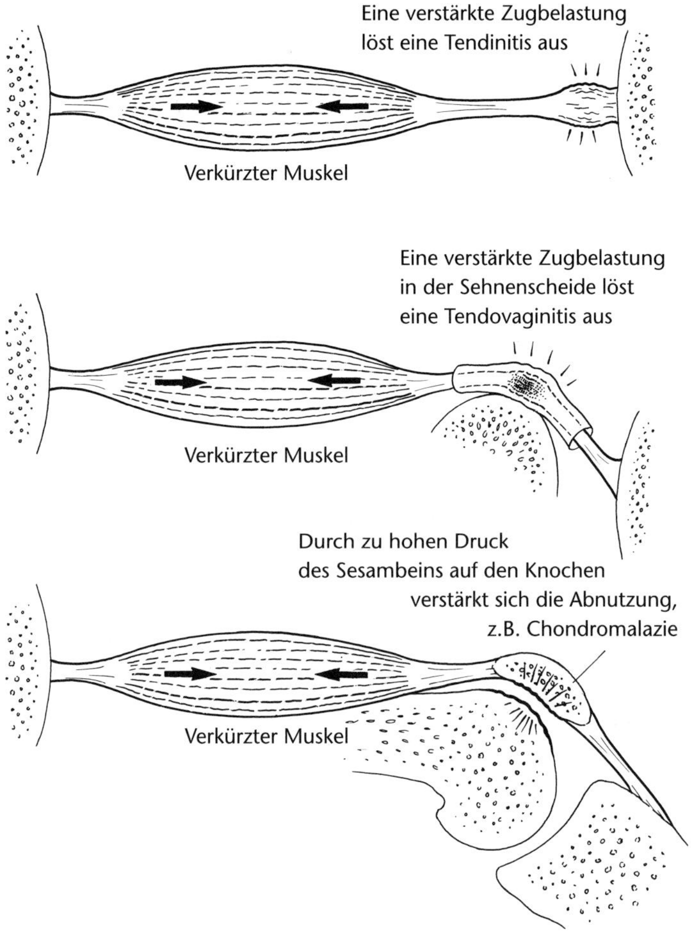

Abb. 9.9 Eine Sehnenentzündung kann durch einen ermüdeten, verhärteten und verkürzten Muskel verursacht werden. (Aus Filshie, J., White, A. (1998) *Medical acupuncture: a Western scientific approach,* Churchill Livingstone, Edinburgh.)

Gelenke

Es gibt verschiedene Gelenkformen. Zu den wichtigsten Elementen, die die 26 Wirbel miteinander verbinden, gehören Facettengelenke. Jeder Wirbel hat vier Facettengelenke: zwei obere und zwei untere. Die Gelenke auf der Oberseite des unteren Wirbels gehen eine Verbindung mit den Gelenken auf der Unterseite des darüber liegenden Wirbels ein. Das Kreuzbein am unteren Ende der Wirbelsäule bildet zusammen mit den beiden Darmbeinen ein unbewegliches Gelenk. Bei allen Gelenktypen können pathologische Veränderungen Schmerzen verursachen.

Facettengelenksyndrom

Die meisten Wirbelsäulengelenke haben glatte, mit Knorpel überzogene Oberflächen (Gelenkfacetten). In jedem Gelenk befindet sich eine Schmier- oder Gleitflüssigkeit, die von gefäßreichen Zotten oder Falten in der Innenschicht der Gelenkkapsel produziert wird. Facettengelenke werden vom medialen Ast des Ramus dorsalis des Spinalnervs reich innerviert.

Wie alle Gelenke im Körper sind auch die Facettengelenke in der Wirbelsäule von der Mechanik her so angeordnet, dass sie die Bewegung unterstützen und ermöglichen. So muss zum Beispiel die Halswirbelsäule, um ihre funktionellen Anforderungen erfüllen zu können, so aufgebaut sein, dass sie mobiler, aber dafür nicht so stabil wie die Lendenwirbelsäule ist. Daher sind die Facettengelenke der Halswirbelsäule so ausgelegt, dass sie eine Beugung (Vorwärtsbeugung), Streckung (Rückwärtsbeugung) und Drehung zur Seite ermöglichen, während die Facettengelenke im Lendenbereich keine Rotation zulassen.

Anhand der Daten aus Untersuchungen mit medizinischen Hightech-Geräten wie Röntgengeräten, CT und MRT-Scanner kann man häufig erkennen, weshalb ein Patient Schmerzen hat. Mediziner sind sich allerdings bewusst, dass man mit diesen Geräten nicht immer die Schmerzursache finden kann. Einige Patienten leiden unter Schmerzen, obwohl sich in den bildgebenden Verfahren keine pathologischen Befunde erheben lassen. Umgekehrt entdeckt man möglicherweise Gelenkschäden, ohne dass die Patienten Schmerzen haben. Der Akupunkteur sollte sich bewusst sein, dass solche Untersuchungsergebnisse zwar sicher wertvoll sind, die Schmerzursache aber wesentlich komplexer sein kann, als die Daten aufzeigen können.

Aufgrund pathologischer Veränderungen in den Facettengelenken können Nacken- und Rückenschmerzen auftreten. Ein Schleudertrauma mit geschädigten Facettengelenken ist mit Abstand die häufigste Ursache für chronische Nackenschmerzen. Sobald ein Facettengelenk bei einem Unfall oder durch Überbeanspruchung verletzt wird, hat der Patient selbst bei Aktivitäten innerhalb des normalen Bewegungsspielraumes Schmerzen.

Bei jungen Menschen können heftige oder abrupte Bewegungen dazu führen, dass die Facettengelenke im Lendenbereich aus ihrer normalen Stellung herausrutschen. Dadurch werden die Gelenke blockiert und extrem schmerzhaft. Im Laufe des Alters kommt es an den Gelenkoberflächen zu zahlreichen kleineren traumatischen Prozessen, die sich summieren, so dass die Gelenkflächen nach und nach dauerhaft anschwellen, deformiert werden und nicht mehr glatt sind. Wenn solche Gelenke trotzdem bewegt werden oder Gewichte tragen müssen, lastet der gesamte Druck, der sonst gleichmäßig auf der gesamten Gelenkoberfläche verteilt ist, auf den deformierten Bereichen. Durch diese pathologischen Veränderungen werden die Nerven chemisch und mechanisch gereizt und es kommt zu Schmerzen.

Die Akupunktur lockert die verhärteten Muskeln, verbessert die Blutzirkulation, aktiviert die Ausschüttung von Endorphinen und löst Immunreaktionen aus, wodurch die Schmerzen und die Entzündungserscheinungen an den Muskeln, Nerven, Sehnen und Bändern nachlassen und letztlich wieder normale physiologische Verhältnisse hergestellt werden. Dieser Prozess trägt wahrscheinlich dazu bei, dass sich die Degeneration der Facettengelenke verlangsamt. Wenn die Schmerzen an den Facettengelenken allerdings auf einer rein altersbedingten Degeneration beruhen, kann man zwar die Schmerzen mit einer Akupunkturbehandlung verringern, aber nicht mehr die Ursache rückgängig machen.

Die Akupunktur eignet sich sehr gut zur Behandlung falscher Gelenkstellungen, weil sie verkürzte Muskeln lockern kann, die die Gelenke aus ihrer normalen Stellung bringen oder sie blockieren. Durch die Entspannung der verhärteten Muskeln und Bänder lockern sich die Gelenke, sodass sie sich wieder normal ausrichten können. Darüber hinaus trägt die durch die Nadelung erreichte Förderung der Blutzirkulation und die Stimulation der Immunreaktion, die die Schwellung und Entzündung der Bindegewebe der Gelenke eindämmen, dazu bei, die physiologische Gelenkstruktur wiederherzustellen.

Dieser Nadelungsmechanismus ist darüber hinaus von Bedeutung, um die Traumen zu verhindern, zu denen es im Laufe der Jahre auf der Oberfläche von Facettengelenken kommt. Durch regelmäßige vorbeugende Akupunkturbehandlungen und richtige Übungen können sich gesunde, kräftige paravertebrale Muskeln entwickeln und die Blutzufuhr verstärkt werden. Mit der verbesserten Nährstoff- und Sauerstoffversorgung verlangsamt sich die altersbedingte Degeneration, und das Risiko von Mikrotraumen in diesem Bereich wird stark reduziert.

Störungen im Sacroiliakalgelenk (Articulatio sacroiliaca)

Aufgrund unserer aufrechten Haltung kommt es oft zu Schäden an den Sakroilikal(SI)-Gelenken. Die gesamte Wirbelsäule sowie alle damit zusammenhängenden Strukturen wie Kopf, Rippen, Arme und das Gewicht der inneren Organe lasten auf dem spatenförmigen Kreuzbein. Beide Seiten des Kreuzbeins sind über starre SI-Gelenke mit dem Darmbein (Os ilium) verbunden. Daher tragen diese beiden Gelenke das gesamte Körpergewicht oberhalb der Taille. Wie bereits zu Beginn des Kapitels erwähnt, sind die SI-Gelenke aufgrund der alltäglichen Bewegungen wie Drehen, Beugen, Laufen, Ziehen, Stossen und Heben sowie einer falschen Haltung beim Tragen schwerer Lasten einer enormen Belastung ausgesetzt.

Die Oberflächen der beiden Gelenke sind sehr höckerig und unregelmäßig mit zahlreichen Einschnitte und Ausbuchtungen, die ganz genau ineinander passen müssen. Die Gelenke werden durch die stärksten Bänder des Körpers stabilisiert. Dieser Teil der Wirbelsäule hat normalerweise einen Bewegungsumfang von nur wenigen Millimetern; damit sind die SI-Gelenke praktisch unbeweglich.

Bei Störungen im Sakroilikalgelenk (Articulatio sacroiliaca) können die Schmerzen auf der rechten und linken Seite des Körpers unterschiedlich stark sein. Die Schmerzen nehmen bei bestimmten Bewegungen zu, wenn man etwa die Füße hebt, um in ein Auto ein- oder wieder auszusteigen, morgens aufsteht oder sich mit durchgedrückten Knien nach vorne beugt. In der Regel ist die

Drehung zu einer Seite schmerzhafter als die zur anderen. Sowohl der Bereich des SI-Gelenks und des Darmbeinkamms als auch der gesamte Verlauf des Nervus ischiadicus können schmerzen. Der Schmerz kann kurzfristig nachlassen, wenn man seine Position verändert oder sein Körpergewicht verlagert.

Es ist unter Medizinern umstritten, ob SI-Gelenkverletzungen eine häufige Ursache für Rückenschmerzen sind. Einige machen für viele Fälle von Kreuzschmerzen SI-Gelenkschäden verantwortlich, weil der gesamte Druck der Wirbelsäule auf den SI-Gelenken lastet. Wenn man sich einseitig nach vorne beugt oder seinen Körper dreht, wird die gesamte Last von nur einem der beiden SI-Gelenke getragen. In einer Studie an 200 Patienten mit als Berufskrankheit anerkannten Kreuzschmerzen zeigte sich, dass über 80 Prozent der Patienten ihre Schmerzen einem oder beiden SI-Gelenken zuordnen konnten, während Schäden an den Bändern der Wirbelsäule, den Muskeln, den iliolumbalen Ligamenten, Facettengelenken, Rippen oder Bandscheiben seltener waren.[4]

Andere vertreten die Ansicht, dass Schäden am SI-Gelenken – außer bei ungewöhnlichen Formen der Arthritis oder Beckenschiefstand – selten Kreuzschmerzen hervorrufen.[11] Begründet wird das in der Regel damit, dass durch die SI-Gelenke ein sehr stabiler Gewölbebogen aus Kreuzbein und Hüftbeinen entsteht, dass die Gelenke bei Erwachsenen sehr gut zusammengewachsen sind und dass die Bänder auf beiden Seiten des SI-Gelenks zu den stärksten im Körper überhaupt gehören. Es ist interessant, das eine Störung im Sakroilikalgelenk auf Röntgenbildern, im MRT oder mit einer Elektromyographie nicht zu erkennen ist.

Ungeachtet der unterschiedlichen theoretischen Ansichten darüber, inwieweit SI-Gelenke an Erkrankungen beteiligt sind, erzielt man mit einer Akupunktur bei den meisten Patienten, bei denen SI-Gelenkprobleme diagnostiziert wurden, gute Resultate. Bei Kreuzschmerzen sollte der Akupunkteur den Bereich der Lendenwirbelsäule, des Kreuzbeins und des Darmbeinkamms einschließlich der Oberflächen auf den SI-Gelenken sorgfältig untersuchen und abtasten. Wenn der Bereich der SI-Gelenke empfindlich ist, sind in der Regel auch die Bereiche des Darmbeinkamms, die Gesäßmuskeln und der Tractus iliotibialis empfindlich und verhärtet. In diesen Fällen sind die Akupunkturpunkte H14, H15, H16 und H18 sehr empfindlich und schmerzen bereits beim Abtasten, weil alle peripheren Nerven aufgrund der SI-Gelenkschäden gereizt oder entzündet sind. Durch eine Desensibilisierung dieser Nervenpunkte geht der Schmerz zurück, lockern sich die betroffenen Muskeln und verbessert sich die Blutversorgung in dem Bereich, was dazu beiträgt, dass sich die Bindegewebe der SI-Gelenke wieder regenerieren.

Subluxation und Luxation

Bei einer stärkeren Gelenkzerrung kann sich die Stellung der Knochen zueinander ändern. Bei einer Subluxation haben sich die Gelenkflächen der Knochen leicht gegeneinander verschoben. Durch diese Fehlstellung kommt es zu Schmerzen im Gelenk und den umgebenden Weichteilen. Aus der unvollständigen Verrenkung wird eine höchst schmerzhafte Luxation, wenn sich die Knochenflächen soweit gegeneinander verschieben, dass der Kontakt aufgehoben wird.

Durch die Akupunkturnadelung entspannen sich die Muskeln, die die Gelenke bewegen. Die Stimulation führt zum einen zu einer Gefäßerweiterung durch das vegetative Nervensystem und damit einer Verbesserung der lokalen Blutzirkulation, zum anderen aktiviert sie die neuroendokrine Funktion des Zentralnervensystems. Aufgrund der verbesserten Blutzirkulation gehen Schwellungen und Entzündungen zurück, werden gereizte Nerven desensibilisiert und die Schmerzen gelindert. Eine schwere Luxation muss von Orthopäden oder Neurochirurgen behandelt werden, während subluxierte Gelenke mit den Methoden der Chiropraktik, Osteopathie oder der physikalische Therapie wieder eingerenkt werden können.

Osteoarthritis

Die Osteoarthritis ist eine degenerative Gelenkerkrankung, die sowohl durch eine physiologische als auch durch eine außergewöhnliche Abnutzung der Gelenke hervorgerufen werden kann. Daher klagen mehr Patienten über Schmerzen aufgrund einer Osteoarthritis als über Schmerzen aufgrund eines Bandscheibenvorfalls.

Alle Gelenkflächen sind mit einer glatten Knorpelschicht überzogen, deren Grundsubstanz ständig abgetragen und durch Sekretion wieder erneuert wird. Wenn die Knorpelzellen aufgrund der normalen Abnutzung geschädigt sind, kommt es bei der Sekretion zu geringfügigen Unregelmäßigkeiten in den Gelenkflächen, die sich mit der Zeit summieren und die Reibung an den Gelenkflächen erhöhen, so dass Schäden an den Gelenkflächen resultieren. In schwerwiegenderen Fällen werden auch die Knochen von der Strukturveränderung betroffen, die so weit gehen kann, dass sich der Wirbelkanal (Spinalkanalstenose) oder das Foramen intervertebrale (Nervenwurzelerkrankung) verengt.

Patienten mit Osteoarthritis leiden unter einer schmerzhaften Bewegungseinschränkung der Arme, Beine und Wirbelsäule. Sie haben ständig Schmerzen, die in der Regel morgens und abends am stärksten sind. Bei einer Knochendeformierung im Verlauf der Osteoarthritis verändert sich die normale Gelenkstellung; das verursacht Schmerzen und führt dazu, dass sich die Muskeln, die das entsprechende Gelenk bewegen, verhärten. Unter diesen Umständen können die Nervenwurzeln komprimiert werden; die Folge sind oft stechende Schmerzen. Weil die Gelenke an der Halswirbelsäule beweglicher, aber dafür nicht so stabil gebaut sind, ist dieser Teil der Wirbelsäule entsprechend anfälliger für eine Osteoarthritis als die übrigen Bereiche des Rückens.

Schmerzen aufgrund einer Osteoarthritis reizen Muskeln und andere Weichteile, so dass sich die Muskeln verhärten und die Weichteile anschwellen. Auf diese Weise wird auf die Gelenke Druck ausgeübt und es werden Stoffe freigesetzt, die wiederum andere Gewebe im Gelenk wie Knochen und Blutgefäße reizen. Infolge der verringerten Blutzufuhr und der daraus resultierenden Energiekrise schreitet die Degeneration des Gelenks fort: Die unzureichende

Nährstoff- und Sauerstoffzufuhr behindert den Heilungsprozess. Wenn die Energiekrise länger andauert, werden die betroffenen Gewebe dauerhaft und letztlich irreversibel abgebaut. Durch eine Akupunktur, die die verhärteten Muskeln lockert und die Blutzirkulation normalisiert, kann man die Energiekrise beenden. Die Entspannung der Muskeln verringert den Druck auf die Gelenke und mit der normalen Blutzufuhr gelangen auch mehr Nährstoffe und Sauerstoff in diesen Bereich, wodurch sich der Degenerationsprozess der Gelenke verlangsamt.

Man beachte, dass die durch die Nadeln hervorgerufenen Muskelverletzungen auch nach dem Herausnehmen der Nadeln noch bestehen bleiben und die Muskeln daran hindern, sich wieder zu verhärten; auf diese Weise hält die therapeutische Wirkung länger an. Eine Akupunkturbehandlung sorgt bei Patienten mit einer leichten Osteoarthritis oder in frühen Krankheitsstadien effizient dafür, dass Muskel- und Gelenkschmerzen zurückgehen und die Entzündung des Gewebes abklingt.

Rheumatoide Arthritis

Einer verbreiteten Theorie zufolge ist die rheumatoide Arthritis eine Autoimmunerkrankung, die auftritt, wenn der Körper das Kollagen in den Knorpelüberzügen der Gelenkflächen angreift. Dieser Schmerz geht mit einer Gelenksteife und einer sporadischen Wärmeempfindung einher. Die Effizienz der Akupunkturbehandlung hängt genauso wie bei der Osteoarthritis davon ab, wie ausgeprägt die krankhaften Veränderungen beim jeweiligen Patienten sind und wie lange sie schon vorhanden sind. Denken Sie bitte daran, dass man das INMAS-Protokoll in vielen Fällen unabhängig von der Schmerzursache erfolgreich zur Schmerzbekampfung einsetzen kann. Der Erfolg einer Akupunkturbehandlung richtet sich danach, in wieweit die jeweiligen körperlichen Symptome noch mithilfe von physiologischen Mechanismen geheilt werden können, sowie danach, ob der Körper noch zu einem solchen Selbstheilungsprozess in der Lage ist.

Eine Akupunkturnadelung hilft bei der Behandlung von Frühstadien der rheumatoiden Arthritis, indem sie die Schwellung, die Entzündung und die Schmerzen reduziert, sowie dadurch, dass die peripheren Nerven desensibilisiert werden und die lokale Durchblutung verbessert wird. Je weiter die rheumatoide Arthritis fortgeschritten ist, desto weniger kann eine Akupunkturbehandlung ausrichten.

Gynäkologisch bedingte Kreuzschmerzen

Viele Teenager und erwachsene Frauen haben vor und während der Menstruation Nacken- und Kreuzschmerzen. Diese Schmerzen können aber auch durch eine Endometriose, Adnexitis oder Schwangerschaft ausgelöst werden.

Das prämenstruelle Syndrom (PMS) wird durch eine Kombination aus emotionalen und physiologischen Störungen ausgelöst; auch rasche hormonelle Veränderungen während der Pubertät oder nach einer Schwangerschaft oder das Absetzen von oralen Verhütungsmitteln können ursächlich für Kreuzschmerzen sein. Akupunktur kann die mit dem PMS verbundenen Schmerzen verringern und die Periode durch Beeinflussung des neuroendokrinen Systems regulieren. Die Behandlung sollte nach dem Eisprung einsetzen und drei Monate lang zweimal pro Woche bis zu den ersten Tagen der Regelblutung fortgesetzt werden. Die klinische Erfahrung zeigt, dass eine Akupunktur die PMS-Symptome mildert. Da man es hier mit einem hormonabhängigen Symptom zu tun hat, ist dieser Erfolg möglicherweise auf Wechselwirkungen zwischen dem neuralen und endokrinen System zurückzuführen.

Patientinnen mit einer Endometriose oder einer Adnexitis können ebenfalls von einer Akupunktur profitieren. Die Effizienz einer solchen Behandlung hängt davon ab, wie schwer die Erkrankung ist und wie groß die Selbstheilungskräfte des Körpers sind.

Akupunktur hilft auch gut bei Kreuzschmerzen im Rahmen einer Schwangerschaft. Sowohl die klassische als auch die aktuelle Akupunkturliteratur weist warnend darauf hin, dass man vor allem in den ersten drei Schwangerschaftsmonaten an einigen Akupunkturpunkten wie H12 am Ramus superficialis n. radialis und H6 am N. tibialis eine Fehlgeburt auslösen kann. In China sind die Ärzte geteilter Meinung darüber, ob eine Akupunkturbehandlung für Schwangere unbedenklich ist. Wie die Erfahrung gezeigt hat, sind einige schwangere Frauen so empfindlich, dass man an jedem Akupunkturpunkt mit einer Nadelung eine Fehlgeburt auslösen kann. Da das Durchschnittsalter schwangerer Frauen in der heutigen Gesellschaft zunimmt, sollten sich Akupunkteure bei einer Schmerzbehandlung in der Schwangerschaft jedenfalls über das Risiko einer Fehlgeburt bewusst sein. Sie sollten daher möglichst wenige Nadel benutzen und sie nur kurze Zeit belassen, um lediglich eine ganz leichte Stimulation auszuüben; so sollte man zum Beispiel die Punkte H14, H15, H16 und H18 auswählen und höchstens zwei Minuten lang nadeln. Solange es erforderlich ist, sollte man die Behandlung zweimal die Woche durchführen. Falls die Patientin allerdings bereits eine Fehl- oder Frühgeburt gehabt hat, sollte man auf eine Akupunktur verzichten.

Zysten im Eileiter oder Uterus können ebenfalls Schmerzen verursachen. In solchen Fällen kann eine Akupunktur die Schmerzen nur vorübergehend lindern; die Patientinnen sollten daher zu einem Gynäkologen überwiesen werden.

Neuropathie, amyotrophische Lateralsklerose und multiple Sklerose

Diese drei neurologischen Erkrankungen können starke Rückenschmerzen verursachen.

Neuropathie

Bei einer Neuropathie sind die peripheren Nervenfasern samt ihrer Myelinscheiden beschädigt, sodass die Nerven keine Signale mehr weiterleiten. Daher verlieren Neuropathie-Patienten die Sinnesempfindung der Haut und ihre

Muskelkraft. Die Neuropathie kann durch toxische Substanzen, Diabetes, eine Ischämie, Erkrankungen der Nieren oder der Schilddrüse oder Traumen ausgelöst werden. Nach Forschungsergebnissen aus China und auch nach unserer eigenen klinischen Erfahrung kann eine Akupunktur den Krankheitsverlauf bei akuten und leichten Fällen verlangsamen, sie bleibt jedoch wirkungslos, wenn die Krankheit bereits weiter fortgeschritten ist – vor allem, wenn sich das Taubheitsgefühl bereits auf Bereiche proximal des Handgelenks oder Sprunggelenks erstreckt.

Amyotrophische Lateralsklerose

Die amyotrophische Lateralsklerose (ALS) ist eine progressiv verlaufende neurologische Erkrankung, bei der die Zellkörper der unteren Motoneuronen im Vorderhorn des Rückenmarks sowie die Motoneuronen im Hirnstamm degenerieren. Bei dieser Erkrankung sterben zwar Motoneurone ab, das Empfindungsvermögen oder die geistigen Fähigkeiten werden jedoch nicht beeinträchtigt. Der Untergang der Motoneuronen schwächt die Muskeln, die von diesen Neuronen versorgt werden, und sie atrophieren. Aufgrund der Muskelschwäche in den unteren Extremitäten, im Bauch- und Rückenbereich treten Kreuzschmerzen auf. Obwohl es wohl auch Phasen gibt, in denen die Symptome wenige ausgeprägt sind, schreitet die Krankheit rasch voran. Akupunktur kann in unterschiedlichem Ausmaß Erleichterung bringen, indem sie die schmerzenden Muskeln lockert und die Blutzirkulation verbessert, aber diese Wirkung ist nur kurzfristig. Sobald die Muskeln von ihrer Innervation durch die Motoneuronen abgeschnitten sind, atrophieren sie unweigerlich nach und nach, wobei die sensorischen Nerven in den Muskeln überempfindlich werden.

Multiple Sklerose

Die Multiple Sklerose (MS) ist eine chronische neurologische Erkrankung, bei der in der Myelinscheide der Nerven im Zentralnervensystem (dem Rückenmark und dem Gehirn) sklerotische Bereiche auftauchen. Die Krankheit zieht sich mit Remissionen und Rückfällen in der Regel über viele Jahre hin. Der vorherrschenden medizinischen Meinung zufolge handelt es sich um eine Autoimmunkrankheit, bei der wahrscheinlich aufgrund genetischer Faktoren Autoantikörper gebildet werden, die die Myelinscheiden im Zentralnervensystem angreifen. MS-Patienten haben oft in zwei oder drei Extremitäten Symptome; so spüren sie beispielsweise ein Kribbeln in einem Bein, haben ein Taubheitsgefühl in einem Arm, Probleme, den Darm und die Blase zu kontrollieren, können auf einem Auge immer schlechter sehen und haben eine Muskelschwäche in einem Bein. Eine Akupunkturbehandlung kann zwar die Schmerzen vorübergehend lindern, indem sie die Muskeln entspannt, die Blutzirkulation verbessert und die peripheren Nerven desensibilisiert, hat aber, da die Krankheit irreversibel ist, langfristig keinen Erfolg.

Parästhesien und Taubheitsgefühl

Einige Patienten mit Rücken- oder Nackenproblemen haben zusätzlich noch Parästhesien oder ein Taubheitsgefühl: etwa Nackenschmerzen und ein Taubheitsgefühl in den Fingern oder Rückenschmerzen mit einer Parästhesie im Oberschenkel.

Beim Taubheitsgefühl ist definitionsgemäß die Sensibilität der Haut verringert oder fehlt völlig. Dies zeigt an, dass die Nerven keine Impulse mehr übertragen und das periphere Nervensystem oder das Zentralnervensystem geschädigt sind. Diabetes, eine Erkrankung, bei der der Glukosegehalt im Blut zu hoch ist, ist für die Nerven toxisch und kann ein Taubheitsgefühl hervorrufen. Nieren- und Schilddrüsenerkrankungen können weitere Ursachen sein, ferner Autoimmunerkrankungen oder giftige Substanzen wie Schwermetalle oder Drogen. Ein Schlag auf den Kopf kann eine Gehirnerschütterung verursachen und zu einem Taubheitsgefühl im Gesicht führen. Wird auf einen Arm oder ein Bein längere Zeit Druck ausgeübt, stellt sich wegen der beschränkten Blutzufuhr vorübergehend ein Taubheitsgefühl ein. Emotionale Anspannung beschleunigt die Atmung und kann wegen eines erhöhten Sauerstoffanteils im Blut zu einem Taubheitsgefühl führen.

Parästhesien sind sonderbare Empfindungen, die einige Patienten auch ohne auslösenden Reiz auf ihrer Haut spüren, beispielsweise ein Prickeln, Brennen, eine Verhärtung, Kribbeln oder ein Gefühl, als wenn Ameisen über ihre Haut laufen würden. Nach allgemeiner Ansicht entstehen Parästhesien, weil die Nerven regellos Impulse aussenden. Das könnte daran liegen, dass diese Nerven im Wirbelkanal in Höhe der Wurzeln oder im Bereich des Plexus, wo sich die Spinalnerven zusammenfinden und neu verteilt werden, komprimiert oder eingeklemmt werden.

Nacken- und/oder Rückenschmerzen gehen nicht selten mit einem Taubheitsgefühl und Parästhesien einher, besonders bei Berufstätigen wie Programmierern, die einen Großteil ihrer Zeit vor dem Computer verbringen. Im Allgemeinen eignet sich die Akupunktur besser dazu, Schmerzen zu bekämpfen, als Taubheitsgefühle oder Parästhesien zu behandeln. In einigen Fällen, etwa, wenn es sich wie bei verhärteten Muskeln oder einer schlechten Blutzirkulation um Ursachen handelt, die in der Peripherie liegen, kann man allerdings mit einer Akupunkturbehandlung auch Parästhesien und Taubheitsgefühle kurieren. Wenn dafür jedoch eine Nervendegeneration verantwortlich ist, bleibt die Akupunktur wirkungslos.

Weitere Erkrankungen, die Kreuzschmerzen verursachen

Ein Akupunkteur sollte wissen, dass ein kleiner Prozentsatz der Rückenschmerzen durch Erkrankungen wie einen Fraktur, einen spinalen Tumor, eine spinale Tuberkulose, eine Entzündung der Rückenmarkshäute, einen metastasierenden Prostatakrebs oder Nierenschmerzen aufgrund von Nierensteinen verursacht wird. Patienten, von denen man annimmt, dass sie an einer solchen komplexen Erkrankung leiden, sollten zur Abklärung an einen Facharzt überwiesen werden – selbst wenn man die Schmerzen mit einer Akupunktur kurzzeitig dämpfen könnte.

Schmerzen im Bereich des oberen Rückens (Thorakalbereich)

Die meisten Schmerzen im Bereich des oberen Rückens sind auf krankhafte Erscheinungen in paravertebralen Weichteilen, in der paravertebralen Muskulatur und den Bändern im oberen Thorakalbereich zurückzuführen. Die thorakalen Paravertebralmuskeln bestehen aus zahlreichen Schichten großer Längsmuskeln. Auch die Gelenkfacetten können für Schmerzen im Bereich des oberen Rückens verantwortlich sein.

Eine Kraftanstrengungen wie Heben, eine wiederholte Überlastung etwa beim Spielen von Musikinstrumenten oder eine sitzende Arbeitsweise rufen aufgrund der Muskelverhärtung im oberen Rückenbereich empfindliche Punkte hervor.

Die Akupunktur ist in der Regel ein effizientes Mittel, um die Empfindlichkeit der Akupunkturpunkte zu mindern und die Muskeln zu entspannen. Akupunkteure sollten allerdings bei der Arbeit in diesem Bereich sehr vorsichtig sein, weil eine tiefe Nadelung einen Pneumothorax verursachen kann. Die Nadeln sollten immer in Richtung Rückenmark zeigen und nie länger als 2,5 Zentimeter sein. Um einen bestimmten empfindlichen Akupunkturpunkt oberhalb der Lunge wirkungsvoll und sicher zu nadeln, kann der Akupunkteur den Muskel anheben, während er die Nadel setzt (Abb. 9.10). Am Ende dieses Kapitels befindet sich das INMAS-Protokoll zur Behandlung von Schmerzen im Bereich des oberen Rückens.

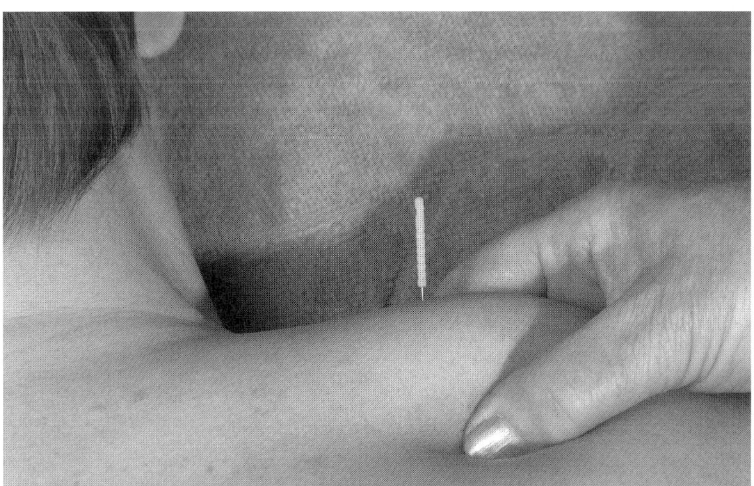

Abb. 9.10 Um einen bestimmten empfindlichen Akupunkturpunkt zum Beispiel über der Lunge effizient und sicher zu deaktivieren, kann der Akupunkteur den Muskel anheben, wenn er die Nadel einführt, und sollte sie dann sofort wieder entfernen.

9 Spezielle Überlegungen zur Behandlung von Nackenschmerzen

Der Hals hat zwei grundlegende Aufgaben: (1) er fungiert als Passage für Blutgefäße, Nerven, Nahrung und Luft und (2) als Sockel und Stütze für den Kopf. Der Hals verbindet den Kopf mit dem Rumpf und den Armen. In diesen Bereichen befinden sich sehr viele wichtige Strukturen. Störungen in der Halsregion wie etwa Nackenschmerzen können im gesamten Körper Folgen haben; so führen sie beispielsweise zu Problemen im respiratorischen, kardiovaskulären, endokrinen und im Verdauungssystem und beeinflussen Aktivitäten des vegetativen und des lymphatischen Systems. Wie klinische Befunde zeigen, kann sich eine Behandlung von Nackenschmerzen auf viele andere krankhafte Zustände im Körper positiv auswirken.

Es ist wichtig darauf hinzuweisen, dass Nacken- und Kreuzschmerzsymptome eng zusammenhängen, weil der zervikale und der lumbosakrale Wirbelbereich funktionell und anatomisch als Einheit betrachtet und bei Schmerzen in einem der Bereiche auch als solche behandelt werden sollten.

Etwa zwei Dutzend Muskeln im Bereich der Hals- und Brustwirbelsäule tragen und bewegen den Kopf. Im Allgemeinen beugen die Nackenmuskeln den Kopf nach hinten (Extension), die seitlichen Halsmuskeln beugen ihn nach links oder rechts und drehen ihn, während die vorderen Halsmuskeln den Kopf nach vorne beugen (Flexion). Die Muskeln zwischen den Schulterblättern (Scapulae) bilden eine Basis, die den Hals und den Kopf stützt. Die Muskeln haben eine äußerst schwere Aufgabe, weil sie das Gewicht des Kopfes (ungefähr 4–7 Kilogramm) tragen und die häufigen Kopfbewegungen (Beugen und Drehen) ermöglichen müssen. Anspannung, Müdigkeit, unzureichende Blutzirkulation, Entzündungen sowie Verletzungen eines dieser Muskeln oder der Bänder können daher Schmerzen verursachen.

Bei einer Schwäche oder Verhärtung in einer oder mehreren Muskelgruppen müssen die Bandscheiben und Gelenke mehr Gewicht tragen, als gut für sie ist; dadurch können sie chronisch geschädigt werden. Muskelprobleme können sich auf Lymphknoten, Gelenke und Bandscheiben auswirken und umgekehrt. So kann etwa eine Verletzung tiefer gelegener Strukturen wie ein entzündetes Gelenk oder ein Bandscheibenvorfall der Halswirbelsäule dazu führen, dass die Muskeln mehr leisten müssen, um diese verletzten Strukturen zu schützen. Infolgedessen ermüden die Muskeln schnell und verursachen Schmerzen, die noch zu den Schmerzen in den tiefer gelegener verletzten Strukturen hinzukommen.

Aufgrund der Beweglichkeit der Halswirbelsäule verschleißen die Gelenke und Bandscheiben dort schneller, wodurch sich die Gelenke entzünden oder sogar deformieren können. Eine richtige, nämlich gerade und aufrechte Kopfhaltung verhindert, dass die Halsmuskulatur überanstrengt wird, und schützt Gelenke und Bandscheiben.

Zur Behandlung von Schmerzen im Bereich der Halswirbelsäule sollte der Akupunkteur den gesamten Hals sorgfältig abtasten, um den Schmerz zu lokalisieren. Oft kann er nicht klären, ob Muskeln oder andere Strukturen für den

Schmerz verantwortlich sind. Doch unabhängig von der jeweiligen Ursache kann eine Nadelung an der richtigen Stelle die Entzündung und Schmerzen in den Muskeln und anderen Strukturen eindämmen. Beim Abtasten des Halses lässt sich nicht unterscheiden, ob der Schmerz oder die Entzündung in den Muskeln, anderen Weichteilen oder den Facettengelenken sitzt. Im Allgemeinen führen Gelenkprobleme häufig zu Entzündungen und Schmerzen in den Weichteilen und umgekehrt. Mit der Nadelung schmerzhafter oder empfindlicher Punkte im Halsbereich verbessert man den Zustand der Weichteile, indem man die Muskeln lockert und die Blutzufuhr verbessert. Dadurch wird der Druck auf die Halsgelenke reduziert, wodurch letztlich auch die Schwellung und Entzündung der Weichteile zurückgehen.

Man sollte unbedingt darauf hinweisen, dass der Patient die Muskulatur und Gelenke im Halsbereich nach den Behandlungen durch entsprechende Übungen stärken und so verhindern kann, dass die Schmerzen wiederkehren.

Auslöser für Schmerzen im Bereich der Halswirbelsäule

Schmerzen im Halsbereich können durch verschiedene Faktoren ausgelöst werden: etwa durch ein Schleudertrauma bei einem Autounfall, durch eine Sportverletzung infolge eines Sturzes vom Rad, durch einen Treffer mit dem Fußball gegen den Kopf, oder durch andere äußere Einwirkungen. Die Kräfte, die bei all diesen Unfällen auf den Hals einwirken, verletzen Bandscheiben und Gelenke, was zu Muskelkrämpfen führt. Sie können auch zu geschlossenen Schädelhirntraumen oder Veränderungen beim Gedächtnis, in den Denkprozessen und der Stimmung führen. Leichte Akutbeschwerden im Hals- und Nackenbereich können durch eine falsche Arbeitshaltung oder Schlafposition hervorgerufen werden. Die meisten Nackenschmerzen, die in unserer Klinik behandelt werden, sind auf akkumulierte Traumen infolge einer häufig wiederholten, immer gleichen Bewegung oder auf Sport- oder Autounfälle zurückzuführen.

Bei über 40-jährigen gehören degenerative Erkrankung wie Arthritis oder Osteoarthritis zu den Hauptursachen für chronische Nackenschmerzen.

Viele Verletzungen im Bereich der Halswirbelsäule sind auf ein Schleudertrauma infolge eines Autounfalls zurückzuführen. Die Schmerzen setzen meist Stunden oder Tage nach dem Unfall ein, lassen größtenteils innerhalb weniger Wochen nach, können aber auch vier bis sechs Monate lang anhalten. Wie Studien zeigen, bleiben bei etwa 10–20 Prozent der Patienten mit einem Schleudertrauma bis zu einem gewissen Grad chronische Nackenschmerzen zurück. Einige Personen, die direkt nach dem Unfall Schmerzen im Bereich der Halswirbelsäule haben, erholen sich zunächst, bekommen aber 5–10 Jahre später erneut Schmerzen. In diesen Fällen ist es beim Unfall zu einer leichten Verletzung einer Bandscheibe gekommen, die dann verheilt zu sein schien. Aufgrund der Verletzung kann es jedoch passieren, dass die betroffene Bandscheibe oder das Gelenk schneller als gewöhnlich verschleißen und so letztlich viele Jahre später Schmerzen auftreten.

In der Regel sind Nackenschmerzen an sich keine ernsthafte Erkrankung, sie können aber ein Anzeichen für eine gravierendere Erkrankung sein, beispielsweise für eine Schulterverletzung, da in diesem Fall Schmerzen in den Hals- und Nackenbereich ausstrahlen können. Gehen die Nackenschmerzen mit Fieber einher, könnte eine Infektion vorliegen. Treten die Schmerzen beim Essen auf, kann das auf Probleme mit der Speiseröhre hindeuten. Schmerzen im Hals- und Nackenbereich können aber auch durch Probleme mit der Schilddrüse oder den Lymphknoten verursacht werden; sie können mit oder ohne Druck auf der Brust übertragene Schmerzen aufgrund von Herzproblemen oder in Verbindung mit einem Gewichtsverlust Anzeichen für einen Tumor sein. Der Akupunkteur sollte sich bei der Behandlung von Nackenschmerzen all dieser möglichen Ursachen bewusst sein.

Zu den weiteren Symptomen, die – besonders bei einem unbehandelten Schleudertrauma – mit Beschwerden im Hals- und Nackenbereich einhergehen, gehören Kopfschmerzen, Übelkeit, Erbrechen, Schwindelanfälle, undeutliches Sehen, Schmerzen zwischen den Schulterblättern sowie ein Taubheitsgefühl in den oberen Extremitäten oder Fingern.

Durch die Akupunkturnadelung entspannen sich im Allgemeinen die Muskeln im Hals-, Schulter- und Rückenbereich. Durch diese Entspannung lockern sich die Gelenke der Wirbelsäule, verbessert sich die Blutversorgung der Weichteile und der Gelenke, gehen Entzündung und Schwellung zurück und werden die gereizten Nerven desensibilisiert. Insgesamt werden so die Selbstheilungskräfte in den genadelten Bereichen gefördert.

Schmerzmuster im Halsbereich

Das Schmerzmuster kann ein Hinweis auf die Art der Schmerzen sein und hilft, die Behandlungsergebnisse vorauszusagen. Wir listen hier einige Schmerzmuster aus unser klinischen Arbeit auf.

Eine Empfindlichkeit hängt normalerweise mit der Muskulatur oder den Gelenken oder beidem zusammen. Bei einem Bandscheibenriss oder -vorfall kann die Nervenwurzel komprimiert werden, so dass es zu starken Nacken- und/oder Armschmerzen kommt. Werden die Schmerzen stärker, wenn man längere Zeit gelesen, geschrieben oder am Computer gearbeitet hat, liegt möglicherweise ein Bandscheibenschaden vor. Nehmen die Schmerzen zu, wenn man nach oben schaut, gehen sie wahrscheinlich von einem entzündeten Facettengelenk aus. Bei Schäden an Bandscheiben und Facettengelenken kommt es häufig zu übertragenen Schmerzen, das heißt, man spürt sie in einer anderen Körperregion, etwa den Schulterblättern, dem Oberarm, der Schädelbasis oder dem Kopf.

Anhand des Schmerzmusters und/oder der Stärke der Schmerzen kann man erkennen, welche Gelenke verletzt sind, und leichter die Lage der SAs bestimmen, die zusätzlich zu den HAs genadelt werden sollten. Schmerzen der obere Nackenbereich und die Okzipitalregion, hängt dies in der Regel mit C2–C3 zusammen. Ist es der obere Nackenbereich und der M. levator scapulae, kann der Bereich C3–C4 verantwortlich sein. Sind die Schmerzen im unteren Nacken- und oberen Schulterbereich, können sie von den Gelenken an C4–C5 ausstrahlen, in der unteren Halsregion und dem Bereich des M. supraspinatus können sie von den Gelenken an C5–C6 herrühren. Schmerzen in dem recht großen Bereich oberhalb des Schulterblatts können durch die Gelenke an C6–C7 ausgelöst werden.

Generell werden Schmerzen im Nacken durch verletzte Bandscheiben, Gelenke, Muskeln oder andere Weichteile verursacht. Schmerzen auf der Halsvorderseite können auf ein medizinisches Problem wie eine Infektion der Lymphknoten, der Schilddrüse oder der Speicheldrüsen zurückzuführen sein. Bei persistierenden Schmerzen in diesem Bereich muss, vor allem, wenn sie mit Fieber, Schluckbeschwerden oder Gewichtsverlust einhergehen, ein Arzt zur weitern Abklärung konsultiert werden.

Wenn die Schmerzen bereits länger als 3–4 Wochen andauern, muss eine genaue Untersuchung durchgeführt werden.

Schleudertrauma

In Industrieländern sind Traumen vor allem auf Autounfälle zurückzuführen. Dabei kommt es meist in irgendeiner Form zu einem Schleudertrauma; so ist es nicht überraschend, dass sehr häufig ein Schleudertrauma für Nacken- und Kreuzschmerzen verantwortlich ist. Die mechanischen Abläufe bei einem Schleudertrauma sind gut untersucht, Ausmaß und Art der Verletzung variieren allerdings beträchtlich. Jeder, der ein Schleudertrauma erlitten hat, sollte sich, unabhängig davon, ob direkt nach dem Unfall Schmerzen aufgetreten sind oder nicht, möglichst schnell behandeln lassen, weil, wie bereits erwähnt, selbst ein zunächst schmerzloses Schleudertrauma noch 5–10 Jahre später Schmerzen bereiten kann. Wenn die Akupunkturbehandlung früh einsetzt, kann sie die Schmerzen größtenteils lindern und außerdem bei den meisten Weichteilverletzungen dafür sorgen, dass die Heilung in Gang kommt sowie andere damit zusammenhängende Symptome wie Arm- oder Kreuzschmerzen, Taubheits- und Schwindelgefühle und Übelkeit zurückgehen. Je länger man allerdings die Behandlung hinauszögert, umso wirkungsloser wird die Akupunktur, weil der Gewebeschaden mit der Zeit auf tiefer gelegene Gewebe und Strukturen übergreift.

Die bei einem Schleudertrauma verursachten Verletzungen im Halsbereich kommen besonders nach einem Auffahrunfall durch das Zusammenspiel mehrerer Faktoren zustande: eine plötzliche Streckung des Halses (Rückwärtsbeugung), ein Druck nach oben, eine Scherung (Vorwärtsbeugung), der Rückstoß und eventuell einige seitlich einwirkende Kräfte. Bei einem Auffahrunfall wird der Rumpf innerhalb einer Zehntelsekunde durch die Kraft des Aufpralls nach vorne und oben gedrückt, während Kopf und Hals nach hinten geschleudert werden (Streckung). Durch die Aufwärtsbewegung des Rumpfes wird die Halsregion von unten zusammengedrückt, die Rückwärtsbewegung des Kopfes verengt den Raum zwischen den Halswirbeln und presst die Facettengelenke aufeinander. Etwa sechs Hundertstel Sekunden später beginnt sich der Hals wieder nach vorne zu bewegen, wodurch es zu einer Scherung kommt und der vordere Teil der Zwischenwirbelräume enger wird, so dass die Vorderseiten der Bandscheiben zusammengedrückt werden. Nach der ersten Rückwärts- und Vorwärtsbewegung wird der Kopf durch den Rückstoß erneut nach hinten geschleudert. Während des gesamten Ablaufs lastet ein enormer Druck auf den Facettengelenken und Bandscheiben, was sofort oder eventuell erst später zu Verletzungen führt. Wenn der Kopf des Unfallopfers beispielsweise 4,5 Kilogramm wiegt, wird die Halswirbelsäule bei dem Aufprall, selbst wenn es sich um einen Auffahrunfall bei niedriger Geschwindigkeit handelt, mit bis zu 77 Kilogramm belastet. Wegen der Form des Halses wird der Bereich von C5–C7 mit der größten Wucht getroffen; die restlichen Kräfte fängt der Bereich zwischen C1 und C3 ab.

Bei einem Auffahrunfall kann sich der Hals auch etwas zur Seite neigen und dabei leicht drehen. Durch diese seitlichen Kräfte werden die Facettengelenke derselben Seite zusammengepresst, die der gegenüberliegenden Seite dagegen auseinandergezogen. Dadurch können die Gelenke und die Bandscheibe auf der ipsilateralen Seite beschädigt werden, während die Kapseln der kontralateralen Gelenke gezerrt und enorm belastet werden. In schweren Fällen kann es zu einem Bruch im Dens, Bogen oder oberen Gelenkfortsatz kommen, was mit einer Computertomographie überprüft werden muss.

Bei den meisten Menschen, die ein Schleudertrauma erlitten haben, setzen die Schmerzen innerhalb von 24 Stunden nach dem Unfall ein, oft beginnen sie aber auch erst später. Direkt nach dem Unfall wird die Ausschüttung von Endorphinen und Adrenalin aktiviert, damit der Körper den Stress besser bewältigen kann. Dieser physiologische Prozess unterdrückt das Schmerzempfinden. Einige Tage später sinkt der Hormonspiegel wieder, die verletzten Strukturen entzünden sich allmählich und die Schmerzhemmung wird aufgehoben, so dass der Schmerz einsetzt und mit der Zeit immer stärker wird. Mit einer Akupunkturbehandlung direkt nach dem Unfall kann man Schmerzen und Entzündungen gut bekämpfen. Nach dem Unfall kann es Stunden oder Tage dauern, bis sich die ersten Symptome zeigen, wenn man aber mit der Akupunkturbehandlung beginnt, bevor schwere oder unkontrollierbare Symptome auftreten, wird alles leichter, schneller und besser heilen. Die Nadeln sorgen dafür, dass die verletzten Gewebe besser mit Blut versorgt werden und eine entzündungshemmende Reaktion ausgelöst wird. Auf diese Weise wird verhindert, dass die Verletzung keine schwereren oder chronischen Folgen hat.

Bei jedem Schleudertrauma werden einige oder alle Gewebe im Hals- und Rückenbereich wie Muskeln, Nerven, Bänder (Weichteile), Facettengelenke und Bandscheiben geschädigt. Mit einer Akupunktur kann man die meisten Schleudertrauma-Symptome effizient behandeln. Das INMAS-Protokoll liefert eine entsprechende Behandlung für den Hals sowie andere Bereiche des Körpers wie die Schulter und den unteren Rücken. Weichteilverletzungen sollten innerhalb von höchsten 1–4 Monaten ausheilen. Wenn nach einer Akupunkturbehandlung noch Schmerzen zurückbleiben, sind meist Facettengelenke, Bandscheiben oder beide beschädigt. In solchen Fällen ist eine zusätzliche Untersuchung erforderlich.

Führt ein Schleudertrauma zu einer zervikalen Weichteilverletzung, treten sofort anhaltende Schmerzen im Halsbereich auf. Kopfschmerzen, Nackensteifigkeit sowie Bewegungseinschränkungen können weitere Beschwerden infolge eines Schleudertraumas sein. Die Kopfschmerzen betreffen in der Regel die Okzipital- oder Temporalregion, die von Nerven aus C1–C3 innerviert werden. Der Kopfschmerz kann auch von einer Gehirnerschütterung oder Verletzung eines seitlichen Atlantoaxialgelenks (Articulatio atlanto-axialis lateralis) herrühren. Bei Verletzungen der Facettengelenke oder Bandscheiben im oberen Halsbereich kommt es normalerweise zu Schmerzen an der Schädelbasis, dem Schädeldach, der Stirn, im Gesicht oder Kiefer.

Schmerzen durch Verletzungen infolge eines Schleudertraumas können in die Schultern, Arme sowie den Bereich zwischen den Schulterblättern ausstrahlen. Schmerzen in der Schulter, zwischen den Schulterblättern oder in den Armen können übertragene Schmerzen sein, die von den Halsnerven oder den Facettengelenken der Halswirbelsäule ausgehen. Häufige Symptome sind ein Taubheitsgefühl, Kribbeln oder ein Gefühl der Schwere im Arm und/oder der Hand, besonders in den Ring- und kleinen Fingern. Kreuzschmerzen gehören ebenfalls zu den gängigen Beschwerden.

Einige Patienten mit Schleudertrauma haben Schlafstörungen, fühlen sich erschöpft, schwindlig, leiden unter Erbrechen, Ohrgeräuschen oder Sehstörungen. Die Schwindelgefühle können durch eine Störung im Innenohr oder Verletzungen der Halsmuskulatur ausgelöst werden. Etwa ein Drittel der Schleudertrauma-Patienten weist Konzentrationsschwächen und Gedächtnisprobleme auf. Bei einigen Patienten, die aufgrund ihrer Nackenschmerzen reizbar, deprimiert oder schlecht gelaunt werden, sind auch Persönlichkeitsveränderungen zu beobachten.

Wenn ein Schleudertrauma-Patient schon bereits vor dem Unfall Nackenschmerzen, eine Arthritis im Bereich der Halswirbelsäule oder Kopfschmerzen gehabt hat, können sich die vorhandenen Schäden durch das Schleudertrauma verschlimmern. Dadurch steigt die Wahrscheinlichkeit, dass der Patient Monate oder Jahre später chronische Nackenschmerzen bekommt.

Eine Akupunkturbehandlung kann die meisten körperlichen Symptome, die mit einem Schleudertrauma verbunden sind, wirksam bekämpfen. In unserem Institut konnten wir bei Schleudertrauma-Patienten mit schweren chronischen Schmerzen im Halsbereich sehr gute Ergebnisse erzielen, selbst wenn einige dieser Patienten bereits mehrfach Unfälle mit Schleudertrauma hatten. Mit dem INMAS-Protokoll kann der Hals sowie die gesamte Muskulatur angemessen behandelt werden, so dass der Heilungsprozess optimal verläuft. Sind infolge des Schleudertraumas allerdings mentale oder psychologische Symptome wie etwa Persönlichkeitsveränderungen aufgetreten, muss länger behandelt und ein multidisziplinärer Ansatz gewählt werden, weil diese komplexen Probleme nicht mit einer einzigen Methode zu lösen sind.

Hals- und Kreuzschmerzen durch Sport- und Freizeitaktivitäten

Schmerzen infolge von Sport- und Freizeitaktivitäten hängen meist mit muskuloskelettalen Problemen zusammen. Um Sportverletzungen erfolgreich behandeln und verhindern zu können, muss der Akupunkteur unbedingt wissen, wie solche Verletzungen entstehen.

Die meisten Schmerzen, die durch sportliche Aktivitäten hervorgerufen werden, sind auf eine falsche Körperhaltung (ungünstige Mechanik), überanstrengte Muskeln oder eine zu kurze Aufwärmphase für die Muskeln vor dem Training zurückzuführen. Sobald Schmerzen auftreten, sollten die Patienten als erstes ihre Haltung (Mechanik) überprüfen. Eine ausführliche Beschreibung, wie man zu hohe Belastungen beim Sport vermeiden kann, würde allerdings den Rahmen dieses Buches sprengen. Führt das Training zu Schmerzen an Muskeln oder Sehnen, sollte das Tainingsprogramm geändert werden. Wenn ein Sportler beispielsweise beim Lauftraining Schmerzen hat, sollte er mit dem Laufen aufhören und eventuell zum Gehen übergehen. Er sollte sich sofort behandeln lassen und eine kurzzeitige Ruhephase (von etwa 1–3 Tagen) einlegen. Wenn man trotz Schmerzen weitertrainiert, egal, ob mit oder ohne Schmerzmittel, riskiert man Dauerschäden an den entsprechenden Muskeln oder Sehnen.

Es gilt, mehrere Fehler zu vermeiden. Häufig wird der Fehler gemacht, dass sich der Sportler allein auf Schmerzmittel verlässt. Muskel- oder Sehnenschmerzen sind normalerweise ein Warnsignal, das anzeigt, dass es zu einem Schaden kommen kann oder bereits gekommen ist. Mit Schmerzmitteln hört der Schmerz zwar sofort auf oder wird unterdrückt, die Schäden zu beheben, kostet jedoch mehr Zeit und noch länger dauert es, bis die Muskeln ihre alte Funktionsfähigkeit wiedererlangt haben. Schmerzmittel können weder den Schaden reparieren noch die Funktion wiederherstellen. Ein weiterer häufiger Fehler, den wir in unserer Klinik beobachten, ist der zu glauben, es könnte helfen, die Muskeln und Sehnen weiter anzuspannen, wenn man bei einer Übung Schmerzen hat. Die meisten Muskel- und Sehnenschmerzen, die beim Training auftreten, sind ohnehin auf eine zu starke Muskelanspannung zurückzuführen; eine fortgesetzte Anspannung verschlimmert den Zustand des verletzten Gewebes noch.

Nach unserer klinischen Erfahrung ist es wichtig, unabhängig von der Ursache sofort mit der Akupunkturbehandlung zu beginnen, sobald beim Training Schmerzen auftreten. Leichte Schmerzen können dann innerhalb von 1–3 Tagen zurückgehen, Schwellungen oder Entzündungen innerhalb von 3–7 Tagen erheblich reduziert werden. Bis Muskeln oder Sehnen ihre alte Funktionsfähigkeit wiedererlangt haben, dauert es etwas länger: ungefähr 5–10 Tage. Normalerweise empfehlen wir, dass der Patient nach der ersten Akupunkturbehandlung zwei Tage Pause macht und dann wieder langsam mit Übungen beginnen sollte, wenn dies schmerzfrei möglich ist. Patienten sollten ihre normalen Übungen nicht wieder aufnehmen, bevor sie sich nicht vollständig erholt haben; ansonsten werden sie schnell wieder Schmerzen haben.

Vorbeugung ist die beste Medizin. Dazu gehören viele Verfahren wie ein auf wissenschaftlichen Erkenntnissen beruhender Trainings- und Ernährungsplan sowie Aufwärmübungen. Auch eine regelmäßige Akupunkturbehandlung ist eine wichtige Präventionsmaßnahme. Aber ein Training kann noch so sorgfältig aufgebaut sein und der Sportler noch so sehr darauf achten, Überlastungen zu vermeiden, durch wiederholte Bewegungen werden sich die Muskeln dennoch verhärten, wodurch sich die Sehnen anspannen und schließlich das Zusammenspiel verschiedener Muskelgruppen gestört wird. Das INMAS-Protokoll bietet eine Möglichkeit, verletzte Muskeln umfassend zu untersuchen: die 24 HAs bilden ein Leitsystem, um die betroffenen Bereiche und die empfindlichen Punkte in den wichtigsten Muskeln zu finden. Wenn man die verhärteten Muskeln vor dem Training lockert, verringert sich das Risiko eines Muskel- oder Sehnenrisses.

Radfahren

Radfahrer können unter verschiedenen Arten von Schmerzen leiden: Schmerzen im Zervikal- und Lumbosakralbereich, im Handgelenk sowie der ischiokruralen Muskulatur aufgrund der beim Fahren auftretenden Erschütterungen; außerdem können die Nacken-, Schulter- und Beinmuskeln sowie die Muskeln zwischen den Schulterblättern und im Lendenbereich angespannt und ermüdet sein. Möglicherweise machen ihnen auch die Folgen einer falschen Körper- und/oder Kopfhaltung wie einer zu starken Rückwärts- und Vorwärtsbeugung des Halses und einer Abflachung der Lordose im unteren Rückenbereich zu schaffen. Das alles kann auch eintreten, wenn das Fahrrad nicht richtig auf die Größe des Fahrers eingestellt ist.

Laufen

Der Halsbereich ist bei den meisten Läufern beweglich und entspannt, dafür bereiten ihnen der untere Rücken und die Beine Probleme. Der gute Zustand des Halsbereichs hat möglicherweise damit zu tun, dass sie ihren Kopf beim Laufen richtig halten und kaum bewegen. Die Beinmuskulatur wird dagegen immer wieder überanstrengt und dadurch verletzt. Wenn bestimmte Muskeln wie die Kniebeuger (ischiokrurale Muskulatur) verhärtet sind oder verletzt werden, können sie die Beweglichkeit des Beckens einschränken oder verändern, wodurch die Muskulatur im Bereich des unteren Rückens belastet wird. Durch häufige Akupunkturbehandlung lockern sich die festen Muskeln im unteren Rücken und den Beinen, so dass sie auch besser mit Blut versorgt werden. Wenn man seine Muskeln gesund, und flexibel erhält, sie nicht verhärten, gut mit Nährstoffen versorgt werden und stark bleiben, wird man während des Trainings und danach weniger Probleme haben.

Tennis

Tennisspieler sind für mehrere Verletzungen anfällig. Da ihre Unterarmbeuger häufig überbeansprucht sind, bekommen sie leicht einen sogenannten Tennisellenbogen (Epicondylitis humeri radialis). Weil die Spieler nach oben blicken und ihren Kopf schnell drehen müssen, kann es zu Problemen an den Facettengelenken der Halswirbelsäule kommen. Der Akupunkteur sollte den Hals eines Tennisspielers genau untersuchen und die empfindlichen Muskeln und Gelenke nadeln.

Schwimmen

Im Wasser trägt der Hals des Schwimmers zwar nicht das Gewicht des Kopfes, doch der Kopf muss häufig gedreht werden; daher wird der Hals immer wieder gestreckt oder gebeugt, was zur Verspannungen oder Verstauchungen in diesem Bereich führen kann. Bei einem Schwimmer sollte der Akupunkteur daher regelmäßig den Hals untersuchen und die betroffenen Halsmuskeln nadeln.

Golf

Für einen Golfspieler ergeben sich zahlreiche biomechanische Probleme. Eine im Juni-Heft des Jahres 2003 im *American Journal of Sports Medicine* veröffentliche Erhebung über Golfverletzungen kam diesbezüglich zu interessanten Ergebnissen.

Wissenschaftler untersuchten in Deutschland im Verlauf von Golfspielzeiten 703 Golfspieler aus 24 Golfkursen: 643 Amateure und 60 Profis. Dabei fanden sie heraus, dass über 80 Prozent der berichteten Golfverletzungen auf Überanstrengungen zurückzuführen waren. Die häufigste Verletzung bei Amateurgolfern war der Golfspielerellenbogen (Epicondylitis humeri ulnaris), gefolgt von Rücken- und Schulterschmerzen. Golfprofis verletzten sich häufiger am Rücken, dem Handgelenk und der Schulter. Es gab auch vereinzelt Berichte von verstauchten Sprunggelenken. Die Untersuchung zeigte, dass sich Profis durchschnittlich dreimal und Amateure durchschnittlich zweimal pro Jahr verletzen.

Außerdem erbrachte die Untersuchung, dass es bei Spielern, die sich nur zehn Minuten oder noch weniger Zeit zum Aufwärmen ließen, pro Spieler einmal zu einer Verletzung kam, bei einer Aufwärmphase von über zehn Minuten dagegen nur 0,4 mal.

Insgesamt verloren die untersuchten Golfer pro Verletzung etwa vier Wochen, in denen sie nicht Golf spielen konnten, allerdings wies eine signifikante Anzahl von Golfern Verletzungen auf, die sie bis zu sechs Monate lang vom Golfen abhielten. Unseren klinischen Erfahrungen zufolge können regelmäßige Akupunkturbehandlungen die Wahrscheinlichkeit verringern, dass man sich beim Golfen verletzt, und können Golfspieler, die gleich nach der Verletzung akupunktiert werden, viel früher auf das Grün zurückkehren.

Um die Lage des Balls zu analysieren und ihren Schwung festzulegen, nehmen Golfer oft eine gebückte Haltung mit gebeugtem Kopf ein, bei der sie sich die Halsmuskeln zerren können. Der Rückschwung, bei dem man die Schultern drehen und den Kopf beugen muss, überanstrengt ebenfalls den Hals- und den unteren Wirbelsäulenbereich.

Bei der Behandlung eines Golfspielers sollte der Akupunkteur sorgfältig den Hals, die Schultern, Ellenbogen sowie den gesamten Rückenbereich untersuchen und alle empfindlichen Punkte identifizieren und nadeln.

Berufsbedingte Kreuzschmerzen

Berufsbedingte Kreuzschmerzen gehen meist mit Muskelverletzungen infolge Überanstrengung einher, die hauptsächlich durch asymmetrische Beuge- und Drehbewegungen verursacht werden. Die meisten dieser Kreuzschmerzen sind auf Weichteilverletzungen, besonders der Rückenmuskulatur, zurückzuführen. Diese Weichteilverletzungen kann man sehr gut mit einer Akupunkturnadelung behandeln, weil die Nadeln die verhärteten Muskeln lockern und die Gefäßverengung beheben können, wodurch die Blutzirkulation verbessert wird und entzündungshemmende Reaktionen aktiviert werden. Bei rechtzeitiger Behandlung, noch bevor die Symptome auf andere Bereiche übergreifen, kann es in der Regel zu einer schnelleren und umfassenderen Heilung kommen.

Sichere Akupunkturbehandlung von Nacken- und Kreuzschmerzen

Bei der Nadelung sollte für den Akupunkteur immer die Sicherheit des Patienten im Vordergrund stehen. Er muss daher mit den anatomischen Verhältnisse an den Akupunkturpunkten vertraut sein. Bei der Behandlung von Nacken- und Rückenproblemen sollte er stets daran denken, dass die Nadeln unter keinen Umständen mit Gewalt in die verhärteten Bänder im Hals- und Rückenbereich eingeführt werden dürfen, es sei denn, er weiß genau, dass es, wie etwa bei den Bändern am Kreuzbein, absolut unbedenklich ist.

Der Hals

Die Halswirbelsäule besteht aus sieben Wirbeln. Dieser Teil der Wirbelsäule muss sorgfältig abgetastet werden, um die Stellen für die Nadelung zu finden. Erwachsene haben oft dorsal des Atlas (C1), der keinen Dornfortsatz besitzt, eine kleine Mulde. Wenn dieser Bereich genadelt wird, darf die Nadel nur soweit eingeführt werden, bis man auf Widerstand stößt.

Einen Zentimeter vor und unterhalb der Spitze des Processus mastoideus kann man das Ende des Querfortsatzes (Processus transversus) des ersten Halswirbels (Atlas) ertasten (Abb. 9.11). Der Akupunkteur sollte erst diesen Punkt finden und dann den Patienten bitten, den Kopf langsam von einer Seite zur anderen zu drehen; durch die Bewegung kann der Akupunkteur den Processus transversus des Atlas fühlen. Wenn dieser Bereich bei einem Patienten mit Nackenbeschwerden druckempfindlich ist, sollte man dort eine Nadel so weit einführen, dass sie den Knochen berührt.

Der zweite Halswirbel (C2) hat einen längeren Dornfortsatz als C3, C4 und C5, den man mit leichtem Druck ertasten kann. Die Dornfortsätze von C3–C5 sind kurz, liegen tief unter der Oberfläche und sind schwer zu tasten. Der Dornfortsatz von C7 ragt dagegen weiter heraus als der von C6 (Abb. 9.12); beide Fortsätze sind jedoch leicht zu tasten, wenn der Patient seinen Kopf soweit wie möglich nach vorne beugt.

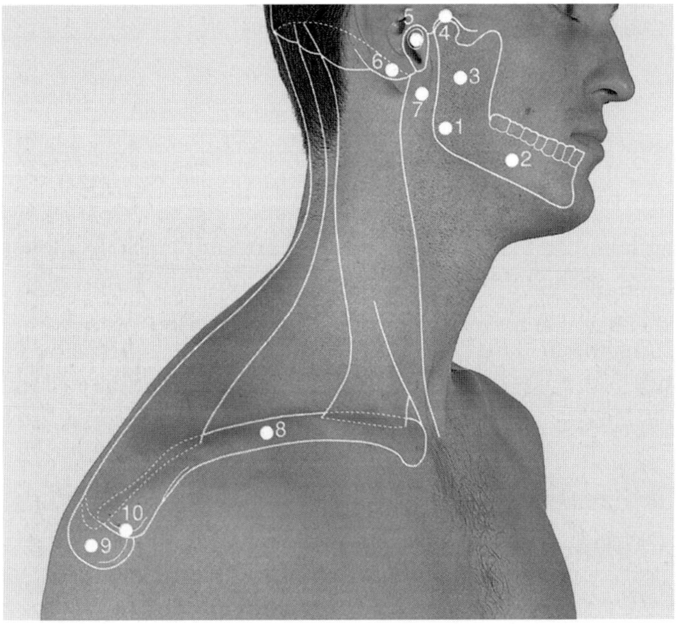

Abb. 9.11 Seitenansicht des Halses: Knochen. 1: Unterkieferwinkel (Angulus mandibulae). 2: Körper des Unterkiefers (Corpus mandibulae). 3: aufsteigender Ast des Unterkiefers (Ramus mandibulae). 4: Kiefergelenk (Articulatio temporomandibularis). 5: Äußerer Gehörgang (Meatus acusticus externus). 6: Warzenfortsatz (Processus mastoideus). 7: Spitze des Processus transversus des Atlas. 8: Schlüsselbein (Clavicula). 9: Acromion. 10: äußeres Schlüsselbein- oder Schultereckgelenk (Articulatio acromioclavicularis). (Aus Lumley, J. (2002) *Surface anatomy: the anatomical basis of clinical examination*, 3. Ausgabe, Churchill Livingstone, Edinburgh.)

Akupunkteure sollten sich unbedingt klar machen, dass der Hals durch die Querfortsätze der Halswirbel in einen vorderen und hinteren Teil unterteilt wird. Der vordere Teil enthält viele wichtige Organe, Nerven und Gefäße; dort darf man die Nadeln nicht tief einstechen. Sollte dieser Bereich jedoch etwa zur Behandlung von Hautproblemen wie einer Neurodermitis genadelt werden müssen, verwendet man am besten dünne Nadeln von 1,5 cm Länge.

Der dorsale Teil ist vor allem für die Streckung und Drehung zur Seite verantwortlich. Die Rückenmuskeln müssen stark genug sein, um solche Bewegungen ausführen zu können. Diese Muskeln (Strecker) werden stärker belastet als die ventralen Muskeln, wenn die Krümmung der Halswirbelsäule – etwa bei der Arbeit am Computer – zu flach oder, wie beim Blick nach oben, zu stark wird. Wenn sich die Belastung summiert, verhärten sich die Rückenmuskeln, verkrampfen und entzünden sich, sind verspannt oder gezerrt, so dass es letztlich zu einer schlechteren Durchblutung und einem Sauerstoffmangel in den Muskeln kommen kann.

Die Nadeln werden schräg zur Mittellinie, zur Lamina oder zum Processus transversus hin ausgerichtet, von hinten bis auf den Knochen eingeführt. Zur

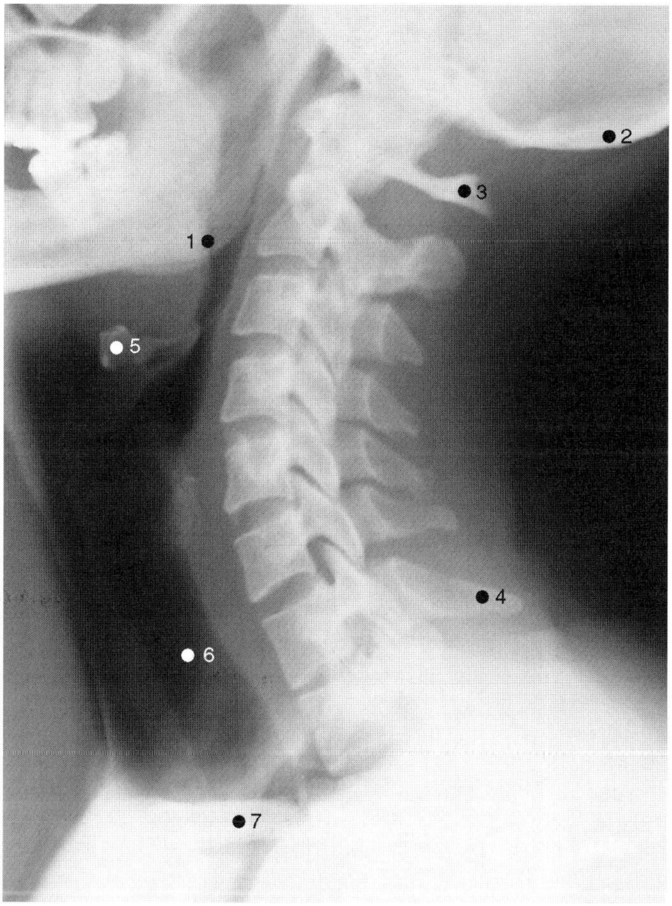

Abb. 9.12 Seitliche Ansicht der Halswirbelsäule. 1: Unterkieferwinkel (Angulus mandibulae). 2: Hinterhauptbein (Os occipitale). 3: Hinterer Bogen (Arcus posterior) des Atlas. 4: Dornfortsatz des siebten Halswirbels. 5: Zungenbein (Os hyoideus). 6: Schatten der Luftröhre (Trachea). 7: Schlüsselbein (Clavicula). (Aus Lumley, J. (2002) *Surface anatomy: the anatomical basis of clinical examination*, 3. Ausgabe, Churchill Livingstone, Edinburgh.)

Behandlung von Gelenkproblemen müssen die Nadeln die Gelenkflächen berühren. Je nachdem, wie groß der Patient ist, werden die Nadeln 2,5–5 cm tief eingestochen. Wie bereits erwähnt, können die Nadeln bis auf die Knochenoberfläche eingeführt werden.

Man sollte noch auf den M. sternocleidomastoideus hinweisen. Dieser breite bandförmige Muskel teilt den Hals in ein vorderes und ein hinteres Dreieck und ist einer der am meisten benutzen und belasteten Halsmuskeln. Entgegen allen Erwartungen schmerzt dieser Muskel allerdings nur selten und ist auch nur selten für eine Nackensteifigkeit verantwortlich. Oberflächlich läuft die Vena jugularis externa von seinem Vorderrand aus schräg über ihn hinweg nach unten. In der Tiefe liegen Nerven und Gefäße nah am Vorderrand des Muskels; dazu zählen der Nervus vagus, die A. carotis communis (die sich in die A. carotis externa und interna aufspaltet) sowie die Vena jugularis interna samt der Venen, die in sie münden.

Wenn der M. sternocleidomastoideus akupunktiert werden muss, kann man in seinem oberen Drittel 2,5 cm lange Nadeln verwenden, während in den unteren zwei Dritteln 1,5 cm lange, dünne Nadeln geeignet sind. Man sollte daran denken, dass sich direkt unter dem untersten Teil dieser Muskeln die Lungenspitzen befinden (s. u.). Man darf beim Setzen der Nadeln weder die Vena jugularis externa noch die Lungenspitze treffen. Wird – vor allem im unteren Teil des Muskels – diese Vene verletzt, kann beim Einatmen Luft in die Vene gelangen, was zu einer venösen Luftembolie und unter Umständen zu einer Dyspnoe (Atemnot) führt.

Der Rücken

Man kann nicht häufig genug betonen, wie wichtig es ist, mit der Anatomie des Rückens vertraut zu sein. Alle Akupunkteure sollten solide Kenntnisse über die Anatomie des Rückens aufweisen. Der Rücken ist für die Akupunktur der wichtigste Bereich des Körpers. Alle peripheren Nerven, die das Rückenmark zu den Organen aussendet, laufen durch ihn hindurch. In ihm befinden sich sensorische Nervenwurzeln und vegetative Ganglien. Mit den Akupunkturpunkten auf dem Rücken werden fast alle Symptome behandelt, die man mit Akupunktur therapieren kann.

Wie man eine Lungenpunktion vermeidet (Pneumothorax)

Der häufigste Akupunkturzwischenfall ist ein Pneumothorax. Wenn bei einer Nadelung der Vorder- oder Rückseite oder der Seitenflächen des Brustkorbs die Pleura durchstoßen wird, kann dort beim Zurückziehen der Nadel Luft eindringen und sich in der Pleurahöhle ansammeln. Besonders vorsichtig sollte man bei Patienten sein, die schon lange rauchen, extrem dünn sind oder Skoliose haben. Diese Patienten haben schwächere und dünnere Rückenmuskeln oder schwächere Lungen und daher ein erhöhtes Risiko für einen Pneumothorax.

Abbildung 9.13 zeigt die Umrisse der Pleura und der Lungen bei ruhiger Atmung von hinten. In dieser Ansicht befinden sich die Lungenspitzen in der Nähe des Processus transversus von Th1. Von vorne gesehen ragen die Lungenspitzen durch die obere Thoraxapertur hinter dem M. sternocleidomastoideus in das Halsgebiet hinein. Akupunkteure sollten in dem Bereich direkt oberhalb des mittleren Teils der Schlüsselbeins sehr vorsichtig sein und dünne, 1,5 cm lange Nadeln benutzen. Oben auf der Schulter am Akupunkturpunkt H3 Ramus externus n. accessorii (Accessorius spinalis) sollte man ebenfalls eine tiefe Nadelung vermeiden, weil man körpernah am Hals Halses ganz in der Nähe der Lungenspitzen arbeitet; in den meisten Fällen reicht eine 2,5 cm lange Nadel aus. Wenn eine tiefere Nadelung erforderlich ist, etwa, weil ein tiefliegender Muskelknoten entdeckt wurde, kann der Akupunkteur den M. trapezius anheben, damit er nicht die darunter liegende Lungenspitze punktiert (s. Abb. 9.10).

Bei paravertebralen Akupunkturpunkten (PAs) im Brustbereich (Th1–Th12), der in Abbildung 9.13 skizziert ist, sind drei Parameter entscheidend: (1) der

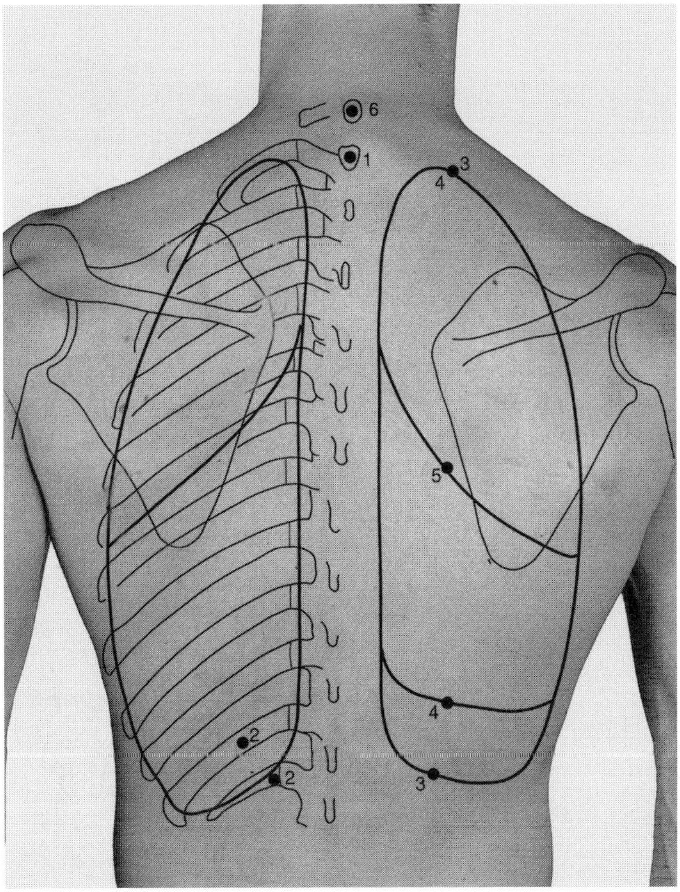

Abb. 9.13 Lage der Lungen und des Brustfells (Pleura): Blick von hinten. 1: Dornfortsatz des 1. Brustwirbels. 2. Freie Rippen. 3. Pleuragrenzen. 4. Lungengrenzen. 5. Fissura obliqua. 6. Vertebra prominens. (Modifiziert nach Lumley, J. (2002) *Surface anatomy: the anatomical basis of clinical examination*, 3. Ausgabe 3, Churchill Livingstone, Edinburgh.)

Einstichwinkel; (2) der sichere Abstand zur Mittellinie der Wirbelsäule befindet; und (3) die Einstichtiefe.

Abbildung 9.14 zeigt einen Querschnitt durch die Lunge in Höhe von Th3. Um eine Punktion der Pleurahöhle zu vermeiden, sticht man die Nadelspitze am besten schräg zum Wirbelkörper (zur Mittellinie) hin ein. Th3 liegt auf einer Ebene mit der Basis der Schulterblattgräte (Spina scapulae). Um in Höhe von Th3 den sicheren Abstand zu bestimmen, ertastet man am besten den medialen Winkel des Schulterblatts und dann die Spitze des Dornfortsatzes von Th3. Das mediale Drittel der Verbindungslinie zwischen diesen beiden Punkten ist der richtige Abstand für eine sichere Nadelung. Bei größerem Abstand von der Mittellinie, riskiert man eine Punktion der Pleurahöhle. Wie tief man die Nadeln einführt, hängt von der Größe des Patienten ab. Aus Sicherheitsgründen ist bei einer Person mittlerer Größe eine Nadelungstiefe von

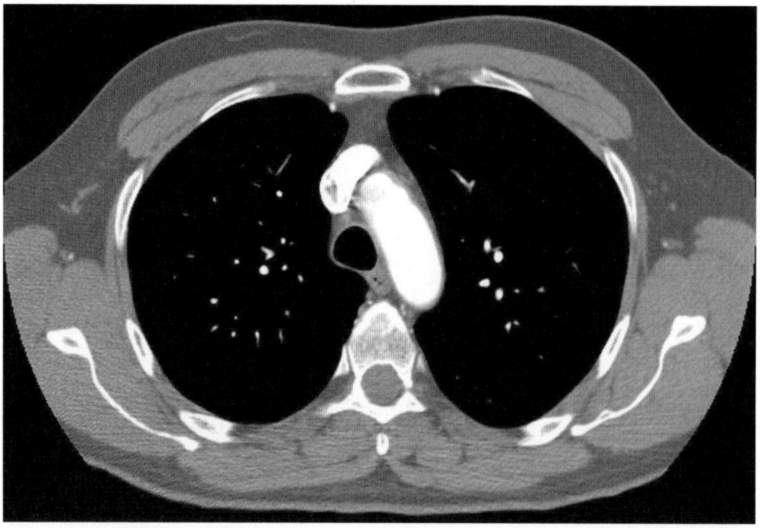

Abb. 9.14 Damit nicht versehentlich die Lunge punktiert wird, sieht man hier auf dem axialen Computertomogramm die Lage und Stärke der Rückenwand in Höhe des 3. Brustwirbels. (Aus Weir, J., Abrahams, P. (2003) *Imaging atlas of human anatomy*, 3. Ausgabe, Mosby, Edinburgh.)

2,5–3,0 cm optimal. Bei Patienten mit einer Neuralgie oder mit Herpes Simplex/Zoster sollte man 1,5 cm lange, dünne Nadeln verwenden.

Wie man eine Nierenpunktion vermeidet

Ein weiteres Organpaar, das bei einer Akupunktur im Bereich des unteren Rückens auf keinen Fall punktiert werden darf, sind die Nieren. Um einen solchen Zwischenfall zu vermeiden, muss man die Lage der Nieren und ihre Projektion auf den Rücken sehr gut kennen. Bei einer Akupunktur in diesem Bereich sind ebenfalls die oben genannten Parameter entscheidend: (1) der Einstichwinkel; (2) der sichere Abstand zur Mittellinie der Wirbelsäule; und (3) die Einstichtiefe.

Die Nieren sind zwei bohnenförmige Organe, die auf jeder Seite der Wirbelsäule liegen. Je nach Haltung, Körperbau und Atmung variiert die Lage der Nieren leicht. Jede Niere kann sich vertikal um etwa 3 Zentimeter verschieben, wenn sich das Zwerchfell bei einer tiefen Atmung nach unten und wieder zurück bewegt. In der Bauchlage sind die oberen Nierenpole durch die 11. und 12. Rippe geschützt (Abb. 9.15), während sich der untere Pol aufgrund der raumgreifenden Leberlappen bei der rechten Niere in Höhe von L3 und bei der linken Niere etwas tiefer befindet. Auf die Mittellinie bezogen liegen die oberen Pole jeweils 2,5 cm von der Mitte entfernt im Epigastrium, die unteren Pole dagegen 7,5 cm von der Mitte entfernt, bei der rechten Niere etwa einen Fingerbreit oberhalb des Darmbeinkammes. Entsprechend dieser anatomischen Befunde und nach unserer klinischen Erfahrung geht man kein Risiko ein, wenn man die Nadeln in Höhe von L1 etwa 2,5 cm von der Mittellinie entfernt setzt.

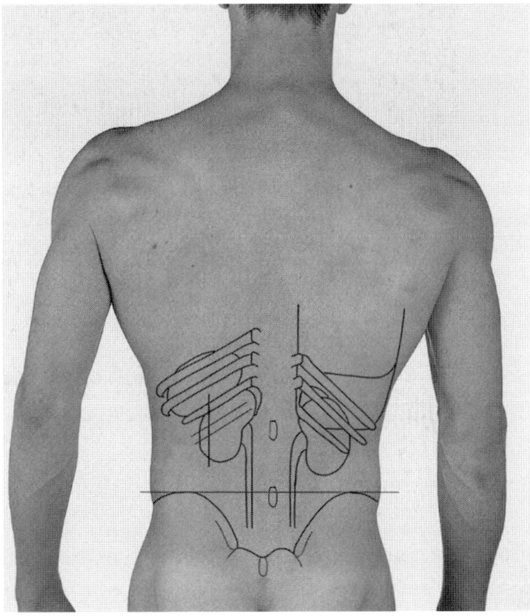

Abb. 9.15 Anatomische Lage der Nieren. (Modifiziert nach Lumley, J. (2002) *Surface anatomy: the anatomical basis of clinical examination*, 3. Ausgabe 3, Churchill Livingstone, Edinburgh.)

Der wichtige Akupunkturpunkt H15 befindet sich in Höhe von L2 auf dem seitlichen Rand des M. erector spinae. Ein Querschnitt in dieser Höhe (Abb. 9.16) zeigt, dass der Abstand zwischen der Körperoberfläche und der Rückseite der Nieren etwa ein 1/5–1/6 der sagittalen Körperachse in Höhe von L2 und Bauchnabel beträgt. In der für die Akupunktur des unteren Rückens üb-

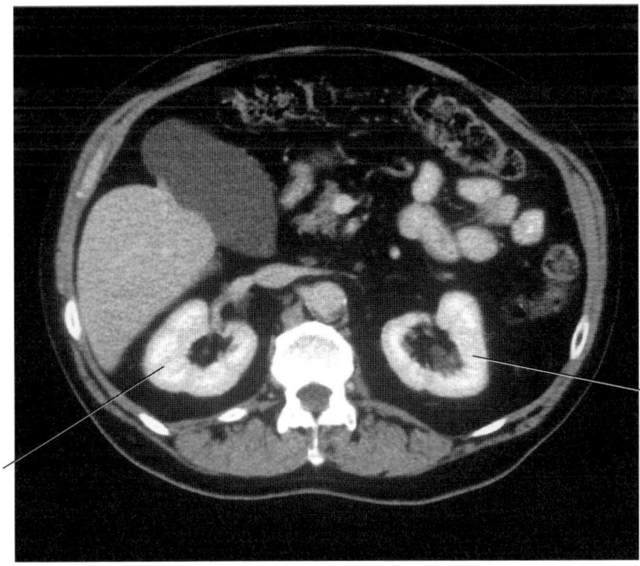

Abb. 9.16 Der Querschnitt (CT) in Höhe von L2 zeigt die Lage der Nieren. (Aus Gosling, J., Harris, P., Whitmore, I., Willan, P. (2002) *Human anatomy: color atlas and text*, 4. Ausgabe, Mosby, Edinburgh.)

lichen Bauchlage kann sich diese sagittale Körperachse unter Umständen noch verkürzen.

Aufgrund der Lage der Nieren sollten die Nadeln bei Akupunkturpunkten in Höhe von L1 am besten 4 cm, in Höhe von L2–L5 5 cm lang sein. Wenn sich die ausgesuchten Akupunkturpunkte auf dem Wulst der Mm. erector spinae befinden, sollte die Nadel rechtwinklig zur Muskeloberfläche positioniert werden. Liegen die Akupunkturpunkte auf dem Seitenrand des M. erector spinae, wird die Nadel schräg zur Mittellinie hin eingeführt.

Behandlungsprotokoll für Rückenschmerzen (Nacken und unterer Rücken)

Bei einer Behandlung des Rückens muss der Akupunkteur zuerst alle HAs im Bereich des Halses, des oberen und unteren Rückens, der Schultern und der unteren Extremitäten manuell gründlich untersuchen (Abtasten) und dann herausfinden, welche SAs genadelt werden sollen. Grund dafür ist, wie bereits in diesem Kapitel erwähnt, die untrennbare anatomische und funktionelle Verbindung zwischen dem Hals, dem oberen und unteren Rücken sowie die Ausstrahlung von Nackenschmerzen auf die Schultern beziehungsweise von Kreuzschmerzen auf die unteren Extremitäten. Im folgenden wird beschrieben, wie diese manuelle Untersuchung jeweils erfolgen sollte und welche Akupunkturpunkte genadelt werden sollen.

Bitte denken Sie daran, dass PAs bei der Behandlung von Nacken- und Rückenproblemen zu SAs werden.

Schmerzen im Bereich des Halses und unteren Rückens

1. Untersuchung

Ertasten Sie folgende HAs, um herauszufinden, welche jeweils individuell unterschiedliche Stelle als erstes verletzt wurde:

- Nacken: H2 N. auricularis magnus, H7 N. occipitalis major
- Schulter: H3 Ramus externus n. accessorii (Accessorius spinalis), H13 N. dorsalis scapulae, H8 N. suprascapularis (M. infraspinatus)
- Oberer Rücken: H20 Processus spinosus Th7,H21 Ramus cutaneus posterior Th6
- Unterer Rücken: H14 Nervi clunium superiores, H15 Ramus cutaneus posterior L2, H16 N. gluteus inferior, H22 Ramus cutaneus posterior L5, H18 Tractus iliotibialis

2. Finden Sie die entsprechenden SAs.

Bei den meisten Patienten mit Nackenschmerzen sind H7, H3 und H13 besonders empfindlich. Tasten Sie daher rund um diese drei HAs herum nach SAs. Um die empfindlichsten Stellen zu finden, tasten Sie im Bereich dieser drei HAs die Haut, Muskeln und Knochen auf der Rückseite (Dornfortsatz von C2–C7), im seitlichen Nacken, dem oberen Teil des Rückens sowie den Schultern ab. Die empfindlichsten Stellen sind die SAs. Sehr häufig sind die Seiten des Nackens empfindlicher als H7 selbst.

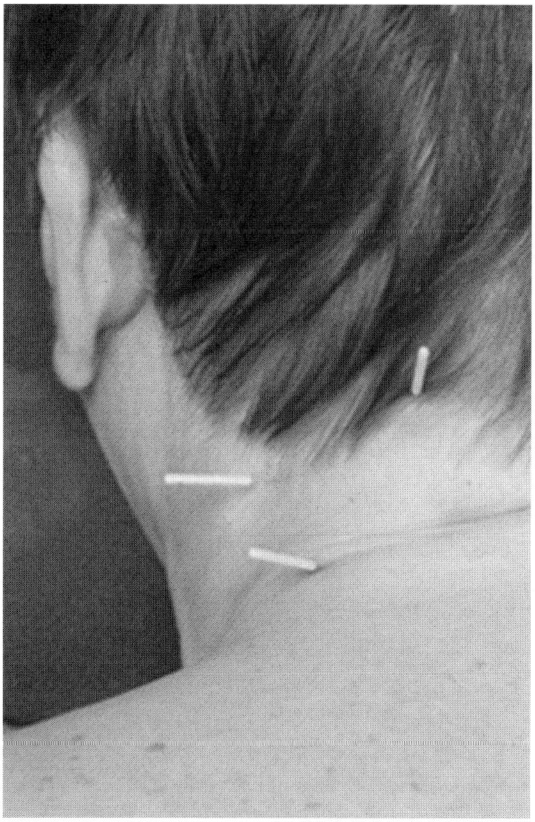

Abb. 9.17 Nadelung symptomatischer Akupunkturpunkte (SAs) auf dem seitlichen Nacken (hinter den Querfortsätzen der Halswirbel) bei Nackenschmerzen. Die rechte Nadel befindet sich an H7 am N. occipitalis major. Die Nadeln sind 4–5 cm lang.

Die Dornfortsätze von Th7–Th1 und der Paravertebralbereich von T7–Th1 sollten ebenfalls manuell nach möglichen SAs untersucht werden.

3. Verschreibung

- HAs
  H2, H7, H3, H13, H8, H20, H21, H15, H22, H14, H16
- SAs
  Man kann SAs im Nackenbereich (Abb. 9.17) und rund um H3 nehmen.
- PAs (Paravertebrale Akupunkturpunkte)
  Entlang der Hals- (C1–C7) und Brustwirbelsäule (Th1–Th7) (Abb. 9.18). Manche Nackenschmerzen sind auf Schmerzen im oberen Rücken zurückzuführen, daher sollte der obere Rücken sorgfältig abgetastet werden.

4. Einstichtiefe

- Auf der Rückseite des Nackens und im seitlichen Nacken (hinter den Querfortsätzen der Halswirbel) können die Nadeln bis auf die Knochen eingeführt werden. Die Nadeln sollten 4–5 cm lang sein. Ventral am Hals sollten keine oder nur kurze, etwa 1,5 cm lange Nadeln gesetzt werden.

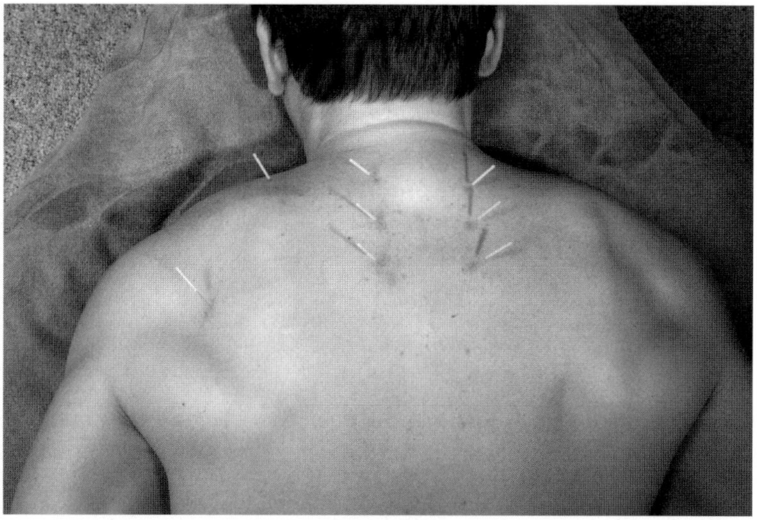

Abb. 9.18 Paravertebrale Akupunkturpunkte (PAs) von Th1–Th4 sowie Schulter-Akupunkturpunkt H8 N. suprascapularis (in der Mitte der Fossa infraspinata). Die anderen beiden Nadeln befinden sich an symptomatischen Akupunkturpunkten (SAs) für Schulterschmerzen.

- Im Schulterbereich um H3 und den paravertebralen Akupunkturpunkte von Th1–Th7 nimmt man am besten 2,5 cm lange Nadeln, um nicht in die Lunge zu stechen. Setzen Sie die Nadeln schräg zur Wirbelsäule (Mittellinie) hin ein, wenn Sie die PAs nadeln,.

Schmerzen im oberen Rücken

1. Untersuchung

Um empfindliche Punkte zu finden, untersuchen Sie manuell: (1) die hinteren Dornfortsätze der Wirbelsäule im Bereich von C2–Th7 (bei C1 fehlt, wie bereits erwähnt, dieser Fortsatz); (2) die paravertebralen Muskeln; sowie (3) besonders die Muskeln zwischen der Brustwirbelsäule und dem Schulterblatt. Einige Schmerzen im Bereich des oberen Rückens sind auf Schulterprobleme zurückzuführen; das Behandlungsprotokoll dafür wird im nächsten Kapitel erörtert.

2. Verschreibung

- HAs
  H20, H21, H13, H3, H8
- SAs
  In diesem Fall werden PAs zu SAs. Man kann beispielsweise bei Patienten mit Schmerzen im oberen Rücken, einer Erkältung oder Problemen mit der Atmung etwa in Form von Asthma empfindliche Punkte entlang der Wirbelsäule Th1–Th7 finden. Diese Punkte dienen sowohl als PAs als auch als SAs (Abb. 9.18).

3. Einstichtiefe

Sämtliche HAs und PAs können ohne Risiko mit 2,5 cm langen Nadeln akupunktiert werden. Empfindliche Punkte entlang des medialen Schulterblattrandes (Margo medialis) werden mit 1,5 cm langen Nadeln akupunktiert. Wenn die empfindlichen Punkte am medialen Schulterblattrand in größerer Tiefe liegen, kann der Akupunkteur den Muskel greifen und anheben, bevor er die Nadel einsticht; damit verhindert er, dass er die Lungen trifft, und kann trotzdem diese tiefliegenden Punkte erreichen und auflösen.

Kreuzschmerzen

1. Untersuchung

Um die Schmerzsymptome zu orten, sollte der ganze Bereich vom Hals bis zu den Unterschenkeln manuell untersucht werden, weil Kreuzschmerzen aus individuell sehr unterschiedlichen Gründen auftreten können.

Tasten Sie am Hals und dem oberen Rücken den Bereich um H7, H3 und H13 sowie die Dornfortsätze von C2–Th12 einschließlich des Paravertebralbereichs ab. Im Kreuzbereich empfehlen wir folgendes Vorgehen:

- Palpieren Sie die Dornfortsätze und den Paravertebralbereich von L1 bis zum Steißbein und achten Sie besonders auf L2, L4, L5 sowie S1–S4.
- Tasten Sie H15 und den vom M. latissimus dorsi bedeckten Bereich von der 10. Rippe bis zum Darmbeinkamm gründlich ab und suchen Sie dort nach empfindlichen Punkten.
- Tasten Sie H14 und H16, den Bereich zwischen diesen beiden Akupunkturpunkten einschließlich der Faszie über dem M. gluteus medius, den M. gluteus maximus, den M. tensor fasciae latae seitlich der Hüfte sowie den Bereich der Gesäßfalte zwischen dem M. gluteus maximus und der ischiokruralen Muskulatur auf der Oberschenkelrückseite ab.
- Untersuchen sie beide untere Extremitäten. Palpieren Sie H18 und den Tractus iliotibialis, ferner die ischiokrurale Muskulatur auf der Oberschenkelrückseite, besonders entlang des Verlaufs des N. ischiadicus. Tasten Sie H11, lateral und medial der Fossa poplitea, ab sowie H10 und die beiden Bäuche des M. gastrocnemicus.

  Die empfindlichsten oder schmerzhaftesten Bereiche, die bei einer sorgfältigen Untersuchung gefunden werden, sind die SAs.

2. Verschreibung

- HAs
  Hals: H7
  Schulter: H3, H13, H8
  Oberer Rücken: H20, H21
  Unterer Rücken: H15, H22, H14, H16
  Untere Extremität: H18, H11, H10
- SAs
  SAs befinden sich bei der oben erwähnten Untersuchung vom Nacken bis zum Unterschenkel an den empfindlichsten oder schmerzhaftesten Stellen.

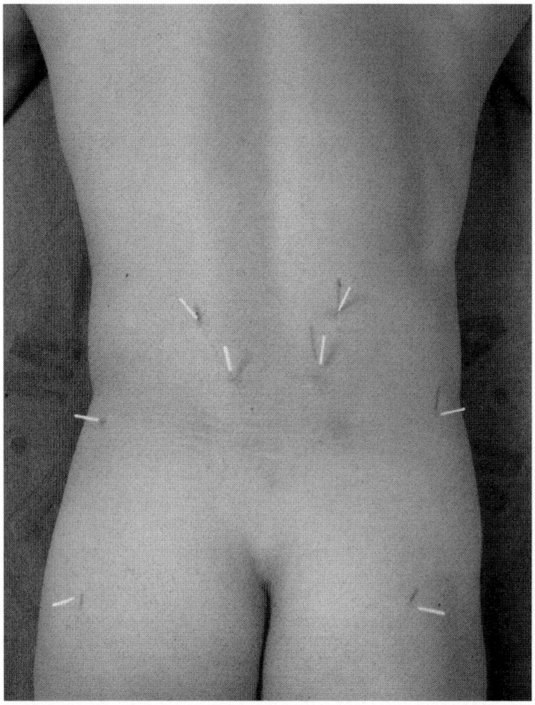

Abb. 9.19 Man verwendet die homöostatischen Akupunkturpunkte (HAs) H15, H22, H14 und H16 im unteren Rückenbereich (von der Lendenregion bis zum Gesäß).

Wenn der Halsbereich empfindlich ist, kann man ein oder zwei SAs aus dieser Region nehmen. Im unteren Rücken ist in der Regel einer der folgenden fünf Bereiche empfindlich:

- der Bereich zwischen H15 und H22
- der Bereich um die Sakroiliakalgelenke
- der Bereich zwischen H14 und H16
- der M. tensor fasciae latae und der Tractus iliotibialis
- die ischiokrurale Muskulatur und der M. gastrocnemius.

Abbildung 9.19 zeigt die Standardbehandlung bei Kreuzschmerzen.

3. Einstichtiefe

- Nacken: 3–5 cm für H7 und SAs hinten und seitlich auf dem Nacken (hinter den Querfortsätzen der Halswirbel)
- Schulter: 2,5 cm für H3 und H13. Bei H8 können die Nadeln bis zur Schulter eingestochen werden.
- Oberer Rücken: 2,5 cm für H20 und H21.
- Unterer Rücken: 4 cm für H15, 5 cm für H14 und H22, über 7 cm für H16.
- Untere Extremität: 2–5 cm je nach Stärke der Muskeln

Kokzygodynie

Bei der Kokzygodynie schmerzt das Steißbein samt der Nachbarregionen. In der Regel wird dieser Schmerz bei sportlichen oder alltäglichen Aktivitäten durch einen Sturz auf den Rücken oder das Gesäß verursacht. Wie gut man die

Schmerzen mithilfe der Akupunktur bekämpfen kann, hängt von der Art der Verletzung oder des Traumas ab. Wenn keine oder eine kleinere Fraktur vorliegt, lassen sich die Entzündung, Schwellung und Schmerzen mit einer Nadelung effizient verringern.

Patienten mit Kokzygodynie haben normalerweise auch Schmerzen im Bereich des Kreuzbeins. Untersuchung und Behandlung der Kokzygodynie entsprechen genau denen bei Kreuzschmerzen, außer dass man, um die SAs aufzufinden, im Bereich des Steißbeins nach empfindlichen und schmerzhaften Stellen tastet.

Infektionen und neoplastische Erkrankungen, die Kreuzschmerzen verursachen

In einigen wenigen Fällen werden Kreuzschmerzen durch Metastasen, multiple Myelome und andere primäre Rückenmarktumoren verursacht. Einige Kreuzschmerzen haben mit Infektionskrankheiten wie einem Epiduralabszess, einer osteomyelitischen Spondylitis oder einer Spondylitis tuberculosa (einer Tuberkulose der Wirbelsäule, bei der die Knochen von *Mycobacterium tuberculosis* infiziert sind) zu tun. Je nachdem, wie weit die Krankheit schon fortgeschritten ist und in welchen Zustand sich der Patient befindet, kann eine Akupunkturbehandlung die Schmerzbekämpfung effizient unterstützen.

Auf den Rücken ausstrahlende Schmerzen

Bei einigen wenigen Patienten werden Kreuzschmerzen durch eine Erkrankung innerer Organe hervorgerufen, beispielsweise:

- Des Magendarmtrakts: Perforation eines inneren Organs
- Der Galle: Obstruktion des Gallengangs, vergrößerte Gallenblase
- Der Bauchspeicheldrüse: Pankreatitis, Pankreaskarzinom
- Der Niere: Nierensteine, Harnleiterstein, Pyelonephritis, Nierenkarzinom, Blasenkarzinom
- Der Blutgefäße: Aneurysma der Aorta abdominalis, arterielle Verschlusskrankheiten

Bei Patienten mit Kreuzschmerzen, die von einem erkrankten Organ ausgehen, kann Akupunktur erfolgreich als Ergänzungstherapie eingesetzt werden.

Zusammenfassung

Rücken- und Nackenschmerzen sind die häufigsten Beschwerden von Akupunkturpatienten. Sowohl die klassische als auch die aktuelle Literatur, aber auch unsere klinische Erfahrung zeigen, dass man mit einer Akupunkturbehandlung über 90 Prozent dieser Patienten helfen kann, wenn der Akupunkteur die Behandlung richtig anwendet.

Schmerzen im Bereich des unteren Rückens und Nackens sowie manchmal auch in den oberen und unteren Extremitäten hängen eng zusammen. Daher sollten alle diese Bereiche manuell untersucht und gemeinsam behandelt werden.

Akupunkteure müssen die Krankengeschichte jedes einzelnen Patienten sowie die Art der Schmerzen kennen, um festlegen zu können, ob die Akupunkturbehandlung als primäre oder als Ergänzungstherapie angewandt werden soll.

In den Behandlungsprotokollen für Rücken- und Nackenschmerzen sowie Schmerzen, die in diese Bereiche oder von diesen Bereichen ausstrahlen, sind überwiegend dieselben HAs, aber unterschiedliche lokale SAs vorgesehen. Bei Patienten mit Nackenschmerzen befinden sich die SAs auf hinten und seitlich am Nacken sowie im oberen Schulterbereich. Bei Patienten, die Schmerzen im Bereich des oberen Rückens haben, befinden sich die SAs in diesem Bereich. Bei Patienten mit Kreuzschmerzen liegen die SAs im Bereich des unteren Rückens, dem Bereich von Kreuz- und Steißbein, dem Gesäß oder dem Ober- oder Unterschenkel.

Denken Sie daran, dass einige Schmerzen auf verkürzte Muskeln der Körpervorderseite wie der Brust- oder Bauchmuskulatur zurückzuführen sind. Diese Muskeln sollten, falls nötig, ebenfalls untersucht und behandelt werden.

Wie effizient die Akupunkturbehandlung ist, hängt von der Schwere und Dauer der Erkrankung, den Selbstheilungskräften des Patienten sowie den Fähigkeiten des Akupunkteurs ab, die Behandlung durchzuführen.

Literatur

1. Loeser JD, editor: Bonica's management of pain, ed 3, Philadelphia, 2001, Lippincott Williams & Wilkins, p 1475.
2. Fishman L, Ardman C: Back pain: how to relieve low back pain and sciatica, New York, 1999, WW Norton, p 13.
3. Schofferman J: What to do for a pain in the neck, New York, 2001, Fireside, p 15.
4. Ivker RS.: Backache survival: the holistic medical treatment program for low back pain, New York, 2003, Jeremy P. Tarcher/Putnam, p 25.
5. Spratt KF, Lehmann TR, Weinstein JW, et al: A new approach to low-back examination: behavioral assessment of mechanical signs, Spine 15:96-102, 1990.
6. Gunn CC: Treating myofascial pain: intramuscular stimulation (IMS) for myofascial syndromes of neuropathic origin, HSCER, Seattle, 1989, University of Washington.
7. Arnoldi CC, Brodsky AE, Cauchoix J, et al: Lumbar spinal stenosis and nerve root entrapment syndromes: definition and classification, Clin Orthop 115:4-5, 1976.
8. Eklund JA, Corlett EN: Shrinkage as a measure of the effect of load on the spine, Spine 9:189, 1984.
9. Ahn H, Cho Y-W, Ahn M-W, et al: mRNA expression of cytokines and chemokines in herniated lumbar intervertebral discs, Spine 27:9:911-917, 2002.
10. Vertosick FT Jr, Why we hurt? The natural history of pain, San Diego, 2000, Harcourt, p 95.
11. Fishman S, Berger L: The war on pain, New York, 2001, Quill, p 139.
12. Rosse C, Gaddum-Rosse P: Hollinshead's textbook of anatomy, ed 5, Philadelphia, 1997, Lippincott-Raven, p 611.

Kapitel 10

Schmerzen in der oberen Extremität: Schulter, Ellenbogen, Handgelenk und Hand

Einführung

Erkrankungen des Muskel- und Skelettsystems der oberen Extremitäten gehören mit zu den häufigsten Ursachen für Schmerzen und Funktionseinschränkungen. In unserer Klinik wird die Anzahl an Patienten mit Schulter- und Ellenbogenschmerzen lediglich von der Anzahl an Patienten mit Kreuz- und Nackenschmerzen übertroffen. Mit einer Akupunktur kann man bei Schmerzen unterschiedlichster Ursache – von der Rotatorenmanschettenruptur bis zu einer Peritendinits des Unterarms – sehr gute Ergebnisse erzielen.

Wie immer hängt der Erfolg der Akupunkturbehandlung davon ab, wie gut der Therapeut mit der Anatomie dieses Bereichs und dem Krankheitsbild vertraut ist, das den Schmerz auslost. Daher widmen wir uns in diesem Kapitel zunächst der speziell für die Akupunkturbehandlung relevanten Anatomie, Physiologie und Biomechanik der oberen Extremität und stellen anschließend die gängigsten Erkrankungen in diesem Bereich vor. Am Ende dieses Kapitels gibt es eine Einführung in ein standardisiertes, aber individuell anpassbares Protokoll zur Behandlung muskuloskelettaler Schmerzen der oberen Extremität.

Mit den oberen Gliedmaßen werden manuelle Tätigkeiten ausgeführt. Sie bestehen aus folgenden anatomischen Elementen: der Schulter, einer Verbindung zwischen Arm und Rumpf; dem Oberarm (brachium) zwischen Schulter und Ellenbogen; dem Unterarm (antebrachium) zwischen Ellenbogen und Handgelenk, dem Handgelenk (carpus) zwischen Unterarm und Hand, sowie der Hand. Anders als bei den unteren Extremitäten sind die oberen Extremitäten frei beweglich und tragen kein Gewicht. Da die Beweglichkeit bei ihnen an erster Stelle steht, haben sie keine direkte Knochenverbindung zur Wirbelsäule. Ihre Beweglichkeit geht auf Kosten der Stabilität.

Aus klinischer Sicht gibt es aufgrund der anatomischen Verhältnisse sowie von der Pathologie her eine Verbindung zwischen Schulter-, Ellenbogen-, Handgelenk-, Hand- und sogar Nackenschmerzen. Bei einer Akupunkturbehandlung sollten daher alle diese Bereiche untersucht und behandelt werden, selbst wenn der Patient nur über Schmerzen in einem begrenzten Bereich klagt.

Die meisten Schulter- und Ellenbogenschmerzen werden durch Störungen in den Weichteilen hervorgerufen. Da Computer in unserer Kultur mittlerweile eine so große Rolle spielen, sind Schmerzen am Handgelenk weit verbreitet. Zu den üblichen Ursachen für Schulter- und Ellenbogenschmerzen gehören Degenerationserscheinungen, Verletzungen beim Sport oder alltäglichen Aktivitäten, Entzündungen sowie ausstrahlende Schmerzen, ferner Gefäßerkrankungen und Tumoren. Der Grund für die Häufigkeit der Schulterschmerzen liegt darin, dass zahlreiche Elemente zusammenwirken müssen, um die Stabilität und die reibungslose Bewegung der Schulter zu gewährleisten: Muskeln, Bänder, Sehnen sowie die acht beteiligten Gelenke. Die Schulter ist kein einzelnes Gelenk, sondern eine komplexe Gruppe von Gelenken. Der Schmerz kann ein oder auch mehrere Elemente dieses Komplexes betreffen.

Der Ellenbogen schmerzt zwar nicht so häufig wie die Schulter, doch unter Computernutzern und gewissen Sportlern aus dem Profi- und Amateurlager sind diese Schmerzen weit verbreitet. Bei bestimmten Sportarten wie Tennis und Golf ist die Wahrscheinlichkeit sehr hoch, dass Schmerzen am Ellenbogen auftreten. Wie bei der Schulter sind Stabilität, Kraft und reibungslose Bewegung auch beim Ellenbogen die Gewähr für gutes Funktionieren. Solange der Ellenbogen gesund ist, kann der Unterarm bewegt und die Hand in die gewünschte Stellung gebracht werden. Kommt es jedoch zu einer Steifheit, Instabilität oder Schwäche im Ellenbogengelenk, schmerzt jede Bewegung. Häufige extraartikuläre Gelenkprobleme, die Ellenbogenschmerzen verursachen können, sind Tennisellenbogen oder Epicondylitis humeri radialis (lateral), Golfspielerellenbogen oder Epicondylitis humeri ulnaris (medial), Epikondylitis, Neuropathie des N. ulnaris und eine Schleimbeutelentzündung am Olekranon (Bursitis olecrani). Intraartikuläre Erkrankungen wie Arthritis oder Osteochondritis sind dagegen seltener.

Das Handgelenk und die Hand sind die beiden eigentlichen Arbeitseinheiten der oberen Extremität. Schulter, Oberarm, Ellenbogen und Unterarm bilden einen über viele Gelenke verbundenen Hebel, mit dem Handgelenk und Hand in die richtige Arbeitsstellung gebracht werden können. Die Hand, bei der Finger und Daumen wie bei einer Zange zusammenarbeiten können, ist zum Greifen und zur Feinarbeit da und mit einem ausgezeichneten Wahrnehmungs- und höchst genauen Unterscheidungsvermögen ausgestattet. Funktionell wird die Hand vom Kopf gesteuert. Aufgrund der körperlichen Arbeiten, die das Handgelenk und die Hand ausführen müssen, werden diese Arbeitseinheiten leicht durch Unfälle verletzt und sind verschleißanfällig, so dass es häufig zu Entzündungen kommt. Die meisten dieser Verletzungen sind schmerzhaft. Die Finger sind die beweglichsten Teile des Körpers. Aufgrund der empfindlichen und komplizierten Strukturen des Handgelenks und der Hand kann man ihre Funktion nicht so leicht mit Akupunktur wiederherstellen wie bei anderen Teilen des Körpers. Bei einer rechtzeitigen Behandlung lassen sich allerdings gute Ergebnisse erzielen.

Akupunkturrelevante Anatomie der oberen Extremität

Anatomische Kenntnisse der Knochen, Nerven, Muskeln und wichtigsten Blutgefäße sind für eine erfolgreiche Akupunkturbehandlung entscheidend. Eine detaillierte anatomische Beschreibung der oberen Extremität würde allerdings den Rahmen dieses Kapitels überschreiten. Das Kapitel konzentriert sich daher nur auf die für die Praxis der Akupunktur relevanten Knochen, Muskeln und Nerven.

Die Knochen des Arms

Zu den Knochen der oberen Extremität gehören das Schlüsselbein (Clavicula) und das Schulterblatt (Scapula) des Schultergürtels, der Oberarmknochen (Humerus), Speiche (Radius) und Elle (Ulna) im Unterarm, die acht Handwurzelknochen des Handgelenks, die fünf Mittelhandknochen der Hand sowie die 14 Fingerknochen (Abb. 10.1).

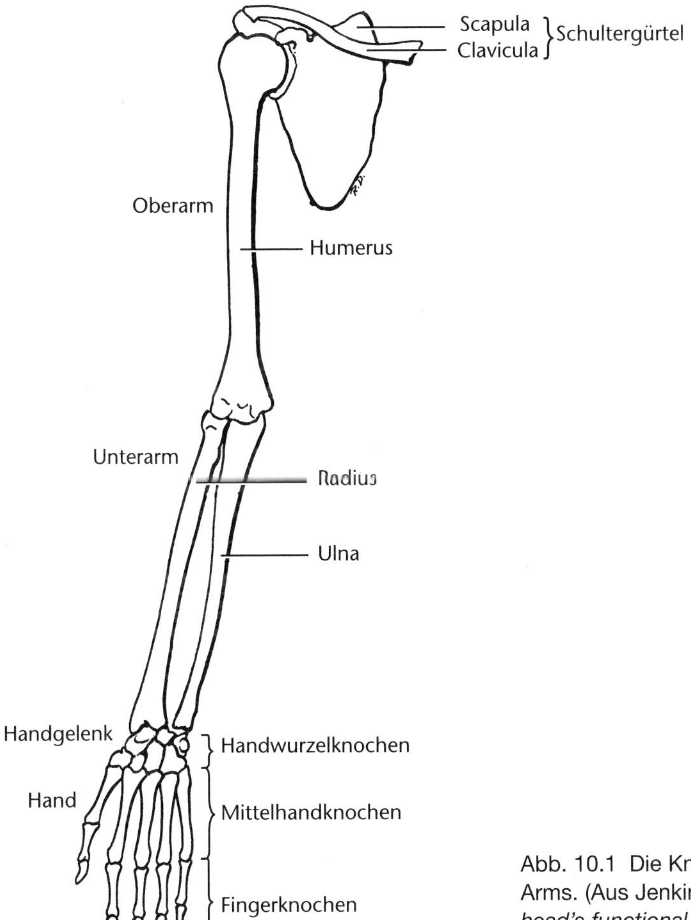

Abb. 10.1 Die Knochen des rechten Arms. (Aus Jenkins, D. (2002) *Hollinshead's functional anatomy of the limbs and back*, 8. Ausgabe, WB Saunders, Philadelphia, S. 65.)

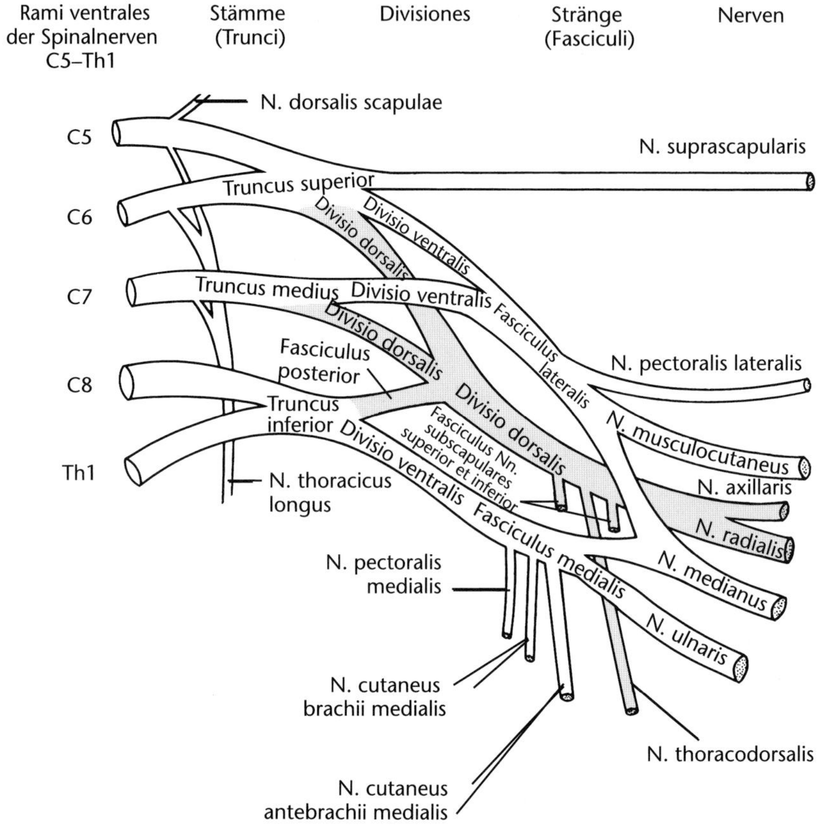

Abb. 10.2 Schematische Darstellung des Plexus Brachialis. (Aus Jenkins, D. (2002) *Hollinshead's functional anatomy of the limbs and back*, 8. Ausgabe, WB Saunders, Philadelphia, S. 80.)

Das Armgeflecht (Plexus brachialis)

Das Armgeflecht ist der Nervenkomplex, der den Arm innerviert und folgende physiologische Funktionen erfüllt:

- Er liefert sensorische Information von der Haut, den Muskeln und tiefer gelegenen Strukturen wie den Gelenken.
- Er steuert die Muskelmotorik.
- Er reguliert über die sympathischen vasomotorischen Nerven den Durchmesser der Blutgefäße.
- Er sorgt über sympathische Efferenzen für die Sekretion der Schweißdrüsen.

In Höhe des Halsansatzes vereinigen sich die fünf Vorderäste der Spinalnerven von C5–C8 and Th1 und bilden im seitlichen Halsdreieck das Armgeflecht. (Denken Sie daran, dass es in der Halswirbelsäule sieben Wirbel und acht Spinalnerven gibt, weil die Spinalnerven C1 und C2 von der oberen beziehungsweise unteren Seite von C1 abgehen.) Aufgrund der Vereinigung der fünf

Vorderäste und der Umverteilung der fünf Spinalnerven können die Nervenfasern aus verschiedenen Rückenmarksabschnitten neu geordnet und effizient auf verschiedene Nervenstämme verteilt werden, die zu den verschiedenen Bereichen des Arms führen. Man kann den Plexus in Wurzeln, Stämme (Trunci), Abteilungen (Divisiones) und Stränge (Fasciculis) unterteilen (Abb. 10.2).

Man unterteilt die Nerven des Armgeflechts in einen oberhalb (Pars supraclavicularis) und einen unterhalb des Schlüsselbeins gelegenen Teil (Pars infraclavicularis). Die Nervenäste der Pars supraclavicularis gehen von den Rami und Trunci des Armgeflechts ab und verteilen sich im seitlichen Halsdreieck und oberhalb des Schlüsselbeins. Die Nervenäste der Pars infraclavicularis entspringen aus den Strängen (Fasciculi) des Armgeflechts und verlaufen durch die Achselhöhle, von wo aus sie sich im Oberarm verteilen.

Die supraklavikulären Äste des Armgeflechts Sie innervieren hauptsächlich die im folgenden aufgelisteten Muskeln und Gelenke:

- N. dorsalis scapulae (C5): M. scalenus medius, M. levator scapulae und Mm. rhomboidei. Auf dem M. levator scapulae befindet sich der Akupunkturpunkt H13
- N. thoracicus longus (C5–C7): M. scalenus medius, M. serratus anterior
- N. subclavius (C5) zum M. subclavius
- N. suprascapularis (C5 und C6): M. supraspinatus, M. infraspinatus und das Schultergelenk. Auf dem M. infraspinatus liegt der Akupunkturpunkt H8

Die infraklavikulären Äste des Armgeflechts Zum Fasciculus lateralis des Armgeflechts gehören drei Äste:

- N. pectoralis lateralis (C5–C7): M. pectoralis major. Der Akupunkturpunkt H17 am N. pectoralis lateralis befindet sich an der Stelle, an der der Nerv in den Muskel eintritt.
- N. musculocutaneous (C5–C7): Die Muskeln auf der Vorderseite des Oberarms. Der Nerv zieht in den Oberarm und versorgt den M. biceps brachii und M. brachialis (Abb. 10.3). Direkt proximal vom Ellenbogengelenk durchstößt er die tiefe Faszie und verläuft dann als N. cutaneus antebrachii lateralis an der Oberfläche; an dieser Durchtrittsstelle durch die Faszie befindet sich der Akupunkturpunkt H9 am N. cutaneus antebrachii lateralis.
- Laterale Wurzel des N. medianus: Diese laterale Wurzel, die Fortsetzung des Fasciculus lateralis, verbindet sich mit einer medialen Wurzel aus dem Fasciculus medialis zum N. medianus.

Aus dem medialen Faszikel des Plexus brachialis entspringen fünf Äste:

- N. pectoralis medialis (C8–Th1): M. pectoralis minor und einen Teil des M. pectoralis major
- N. cutaneus brachii medialis (C8 und Th1): Die Haut auf der medialen Seite des Oberarms und dem proximalen Teil des Unterarms
- N. cutaneus antebrachii medialis (C8 und Th1): Die Haut auf der medialen Unterarmseite

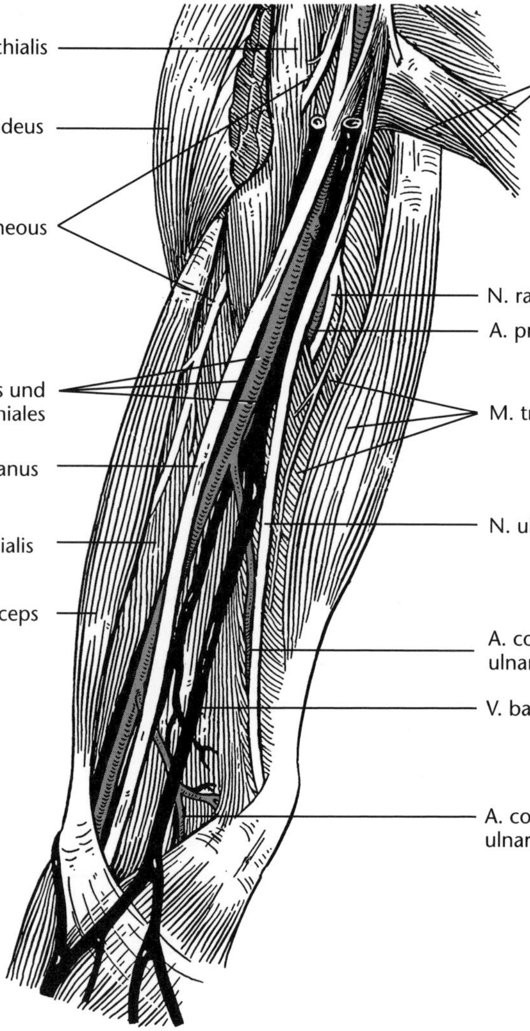

Abb. 10.3 Nerven und Gefäße des Oberarms. Achten sie auf den N. musculocutaneous. (Aus Jenkins, D. (2002) *Hollinshead's functional anatomy of the limbs and back*, 8. Ausgabe, WB Saunders, Philadelphia, S. 125.)

- N. ulnaris (C8 und Th1): Dieser Nerv verläuft, ohne Äste zur Achselhöhle abzugeben, durch den Oberarm bis in den Unterarm und die Hand. Er kommt von der Rückseite des Epicondylus medialis, wo er im Sulcus n. ulnaris verläuft, auf die Beugeseite des Unterarms, versorgt den M. flexor carpi ulnaris, die mediale Hälfte der kleinsten Muskeln des M. flexor digitorum profundus sowie die Haut auf der Ulnarseite der Hand. Die Muskeln- und Hautbereiche, die der N. ulnaris innerviert, sind in Tabelle 10.1 zusammengestellt.
- Mediale Wurzel des N. medianus: Die mediale Wurzel bildet zusammen mit der lateralen den N. medianus (Tabelle 10.2), der mit Ausnahme des M. flexor carpi ulnaris sämtliche Flexoren im Unterarm sowie die Haut auf der

lateralen Hälfte des Handtellers versorgt. In der Hohlhand (Palma manus) versorgt der N. medianus die Muskulatur des Daumenballens (Thenarmuskulatur) sowie die ersten beiden Mm. lumbricales. Die Hautäste des N. medianus liefern sensorische Daten von der Haut auf der Palmarseite der radialen (lateralen) drei Finger und der radialen Hälfte des Ringfingers.

Tabelle 10.1 Überblick über die wichtigsten Versorgungsgebiete des N. ulnaris (C8 und Th1)

Oberarm	Unterarm	Hand
Ellenbogengelenk	M. flexor carpi ulnaris	Muskeln des Kleinfingerballens (Hypothenarmuskulatur)
	M. flexor digitorum profundus (4. u. 5. Finger)	M. adductor pollicis, Mm. lumbricales III und IV
	A. ulnaris	Mm. interossei
	Ramus palmaris n. ulnaris	M. palmaris brevis
	Ramus dorsalis n. ulnaris	Nervi digitales palmares zur Haut an der Beugeseite der anderthalb ulnaren Finger
	Handgelenk	Haut der Medialseite des Handrückens und Dorsalseite der 2,5 ulnaren Finger

Tabelle 10.2 Überblick über die wichtigsten Versorgungsgebiete des N. medianus (C5 und C6)

Oberarm	Unterarm	Hand
A. brachialis	M. pronator teres	Handgelenk
Ellenbogengelenk	M. flexor carpi radialis	Ramus palmaris
	M. palmaris longus	Drei Muskeln am Daumenballen
	M. flexor digitorum superficialis	Mm. lumbricales I und II
	M. flexor pollicis longus	Nervi digitales palmares zu den radialen 3,5 Fingern
	M. flexor digitorum profundis (laterale Hälfte)	
	M. pronator quadratus	

Der posteriore Faszikel des Armgeflechts umfasst fünf Äste:

- Der obere N. subscapularis (C5 und C6): M. subscapularis
- N. thoracodorsalis (C6, C7 und C8): M. latissimus dorsi
- Der untere N. subscapularis (C5 und C6): M. subscapularis, M. teres major

- N. axillaris (C5 und C6): Dieser Nerv verläuft um das Collum chirurgicum humeri durch die laterale Achsellücke und versorgt die Mm. teres minor und deltoideus
- N. radialis (C5–C8 und Th1): Das ist der wichtigste Nerv zur Versorgung der Streckmuskeln der oberen Extremitäten. Er liefert sensorische Informationen von der Haut auf der Streckseite des Arms bis hinunter zur Hand. Nachdem er die Achselhöhle verlassen hat, verläuft der Nerv zwischen Caput longum und Caput mediale des M. triceps, an den er Muskeläste abgibt, nach hinten, unten und lateral. Dann windet er sich im Sulcus n. radialis um den Humerus und gelangt in den Unterarm, wo er sich in einen Ramus profundus und einen Ramus superficialis aufspaltet. Der N. radialis gibt Äste zum M. anconaeus, M. brachioradialis und den Streckmuskeln ab (Tabelle 10.3). An der Stelle, an der der N. radialis die tiefe Faszie zwischen dem M. brachioradialis und dem M. extensor carpi radialis longus durchstößt, liegt der wichtige Akupunkturpunkt H1 am Ramus profundus n. radialis. Nach der Verzweigung verläuft der Ramus superficialis des N. radialis unter dem M. brachioradialis weiter und taucht erst im distalen Teil des Radius wieder an der Oberfläche auf. Dieser Nerv verästelt sich, wenn er sich dem Rete carpale dorsale zwischen Daumen und Zeigefinger nähert, wo der Akupunkturpunkt H12 am Ramus superficialis n. radialis liegt.

Um den gewünschten therapeutischen Erfolg erzielen zu können, müssen Akupunkteure unbedingt den Ursprung, den Verlauf und die Verbindungen der wichtigsten Nerven kennen. Dieses Wissen liefert die physiologische und pathologische Grundlage, um zu verstehen, um welche Art von Verletzung es sich handelt und wie der Schmerz behandelt werden sollte.

Tabelle 10.3 Überblick über die wichtigsten Versorgungsgebiete des N. radialis (C5, C6, C7, C8, Th1)

Oberarm	Unterarm
N. cutaneus brachii lateralis inferior	N. cutaneus antebrachii posterior
M. triceps (alle drei Köpfe)	M. extensor carpi radialis brevis
M. brachialis (kleiner Teil)	M. supinator
M. brachioradialis	M. extensor digitorum
M. extensor carpi radialis longus	M. extensor digiti minimi
Ellenbogengelenk	M. extensor carpi ulnaris
	M. abductor pollicis longus
	M. extensor pollicis longus
	M. extensor pollicis brevis
	M. extensor indicis
	Haut auf der radialen Seite des Handrückens und der radialen 3½ Finger

Sympathische Nervenversorgung der oberen Extremität

Das Armgeflecht (Plexus brachialis) liefert die Haut- und Muskeläste der oberen Extremität (Tabelle 10.4). Die Hautnerven sind für die Hautempfindungen wie Berührung, Druck, Schmerz, Wärme, Kälte oder Reizung durch Chemikalien verantwortlich. Die motorischen Nerven steuern die Muskelbewegungen und koordinieren die Muskelkontraktion und -entspannung.

Tabelle 10.4 Überblick über die wichtigsten Versorgungsgebiete des N. musculocutaneus (C5, C6, C7)

Achselhöhle	Oberarm	Unterarm
M. coracobrachialis	M. biceps	N. cutaneus antebrachii lateralis
	M. brachialis (größter Teil)	
	Ellenbogengelenk	

Neben den bereits erwähnten Haut- und Muskelnerven ist aber auch das vegetative oder autonome Nervensystem für eine Akupunkturbehandlung wichtig. In den Kapiteln 1 und 2 haben wir bereits den Aufbau dieses Nervensystem dargestellt. Es besteht aus einem sympathischen und einem parasympathischen Anteil und hat die Aufgabe, physiologische Funktionen zu regulieren. Das sympathische Nervensystem aktiviert Reaktionen, die im Notfall oder zum Überleben erforderlich sind; dazu gehören etwa: die Vasokonstriktion von Blutgefäßen in der Haut, das Schwitzen, die Kontraktion der Mm. arrectores pilorum (Gänsehaut), die Erhöhung der Frequenz und die Stärke des Herzschlags (zur besseren Blutversorgung der Muskeln bei körperlichen Anstrengungen), die Kontraktion der Schließmuskeln von Hohlorganen wie dem Magen und der Blase, die Entspannung von Muskeln in der Wand innerer Organe wie der Bronchien (für eine vermehrte Sauerstoffzufuhr) und des Magens (um Verdauungsaktivitäten zu dämpfen). Alle diese sympathischen Funktionen werden aktiviert, wenn Lebensgefahr droht. Da dieser Prozess Energie verbraucht und eine körperliche Belastung darstellt, sind Menschen nach solchen Notfall- oder Überlebensreaktionen in der Regel erschöpft.

Das parasympathische Nervensystem ist der physiologische Gegenspieler des sympathischen Nervensystems. Seine Aufgabe ist es unter anderem, die Blutgefäße in der Haut weitzustellen (Vasodilatation), die Herzfrequenz und die Schlagstärke des Herzmuskels zu verringern, die Verdauungsaktivitäten zu steigern (Aufnahme von Nährstoffen), die Immunreaktion (Eindämmen von Entzündungen) und die Regeneration des Gewebes zu fördern.

Die zentralen Neuronen des autonomen Nervensystems befinden sich im Rückenmark. Sie senden Nervenfasern, präganglionäre Fasern, zu peripheren autonomen Ganglien außerhalb des Rückenmarks. Diese präganglionären Fasern kommunizieren über Synapsen mit ganglionären Neuronen, deren Nervenfasern, die postganglionären Fasern, zu den Blutgefäßen, Drüsen und Organen ziehen.

Die präganglionären Fasern für die oberen Extremitäten stammen aus den oberen Rückenmarkssegmenten (Th2–Th6). Sie steigen im Grenzstrang (Truncus sympathicus) auf und verbinden sich mit den Wurzeln des Armgeflechts. Daher enthält jeder Haut- oder Muskelnerv des Arms auch vegetative postganglionäre Nervenfasern. Die Nerven des sympathischen Systems innervieren Blutgefäße, Schweißdrüsen sowie die Mm. arrectores pilorum in der Haut.

Wenn eine sensorische Nervenfaser genadelt wird, werden auch die vegetativen postgänglionären Fasern stimuliert. Im Allgemeinen steigert sich durch die Stimulation die Aktivität des parasympathischen Nervensystems, wodurch die Aktivität des sympathischen Nervensystems gedämpft wird. Das erklärt, warum eine Akupunkturbehandlung von Akupunkturpunkten im Arm Krankheitssymptome in der Lunge, dem Herzen und dem Magen lindern kann, indem sie etwa Übelkeit, Brechreiz und die Herzfrequenz (sogar eine Tachykardie) verringert sowie eine flache Atmung oder bestimmte allergische Symptome bessert.

Anatomie der Schulter

Anatomisch gesehen verbindet die Schulter den Oberarm mit dem Rumpf. Zwei Knochen, das Schlüsselbein (Clavicula) und Schulterblatt (Scapula) bilden den Schultergürtel und verbinden den Humerus und die gesamte obere Extremität mit dem Achsenskelett, den Knochen des Rumpfs und des Kopfes (Abb. 10.1). Zwischen den Knochen des Schultergürtels und dem Achsenskelett gibt es eine Reihe von Gelenken.

In diesem Kapitel werden nur die Gelenke, Verbindungen oder Gleitflächen des Schultergürtels vorgestellt, die für die Behandlung von Schulterschmerzen relevant sind: das Schultergelenk (Articulatio glenohumeralis oder humeri), das laterale oder äußere Schlüsselbeingelenk (Articulatio acromioclavicularis), das mediale oder innere Schlüsselbeingelenk (Articulatio sternoclavicularis), die Verbindung von Bizepssehne und Humeruskopf sowie die Gleitfläche des Schulterblatts auf dem Brustkorb.

Das Schultergelenk (Articulatio humeri oder glenohumeralis)

Um den Arm bewegen zu können, müssen alle Gelenke des Schulterkomplexes zusammenwirken. Das Schultergelenk ist das beweglichste Kugelgelenk des Körpers. Daher ist dieses Gelenk das wichtigste im Schulterkomplex – und besonders häufig von Schmerzen und Störungen betroffen. Es handelt sich um eine Diarthrose (Articulatio oder Junctura synovialis), bei der ein kugelförmiger Gelenkkopf, der große Humeruskopf (Caput humeri), mit einer nicht exakt angepassten Gelenkpfanne, der kleinen, flachen Cavitas glenoidalis, artikuliert. Der Oberarmkopf dreht sich nicht nur um eine feste Achse, sondern gleitet auch über die Oberfläche der Gelenkpfanne (Abb. 10.4). Aufgrund dieser vorgegebenen Schwachstelle des Gelenks zeigen sich schnell Abnutzungserscheinungen und Störungen; außerdem muss die Stabilität des Gelenks über die umgebenden Weichteile gesichert werden.

Die konkave, birnenförmige Cavitas glenoidalis befindet sich am Angulus lateralis des Schulterblatts (Abb. 10.4), so dass die beiden Gelenkflächen nur

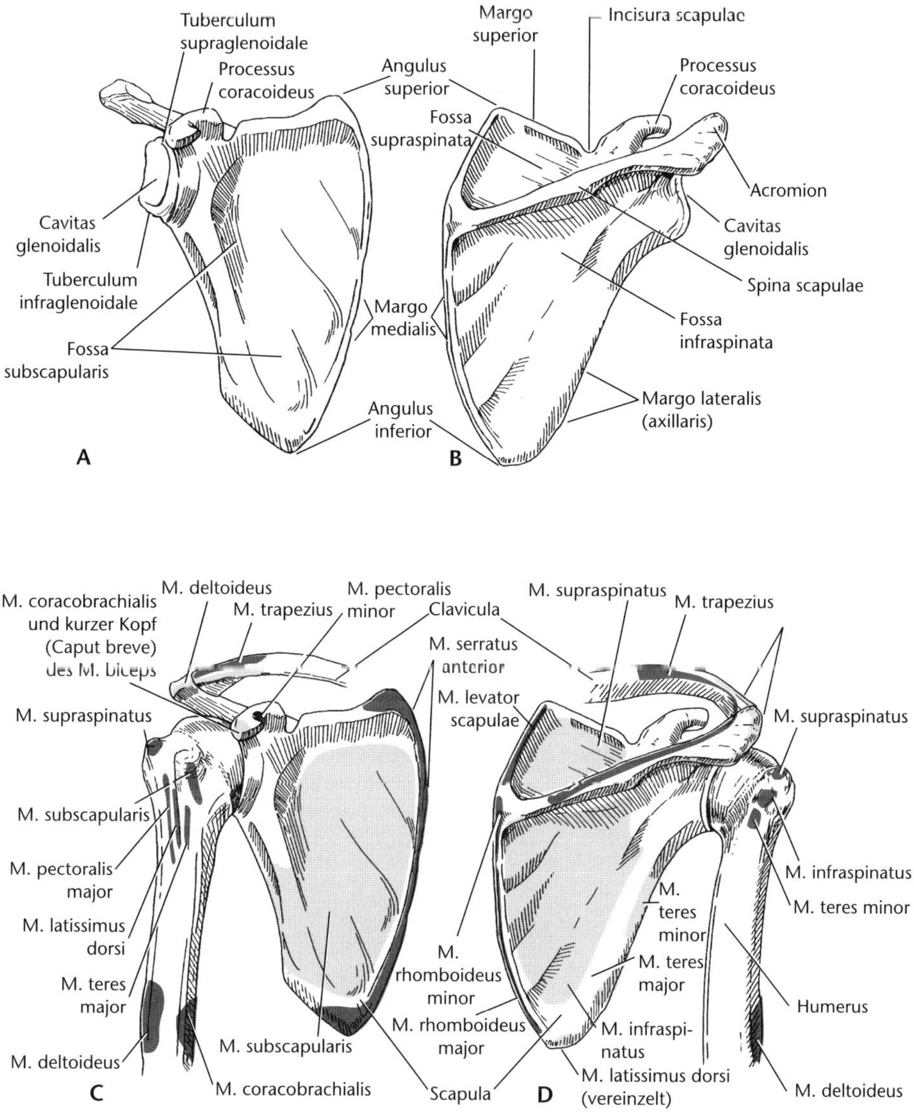

Abb. 10.4 Die Knochen des Schultergelenks. Blick von vorne (**A** und **C**) und hinten (**B** und **D**) auf das Schulterblatt (Scapula). Die Ursprünge der Muskeln sind grau und die Ansatzstellen schwarz dargestellt. (Aus Jenkins, D. (2002) *Hollinshead's functional anatomy of the limbs and back*, 8. Ausgabe, WB Saunders, Philadelphia, S. 73.)

wenig Kontakt miteinander haben. Die flache Cavitas glenoidalis wird durch einen ringsum verlaufenden Rand aus Faserknorpel, das Labrum glenoidale, vergrößert, an dem die Kapsel des Schultergelenks befestigt ist. Als Kugelgelenk kann sich das Schultergelenk in allen drei Dimension bewegen.

Der Humeruskopf ist etwa viermal so groß wie die Gelenkpfanne des Schulterblatts. Wenn der Arm locker an der Seite nach unten hängt, wirken vor allem der M. supraspinatus und der obere Teil der Kapsel der Schwerkraft entgegen und halten den Humeruskopf in der Cavitas glenoidalis. Der M. supraspinatus entspringt in der Fossa supraspinata der Skapula und setzt am Tuberculum majus humeri an. Daher muss man bei der Behandlung von Schmerzen in der Schulter immer den M. supraspinatus sowie seinen Ansatz an diesem Knochenhöcker des Humerus abtasten.

Vier Muskeln, die vom Schulterblatt zum Oberarmknochen ziehen – die Mm. supraspinatus, infraspinatus, teres minor und subscapularis – bilden zusammen eine Rotatorenmanschette zum Schutz und zur Stabilität des Schultergelenks (Tabellen 10.5 und 10.6). Alle Muskeln der Rotatorenmanschette außer dem M. supraspinatus drehen den Humeruskopf in der Cavitas glenoidalis. Die Sehnen dieser vier Muskeln strahlen alle in die Kapsel des Schultergelenks ein und bilden zusammen eine Sehnenplatte, die mit dem lateralen Kapselbereich verschmilzt. Die Rotatorenmanschette, der M. deltoideus und ihre Ansatzstellen am Humeruskopf sollten bei jeder Art von Schultererkrankung sorgfältig abgetastet und akupunktiert werden.

Die Gelenkkapsel ist groß und kräftig, aber, vor allem im unteren Bereich, schlaff, wodurch das Gelenk eine größere Bewegungsfreiheit besitzt. Die Be-

Tabelle 10.5 Muskeln der Rotatorenmanschette

Muskel	Ursprung	Ansatz	Funktion	Innervation
M. supraspinatus	Fossa supraspinata scapulae	Tuberculum majus humeri (obere Facette)	Abduktion des Oberarms	N. suprascapularis
M. infraspinatus	Fossa infraspinata scapulae	Tuberculum majus humeri (mittlere Facette)	Rotation des Oberarms nach außen	N. suprascapularis
M. teres minor	In den oberen zwei Dritteln der Margo lateralis scapulae	Tuberculum majus humeri (untere Facette)	Rotation des Oberarms nach außen	N. axillaris
M. subscapularis	Fossa subscapularis scapulae	Tuberculum minus humeri und proximaler Teil der Crista tuberculi minoris	Rotation des Oberarms nach innen	Nn. subscapulares superior und inferior

Tabelle 10.6 Wichtigste Muskeln des Schultergelenks

Beugung	M. deltoideus (vordere Fasern), M. pectoralis major (Pars clavicularis)
Streckung	M. deltoideus (hintere Fasern), M. latissimus dorsi
Adduktion	M. pectoralis major, M. latissimus dorsi, M. teres major, M. subscapularis
Abduktion	M. deltoideus, M. supraspinatus
Drehung nach innen	M. pectoralis major, M. latissimus dorsi, M. teres major, M. subscapularis
Drehung nach außen	M. deltoideus (hintere Fasern), M. infraspinatus, M. teres minor

weglichkeit dieses Gelenks ist eingeschränkt, wenn es in der Kapsel zu krankhaften Erscheinungen wie einer Entzündung, Kontraktur oder Fibrose kommt. Mit einer Akupunktur kann man eine Entzündung eindämmen und die Kontraktur der Kapsel lockern, sie hilft aber nicht bei einer Fibrose.

Eine Bursa ist ein flacher Beutel, der mit Gleitmittel, der sogenannten Synovialflüssigkeit, gefüllt ist, so dass die beiden Wände des Beutels leicht aneinander vorbeigleiten können. Diese Schleimbeutel liegen an Stellen, an denen Muskeln oder Sehnen mit anderen Muskeln, Sehnen oder Knochen in Kontakt kommen und ermöglichen ein reibungsfreies Gleiten. Es gibt am Schultergelenk mehrere dieser Verschiebekissen (Abb. 10.5). Die wichtigsten sind die Bursae subacromialis und subdeltoidea. Diese beiden Schleimbeutel trennen die Sehne des M. supraspinatus und den Humeruskopf vom Akromion und dem M. deltoideus. Eine Schleimbeutelentzündung oder Bursitis führt häufig zu Schulterschmerzen, spricht aber sehr gut auf eine Akupunkturbehandlung an. Wenn jedoch bei einer Periarthropathia humeroscapularis die Beutelwände aneinander haften und der Verschiebespalt verödet ist, wirkt die Akupunktur nicht mehr so schnell. In diesem Fall empfiehlt sich eine Nadelung immer

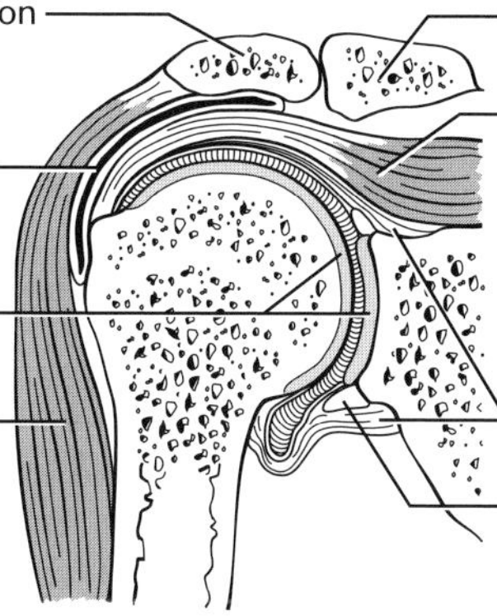

Abb. 10.5 Bursa subacromialis des Schultergelenks. (Aus Jenkins, D. (2002) *Hollinshead's functional anatomy of the limbs and back*, 8. Ausgabe, WB Saunders, Philadelphia, S. 96.)

noch als nicht-invasives Verfahren, während der Patient nach anderen medizinischen Möglichkeiten zur Linderung seiner Leiden sucht.

Laterales Schlüsselbeingelenk (Articulatio acromioclavicularis)

Das flache äußere Schlüsselbeingelenk (Articulatio acromioclavicularis (AC)) entspricht eher einer Synarthrose. Es besteht aus einer kleinen konvexen Gelenkfläche am äußeren Ende der Klavikula und einer kleinen konkaven Gelenkfläche auf dem Akromion des Schulterblatts. Dadurch wird eine Drehbewegung möglich. Die beiden Knochen sind über fibröses Gewebe miteinander verbunden, das allmählich degeneriert und einen Meniskus zwischen ihnen bildet. Das Gelenk allein ist trotz Bandverstärkung der Kapsel (Ligamentum acromioclaviculare) nicht stark genug, um die beiden Knochen zusammenzuhalten. Es wird durch das Ligamentum coracoclaviculare unterstützt. Dieses Band besteht aus zwei kleineren Bändern: dem viereckigen Lig. trapezoideum sowie dem kegelförmigen Lig. conoideum. Diese beiden Bänder sorgen dafür, dass Schlüsselbein und Schulterblatt zusammengehalten werden. Das AC-Ge-

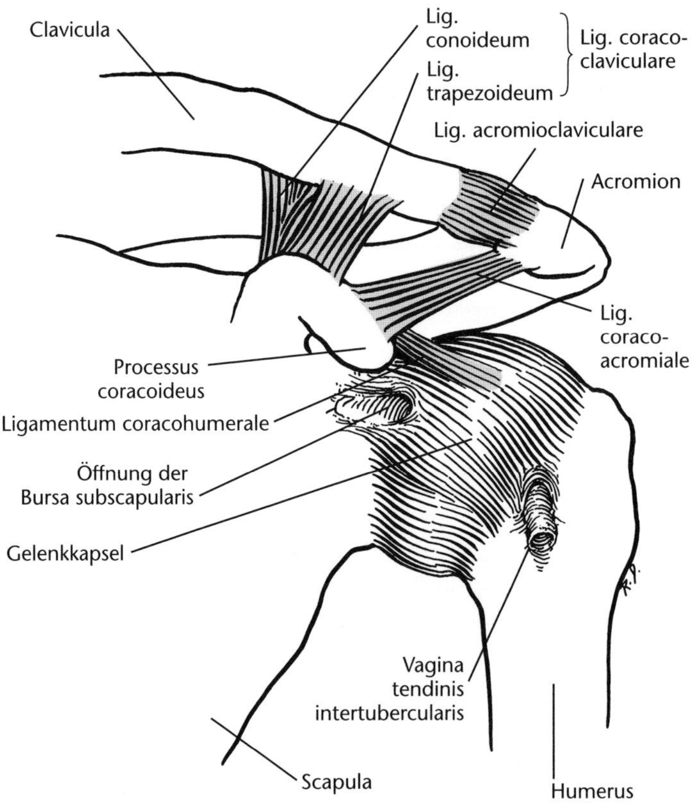

Abb. 10.6 Articulatio acromioclavicularis. Das Gelenk ist vom Ligamentum acromioclaviculare bedeckt, das kranial die Gelenkkapsel verstärkt. (Aus Jenkins, D. (2002) *Hollinshead's functional anatomy of the limbs and back*, 8. Ausgabe, WB Saunders, Philadelphia, S. 75.)

lenk dient vor allem dazu, bei Schulterbewegungen die Bewegungen von Schlüsselbein und Schulterblatt aufeinander abzustimmen (Abb. 10.6).

Durch ein Trauma können die Fasern des AC-Gelenks reißen, so dass das Gelenk bei Schulterbewegungen instabil wird. Bei der Untersuchung von Patienten mit Schulterschmerzen muss man den Bereich des AC-Gelenks abtasten, um lokale empfindliche oder schmerzhafte Stellen zu finden. Man kann die Schmerzen und Entzündungen zwar mit einer Akupunkturbehandlung erfolgreich bekämpfen, doch bei einem Verdacht auf eine Dislokation oder Subluxation sollten die Patienten zu einer weiteren medizinischen Abklärung und Behandlung überwiesen werden.

Mediales Schlüsselbeingelenk (Articulatio sternoclavicularis)

Dieses Gelenk ist die einzige Knochenverbindung zwischen dem Arm und dem Achsenskelett. Im medialen oder inneren Schlüsselbeingelenk (Articulatio sternoclavicularis (SC)) artikuliert das sternale Ende des Schlüsselbeins mit der flachen Pfanne der Incisura clavicularis am oberen seitlichen Rand des Sternums und dem Knorpel der ersten Rippe. Zwischen diesen Knochen, die von einem starken Bandapparat zusammengehalten werden, befindet sich eine kleine Gelenkscheibe (Discus articularis) (Abb. 10.7). Das relativ große sternale Ende der Klavikula dreht sich und bildet den seitlichen Abschluss der Incisura jugularis. Mithilfe des SC-Gelenks können Schlüsselbein und Schulter auf und ab, nach vorne und hinten bewegt oder diese Bewegungen beliebig miteinander kombiniert werden.

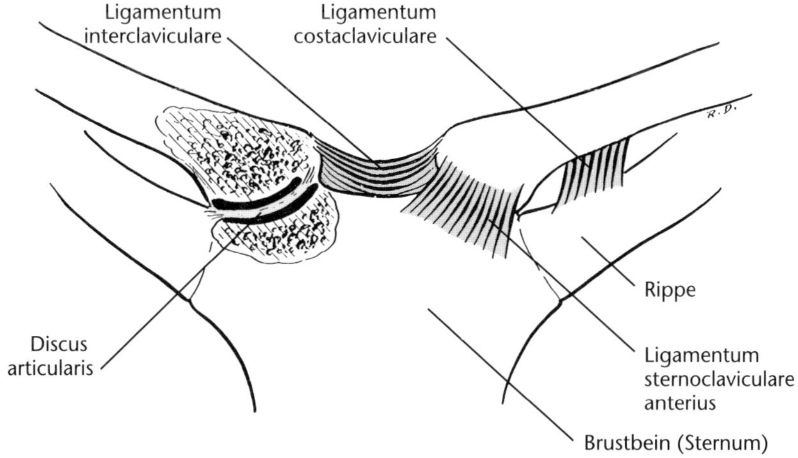

Abb. 10.7 Articulatio sternoclavicularis. Das linke Gelenk wurde angeschnitten, um den Discus articularis sichtbar zu machen. (Aus Jenkins, D. (2002) *Hollinshead's functional anatomy of the limbs and back*, 8. Ausgabe, WB Saunders, Philadelphia, S. 74.)

Die fibröse Kapsel des SC-Gelenks ist wichtig, um das Gewicht des gesamten Arms zu tragen. Das SC-Gelenk wird von den vorderen und hinteren SC-Bändern (Ligg. sternoclaviculare anterius und posterius) gut unterstützt und geschützt. Die beiden Schlüsselbeine sind über ein Ligamentum interclaviculare miteinander verbunden. Alle Bänder zusammen verhindern, dass das Schlüsselbein zur Seite oder nach oben verschoben wird. Das Gelenk wird darüber hinaus noch durch das Ligamentum costaclaviculare verstärkt, das die erste Rippe mit der Unterseite des Schlüsselbeins verbindet.

Zur Behandlung von Schulterschmerzen muss man den Bereich des SC-Gelenks sorgfältig nach schmerzhaften und empfindlichen Punkten abtasten. Da dieser Bereich ganz in der Nähe der Lunge liegt, sollten Akupunkteure bei der Nadelung besonders auf die Richtung und die Tiefe achten. Es ist ratsam, in diesem Bereich nur 1,5 cm lange Nadeln zu verwenden und die Nadeln in das fibröse Gewebe zu setzen, um Schmerzen und Entzündungen einzudämmen.

Die Gleitfläche zwischen Skapula und Thorax

Bei dieser Gleitfläche handelt es sich nicht um ein wirkliches anatomisches, sondern um ein funktionelles „Gelenk", das für eine unmittelbare Verbindung zwischen Skapula und Thorax sorgt, wenn das Schulterblatt über die Rippen gleitet. Koordiniert wird die Bewegung des Schulterblatts durch die AC- und SC-Gelenke.

In Ruheposition liegt das Schulterblatt etwa 5 cm von der Mittellinie entfernt zwischen der zweiten und der siebten Rippe auf der Rückseite des Brustkorbs. Aus dieser Position heraus kann sich das Schulterblatt heben und senken (Heben oder Senken der Schulter), abduziert oder adduziert werden (von der Mittellinie weg oder mehr zu ihr hin bewegt werden) oder nach oben oder unten gedreht werden (wenn der Arm über den Kopf gehoben oder der Kreuzbereich mit der Hand berührt wird). Dieses Gleiten wird durch die benachbarten AC- und SC-Gelenke und Muskeln stabilisiert, die sowohl mit dem Thorax als auch mit dem Schulterblatt verbunden sind. Muskelschmerzen bei Bewegungen des Schulterblatts sind ein häufig anzutreffendes Symptom. Die meisten Patienten leiden darunter.

Der Akupunkteur sollte aus drei Gründen wissen, welche Position die Skapula während ihrer Bewegungen jeweils einnimmt: (1) um herauszufinden, welche mit dem Schulterblatt assoziierten Muskeln schmerzen, (2) um den Akupunkturpunkt H8 am N. suprascapularis zu ertasten, der sich in der Mitte der Fossa infrascapularis scapulae befindet, und (3) um bei einer Nadelung auf dem Thorax kein Risiko einzugehen, wenn sich die Position der Skapula ändert.

Viele Patienten klagen über Schmerzen in dem Bereich zwischen dem oberen Teil der Wirbelsäule und dem medialen Rand des Schulterblatts. Unseren klinischen Erfahrungen zufolge haben etwa 70 Prozent aller Patienten Schmerzen oder empfindliche Stellen in den Mm. levator scapulae, rhomboideus major und rhomboideus minor, vor allem in den Muskelbereichen, die nahe an der Margo medialis liegen. Um bei der Akupunkturbehandlung eine Punktion

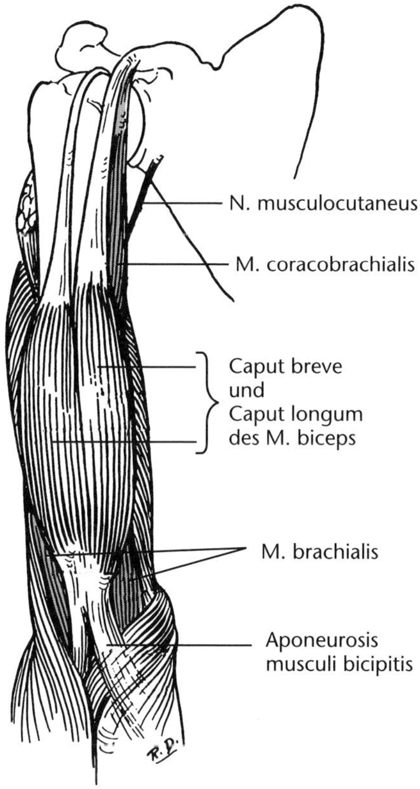

Abb. 10.8 Der M. biceps brachii. (Aus Jenkins, D. (2002) *Hollinshead's functional anatomy of the limbs and back*, 8. Ausgabe, WB Saunders, Philadelphia, S. 121.)

der Lunge zu vermeiden, benutzen wir (1) 1,5 cm lange Nadeln, greifen (2) den Muskel und heben ihn an, wenn wir tiefer einstechen müssen, oder drehen (3) den Unterarm des Patienten auf den Rücken, so dass der mediale Schulterblattrand angehoben wird, und führen dann in Richtung dieses Randes 4 cm lange Nadeln in den Bereich der Ansatzstelle dieser Muskeln ein (Abb. 10.30).

Die Verbindung von Bizepssehne und Humeruskopf

Auch bei dieser Verbindung handelt es sich nicht um ein anatomisches, sondern um ein funktionelles Gelenk, das für die Behandlung von Schulterschmerzen wichtig ist.

Der M. biceps brachii hat, wie sein Name schon sagt, zwei Muskelköpfe: einen langen und einen kurzen (Caput longum und breve, Abb. 10.8). Hier konzentrieren wir uns auf die Sehne des langen Kopfes, weil sie häufig für Schmerzen in der Schulter verantwortlich ist. Der lange Kopf hat eine lange Sehne, die im Sulcus intertubercularis am Humerus entlangzieht, in der Gelenkhöhle über dem Oberarmkopf verläuft und schließlich oben auf dem Gelenk, am Tuberculum supraglenoidale scapulae, festmacht.

Patienten mit Schulterschmerzen klagen beim Tasten immer über eine Druckempfindlichkeit oder Schmerzen im Verlauf dieser Sehne. Daher befinden sich in diesem Bereich symptomatische Akupunkturpunkte, die bei Schulterschmerzen genadelt werden müssen.

Schulterbewegungen

Um zu wissen, wie und wo man symptomatische Akupunkturpunkte zur Behandlung von Schulterschmerzen finden kann, muss man den Bewegungsablauf im Schultergelenk kennen. Die Schulterbewegungen sind in Wahrheit Bewegungen zwischen Humerus und Skapula. Zu den Elementen, die an diesen sehr gut aufeinander abgestimmten Bewegungen beteiligt sind, gehören Muskeln, Nerven, Sehnen, Beutel sowie Gelenkkapseln und -flächen (Tabelle 10.7). Eine Störung in einem dieser Elemente kann den gesamten Ablauf be-

Tabelle 10.7 Nervenversorgung der Schultermuskeln

Nerv	Ursprung	Muskel	Hauptfunktion
N. accessorius	Kranial	M. sternocleidomastoideus	Seitwärtsneigung und Drehung des Kopfes
		M. trapezius	Anheben des Schulterblatts
Nerven zum M. levator scapulae	C3, C4	M. levator scapulae	Anheben des Schulterblatts
N. dorsalis scapulae	C5	Mm. rhomboidei major und minor	Retraktion des Schulterblatts
Nerv zum M. subclavius	C5, C6	M. subclavius	Senken des Schlüsselbeins
N. axillaris	C5, C6	M. teres minor	Drehung des Arms nach außen
		M. deltoideus	Abduktion des Arms
N. subscapularis	C5, C6	M. subscapularis	Innenrotation des Arms
N. suprascapularis	C5, C6	M. supraspinatus	Abduktion des Arms
		M. infraspinatus	Außenrotation des Arms
N. thoracicus longus	C5, C6, C7	M. serratus anterior	Drehung des Schulterblatts nach oben
N. pectoralis lateralis	C5, C6, C7	M. pectoralis major superior	Adduktion und Beugen des Arms
N. pectoralis medialis	C8, Th1	M. pectoralis major inferior	Adduktion und Strecken des gebeugten Arms
		M. pectoralis minor	Senken der Schulter
N. thoracodorsalis	C6, C7, C8	M. latissimus dorsi	Strecken und Adduktion des Arms

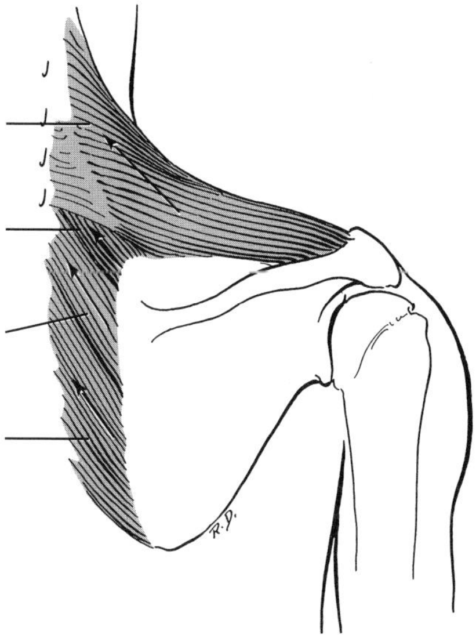

Abb. 10.9 Muskeln, die das Schulterblatt heben. (Aus Jenkins, D. (2002) *Hollinshead's functional anatomy of the limbs and back*, 8. Ausgabe, WB Saunders, Philadelphia, S. 98.)

einträchtigen und Schmerzen in der Schulter verursachen. Es ist eine große Hilfe, wenn man weiß, wie Patienten ihre Schultern bewegen, und trägt viel zu einer erfolgreichen Behandlung bei.

Hier erörtern wir kurz die wichtigsten Bewegungen der Schulter und der beteiligten Muskeln. An der Schulterbewegung sind zwei Elemente des Schultergelenks beteiligt: das Schulterblatt und der Oberarmknochen. Die Bewegungen des Schulterblatts bestehen aus Heben, Senken, Drehung nach oben und unten, Pro- und Retraktion (Tabelle 10.8). Zu den Bewegungen des Humerus gehören Beugung, Streckung, Abduktion und Adduktion sowie die Drehung nach innen (medial) und außen (lateral). Jeder Muskel kann zusammen mit anderen Muskeln mehr als eine Bewegung vollführen.

Tabelle 10.8 Wichtigste Muskeln für Bewegungen des Schulterblatts

Heben	M. trapezius (Pars descendens), Mm. rhomboidei, M. levator scapulae
Senken	M. latissimus dorsi, M. pectoralis major (kostale Fasern), M. trapezius (Fasern der Pars ascendens)
Drehung nach oben	M. trapezius, M. serratus anterior
Drehung nach unten	M. rhomboidei
Protraktion	M. serratus anterior, Mm. pectoralis major und minor
Retraktion	M. trapezius, Mm. rhomboidei
Innenrotation	M. subscapularis, M. pectoralis major, M. latissimus dorsi, M. teres major, M. deltoideus (Pars clavicularis)
Außenrotation	M. infraspinatus, M. teres minor, M. deltoideus (Pars spinalis)

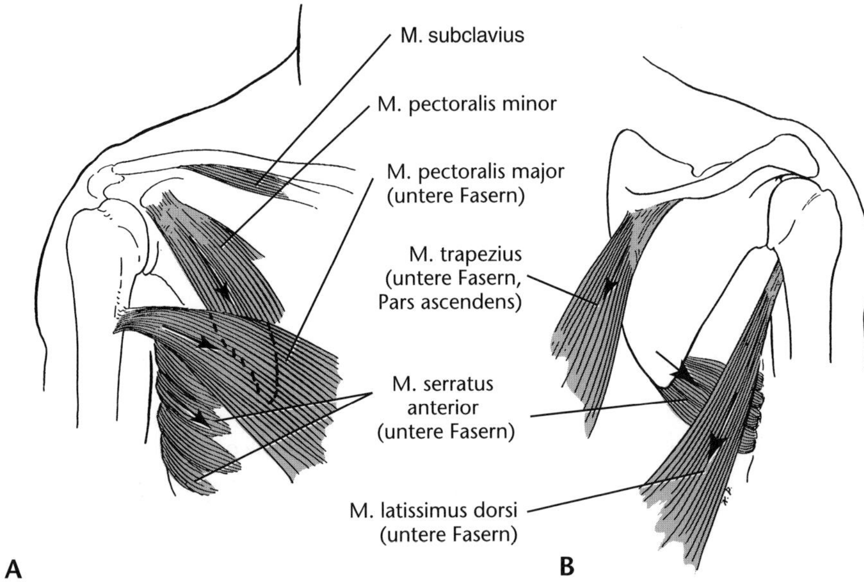

Abb. 10.10 Muskeln, die das Schulterblatt senken. Vorder- (**A**) und Rückansicht (**B**). (Aus Jenkins, D. (2002) *Hollinshead's functional anatomy of the limbs and back*, 8. Ausgabe, WB Saunders, Philadelphia, S. 99.)

Bewegungen des Schulterblatts

Vier Muskeln heben das Schulternblatt (Abb. 10.9). Drei Muskeln, der M. levator scapulae sowie die Mm. rhomboideus major und minor, heben die Margo medialis der Skapula. Die Lage des Angulus lateralis des Schulterblatts wird durch die oberen Fasern (Pars descendens) des M. trapezius verändert, der am Schlüsselbein, dem Akromion und der Spina scapulae ansetzt. Bei der Untersuchung der Patienten beobachten wir oft, dass eine Schulter höher ist als die andere, weil diese vier Muskeln verhärtet sind. Wenn man die Muskeln richtig genadelt hat, normalisiert sich die Schulterposition wieder.

Zu den Muskeln, die die Scapula senken, gehören die Mm. pectoralis minor und major, subclavius, latissimus dorsi, trapezius (Pars ascendens) sowie serratus anterior (Abb. 10.10). Bei einigen Patienten mit Schmerzen im oberen oder unteren Bereich des Rückens steht eine Schulter tiefer als die andere. Wenn sowohl die Muskeln im unteren Rücken als auch die Muskeln, die das Schulterblatt senken, akupunktiert werden, erreicht diese Schulter wieder ihr normales Niveau.

Bei einer Abduktion – wenn man einen Arm nach außen hebt – dreht sich die Scapula nach oben. Eine solche Bewegung kommt durch Zusammenwirken der beiden Muskeln M. trapezius und M. serratus anterior zustande (Abb. 10.11). Wenn man nach unten greift, um etwas vom Boden aufzuheben, dreht sich das Schulterblatt nach unten, indem gleichzeitig die Margo medialis angehoben und der Angulus lateralis der Skapula gesenkt wird. Der M. levator sca-

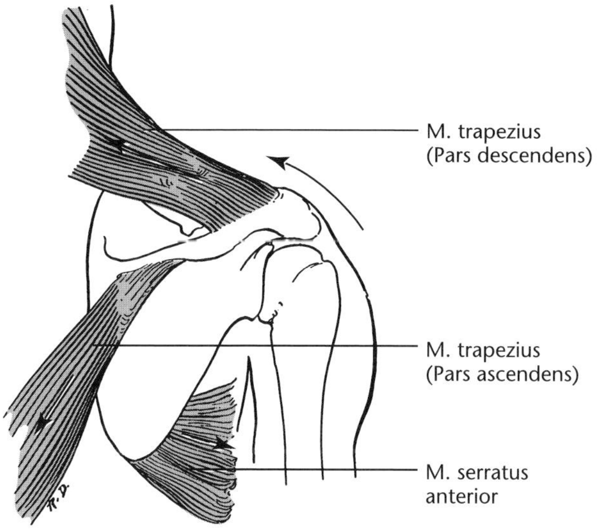

Abb. 10.11 Muskeln, die das Schulterblatt nach oben drehen. (Aus Jenkins, D. (2002) *Hollinshead's functional anatomy of the limbs and back*, 8. Ausgabe, WB Saunders, Philadelphia, S. 99.)

pulae und die beiden Mm. rhomboidei sind dafür zuständig, die Margo medialis zu heben, während die Mm. pectoralis major und minor und latissimus dorsi – unterstützt von der Schwerkraft, die auf die freie Extremität einwirkt – den Angulus lateralis der Scapula senken (Abb. 10.12).

Die Mm. pectoralis major und minor sowie serratus anterior dienen der Protraktion (Abb. 10.13), während die mittleren Fasern (Pars transversa) des M. trapezius für die Retraktion verantwortlich sind (Abb. 10.14).

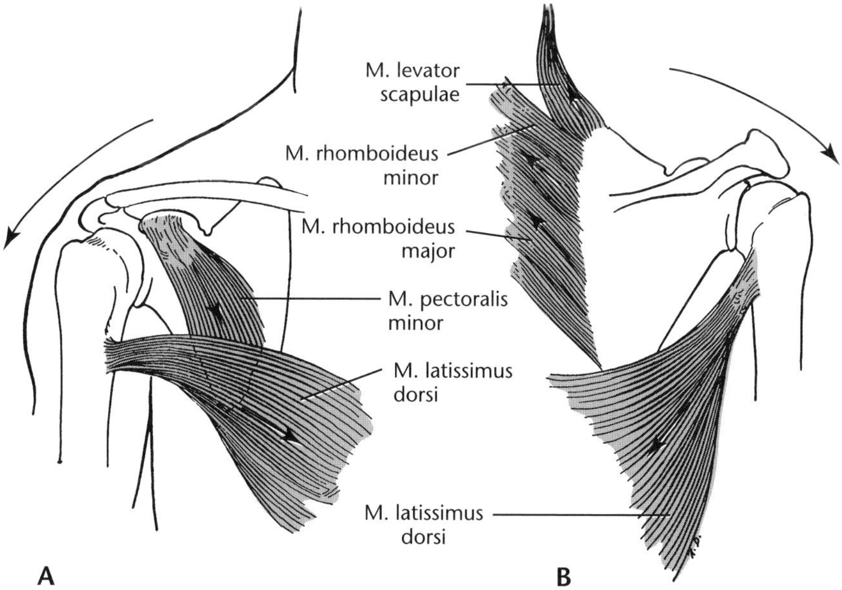

Abb. 10.12 Muskeln, die das Schulterblatt nach unten drehen. Vorder- (**A**) und Rückansicht (**B**). (Aus Jenkins, D. (2002) *Hollinshead's functional anatomy of the limbs and back*, 8. Ausgabe, WB Saunders, Philadelphia, S. 100.)

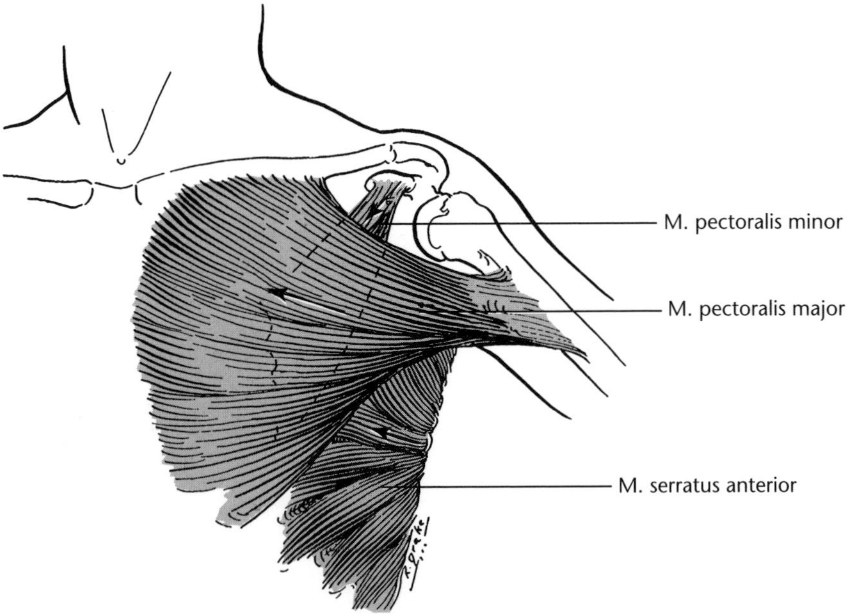

Abb. 10.13 Protraktoren des Schulterblatts. (Aus Jenkins, D. (2002) *Hollinshead's functional anatomy of the limbs and back*, 8. Ausgabe, WB Saunders, Philadelphia, S. 100.)

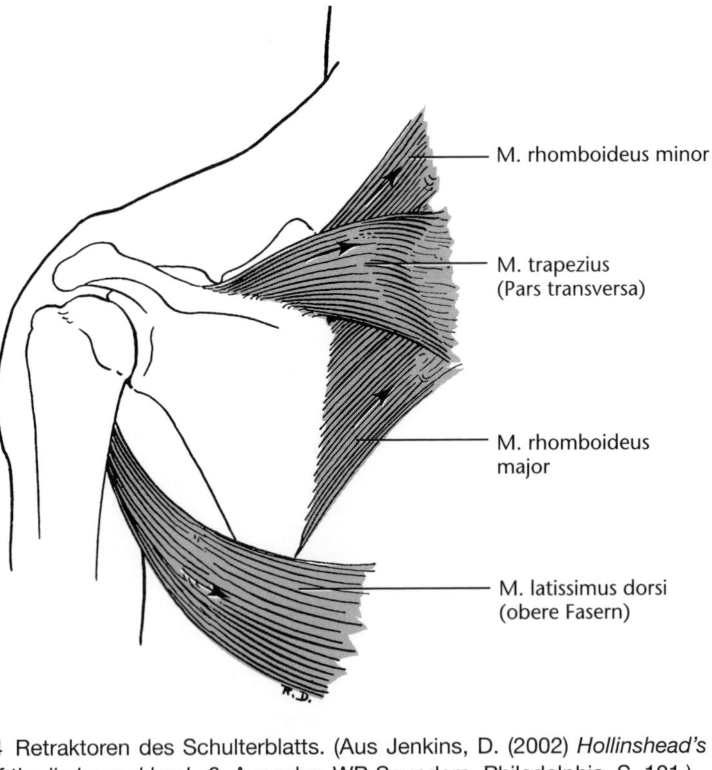

Abb. 10.14 Retraktoren des Schulterblatts. (Aus Jenkins, D. (2002) *Hollinshead's functional anatomy of the limbs and back*, 8. Ausgabe, WB Saunders, Philadelphia, S. 101.)

Bewegungen des Humerus

Um den Arm im Schultergelenk nach vorne zu führen (Anteversion), müssen die Pars clavicularis von M. deltoideus und M. pectoralis major sowie die Mm. coracobrachialis und biceps brachii gemeinsam in Aktion treten. Die Pars spinalis des M. deltoideus, der M. latissimus dorsi, die Pars sternocostalis des M. pectoralis major, der M. teres major sowie der lange Kopf des M. triceps brachii sind für die Retroversion des Arms zuständig.

Abgespreizt (abduziert) wird der Arm durch den M. deltoideus, vor allem dessen lateraler Anteil (Pars acromialis), und dem M. supraspinatus, während das Heranführen (Adduktion) des Arms durch die Mm. pectoralis major, teres major und latissimus dorsi erfolgt, die dabei geringfügig vom M. coracobrachialis und dem Caput longum des M. triceps brachii unterstützt werden.

Für die Drehung nach innen (medial) sorgt primär der M. subscapularis. Weitere Innenrotatoren sind die Mm. pectoralis major, latissimus dorsi, teres major sowie die Pars clavicularis des M. deltoideus. Für eine Drehung nach außen (lateral) sind die Mm. infraspinatus und teres minor zuständig – falls neben der Außendrehung gleichzeitig auch noch eine Streckung erfolgt, ist daran zusätzlich noch die Pars spinalis des M. deltoideus beteiligt. In Abbildung 10.15 sind die topographischen Beziehungen zwischen den Innen- und Außenrotatoren des Oberarmknochens dargestellt.

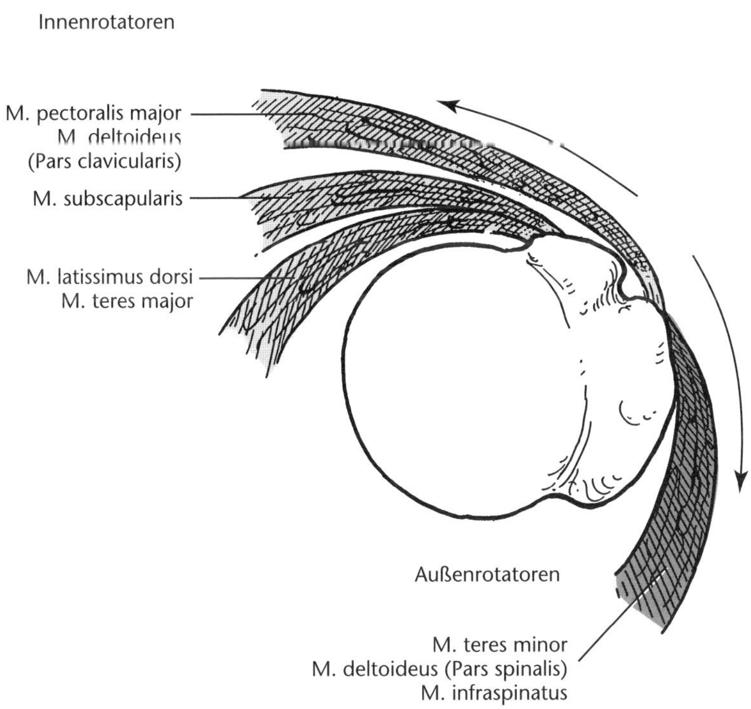

Abb. 10.15 Innen- und Außenrotatoren des Humerus. Blick von oben auf den rechten Arm. (Aus Jenkins, D. (2002) *Hollinshead's functional anatomy of the limbs and back*, 8. Ausgabe, WB Saunders, Philadelphia, S. 105.)

Schulterschmerzen und ihre Lokalisation

Die Schulter ist ein kompliziertes Gelenk mit einer entsprechend komplizierten Pathologie. An den folgenden Stellen kann man sich bei der Untersuchung und Behandlung verschiedener Arten von Schulterschmerzen sehr gut orientieren, um symptomatische Akupunkturpunkte aufzufinden.

Spatium subacromiale

Dieser Bereich kann von einer Sehnenentzündung oder einer Ruptur der Rotatorenmanschette, einer Tendinitis aufgrund von Verkalkungen oder einem Impingement-Syndrom betroffen sein.

Sulcus intertubercularis

Der Sulcus intertubercularis kann bei einer Entzündung, Subluxation und Ruptur der Bizepssehne beteiligt sein.

Articulatio acromioclavicularis

Schmerzen in diesem Gelenk können durch degenerative Prozesse und Infektionen verursacht werden.

Der vordere Teil des Schultergelenks

Schmerzen im vorderen Teil des Schultergelenks können durch eine Arthritis oder Knochennekrose, einen Riss des Labrum glenoidale oder eine Periarthropathia humeroscapularis entstehen.

Articulatio sternoclavicularis

Für Schmerzen in diesem Gelenk können ein Trauma, eine Infektion oder degenerative Prozesse verantwortlich sein.

Angulus acromii

Schmerzen in dieser Region hängen mit einer Sehnenentzündung oder einem Riss der Rotatorenmanschetten oder einer Periarthritis humeroscapularis aufgrund von Verkalkungen zusammen.

Incisura scapulae

Durch Verengung der Incisura scapulae kann der dort durchziehende N. suprascapularis komprimiert werden, was sehr schmerzhaft sein kann.

Laterale, viereckige Achsellücke

Dort sind die meisten Patienten, die Schulterschmerzen haben, bei der Palpation druck- oder schmerzempfindlich, was auf ein Einklemmen oder eine Entzündung des N. axillaris zurückzuführen sein kann.

Muskelschmerzen

Alle Schmerzen, die an irgendeiner der oben genannten Stellen auftreten, können Muskelschmerzen verursachen oder ausstrahlen. Palpieren Sie diesen Bereich sorgfältig, um die Muskeln auf dem Schulterblatt zu untersuchen (sowohl Fossa infraspinata als auch Fossa supraspinata).

Muskeln und Nerven des Oberarms

Muskeln

Es gibt zwei Gruppen von Oberarmmuskeln: Beuger (Flexoren) und Strecker (Extensoren) (Tabelle 10.9). Zu den Beugern gehören die Mm. coracobrachialis, biceps brachii und brachialis. Wie bereits erwähnt, besitzt der M. biceps brachii zwei Köpfe. Die lange Sehne des Caput longum, die das Schultergelenk

Tabelle 10.9 Oberarmmuskeln

Muskel	Ursprung	Ansatz	Funktion	Innervation
Beuger				
M. biceps brachii	Kurzer Kopf: Ende des Processus coracoideus scapulae	Tuberositas radii und Aponeurosis m. bicipitis	Anteversion des Oberarms	N. musculocutaneus
	Langer Kopf: Tuberculum supraglenoidale scapulae		Flexion und Supination des Unterarms	
M. brachialis	Vorderfläche der distalen Humerushälfte	Tuberositas ulnae	Unterarmbeuger	N. musculocutaneus
M. coracobrachialis	Processus coracoideus scapulae	Distal der Crista tuberculi minoris an der Medialseite des Humerusschafts	Adduktion und Anteversion des Oberarms	N. musculocutaneus

Tabelle 10.9 (Fortsetzung)

Muskel	Ursprung	Ansatz	Funktion	Innervation
Strecker				
M. anconeus	Epicondylus lateralis des Humerus	Olecranon und radiale Ulnakante	Unterarmstrecker	N. radialis
M. triceps brachii	Langer Kopf: Tuberculum infraglenoidale scapulae	Proximales Ende des Olecranons	Unterarmstrecker; Retroversion im Schultergelenk (langer Kopf)	N. radialis
	Seitlicher Kopf: dorsale Fläche des Humerus, proximal des Sulcus n. radialis und proximale 2/3 des Septum intermusculare brachii laterale			
	Mittlerer Kopf: dorsale Fläche des Humerus, medial und distal des Sulcus n. radialis und der beiden Septa intermuscularia			

überspannt und am Tuberculum supraglenoidale ansetzt, verursacht häufig Schmerzen. Man kann diese schmerzhaften Stellen direkt im Bereich des Sulcus intertubercularis am Kopf des Oberarmknochens ertasten.

Die Mm. biceps brachii und brachialis sind Beuger im Ellenbogengelenk. Der M. biceps ist auch für die Supination des Unterarms wichtig (durch ihn können wir beispielsweise unsere Handflächen nach oben drehen). Die Beuger werden vom N. musculocutaneus innerviert.

Der M. triceps ist der wichtigste Armstrecker, ein starker Strecker im Ellenbogengelenk, aber schwach im Schultergelenk. Innerviert wird er vom N. radialis.

Nerven

Vier große Nerven durchziehen den Oberarm: Die Nn. medianus, ulnaris, musculocutaneus und radialis. Die Nn. medianus und ulnaris geben keine Äste für die Oberarmmuskeln ab (Tabelle 10.10).

Tabelle 10.1 Innervation der Oberarmmuskulatur

Nerv	Ursprung	Muskel	Hauptfunktion
N. musculocutaneus	C5, C6	M. biceps brachii	Beugung und Supination des Unterarms
	C5–C7	M. coracobrachialis	Adduktion und Anteversion des Oberarms
	C5, C6	M. brachialis	Beugung des Unterarms
N. radialis	C5–C8	M. triceps	Streckung des Unterarms
	C6–C7	M. anconeus	Streckung des Unterarms

Der N. musculocutaneus kommt aus dem Fasciculus lateralis des Armgeflechts (C5–C7), durchzieht den M. coracobrachialis und verläuft zwischen den Mm. biceps und brachialis. Nachdem er an diese drei Muskeln Äste abgegeben hat, läuft er als N. cutaneus antibrachii lateralis weiter und erreicht seitlich der Sehne des M. biceps die Fossa cubitalis. An dieser Stelle durchbohrt der Nerv die Fascia brachii, um die Haut des Unterarms zu innervieren; dort bildet sich der Akupunkturpunkt H9 am N. cutaneus antebrachii lateralis.

Der N. radialis verlässt die Achselhöhle und zieht posterior zwischen dem langen Kopf des M. triceps und dem Humerus hindurch. Bei seinem Verlauf unter dem M. triceps gibt er Äste mit Fasern von C6–C8 zu allen drei Köpfen dieses Muskels ab.

Die Ellenbogengelenke: Articulationes humeroradialis, humeroulnaris und radioulnaris

Das Ellenbogengelenk ist ein zusammengesetztes Gelenk, das Ober- (Humerus) und Unterarm (Elle und Speiche) mechanisch miteinander verbindet (Abb. 10.1). Aufgrund der miteinander artikulierenden Teile der drei Knochen ist das Gelenk sehr stabil. Das distale Ende des Humerus besitzt zwei Gelenkflächen, die rollenförmige Trochlea und das kugelförmige Capitulum (Abb. 10.16). Die Gelenkflächen der Unterarmknochen, Elle und Speiche, sind so geformt, dass sie exakt zu diesen beiden Gelenkflächen des Oberarmknochens passen. Medial artikuliert die Incisura trochlearis der Elle (Ulna) so mit der Trochlea, dass sich die Ulna – und damit der gesamte Unterarm – um die Trochlea dreht und so eine zweidimensionale Beugung und Streckung vollführt. Seitlich hat die Gelenkfläche des Radiuskopfes die Form einer Schale mit einer flachen Vertiefung, die genau auf das Capitulum passt. Mithilfe dieses Gelenks kann sich der Radius um seine eigene Achse drehen. Die beiden

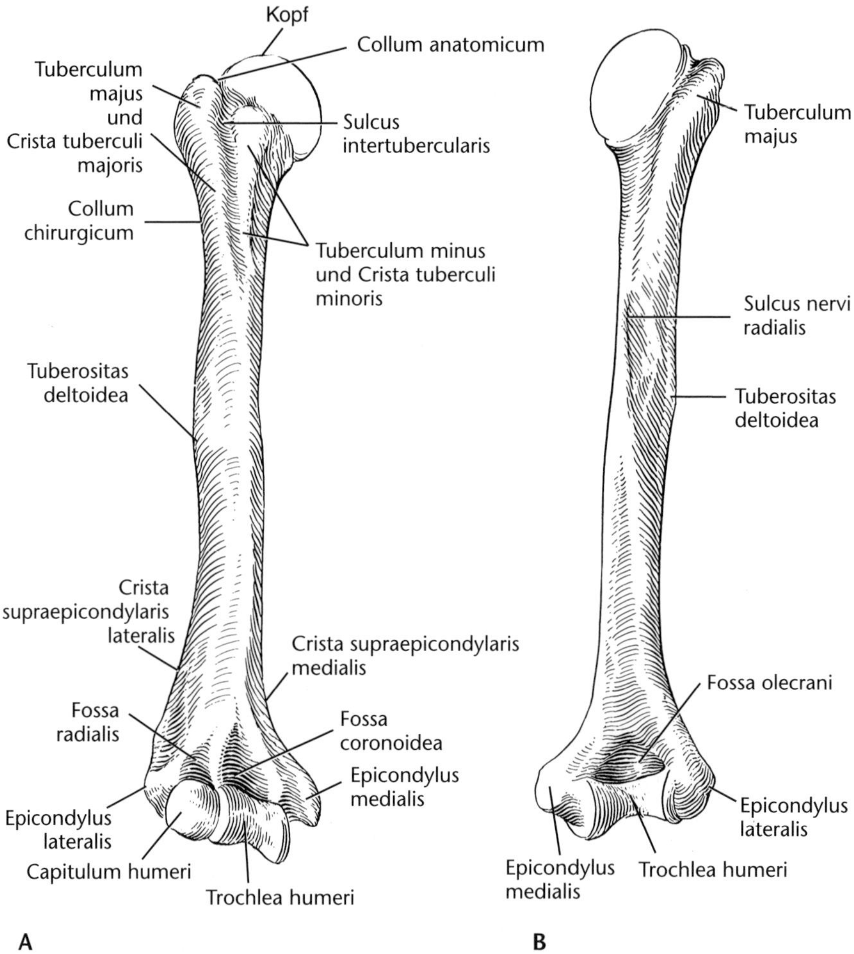

Abb. 10.16 Blick von vorne (**A**) und hinten (**B**) auf den Oberarmknochen. (Aus Jenkins, D. (2002) *Hollinshead's functional anatomy of the limbs and back*, 8. Ausgabe, WB Saunders, Philadelphia, S. 115.)

Gelenke werden dementsprechend als Articulatio humeroulnaris und Articulatio humeroradialis bezeichnet. Das dritte Gelenk, die Articulatio radioulnaris proximalis, liegt proximal zwischen Radiuskopf und Ulna; mithilfe dieses Gelenks kann sich der Radiuskopf drehen und ermöglicht die Supination (Drehung der Handteller nach oben) und Pronation (Drehung der Handteller nach unten).

Die Gelenkkapsel ist relativ dünn, doch auf der medialen (ulnaren) und lateralen (radialen) Seite des Gelenks befinden sich zwei starke Bänder, das Ligamentum collaterale ulnare beziehungsweise radiale. Das radioulnare Gelenk wird von einem Ringband (Ligamentum anulare radii) eingefasst (Abb. 10.17).

Das Ellenbogengelenk wird von vier Nerven versorgt: den Nn. musculocutaneus, medianus, ulnaris und radialis.

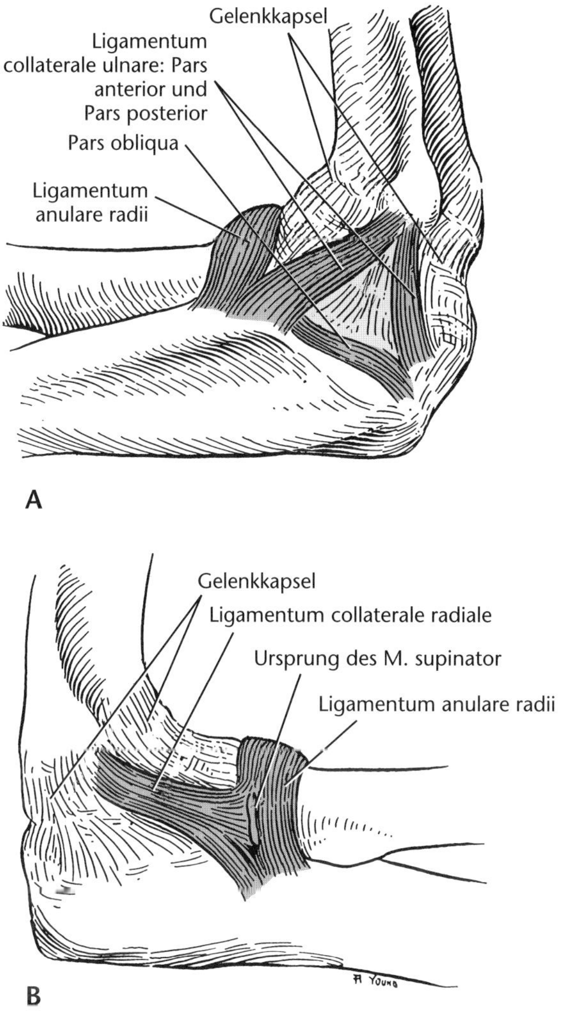

Abb. 10.17 Blick von medial (**A**) und lateral (**B**) auf die Bänder am Ellenbogengelenk. (Aus Jenkins, D. (2002) *Hollinshead's functional anatomy of the limbs and back*, 8. Ausgabe, WB Saunders, Philadelphia, S. 118.)

Zu den häufigsten Beschwerden, deretwegen Patienten zur Akupunkturbehandlung kommen, gehört eine Tendinitis des Ellenbogens. Unseren klinischen Erfahrungen zufolge ist eine derartige Sehnenentzündung häufig auf Muskelverletzungen zurückzuführen. Bei den meisten Patienten mit einer Tendinitis am Ellenbogen findet man in den entsprechenden Muskeln vermehrt druckempfindliche symptomatische Akupunkturpunkte. Wenn etwa ein Patient über eine Epicondylitis lateralis klagt, kann man in den Streckmuskeln des Unterarms mehr empfindliche Punkte ertasten. Wir sind der Ansicht, dass die Sehnenentzündungen durch verhärtete und ermüdete Muskeln hervorgerufen werden. Daher sollte man zur Behandlung einer Tendinitis am Ellenbogen oder einer anderen Form der Tendinitis sowohl Muskeln als auch Sehnen nadeln.

Der Unterarm

Im Unterarm gibt es 19 Muskeln, die man in zwei Gruppen einteilt: acht Beuger (Tabelle 10.11) und elf Strecker. Diese Muskeln wirken über mehrere Gelenke hinweg: den Ellenbogen, das Handgelenk sowie die kleinen Gelenke in der Hand.

Tabelle 10.11 Die Beuger des Unterarms

Muskel	Ursprung	Ansatz	Funktion	Innervation
Oberflächliche Schicht				
M. flexor carpi radialis	Gemeinsame Beugersehne (Epicondylus medialis humeri)	Basis ossis metacarpi II und III	Palmarflexion und Radialabduktion der Hand	N. medianus
M. flexor carpi ulnaris	Gemeinsame Beugersehne, proximale zwei Drittel des Margo posterior ulnae	Os pisiforme	Palmarflexion und Ulnaradduktion der Hand	N. ulnaris
M. palmaris longus	Gemeinsame Beugersehne	Aponeurosis palmaris	Palmarflexion der Hand	N. medianus
M. pronator teres	Gemeinsame Beugersehne, Processus coronoideus ulnae	Facies lateralis des Radiusschafts	Pronation des Unterarms und der Hand	N. medianus
Mittlere Schicht				
M. flexor digitorum superficialis	Gemeinsame Beugersehne, Medialseite des Processus coronoideus ulnae, proximale Hälfte des Radius unterhalb der Tuberositas radii	Palmar an den Mittelphalangen der Finger II–V	Beugung im Mittelgelenk der Finger II–V	N. medianus
Tiefe Schicht				
M. flexor digitorum profundus	Anteriore und mediale Flächen der proximalen zwei Drittel der Ulna	Basis der Endphalangen der Finger II–V	Beugung der Endphalangen der Finger II–V	Nn. medianus und ulnaris
M. flexor pollicis longus	Facies anterior radii unterhalb der Tuberositas radii	Basis der Endphalanx des Daumens	Beugung des Endglieds des Daumens	N. medianus
M. pronator quadratus	Distales Viertel der Ulna	Distaler Abschnitt des Radius	Pronation des Unterarms und der Hand	N. medianus

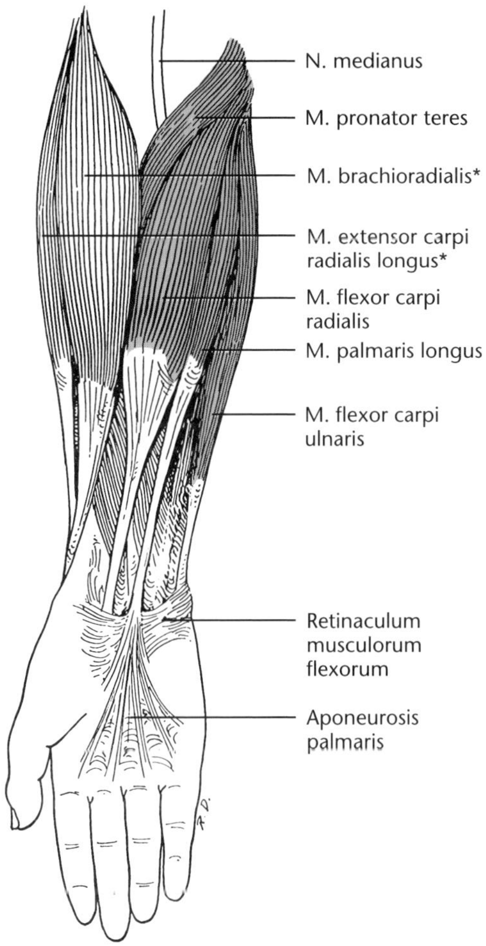

Abb. 10.18 Die oberflächliche Schicht der Flexoren des rechten Unterarms. Die mit Sternchen markierten Muskeln sind Strecker. (Aus Jenkins, D. (2002) *Hollinshead's functional anatomy of the limbs and back*, 8. Ausgabe, WB Saunders, Philadelphia, S. 144.)

Die Beuger (Flexoren) und ihre Innervation

Die acht Beuger liegen in drei Schichten (Abb. 10.18–10.20). Diese Muskeln (Tabelle 10.12) haben folgende Funktionen:

- Beugung des Handgelenks: Mm. flexor carpi radialis und flexor carpi ulnaris
- Beugung der Finger: Mm. flexor digitorum superficialis und flexor digitorum profundus
- Beugung der Hand: M. flexor palmaris longus
- Beugung des Daumens: M. flexor pollicis longus
- Pronation des Unterarms: Mm. pronator teres und quadratus

Tabelle 10.12 Die Innervation der Unterarmbeuger

Nerv	Ursprung	Muskel	Hauptfunktion
N. medianus	C6, C7	M. pronator teres	Pronation des Unterarms
	C7–Th1	M. pronator quadratus	Pronation des Unterarms
	C6, C7	M. flexor carpi radialis	Beugung des Handgelenks
	C7, C8	M. palmaris longus	Beugung des Handgelenks
	C7–Th1	M. flexor pollicis longus	Beugung des Endglieds des Daumens
	C7–Th1	M. flexor digitorum superficialis	Beugung der Mittelglieder der Finger II–V
	C8, Th1	M. flexor digitorum profundus (pars radialis)	Beugung der Endglieder der Finger II und III
N. ulnaris	C8, Th1	M. flexor digitorum profundus (pars ulnaris)	Beugung der Endglieder der Finger IV und V
	C8, Th1	M. flexor carpi ulnaris	Beugung und Adduktion im Handgelenk

Zur oberflächlichen Schicht gehören die Mm. pronator teres, flexor carpi radialis, palmaris longus und flexor carpi ulnaris. Alle vier Muskeln haben eine gemeinsame Sehne, die am Epicondylus medialis humeri befestigt ist. Durch wiederholte Beugung oder Pronation im Handgelenk, wie sie im Sport, etwa beim Golf, oder auch bei anderen Berufen wie bei Musikern, die etwa Klavier oder Mandoline spielen, vorkommen, können diese Muskeln und deren gemeinsame Sehne geschädigt werden und es kann sich eine Epicondylitis medialis humeri entwickeln.

Der M. flexor digitorum superficialis bildet die mittlere Schicht. Er entspringt im proximalen Teil von Ulna und Radius. Der N. medianus, der hinter dieser Ansatzstelle verläuft, kann eingeklemmt werden. Im distalen Drittel des Unterarms mündet der M. flexor digitorum superficialis in vier Sehnen: die beiden oberflächlich verlaufenden Sehnen gehen zum Mittel- und Ringfinger, während sich die beiden tief verlaufenden Sehnen bis zum Zeigefinger und zum kleinen Finger erstrecken.

In der tiefen Schicht befinden sich drei Muskeln: Die Mm. flexor digitorum profundus, flexor pollicis longus und pronator quadratus. Der M. flexor digitorum profundus breitflächig am proximalen Teil der Ulna und der Membrana interossea. Er endet in vier Sehnen, die das Retinaculum flexorum passieren, und setzt an der Basis der Endglieder des 2.–5. Fingers an.

Der M. flexor pollicis longus entspringt in der oberen Hälfte des Radiusschafts und läuft in einer Sehne aus, die sich durch den Karpaltunnel zieht und an der Basis des Endglieds des Daumens ansetzt.

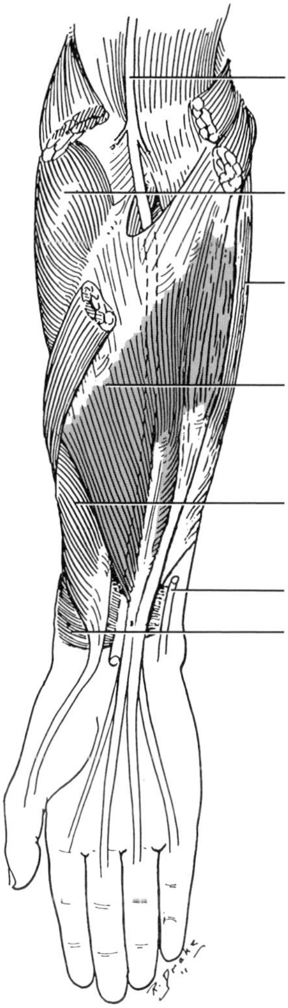

Abb. 10.19 Die mittlere Schicht der Flexoren des rechten Unterarms. Der M. supinator ist ein Strecker. (Aus Jenkins, D. (2002) *Hollinshead's functional anatomy of the limbs and back*, 8. Ausgabe, WB Saunders, Philadelphia, S. 145.)

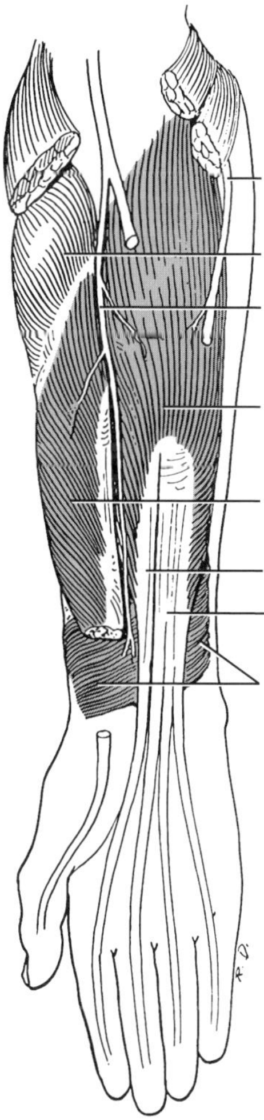

Abb. 10.20 Die tiefe Schicht der Flexoren des rechten Unterarms. Der M. supinator (Sternchen) ist ein Unterarmstrecker. (Aus Jenkins, D. (2002) *Hollinshead's functional anatomy of the limbs and back*, 8. Ausgabe, WB Saunders, Philadelphia, S. 145.)

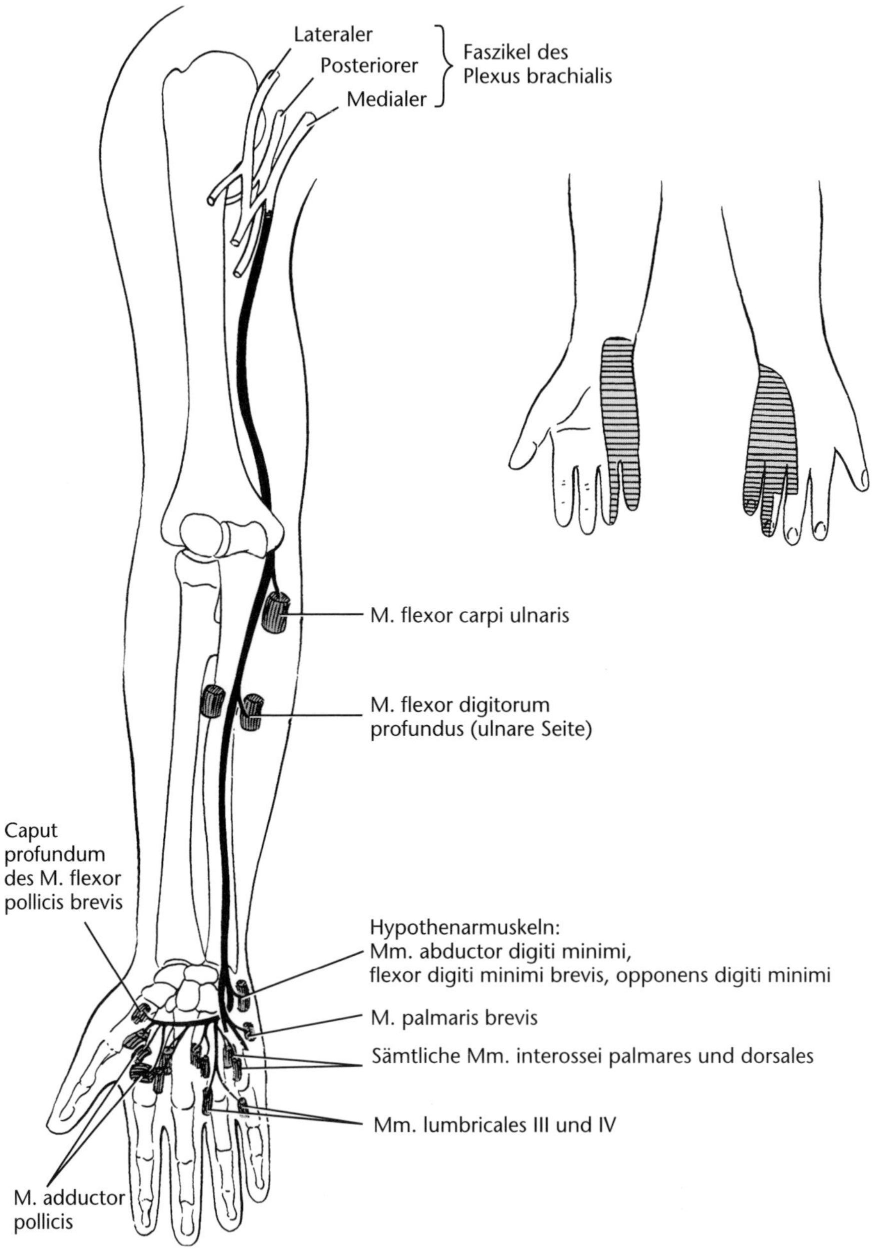

Abb. 10.21 Die vom N. ulnaris innervierten Muskeln. (Aus Jenkins, D. (2002) *Hollinshead's functional anatomy of the limbs and back*, 8. Ausgabe, WB Saunders, Philadelphia, S. 154.)

Der M. pronator quadratus ist ein flacher quadratischer Muskel, der am distalen Viertel der Ulna entspringt und am distalen Ende des Radius ansetzt. Seine Funktion ist die Pronation von Unterarm und Hand. Daher kommt es an diesem Muskel häufig zu einer Überlastung durch ständig wiederholte gleichbleibende Handgriffe und Bewegungen. Bei Palpation ist der Bereich des Muskels häufig druckempfindlich.

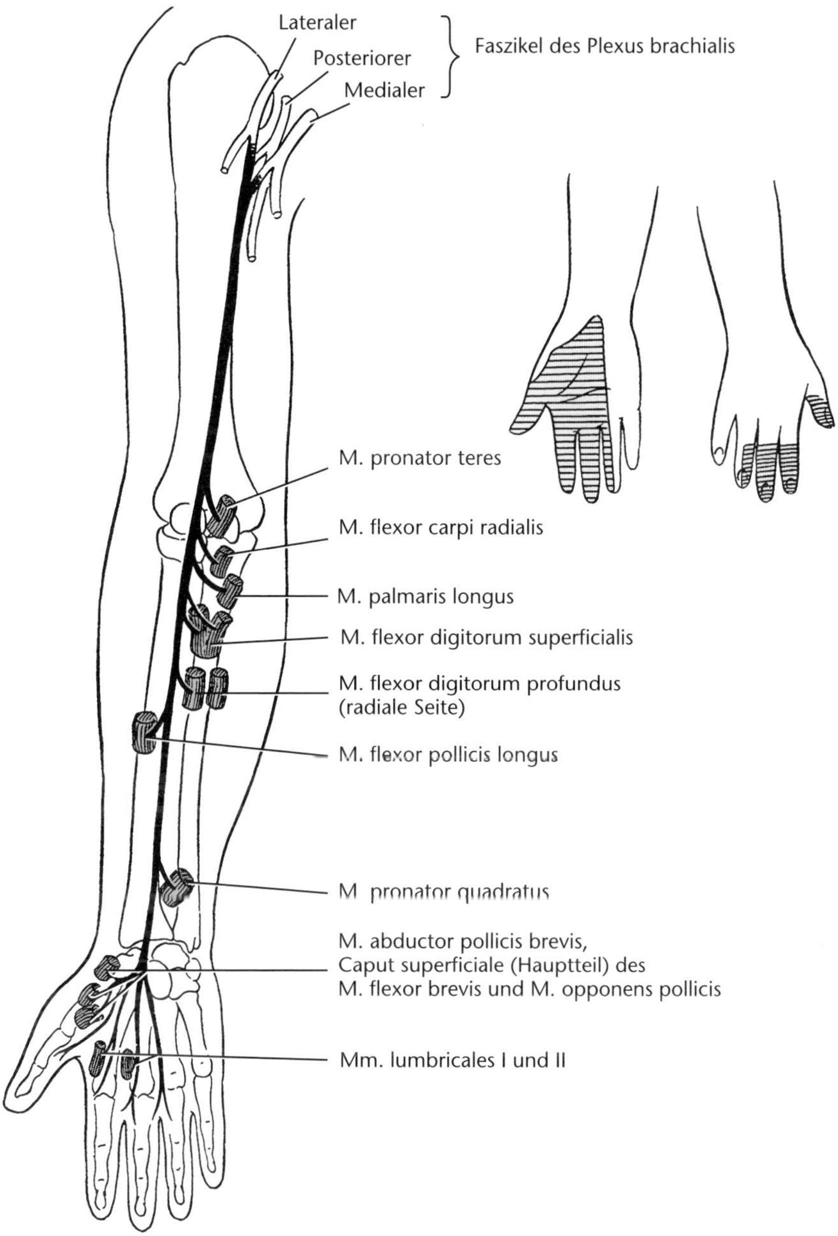

Abb. 10.22 Die vom N. medianus innervierten Muskeln. (Aus Jenkins, D. (2002) *Hollinshead's functional anatomy of the limbs and back*, 8. Ausgabe, WB Saunders, Philadelphia, S. 152.)

Der N. ulnaris verläuft auf der Rückseite des Epicondylus medialis und tritt dann in den Unterarm ein (Abb. 10.21). Dort läuft er entlang der Ulna, taucht lateral vom M. flexor carpi ulnaris auf und zieht weiter zur Hand. Der N. medianus verläuft praktisch direkt in der Mitte des Unterarms (Abb. 10.22).

Die Strecker (Extensoren) und ihre Innervation

Die elf Strecker des Unterarms (Tabelle 10.13) sind in oberflächlichen (Abb. 10.23) und tieferen Schichten (Abb. 10.24) angeordnet. Der N. radialis innerviert alle elf Strecker (Abb. 10.25), die folgende Funktionen haben:

- Streckung des Handgelenks: Mm. extensor carpi ulnaris, extensor carpi radialis und radialis longus
- Streckung der Finger: Mm. extensor digitorum, indicis und digiti minimi
- Streckung und Abduktion des Daumens: Mm. extensor pollicis longus, extensor pollicis brevis und abductor pollicis longus
- Supination des Unterarms: M. supinator
- Beugung des Unterarms: M. brachioradialis

Tabelle 10.13 Die Strecker des Unterarms werden alle vom N. radialis innerviert (C5–C8)

Muskel	Ursprung	Ansatz	Funktion	Segmentale Innervation
Oberflächliche Schicht				
M. brachioradialis	Crista supracondylaris lateralis des Humerus; Septum intermusculare brachii laterale	Facies lateralis am distalen Ende des Radius, proximal der Basis des Processus styloideus radii	Unterarmbeuger	C5, C6
M. extensor carpi radialis brevis	Gemeinsame Streckersehne (Epicondylus lateralis des Humerus)	Basis des Metakarpale III	Handstrecker	C6, C7
M. extensor carpi radialis longus	Gemeinsame Streckersehne	Basis des Metakarpale II	Streckung und Radialabduktion der Hand	C6, C7
M. extensor carpi ulnaris	Gemeinsame Streckersehne	Basis des Metakarpale V	Streckung und Ulnaradduktion der Hand	C6–C8
M. extensor digiti minimi	Gemeinsame Streckersehne	Dorsalaponeurose des 5. Fingers	Streckung und Adduktion des kleinen Fingers	C6–C8
M. extensor digitorum	Gemeinsame Streckersehne, Septum intermusculare, Fascia antebrachii	Dorsalaponeurose der Finger II–V	Streckung jedes einzelnen der vier Finger	C6–C8

Tabelle 10.13 Die Strecker des Unterarms werden alle vom N. radialis innerviert (C5–C8) (Fortsetzung)

Muskel	Ursprung	Ansatz	Funktion	Segmentale Innervation
Tiefe Schicht				
M. abductor pollicis longus	Dorsalflächen von Ulna und Radius	Basis des Metakarpale I	Abduktion und Streckung des Daumens	C7, C8
M. extensor indicis	Facies dorsalis ulnae	Ulnarwärts der Zeigefingersehne des Extensor digitorum in die Dorsalaponeurose des Zeigefingers	Streckung des Zeigefingers	C7, C8
M. extensor pollicis brevis	Dorsalfläche des Radius	Basis der Grundphalanx des Daumens	Streckung der Grundphalanx des Daumens	C6, C7
M. extensor pollicis longus	Dorsalfläche des mittleren Drittels der Ulna	Endphalanx des Daumens	Streckung des Endglieds des Daumens	C7, C8
M. supinator	Dorsolaterale Seite der Ulna unterhalb der Incisura radialis; Epicondylus lateralis; Ligg. collaterale radiale und anulare	Proximaler Radiusschaft	Supination von Unterarm und Hand	C5, C6

Die oberflächliche Muskelgruppe entspringt an der Crista supracondylaris und dem Epicondylus lateralis humeri (gemeinsame Streckersehne). Von dieser gemeinsamen Streckersehne gehen vier Muskeln aus: Die Mm. extensor carpi radialis brevis, extensor digitorum, extensor digiti minimi sowie extensor carpi ulnaris. Durch immer wiederkehrende Streckbewegungen von Handgelenk und Fingern, wie sie bei manchen Sportarten und Berufen erforderlich ist, können diese Muskeln geschädigt werden, so dass es zu einer Entzündung der gemeinsamen Streckersehne kommt (etwa in Form eines Tennisellenbogens oder Epicondylitis lateralis humeri). Die Streckersehnen am Handgelenk werden später erörtert.

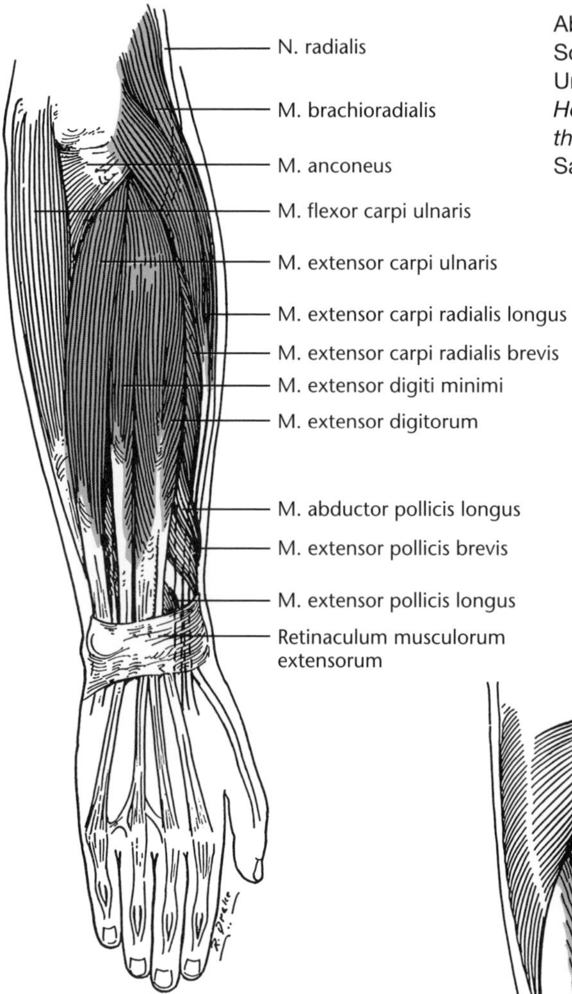

Abb. 10.23 Die oberflächliche Schicht der Extensoren des rechten Unterarms. (Aus Jenkins, D. (2002) *Hollinshead's functional anatomy of the limbs and back*, 8. Ausgabe, WB Saunders, Philadelphia, S. 161.)

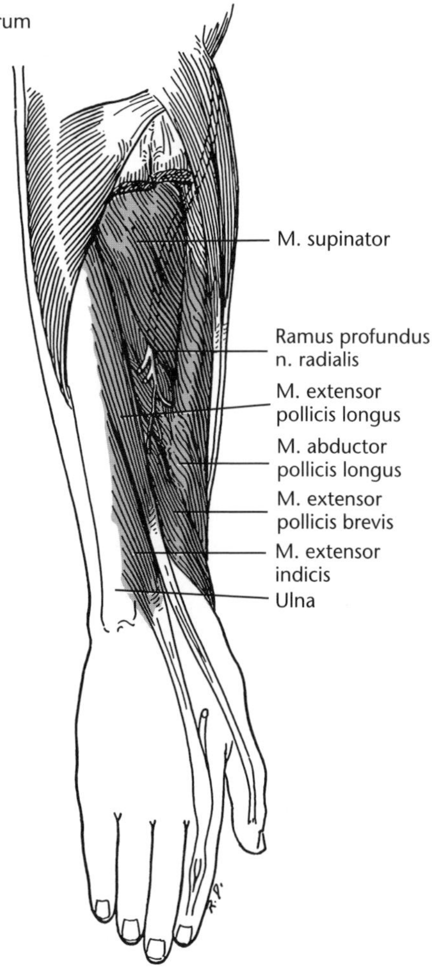

Abb. 10.24 Die tiefe Schicht der Extensoren des rechten Unterarms. (Aus Jenkins, D. (2002) *Hollinshead's functional anatomy of the limbs and back*, 8. Ausgabe, WB Saunders, Philadelphia, S. 161.)

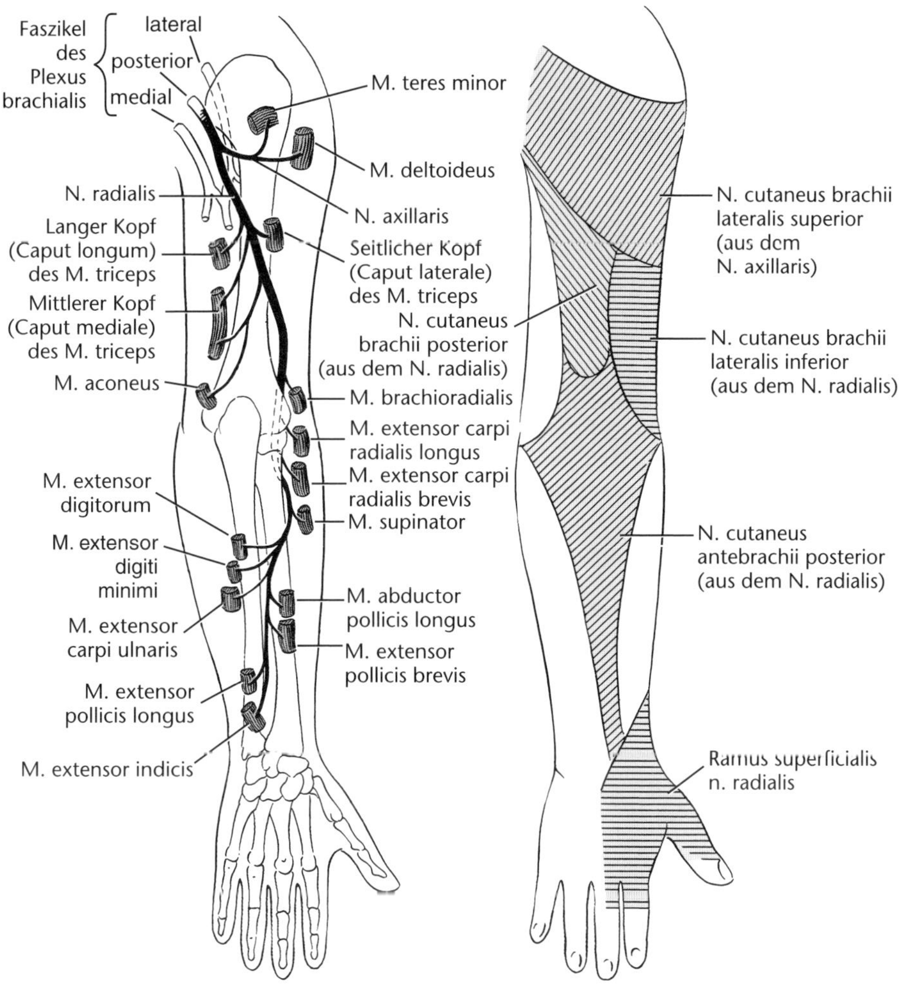

Abb. 10.25 Die Innervation des N. radialis. (Aus Jenkins, D. (2002) *Hollinshead's functional anatomy of the limbs and back*, 8. Ausgabe, WB Saunders, Philadelphia, S. 168.)

Der Handgelenk-Komplex

Im Bereich der Handwurzel (Carpus) liegt das distale Gelenk der oberen Extremität, das die Sehnen der langen Beuger und Strecker sowie die wichtigsten Nerven und Gefäße vom Unterarm bis zur Hand weiterleitet. Diese Weichteile werden zusammengeführt, um den engen Karpaltunnel (Canalis carpi) passieren zu können. Das Gelenk ist so aufgebaut, dass Beuge- und Streckbewegungen, Adduktion, Abduktion und eine Kreisbewegung möglich ist, so dass die Hand eine optimale Greif- und Arbeitsposition einnehmen kann. Handbewegungen gehen primär vom Handgelenk aus.

Anatomisch gesehen ist das Handgelenk kein einzelnes Gelenk; in diesem Bereich treffen die beiden Unterarmknochen (Elle (Ulna) und Speiche (Radius) sowie die acht Handwurzelknochen (Ossa carpalia) aufeinander. Daher werden zwischen Elle und Speiche, den acht Handwurzelknochen sowie zwischen den Knochen des Unterarms und den Handwurzelknochen verschiedene Gelenke gebildet. Der Handgelenk-Komplex besteht aus den folgenden Gelenken (Abb. 10.26): den Articulationes radioulnaris distalis, radiocarpalis („dem Handgelenk"), intercarpales sowie mediocarpalis.

Beachten Sie, dass sich die Articulatio radioulnaris proximalis in der Nähe des Ellenbogens befindet, die Articulatio radioulnaris distalis dagegen in der Nähe des Handgelenks. Die beiden Gelenke zwischen Radius und Ulna ermöglichen eine Pronation (Handfläche nach unten) und Supination (Handfläche nach oben).

Die acht Handwurzelknochen sind in zwei Reihen angeordnet. Die drei großen Knochen der proximalen Reihe sind von lateral (radial) nach medial (ulnar): Kahnbein (Os scaphoideum), Mondbein (Os lunatum) und Dreiecksbein (Os triquetrum); auf der palmaren Seite des letzteren sitzt das kleinere Erbsenbein (Os pisiforme). Die proximale Reihe der Handwurzelknochen bildet die Grundlage des Handskeletts. Die distale Reihe besteht – ebenfalls von radial nach ulnar –aus großem (Os trapezium) und kleinem Vieleckbein (Os trapezoideum), Kopfbein (Os capitatum) und Hakenbein (Os hamatum). Die

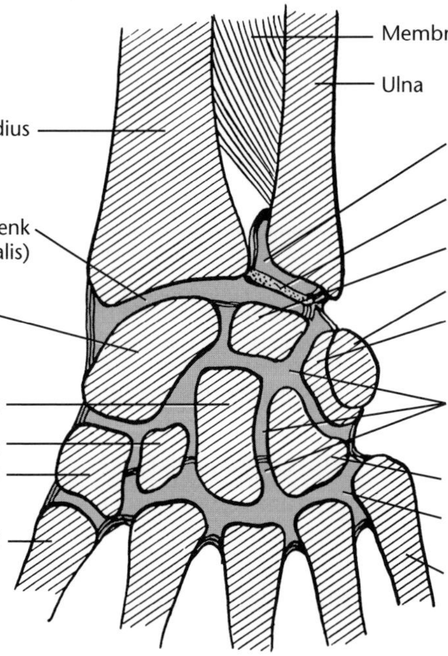

Abb. 10.26 Die Handgelenke: Knochen und Gelenkhöhlen. Man beachte vor allem die folgenden Punkte: die Gelenkhöhlen der Articulationes radiocarpalis und radioulnaris distalis sind eigenständig und voneinander getrennt; das Mediokarpalgelenk steht in Verbindung mit den Articulationes intercarpales zwischen der proximalen und distalen Reihe der Handwurzelknochen; bis auf das Daumengelenk sind die Articulationes carpometacarpales mit den Articulationes intermetacarpales sowie den distalen Bereichen der Articulationes intercarpales verbunden, aber von der Articulatio mediocarpalis getrennt. (Aus Jenkins, D. (2002) *Hollinshead's functional anatomy of the limbs and back*, 8. Ausgabe, WB Saunders, Philadelphia, S. 182.)

acht Handwurzelknochen sind so zusammengefügt, dass die Dorsalfläche konvex und die Palmarfläche der Handwurzel konkav ist. In dieser Rinne, dem Sulcus carpi, verlaufen der N. medianus sowie die langen Beugersehnen der Hand.

Die Gelenkfläche des Radius und die distale Fläche des ulnaren Discus articularis sind mit den drei proximalen Handwurzelknochen (Ossa scaphoideum, lunatum, triquetrum) zur Articulatio radiocarpalis, dem eigentlichen Handgelenk, verbunden. Zusammen haben die drei Handwurzelknochen eine konvexe Oberfläche, die mit dem Radius artikuliert, so dass Abduktions- und Adduktionsbewegungen durchgeführt werden können.

Die Sehnen der langen Beuger und Strecker sind zusammen mit den Nerven und Blutgefäßen rund um die distalen Enden von Elle und Speiche, das proximale Handgelenk (Articulatio radiocarpalis) und die Handwurzelknochen gruppiert. Um die Funktionsfähigkeit des Handgelenk-Komplexes zu sichern, wird er durch Sehnen und spezialisierte Weichteile verstärkt. Auf der Dorsalseite ist die Unterarmfaszie (Fascia antebrachii) zu einem quer verlaufenden Band verstärkt, dem Retinaculum extensorum, das dafür sorgt, dass die Sehnen der Extensoren in der richtigen Position bleiben. Auf der Palmarseite der Handwurzel ist die tiefe Faszie ebenfalls verstärkt und bildet das Retinaculum flexorum, das die von den Handwurzelknochen gebildete Rinne (Sulcus carpi) überzieht und zu einem Tunnel (Canalis carpi) schließt, durch den die Beugersehnen laufen (s.u.: Karpaltunnelsyndrom). Es gibt zwei Furchen am Handgelenk. Die distale Furche markiert den proximalen Rand des Retinaculum flexorum. Die Sehnen der langen Flexoren sind von Sehnenscheiden umhüllt, in denen sie bei Bewegung gleiten können, so dass sich die Reibung zwischen den Geweben verringert.

Die Gelenknerven im Handgelenk-Komplex sind auf der Palmarseite Äste des N. medianus, auf der Dorsalseite Äste des N. radialis sowie die Rami dorsalis und profundus des N. ulnaris.

Die anatomischen Verhältnisse rund um das Handgelenk sind von klinischer Bedeutung, weil direkte oder indirekte Verletzungen häufig zu Schäden in diesem Bereich führen. Sehr oft tritt an der Stelle, an der sich die Sehnen der Mm. extensor pollicis brevis und abductor pollicis longus mit den Sehnen der Mm. extensor carpi radialis longus und extensor carpi radialis brevis kreuzen, eine schmerzhafte Reizung der Sehnenscheiden auf. Die Sehnenscheiden der Beuger können durch eine Entzündung, die durch eine Reizung oder Infektion ausgelöst wurde, anschwellen (Sehnenscheidenentzündung). Wenn der Druck im Karpaltunnel nicht nachlässt, sterben die Sehnen aufgrund der Ischämie ab. Während es dank des geringen Kollagen-Turnovers unter Umständen Wochen dauert, bis eine Sehne reißt, wird der N. medianus im Karpaltunnel in kürzester Zeit geschädigt.

Die Hand

Die erstaunlichen Fähigkeiten der menschlichen Hand beruhen auf einer Kombination aus umfassender mechanischer Beweglichkeit, gut kontrollierter Präzision sowie einem empfindlichen Tastsinn, für die im Neokortex des menschlichen Gehirns ein größerer Bereich zuständig ist als für die Aktivitäten irgendeines anderen Organs des menschlichen Körpers.

Anatomisch ist die Hand ein komplexes Gebilde. Sie besteht aus 27 Knochen mit eigener Benennung, zwischen denen sich zahlreiche Gelenke, die Sehnen der langen, vom Arm kommenden Muskeln, zahlreiche kurze Handmuskeln sowie wichtige Nerven und Gefäße befinden.

Das Grundgerüst der Hand besteht aus acht Handwurzelknochen, die in zwei Reihen, einer proximalen und einer distalen, angeordnet sind (siehe den Abschnitt über den Handgelenk-Komplex). Die proximale Reihe der vier Handwurzelknochen bildet mit dem Radius das proximale Handgelenk (Articulatio radiocarpalis). Die distale Reihe der Handwurzelknochen artikuliert mit den langen Mittelhandknochen (Ossa metacarpi oder metacarpalia, Abb. 10.26). Distal der Mittelhandknochen befinden sich 14 Fingerknochen: zwei

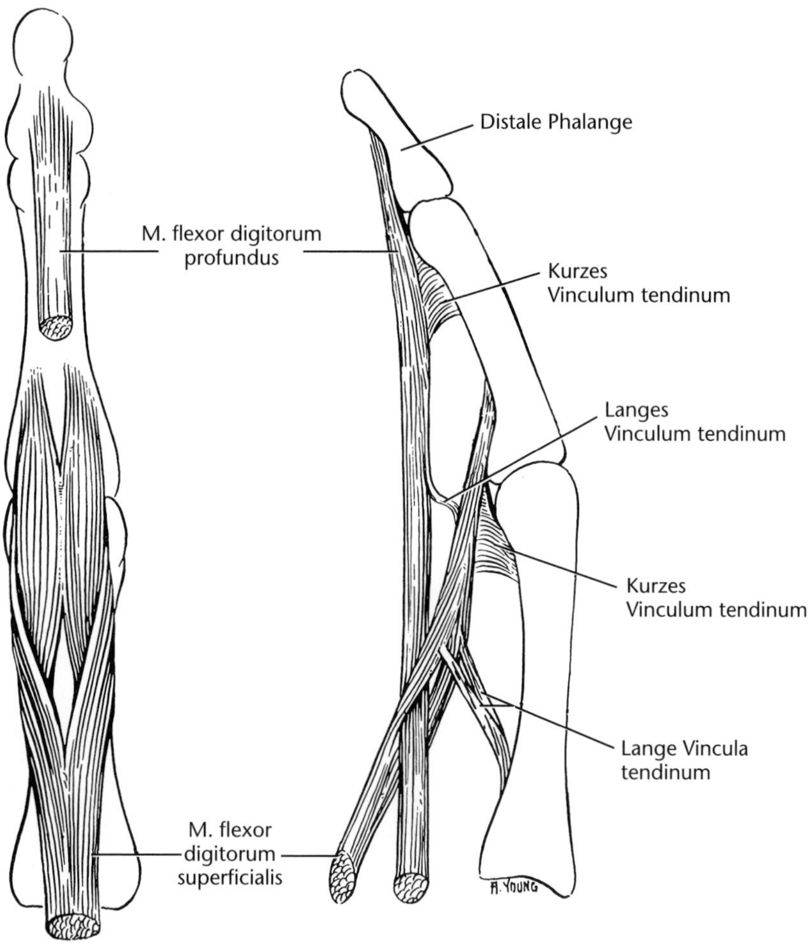

Abb. 10.27 Die Beugersehnen eines Fingers von vorne und der Seite. (Aus Jenkins, D. (2002) *Hollinshead's functional anatomy of the limbs and back*, 8. Ausgabe, WB Saunders, Philadelphia, S. 188)

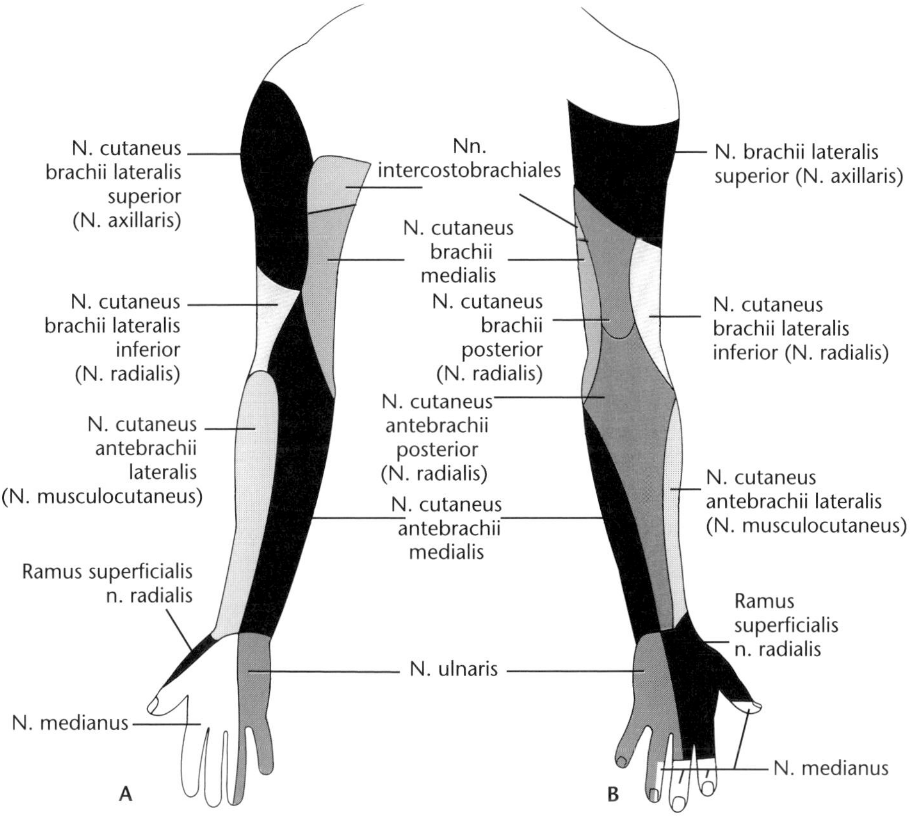

Abb. 10.28 Übersicht über die Innervationsgebiete der Hautnerven des Arms. Ansicht von vorne (**A**) und hinten (**B**). (Aus Jenkins, D. (2002) *Hollinshead's functional anatomy of the limbs and back*, 8. Ausgabe, WB Saunders, Philadelphia, S. 120.)

für den Daumen und jeweils drei für alle andern vier Finger. Zwischen den Knochen gibt es unterschiedliche Gelenke: die Articulationes intercarpales, carpometacarpales, metacarpophalangeales und interphalangeales. Zwischen den Mittelhandknochen I und II befindet sich mit H12 am R. superficialis n. radialis ein wichtiger homöstatischer Akupunkturpunkt.

Am Handrücken ist die Haut ist locker, frei beweglich und man findet nur wenige Weichteile, so dass Haut und Faszie dort ungehindert über die Streckersehnen und Knochen gleiten können. Im Gegensatz dazu wird die Haut des Handtellers über fibröse Bänder mit der darunter liegenden Aponeurosis palmaris verankert und stabilisiert. Die Weichteile der Handinnenfläche sind in vier Schichten angeordnet: direkt unter der Aponeurosis palmaris befinden sich die seitlichen Muskellogen des Daumenballens mit den kurzen Muskeln des Daumens (Thenar), des Kleinfingerballens mit den Kleinfingermuskeln (Hypothenar) sowie Nerven und Gefäße. Die nächste Schicht ist ein zentrales Kompartiment mit Gefäßen, Nerven und den Sehnen der langen Fingerbeuger (Mm. flexor digitorum superficialis und profundus). In der tieferen Schicht befindet sich der - Adduktormuskel des Daumens (M. adductor pollicis), Nerven und Gefäße. Zur vierten Schicht gehören die vier Mm. interossei dorsales, die zwischen den fünf Mittelhandknochen liegen.

Die Sehnen der Mm. flexor digitorum superficialis und profundus verlaufen von einer Sehnenscheide umgeben bis zu den Grundphalangen. Dort teilt sich die Sehne des M. flexor digitorum superficialis in zwei Teile, die rechts und links der Sehne des M. flexor digitorum profundus weiterziehen (Abb. 10.27) und an den jeweiligen Grund- und Mittelphalangen ansetzen.

Es ist für eine Akupunkturbehandlung nicht nur essentiell, anatomische Grundkenntnisse über die obere Extremität von der Schulter bis zur Hand zu haben, sondern auch wichtig, die Verteilung der sensorischen Nerven dort zu kennen – vor allem, wenn es um Schmerzen oder ein Taubheitsgefühl in der oberen Extremität geht. Abbildung 10.28 verschafft einen kurzen Überblick über die Verteilung der sensorischen Nerven im Arm. Denken Sie daran, dass sich die sensorischen Bereiche der verschiedenen Nerven immer sehr stark überlappen.

Häufige Armschmerzen

Aufgrund unserer klinischen Erfahrung unterscheiden wir drei Gruppen von Armschmerzen: (1) Schmerzen der Weichteile und Verletzungen aufgrund von Überbeanspruchung, (2) Schmerzen in Gelenken und Knochen sowie (3) Nervenschmerzen.

Weichteilschmerzen und Verletzungen aufgrund von Überbeanspruchung (Repetitive Stress Injury (RSI))

Überlastungsbedingte Bewegungseinschränkungen (Repetitive Stress Injury (RSI)) werden oft durch Tätigkeiten am Computer oder sportliche Aktivitäten verursacht. Verletzungen aufgrund einer Überbeanspruchung findet man bei vielen Sportlern.

Als Ursachen kommen immer wiederkehrende Tätigkeiten, permanente Belastung oder sich anhäufende Mikrotraumen (Kumulativstress) in Frage. Davon können verschiedene Weichteile wie Muskeln, Nerven, Bänder und Sehnen betroffen sein. Die Verletzungen dieser Gewebe zeigen an, dass sie den kumulativen biomechanischen Belastungen nicht gewachsen sind. Dadurch werden wahrscheinlich vor allem Stellen geschädigt, an denen Sehnen ihre Richtung ändern, in engen Kanälen, über einen Umlenkpunkt oder ein Hypomochlion verlaufen oder von Strukturen in ihrer Umgebung eingeklemmt werden. Wenn die Verletzung nicht entsprechend behandelt wird, kann sich die Struktur und Zusammensetzung der Sehne verändern und aus einem regelmäßig angeordneten dichten Bindegewebe Faserknorpel werden.

Die Krankheitszustände in den gereizten Sehnen können völlig unterschiedlich sein. Es kann sich dabei um eine Entzündung der Sehne (Tendinitis) oder der Sehne mitsamt der Sehnenscheide (Tendovaginitis) handeln oder um eine degenerative Veränderung der Sehne (Tendinose). Unserer klinischen Erfahrung zufolge sprechen die meisten dieser Sehnenprobleme gut auf eine Akupunkturbehandlung an, wenn die Sehnen samt der dazu gehörigen Muskeln behandelt werden. Durch verhärtete Muskeln erhöhen sich immer die Zugkräfte, die auf die Sehnen einwirken, so dass Entzündungen entstehen. Man kann die Sehnen nur entlasten, indem man die Muskeln entspannt und lockert.

Manchmal ist es schwer, einen bestimmten Krankheitszustand zu diagnostizieren, weil viele Weichteile beteiligt sind und unter Umständen auch mehrere Störungen gleichzeitig vorliegen können. So können beispielsweise Schulterschmerzen für eine oder alle der folgenden Erkrankungen sprechen: Tendopathie der Rotatorenmanschette, Bursitis subacromialis, Arthritis des lateralen Schlüsselbeingelenks (Articulatio acromioclaviculare) oder Entzündung einer Bizepssehne. Man kann mit Akupunktur schneller und bessere Ergebnisse erzielen, wenn es sich um wenige und einfachere pathologische Erscheinungen handelt. Sind dagegen viele und komplizierte Krankheitsprozesse beteiligt, setzt die Wirkung langsamer ein und ist geringer.

Tendopathie der Rotatorenmanschette Die Sehnen von vier Schultermuskeln – die Mm. supraspinatus, infraspinatus, teres minor und subscapularis – verwachsen mit der fibrösen Kapsel des Schultergelenks und bilden eine muskulotendinöse Manschette. Die Rotatorenmanschette schützt und stabilisiert das Schultergelenk, indem sie dafür sorgt, dass der Humeruskopf in der Cavitas glenoidalis scapulae bleibt (siehe den Abschnitt über das Schultergelenk). Der M. supraspinatus hilft, den Arm zu abduzieren, während die anderen drei Muskeln der Rotatorenmanschette den Humerus drehen.

Die Rotatorenmanschette kann durch eine Verletzung oder ein Trauma aufgrund einer längeren oder immer wiederkehrenden Belastung des Arms, besonders in abduzierter Stellung, beschädigt werden oder einreißen. Am häufigsten reißt die Sehne des M. supraspinatus. Einige sportliche Aktivitäten wie die des Pitchers beim Baseball oder Tennisspielen und Bowling verursachen besonders häufig Schäden.

Die Rotatorenmanschettenruptur tritt häufiger bei älteren Menschen sowie in Verbindung mit bestimmten Aktivitäten auf und führt dazu, dass der Patient den Arm weder abduzieren noch nach außenrotieren kann. Im Anfangsstadium ist der Riss noch relativ geringfügig und wird unter Umständen gar nicht bemerkt, ohne Behandlung kann er jedoch rasch größer werden. Die Rotatorenmanschette kann einreißen (partielle Ruptur) oder vollständig reißen (Totalruptur). Häufig nehmen die Schmerzen zu und können bis zum Halsansatz oder lateral den Arm hinunter ausstrahlen. Dann kann man den Arm kaum noch oder nur unter Schmerzen seitlich hochheben.

Ältere Personen leiden häufig unter einer degenerativen Tendinose der Rotatorenmanschette. In den Sehnen des M. supraspinatus und anderer Muskeln der Rotatorenmanschette kann sich Kalk ablagern.

Je nachdem, wie ausgeprägt die Tendopathie ist, kann man die Symptome der Rotatorenmanschette unterschiedlich gut mit Akupunktur behandeln. Im Frühstadium oder bei geringfügigeren Kalkablagerungen lassen sich noch allein mit Akupunktur gute Ergebnisse erzielen. Warum das so ist, ist noch unklar, wir haben aber die Vermutung, dass die Muskeln entspannt sind, wenn sie besser durchblutet und entschlackt sind, sodass die minimalen Kalziumablagerungen ihre Funktion nicht mehr beeinträchtigen können; oder die verbesserte Blutzirkulation sorgt dafür, dass kleinere Kalziumablagerungen allmählich in Lösung gehen. Bei gravierenderen Krankheitszuständen verringert sich die Wirksamkeit der Akupunktur. Bei starker Schädigung der Rotatorenmanschette ist eine Akupunkturbehandlung wirkungslos, kann aber dazu beitragen, dass sich die Muskeln nach einem operativen Eingriff besser regenerieren.

Fibröse Schultersteife (Frozen Shoulder oder Periarthropathia humeroscapularis ankylosans) Die Kaspel des Schultergelenks enthält normalerweise 30 Milliliter Synovialflüssigkeit. Nimmt diese Menge ab, liegen einige Bereiche der Gelenkinnenhaut aufeinander oder haften am Humeruskopf. Durch diesen krankhaften Zustand verringert sich die Elastizität der Kapsel und letztlich die Beweglichkeit des Gelenks. Der Schmerz tritt immer erst am Endpunkt der Bewegungen im Schultergelenk auf. Patienten, die das 50. Lebensjahr überschritten haben, sind häufiger betroffen. Mithilfe einer Akupunktur kann man die Muskeln lockern und die Blutzirkulation fördern, wodurch Stoffwechselprodukte abtransportiert werden; aufgrund der durch die Nadeln gesetzten Läsionen geht die Entzündung zurück. Dies kann dazu beitragen, dass sich bei einigen Patienten mit fibröser Schultersteife wieder eine normale Schulterstruktur und -funktion einstellt, in schweren Fällen kann eine Akupunktur jedoch nichts ausrichten, sodass andere Heilverfahren angewandt werden müssen.

Bursitis subacromialis (Periarthropathia humeroscapularis, Bursitis calcarea) Eine Bursa ist ein kleiner Schleimbeutel oder eine mit Flüssigkeit gefüllte sackartige Höhlung an Stellen, wo es normalerweise zu Reibung kommen würde. Die Bursa subacromialis befindet sich zwischen dem Akromion und der Sehne des M. supraspinatus und reicht vom M. deltoideus bis zum Tuberculum majus. Aufgrund einer Entzündung der Bursa subacromialis kann es zu akuten oder chronischen Schulterschmerzen kommen (Abb. 10.5). Patienten mit einer Bursitis subacromialis klagen über Schmerzen und eine Druckempfindlichkeit an der Schulteraußenseite, wobei sich der Schmerz bei Bewegungen verstärkt. In chronischen Fällen können sich die Wände des Schleimbeutels verdicken und fibrotisch werden; diesen krankhaften Zustand kann man allerdings röntgenologisch nicht immer nachweisen. In der Bursa subdeltoidea oder subacromialis kann es darüber hinaus auch zu Kalkablagerungen kommen.

Bei einer akuten Bursitis ist eine Akupunkturbehandlung äußerst effizient und sorgt in leichten oder moderaten Fällen für eine Schmerzlinderung. Wenn man die Nadeln in das frisch entzündete Bindegewebe setzt, erhöht sich die Blutzirkulation, während die Schmerzen, die Schwellung und auch die Entzündung zurückgehen. Die Reaktion des Gewebes auf die Nadelung trägt dazu bei, die zerstörten Zellen abzubauen und durch neue Zellen zu ersetzen. Ist die Entzündung allerdings chronisch geworden, sind mehr Sitzungen erforderlich, wobei die Effizienz der Therapie davon abhängt, in wieweit der Zustand überhaupt noch heilbar ist.

Bizepssehnenentzündung (Bizeps-longus-Syndrom) Die Sehne des langen Bizepskopfes läuft im Sulcus intertubercularis des Humerus aufwärts und tritt in die Gelenkkapsel des Schultergelenks ein. In der Kapsel überquert die Sehne den Humeruskopf und setzt am Tuberculum supraglenoidale scapulae an

(Abb. 10.8). Wegen ihrer Länge und ihres gebogenen Verlaufs reißt die Sehne leicht und ist anfällig für degenerative Prozesse. Bei der Bizepssehnenentzündung sitzt der Schmerz im vorderen Schulterbereich und strahlt in die Vorderseite des Oberarms aus.

Bei einer reinen Entzündung hilft eine Akupunktur normalerweise, weil die Nadeln eine entzündungshemmende Reaktion sowie eine Regeneration des Gewebes auslösen. Man sollte sowohl die Muskeln als auch die entzündeten Sehnen nadeln. Wenn allerdings der Verdacht besteht, dass das Ligamentum transversum humeri gerissen ist oder die Sehne nicht mehr im Sulcus intertubercularis verläuft, sollte man sofort einen orthopädischen Chirurgen zu Rate ziehen.

Epicondylitis humeri Schmerzen im Ellenbogen oder Unterarm sind häufig auf eine Epicondylitis medialis oder lateralis zurückzuführen. Für diese Erkrankung sind meist wiederholte Überlastungen oder Traumen verantwortlich, in einigen Fällen kann es auch eine altersbedingte degenerative Tendinose sein. Zunächst scheint der Schmerz oberhalb des entsprechenden Epikondylus zu sitzen und strahlt von dort in den Unterarm aus. Durch sorgfältiges Abtasten der Strecker (Epicondylitis humeri lateralis) oder Beuger (Epicondylitis humeri medialis) kann man jedoch auch dort empfindliche Punkte finden. Diese Punkte sollten zusammen mit der gemeinsamen lateralen oder medialen Sehne genadelt werden.

Eine Epicondylitis infolge einer wiederholten Überbeanspruchung des Arms ist in der Regel auf eine starke Belastung, Verhärtung oder Verletzung von Muskeln zurückzuführen. Diese Muskeln zu nadeln, ist dann noch wichtiger als die Nadelung der gemeinsamen Sehne. Eine solche Behandlung schlägt bei den meisten Epicondylitis-Patienten normalerweise sehr gut an, vor allem bei solchen mit einem akuten Krankheitsbeginn nach sportlicher Betätigung. Bei Sportverletzungen, die wie etwa Verletzungen aufgrund von Kumulativstress von selber ausheilen können, handelt es sich in der Regel um Weichteilverletzungen mit Entzündung und Schwellung. Da Sportler normalerweise ein gutes Selbstheilungspotential besitzen, lassen sich mit einer Akupunkturbehandlung zufriedenstellende Ergebnisse erzielen. Wenn die Epicondylitis durch eine altersbedingte Nekrose ausgelöst wurde, dürfte eine solche Behandlung allerdings weniger effizient sein, so dass mehr Behandlungssitzungen erforderlich sind, um die Entzündung und Schmerzen in den Griff zu bekommen.

Bursitis olecrani Zu den Symptomen einer Schleimbeutelentzündung am Olekranon gehören Schmerzen, eine Druckempfindlichkeit, Schwellung und Erwärmung auf der Rückseite des Ellenbogens. Die Bursitis olecrani wird in der Regel durch Überbelastung, wiederholte Traumen, Entzündung oder Infektion verursacht. Bei Patienten mit einer rheumatischen Erkrankung kann es zu einer akuten aseptischen Bursitis olecrani kommen.

Weil durch eine Akupunkturbehandlung Immunreaktionen gegen die Entzündung in Gang kommen, kann man eine Bursitis olecrani auf diese Weise meist erfolgreich therapieren. Zusammen mit dem entzündeten Schleimbeutel sollten auch die Muskeln des Ober- und Unterarms behandelt werden, weil die Muskeln durch die entzündete Bursa gereizt werden und sich verhärten, so dass sich die Blutzirkulation in den entzündeten Weichteilen verschlechtert.

Durch die Nadeln entspannen sich die Muskeln und erhöht sich die Blutzufuhr, wodurch wiederum die Schleimbeutelentzündung zurückgeht und die Regeneration neuer Gewebe gefördert wird.

Eine lokalisierte Schädigung des N. medianus: Karpaltunnelsyndrom Der N. medianus kann in seinem Verlauf vom Hals bis zur Hand an mehreren Stellen eingeklemmt werden: (1) in der Fossa cubitalis aufgrund repetitiver Überanstrengung durch die Mm. pronator teres oder flexor digitorum superficialis; (2) im Unterarm kann der Nerv direkt oder bei einem Unterarmbruch verletzt werden, wodurch die Bewegungsmöglichkeiten des Daumens eingeschränkt werden; (3) die häufigste Neuropathie des N. medianus ist eine Kompression des Nerven im Karpaltunnel des Handgelenks. Viele unserer Patienten, die beruflich viel am Computer arbeiten müssen, leiden unter einem Karpaltunnelsyndrom.

Der Karpaltunnel (Canalis carpi) ist eine enge osteofibröse Verbindung, durch die neben dem N. medianus noch die folgenden neun Sehnen laufen: die Sehne des M. flexor pollicis longus, die vier Sehnen des M. flexor digitorum superficialis sowie die vier Sehnen des M. flexor digitorum profundus (Abb. 10.29). Die acht Sehnen der Mm. flexorum digitorum superficialis und profundus haben eine aus der Membrana synovialis gebildete gemeinsame Sehnenscheide im ulnaren Fach des Canalis carpi. Darin ist genügend Synovialflüssigkeit enthalten, damit sich die Sehnen unter dem Retinaculum reibungsfrei und damit leichter bewegen können.

Jeder krankhafte Zustand, der den Druck im Karpaltunnel deutlich erhöht oder den Tunnel einengt – etwa ein Ödem, eine Entzündung des Retinaculum musculorum flexorum, eine Dislokation des Mondbeins (Os lunatum), eine rheumatisch bedingte Verdickung der Synovialmembran der Sehnenscheide oder eine Tendovaginitis der Sehnenscheiden – kann dazu führen, das Druck auf den N. medianus und die Sehnen ausgeübt wird. Die meisten Patienten mit einem Karpaltunnelsyndrom sind 40–60 Jahre alt; das Syndrom ist bei Frauen häufiger anzutreffen als bei Männern, möglicherweise weil Frauen nicht so trainiert sind wie Männer. Besonders anfällig sind Berufstätige, die bei ihrer Arbeit viel das Handgelenk bewegen (Programmierer oder Schalterbeamte in der Bank) oder sehr kraftvolle Handbewegungen ausführen müssen.

Kennzeichnend für das Karpaltunnelsyndrom sind Schmerzen der radialen Handinnenfläche, die nachts häufig zunehmen und dann so stark werden können, dass der Patient aufwacht. Wenn man auf die Palmarseite des Handgelenks klopft, fühlt der Patient einen brennenden oder stechenden Schmerz in der Hand oder am Unterarm. Der N. medianus hat zwei Endäste (einen lateralen und einen medialen), die die Haut der Hand versorgen. Daher leiden die Patienten oft unter einem Kribbeln (Parästhesie), einem Taubheitsgefühl (Anästhesie) oder einer verminderten Berührungsempfindlichkeit (Hypästhesie) in den Fingern. Oft kommt es aufgrund einer Schwäche der Mm. abductor pollicis brevis und opponens pollicis zu einem fortschreitenden Verlust der Koordinationsfähigkeit und der Kraft im Daumen. Dadurch wird die Feinmotorik des Daumens erschwert. Da die Muskeln des Daumenballens (Thenar) und die Mm. lumbricales I und II ebenfalls vom N. medianus versorgt werden, kann man die ersten drei Finger unter Umständen nur eingeschränkt benutzen. In schweren Fällen von Karpaltunnelsyndrom kommt es zu einem Schwund oder einer Atrophie der Thenarmuskeln. Wenn dieser pathologische Zustand länger anhält, sterben alle Sehnen aufgrund einer Ischämie ab.

Eine leichte Tendovaginitis der im Karpaltunnel verlaufenden Sehnen bleibt häufig symptomlos.

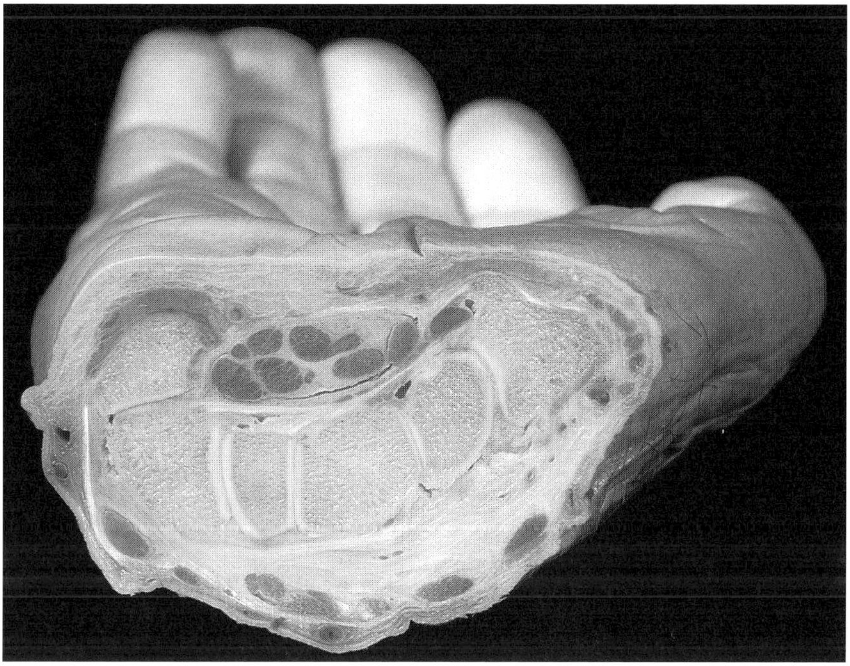

A

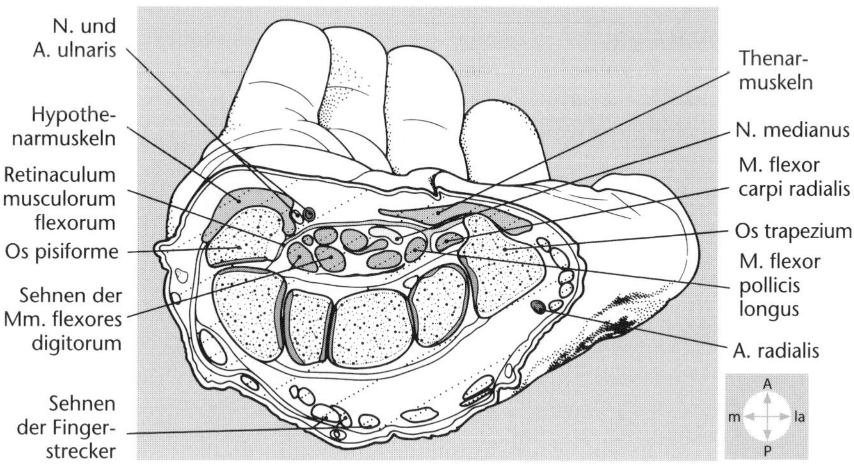

B

Abb. 10.29 Querschnitt durch den Karpaltunnel. Bei Patienten mit Karpaltunnelsyndrom trägt eine direkte Nadelung des Tunnels dazu bei, dass die Schwellung abklingt, die Schmerzen gelindert werden und die Heilung gefördert wird. (Aus Gosling, J., Harris, P., Whitmore, I., Willan, P. (2002) *Human anatomy: color atlas and text*, 4. Ausgabe, Mosby, Edinburgh, S. 119.)

Wird die Erkrankung schnell und richtig behandelt, bessern sich die Schmerzen und das Taubheitsgefühl und man kann in der Regel bleibende Schäden des Handgelenks und der Hand verhindern. Unbehandelt wird das Karpaltunnelsyndrom allerdings zu dauerhaften Schäden an Nerv, Sehnen und Muskeln führen.

Wie wirksam eine Akupunktur zur Behandlung eines Karpaltunnelsyndroms ist, hängt von der Schwere der Erkrankung, der Art des Falls und dem allgemeinen Gesundheitszustand des Patienten ab. Ist die Erkrankung noch im Frühstadium und betrifft nur eine Hand, wird man schneller Erfolg haben und bessere Ergebnisse erzielen. Ein akutes, noch nicht lange bestehendes Karpaltunnelsyndrom reagiert besser auf eine Akupunkturbehandlung als ein chronisches Syndrom in einer Hand oder beiden Händen. Wenn das Karpaltunnelsyndrom durch eine Dislokation von Handwurzelknochen oder eine rheumatisch bedingte Verdickung der Sehnenscheide und nicht durch eine Entzündung oder Infektion verursacht wurde, ist die Akupunkturwirkung unsicher. Die Akupunktur kann dann zur Schmerzlinderung beitragen, doch die Hauptsymptome werden erst zurückgehen, wenn die Verlagerung der Handwurzelknochen korrigiert oder der Druck durch die rheumatisch bedingte Scheidenverdickung beseitigt wird.

Kompression des Nervus ulnaris: Thoracic-outlet-Syndrom Der Truncus inferior des Armgeflechts und die A. subclavia können bei ihrem Durchtritt durch die hintere Skalenuslücke zwischen den Mm. scalenus anterior, scalenus medius und der ersten Rippe eingeklemmt werden (Skalenussyndrom). Das führt zu einem starken Schmerz im Halsbereich sowie entlang des Verlaufs des N. ulnaris im Unterarm und der Hand sowie zu einem gewissen Taubheitsgefühl im kleinen Finger und im Ringfinger. Der Druck auf die Arterie kann eine schwere Ischämie verursachen. Wird dagegen die V. subclavia in ihrem Verlauf durch die vordere Skalenuslücke komprimiert, kommt es zu einem plötzlichen Schmerz, einer Zyanose und einem Anschwellen der Oberarme. Wenn dieser Zustand länger anhält, werden die kurzen Handmuskeln geschwächt und atrophieren.

Durch eine Nadelung der Mm. scaleni in der seitlichen Halsregion sowie der oberen Extremität lässt der Druck auf die Nervenstämme des Plexus brachialis und die Blutgefäße nach. Damit gehen die Schmerzen zurück und die Blutzirkulation wird wiederhergestellt. Es sind aber auch andere Verfahren wie eine physikalische Therapie empfehlenswert.

Sehnenscheidenentzündung (Tendovaginitis) Durch die Hand laufen lange Sehnen zu den einzelnen Fingern. Jede von ihnen ist von einer Scheide umhüllt, die innen von einer so genannten Synovialmembran (Membrana synovialis) ausgekleidet wird. Diese Membran sezerniert eine Flüssigkeit, mit der die Sehnenscheiden und Gelenke geschmiert werden und die dem Gelenkknorpel Nährstoffe liefert. Die Sehnenscheide sorgt dafür, dass die Sehne nicht an anderen Geweben haften bleibt.

Eine wiederholte Überbelastung, Aktivitäten, bei denen die Finger wie etwa beim Bergsteigen großen Kräften standhalten müssen, oder eine Arthritis können zu einer Entzündung oder Infektion der Sehnenscheide führen. Eine solche Sehnenscheidenentzündung (Tendovaginitis) kann in der langen Bizepssehne an der Schulter auftreten, im Handgelenk, der Hand oder den Fingern.

Die Hauptsymptome dieser Erkrankung sind Schmerzen und Empfindlichkeit. Wenn der betroffene Bereich bewegt wird, kann das schmerzhaft sein und zu einem Knirschgeräusch oder -gefühl führen. Möglicherweise sind auch die Gelenke heiß und entzündet.

Eine Sehnenscheidenentzündung lässt sich sehr gut mit einer Nadelung der betroffenen Region behandeln – vor allem in den Frühstadien der Erkrankung, weil dann die Entzündung sowie andere Symptome noch örtlich begrenzt sind. Die Akupunktur verbessert die Blutzirkulation und löst eine lokale Immunreaktion aus, die die Entzündung verringert und den Heilprozess fördert. Sobald die Wand der Sehnenscheide verdickt ist, kann man diesen Zustand nicht mehr durch eine Nadelung rückgängig machen, sondern nur noch das Fortschreiten der Erkrankung verlangsamen.

Gelenk- und Knochenschmerzen

In Akupunkturpraxen sind Patienten, die über Schmerzen in den Armgelenken und –knochen klagen, ein sehr häufiges Erscheinungsbild. Einige Patienten haben akute Symptome, doch bei den meisten ist dieser Zustand chronisch. Es folgt eine Beschreibung der Erkrankungen, die in einer Akupunkturklinik besonders oft anzutreffen sind.

Akute Gelenk- und Knochenschmerzen Die häufigsten Ursachen für akute Gelenkschmerzen sind eine infektiöse Arthritis und rheumatisches Fieber. Eine infektiöse Arthritis ist auf mehrere bakterielle sowie nichtbakterielle Erreger zurückzuführen. Die meisten Fälle werden durch eine auf dem Blutweg fortgeleitete posttraumatische Infektion, eine direkte Infektion oder durch infiziertes Nachbargewebe ausgelöst. Rheumatisches Fieber geht mit hämolytischen Streptokokken im Körper einher und ist in der Regel mit Fieber und Gelenkschmerzen verbunden.

Bei jüngeren und gesünderen Patienten kann man Schmerzen, Fieber und die Infektion gut mit Akupunktur bekämpfen, weil diese Patienten ein höheres Selbstheilungspotential haben und weil sie, sobald die Selbstheilungskräfte durch die Akupunktur aktiviert sind, schnell ihre Homöostase zurückerlangen können. Bei Patienten, die schwerer erkrankt sind und deren Selbstheilungspotential geringer ist, kann man mit derselben Behandlung weniger oder gar nichts bewirken. Schwere Krankheitszustände sind immer mit geringen Selbstheilungskräften gekoppelt.

Bei nichtinfektiösen Gelenkschmerzen ist eine direkte Nadelung des Gelenks eine wirkungsvolle Methode, um Schmerzen und die Entzündung zu verringern, weil dabei eine lokale entzündungshemmende Reaktion sowie eine Regeneration des Gewebes ausgelöst wird.

Bei infektiöser Arthritis und rheumatischem Fieber kann sich dagegen die Infektion durch eine Blutung im Gelenk ausbreiten und verstärken und eine heftige Entzündungsreaktion auslösen, die zu einer rasch fortschreitenden Osteoarthritis führen kann. Wenn man Patienten mit einer infektiösen Arthritis oder rheumatischem Fieber behandelt, sollte man daher zuerst versuchen, die Muskelschmerzen zu lindern, und es vermeiden, tief in das Gelenk zu stechen.

Chronische Gelenk- und Knochenschmerzen Osteoarthritis und rheumatoide Arthritis (chronische Polyarthritis) sind zwei weit verbreitete rheumatische Erkrankungen, die durch chronische Schmerzen, Steifigkeit sowie Funktionsverlust der Gelenke gekennzeichnet sind.

Eine Osteoarthritis findet man, wenn auch in unterschiedlichen Schweregraden, bei mehr als der Hälfte der über 65-Jährigen. Von dieser degenerativen Gelenkerkrankung sind häufiger Frauen als Männer betroffen. Das Hauptmerkmal der Osteoarthritis ist ein Verschleiß des Gelenkknorpels, der die Beweglichkeit des Gelenks einschränkt. Die wichtigsten Symptome sind Schmerzen in einem Gelenk während oder nach einer Bewegung oder nach Ruhephasen, Morgensteifigkeit in einem oder mehreren Gelenken sowie manchmal Schwellungen an Fingergelenken oder im Kniebereich.

Mit zunehmendem Alter verändert sich der Knorpel und verliert an Elastizität, wodurch das Gelenk für Schäden aufgrund von Verletzungen oder Überbeanspruchung anfälliger wird. Durch den Verschleiß des Knorpels entzündet sich die Synovialmembran des Gelenks. Das entzündete Gewebe sezerniert Enzyme, die den Knorpel weiter zersetzen. Infolgedessen geht der knorpelige Überzug der Knochen verloren, die Knochen verdicken sich und bilden Knochensporne (Osteophyten). Dadurch reibt Knochen an Knochen, was Schmerzen verursacht. Menschen mit Gelenkverletzungen aufgrund von Auto-, Sport- und Arbeitsunfällen haben ein erhöhtes Risiko für eine solche degenerative Gelenkerkrankung.

Die Osteoarthritis manifestiert sich meist im Bereich der Hals- oder Brustwirbelsäule. Sie zerstört die Bandscheiben und führt zur Osteophytenbildung an den Rändern der geschädigten Wirbel. Es können aber auch Knie, Hüften, Hände oder Füße von einer Osteoarthritis betroffen sein. Bei einigen Patienten spielt auch eine genetische Disposition eine Rolle, vor allem, wenn die Osteoarthritis-Symptome an den Händen auftreten.

Man kann die Osteoarthritis zwar nicht heilen, Akupunkturbehandlungen können aber die symptomatischen Gelenk- und Muskelschmerzen vorübergehend etwas lindern. Durch die Osteoarthritis schmerzen die Muskeln und Gelenke, verhärten sich und werden steif, wodurch sich im schmerzhaften Bereich die Blutzirkulation verschlechtert. Durch die Akupunktur lockern sich die Muskeln und die Gelenke, mit denen die Muskeln verbunden sind. Auf diese Weise erhöht sich die Blutzufuhr, der betroffene Bereich wird wieder besser mit neuen Nährstoffen und Sauerstoff versorgt und so der Degenerationsprozess verlangsamt.

Die rheumatoide Arthritis ist eine Autoimmunkrankheit, bei der das Immunsystem des Körpers gesundes Gewebe – vor allem die dünne Synovialmembran in den Gelenken und einige innere Organe – angreift. In den betroffenen Gelenken proliferiert oft die entzündete Synovialmemembran, dringt in Knochen und Knorpel ein und schädigt sie. Die von den Entzündungszellen freigesetzten Enzyme bauen Knochen und Knorpel ab. Viele Patienten haben den genetischen Marker HLA-DR4. Aber auch andere Gene beeinflussen möglicherweise den Krankheitsverlauf.

Zu den Hauptbeschwerden der Patienten gehören Schmerzen und Schwellungen in den Fuß-, Hand- und Fingergelenken (vor allem in den kleinen Fingergelenken), eine Rötung und Erwärmung im Gelenkbereich sowie diffuse Schmerzen und Steifigkeit. In den Frühstadien dieser Erkrankung beobachtet man eine Empfindlichkeit in den Gelenken, eine Entzündung der Synovialmembran und eine Weichteilschwellung verbunden mit einer zunehmenden Bewegungseinschränkung, besonders bei der Streckung des Handgelenks. Zu den späteren Symptomen der rheumatoiden Arthritis gehören Schmerzen und Verformungen aufgrund der intra- und extraartikulären Gewebeschädigung. Am Ellenbogen, auf den Fingern und Füßen, entlang der Achillessehnen oder auf dem Gesäß können unter der Haut kleine, in der Regel nicht schmerzhafte Knoten (Rheumaknoten) auftreten.

Im Gegensatz zur Osteoarthritis, die nur das Muskel- und Skelettsystem befällt, ist die rheumatoide Arthritis eine systemische Erkrankung, die mehrere Organe wie Herz, Lungen, Haut und Augen betreffen kann. Sie befällt häufig auch mehrere Gelenke. Die Symptome scheinen oft symmetrisch am Körper verteilt zu sein und erstrecken sich etwa auf beide Fußknöchel oder Handgelenke.

Die meisten Patienten mit rheumatoider Arthritis sind 20–50 Jahre alt, obwohl die Krankheit in jeder Altersgruppe auftreten kann. Statistisch erkranken daran aber dreimal soviel Frauen wie Männer.

Rheumatoide Arthritis ist zwar nicht heilbar, doch in den Frühstadien dieser Erkrankung kann eine Akupunkturbehandlung dazu beitragen, dass sich die Muskeln entspannen und die schmerzhaften Nerven desensibilisiert werden, so dass sich die Schmerzen und die Steifheit in den Gelenken verringern. Wenn die Symptome der rheumatoiden Arthritis auf weitere Gelenke übergegriffen haben, verliert die Akupunktur an Wirkung. Allerdings scheinen regelmäßige Akupunkturbehandlungen – etwa zwei Sitzungen pro Woche in Verbindung mit einer Ernährungstherapie – das Fortschreiten der Erkrankung zu verlangsamen.

Behandlungsprotokoll

Wie immer beim INMAS werden homöostatische, paravertebrale und symptomatische Akupunkturpunkte behandelt.

Homöostatische Akupunkturpunkte

Sämtliche homöostatischen Akupunkturpunkte, die in der jeweiligen Behandlungsposition (Rücken-, Bauch- oder Seitenlage) zugänglich sind, sollten genadelt werden.

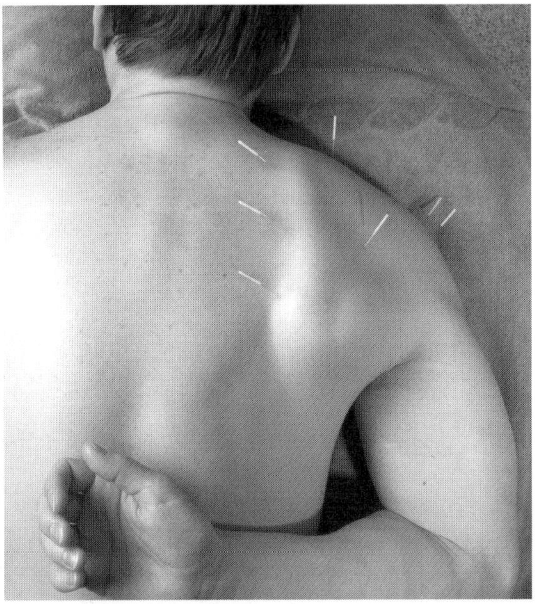

Abb. 10.30 Bauchlage. Bei Schulterschmerzen wird der Unterarm quer auf den Rücken gelegt.

Paravertebrale Akupunkturpunkte

Die paravertebralen Akupunkturpunkte werden im Bereich von C2–Th7 gewählt, weil alle Schmerzen oder Erkrankungen der oberen Extremitäten etwas mit dem Plexus cervicalis (C1–C4) oder Plexus brachialis (C5–Th1) zu tun haben oder darauf zurückzuführen sind. Der Akupunkteur sollte den Nacken

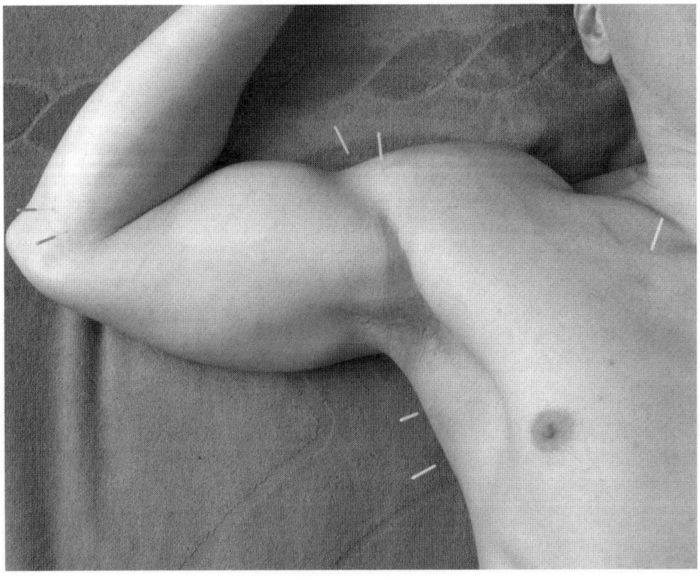

Abb. 10.31 In Rückenlage wird der Arm seitlich bis zur Waagerechten gehoben und der Unterarm dann im rechten Winkel nach oben gebogen. Die Nadeln werden an den empfindlichen Punkten auf den Muskeln der Rotatorenmanschette, den Mm. latissimus dorsi und pectorales sowie auf der medialen Seite des Ellenbogens eingesetzt.

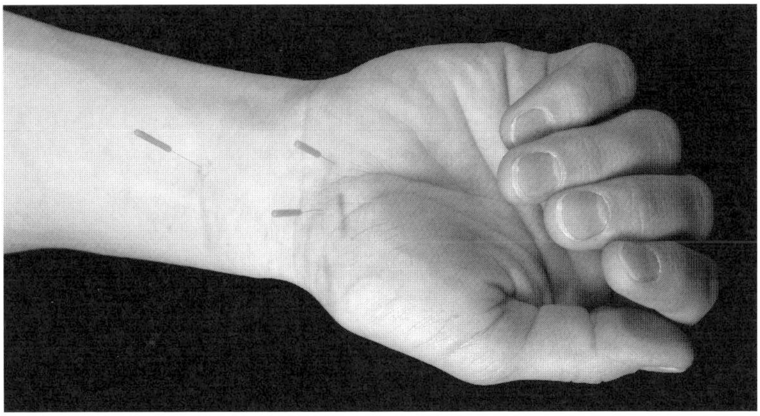

Abb. 10.32 Behandlung des Karpaltunnelsyndroms. Die Nadeln werden in den Punkt des N. medianus und in den Karpaltunnel eingestochen.

und den oberen Rücken sorgfältig abtasten, um den empfindlicheren Bereich zu finden und die entsprechenden Wirbelsäulenabschnitte zwischen C2 und Th7 auszuwählen.

Symptomatische Akupunkturpunkte

Auf den Abbildungen 10.30–10.33 erkennt man einige der typischen symptomatischen Akupunkturpunkte, mit denen man bei Schmerzen und Störungen

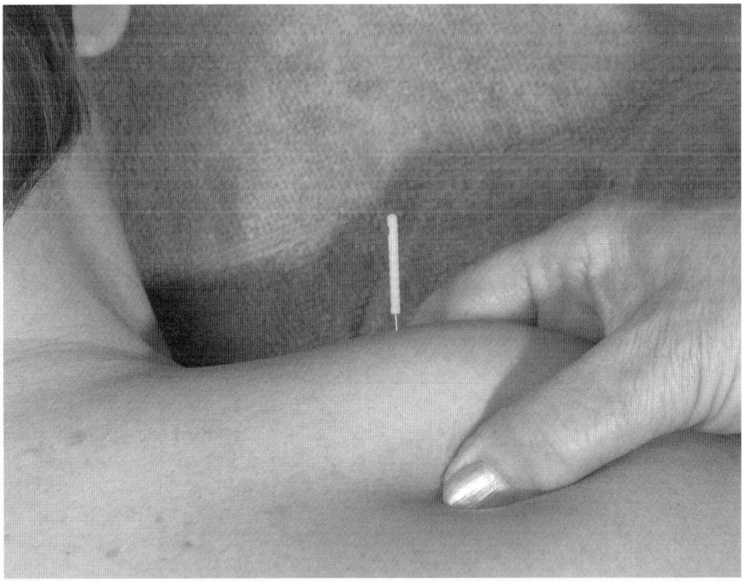

Abb. 10.33 Methode zur Nadelung von Akupunkturpunkten, ohne die darunter liegenden Gewebe oder Organe zu verletzen. Das Foto zeigt, wie man den Punkt H3 am Ramus externus n. accessorii (Accessorius spinalis) nadelt, ohne die Nadel in das unter dem M. trapezius gelegene Lungengewebe zu inserieren.

in den oberen Extremitäten arbeitet. Diese lokalen symptomatischen Akupunkturpunkte sollten sorgfältig ertastet werden. Auf den Abbildungen sind auch einige Nadelungsmethoden zu erkennen. Wenn ein Akupunkteur die anatomischen Verhältnisse und die mechanische Wirkungsweise gut kennt, kann er für den jeweiligen Einzelfall effizientere Nadelungstechniken entwickeln.

Literatur

1. Goldstein B: Musculoskeletal upper limb pains. In Loeser J et al, editors: Bonica's management of pain, ed 3, Philadelphia, 2001, Lippincott Williams & Wilkins.
2. Kiefhaber TR, Stern PJ: Upper extremity tendinitis and overuse syndromes in the athlete, Clin Sports Med 11:39-55, 1992.

Kapitel 11

Schmerzen in der unteren Extremität: Hüfte, Ober- und Unterschenkel, Knie, Sprunggelenk und Fuß

Einführung

Schmerzen und Erkrankungen in den Hüften und unteren Extremitäten gehören genauso wie etwa Kreuzschmerzen zu den größten Herausforderungen für eine Schmerzbehandlung mithilfe der Akupunktur. Da die geburtenstarken Jahrgänge langsam altern und mehr Leute im mittleren Alter sportlich aktiv sind, kommen auch mehr Patienten mit Traumen und degenerativen Erkrankungen in die Akupunkturkliniken. Die Aufgabe, Schmerzen und andere Erkrankungen in diesem Bereich zu bekämpfen, ist aus mindestens zwei Gründen so schwierig:

- Genauso, wie Schmerzen in der Schulter und der oberen Extremität häufig auf Probleme im Bereich der Halswirbelsäule zurückzuführen sind, haben Schmerzen in der unteren Extremität oft mit Erkrankungen im Kreuzbereich zu tun, die zu den häufigsten Gesundheitsproblemen gehören.
- Da auf Hüften und Beinen im Gegensatz zu den Armen Gewicht lastet, kommt es bei ihnen eher zu degenerativen Veränderungen. Dadurch verheilen Verletzungen schlechter und der Prozess, durch den die normalen Körperfunktionen wiederhergestellt werden, dauert länger.

Um diese klinische Aufgabe trotz der genannten Schwierigkeiten zu bewältigen und schnell dauerhafte Erfolge zu erzielen, sind ein gründliches anatomisches und biomechanisches Wissen über diese Region sowie Kenntnisse über die pathologischen Merkmale der häufigsten Schmerzen und Störungen erforderlich. In diesem Kapitel werden kurz die Anatomie, Physiologie und Biomechanik der Hüfte und der unteren Extremität beschrieben, soweit sie für eine Akupunkturbehandlung relevant sind, und die Erkrankungen dieses Bereichs vorgestellt, auf die man in der Klinik am häufigsten trifft. Schließlich werden wir noch erläutern, wie unser standardisiertes, aber auf den Einzelfall zuschneidbares Behandlungsprotokoll bei den in diesem Kapitel vorgestellten Schmerzen und Erkrankungen angewandt werden kann.

Die Beine sind so gebaut, dass sie die Fortbewegung ermöglichen, Gewicht tragen und das Gleichgewicht des Körpers aufrecht erhalten können. Anders als bei den Armen, die frei beweglich sind kein Körpergewicht tragen müssen, sind die Beine über eine Knochenverbindung mit dem Achsenskelett verbunden und besitzen eine größere Stabilität auf Kosten einer geringeren Beweglichkeit. So wird beispielsweise die Abduktion der Beine durch die Adduktorenmuskeln und die Flexion des Oberschenkels durch die ischiokrurale Muskulatur auf der Oberschenkelrückseite begrenzt. Die untere Extremität besteht aus vier Hauptelementen:

- Der Hüfte, die den Oberschenkelknochen (Femur) mit der Wirbelsäule verbindet
- Dem Oberschenkel, dessen Knochen, das Femur, Hüfte und Knie verbindet
- Dem Unterschenkel, der zwei Knochen, Schienbein (Tibia) und Wadenbein (Fibula), umfasst und Knie und Sprunggelenk miteinander verbindet
- Dem Fuß, der aus den Knochen der Fußwurzel (Ossa tarsi), des Mittelfußes (Ossa metatarsi) und der Zehen (Ossa digitorum oder Phalanges) zusammengesetzt ist

Probleme im unteren Rückenbereich und Störungen im Bereich der Hüfte und unteren Extremität sind aus der Sicht des Akupunkteurs untrennbar miteinander verbunden. So verändert sich beispielsweise durch Schmerzen am Knöchel oder Fuß das Gangbild und es kommt zu einer Verlagerung des Körperschwerpunkts, wodurch die Hüfte auf der gegenüberliegenden Seite stärker belastet wird. Man sollte daher neben dem verletzten Knöchel und Fuß immer auch beide Hüften und den unteren Rückenbereich mit untersuchen und behandeln.

Zu den gängigen Ursachen für Schmerzen und Erkrankungen an der Hüfte und den Beinen gehören degenerative Veränderungen, neurologische Erkrankungen, Verletzungen beim Sport oder im Alltag sowie Entzündungen; es kann sich aber auch um übertragene Schmerzen von entfernteren Stellen, speziell dem unteren Rücken, handeln. Wenn andere Krankheiten wie Gefäßerkrankungen und Tumoren zu Schmerzen in den Beinen führen, kann Akupunktur nur ergänzend oder unterstützend eingesetzt werden. In diesem Kapitel geht es nur um die gängigen Ursachen von Krankheitszuständen, die man täglich in der Akupunkturpraxis antrifft.

Es ist wichtig, nochmals darauf hinzuweisen, dass ein Akupunkteur den gesamten Körper und nicht nur die lokalen Symptome behandeln muss. Wenn er die untere Extremität behandelt, muss er auch den unteren Rückenbereich untersuchen. Wenn er dort auf druckempfindliche Punkte stößt, muss er auch noch den oberen Rücken und den Halsbereich in seine Untersuchung mit einbeziehen. Daher ist es für einen Akupunkteur so wichtig, mit den Grundlagen der Anatomie vertraut zu sein, soweit sie für die Akupunkturbehandlung relevant sind. Aus diesem Grund stehen in so vielen Kapiteln dieses Buches die anatomischen Beschreibungen im Vordergrund.

Schmerz- und akupunkturrelevante Anatomie der unteren Extremität

Die Knochen der unteren Extremität

Der große unregelmäßig geformte Hüftknochen (Os coxae) besteht aus drei Knochen: Darm-, Sitz- und Schambein (Os ilium, Os ischii und Os pubis). Diese Knochen beginnen im Alter von 15–17 Jahren miteinander zu verschmelzen, ein Prozess, der im Alter von 23 Jahren abgeschlossen ist. Daher sieht der Hüftknochen des Erwachsenen praktisch wie ein einziger Knochen aus (Abb. 11.1). An der Stelle, an der die drei Knochen miteinander fusionieren, entsteht eine schalenförmige Gelenkpfanne, das so genannte Acetabulum, das nach einer im antiken Rom gebräuchlichen flachen Schale für Essig benannt ist. Acetabulum und Kopf des Femurs bilden zusammen das Hüftgelenk.

Das Oberschenkelbein (Femur) ist der längste, stärkste und schwerste Knochen im Körper (Abb. 11.2). Der Mensch ist ungefähr viermal so groß wie sein Oberschenkelknochen. Am proximalen Ende sitzt ein runder Kopf, ein Hals sowie der große und der kleine Rollhügel (Trochanter major und minor) auf dem Femurschaft, distal verbreitert sich der Knochen lateral und medial zu

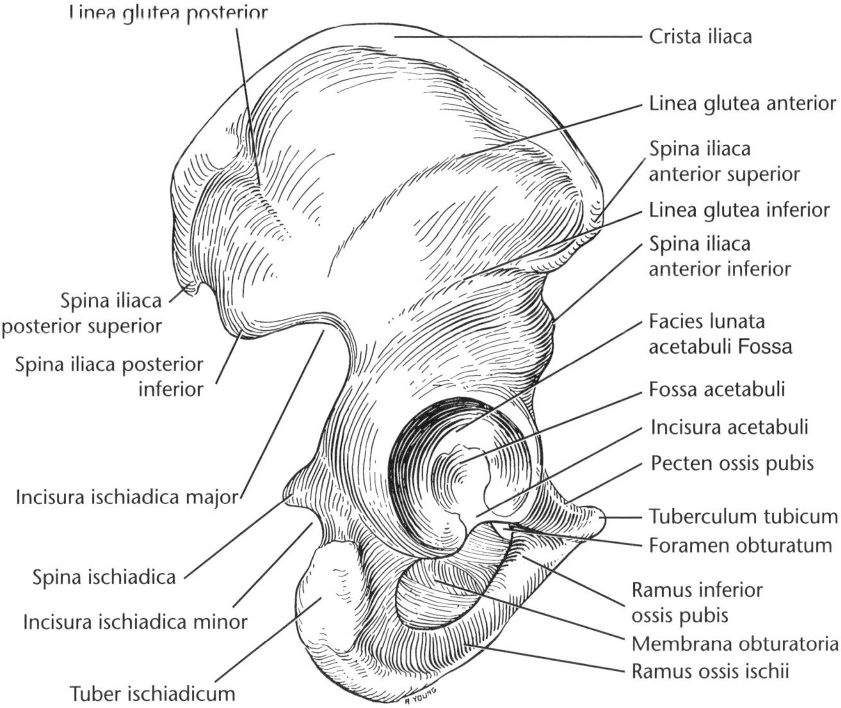

Abb. 11.1 Seitliche Ansicht des Hüftknochens und seiner Gelenkflächen. (Aus Jenkins, D. (2002) *Hollinshead's functional anatomy of the limbs and back*, 8. Ausgabe, WB Saunders, Philadelphia, S. 264.)

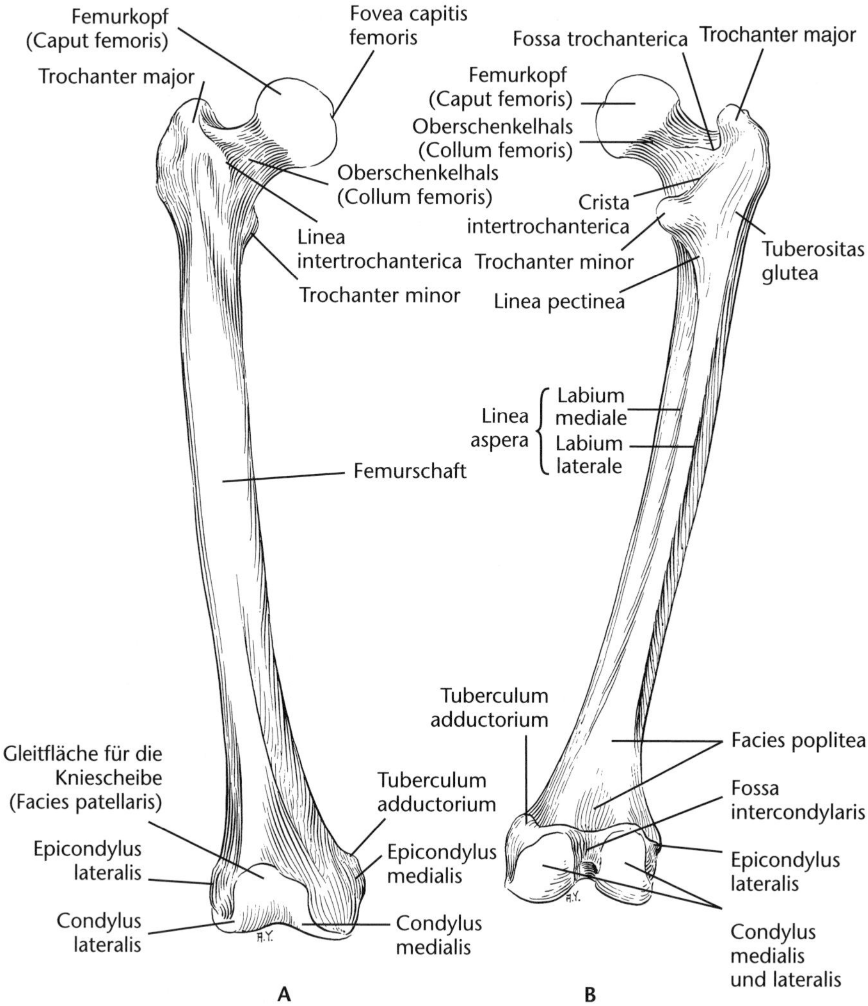

Abb. 11.2 Vorder- (**A**) und Rückansicht (**B**) des Oberschenkelknochens (Femur). (Aus Jenkins, D. (2002) *Hollinshead's functional anatomy of the limbs and back*, 8. Ausgabe, WB Saunders, Philadelphia, S. 269.)

zwei Kondylen. Diese beiden Gelenkrollen bilden zusammen mit der Tibia und Patella das Kniegelenk.

Der Unterschenkel besteht aus zwei Knochen: dem Schienbein (Tibia) und dem Wadenbein (Fibula). Das Schienbein ist der zweitgrößte Knochen des Körpers und befindet sich auf der anteromedialen Seite des Unterschenkels. Es trägt den größten Teil des Körpergewichts. Das proximale Ende der Tibia ist sehr kräftig und über einen lateralen und medialen Kondylus mit den entsprechenden Kondylen des Femurs verbunden. Das Kniescheibenband (Ligamentum patellae) aus dem M. quadriceps femoris setzt an der vorstehenden Tuberositas tibiae an. Das distale Ende der Tibia ist klein und weist Gelenkflächen für Wadenbein und Sprungbein (Talus) auf (Abb. 11.3). Hier besitzt die Tibia zur Stabilisierung des Knöchels den Malleolus medialis. Der Schienbeinschaft ist im Querschnitt dreikantig.

Das Wadenbein ist ein langer, nadelartiger Knochen, der posterolateral über Gelenke mit der Tibia verbunden ist. Die Fibula dient überwiegend als Ansatzstelle für Muskeln und stabilisiert das Sprunggelenk. Am proximalen Ende befindet sich der Kopf der Fibula, der über eine Gelenkfläche mit der Unterseite des Condylus lateralis tibiae verbunden ist. Distal endet das Wadenbein im Malleolus lateralis, der mithilft, das Sprungbein (Talus) in seiner Gelenkpfanne zu halten (Abb. 11.3).

Der Fuß besteht aus sieben Fußwurzelknochen, fünf Mittelfußknochen und 14 Zehenknochen (Abb. 11.4). Von den sieben Fußwurzelknochen ist nur der Talus über ein Gelenk mit den Unterschenkelknochen verbunden. Um

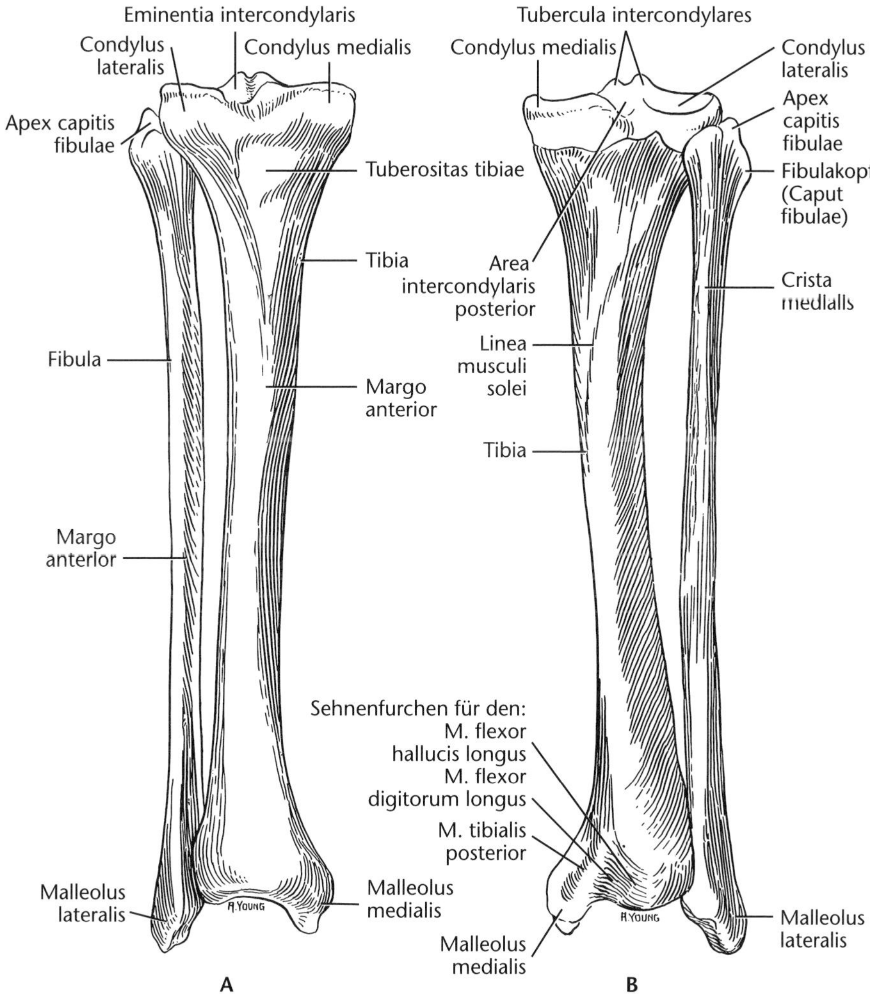

Abb. 11.3 Vorder- (**A**) und Rückansicht (**B**) des rechten Schien- und Wadenbeins. (Aus Jenkins, D. (2002) *Hollinshead's functional anatomy of the limbs and back*, 8. Ausgabe, WB Saunders, Philadelphia, S. 329.)

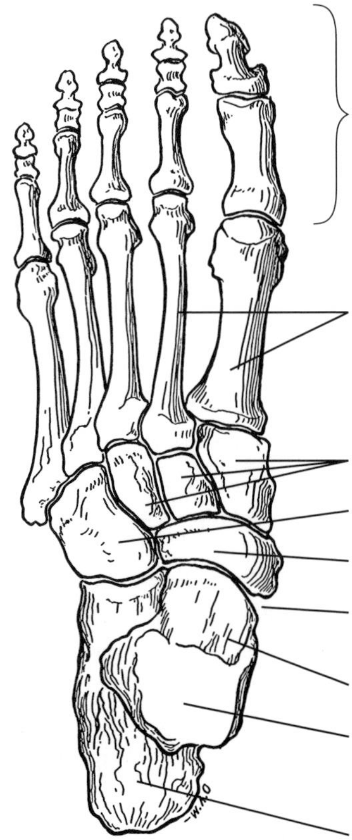

Abb. 11.4 Fuß- und Fußwurzelknochen von dorsal gesehen. (Aus Jenkins, D. (2002) *Hollinshead's functional anatomy of the limbs and back*, 8. Ausgabe, WB Saunders, Philadelphia, S. 330.)

Schmerzen am Knöchel oder Fuß behandeln zu können, muss der Akupunkteur mit der Anatomie und Biomechanik des Fußes vertraut sein, damit er weiß, wo er symptomatische Akupunkturpunkte (SAs) finden kann. In diesem Kapitel werden wir uns nur auf Fälle beschränken, die wie eine Sprunggelenksdistorsion und eine Entzündung in der oberflächlichen Sehnenplatte der Fußsohle (Aponeurosis plantaris) häufig in Akupunkturkliniken anzutreffen sind. Wir werden daher nicht die gesamte Anatomie und Biomechanik des Fußes beschreiben; für weitere Details sollte der Leser die verfügbare Fachliteratur zu Rate ziehen.

Muskeln

Weichteilschmerzen gehen meist von Muskeln aus. Für eine optimale Therapie sind anatomische, physiologische und pathologische Kenntnisse der Muskeln und peripheren Nerven unabdingbar. Wie aus der folgenden anatomischen Beschreibung hervorgeht, werden die Muskeln von peripheren Nerven aus dem Lenden- und Kreuzbeingeflecht (Plexus lumbosacralis) versorgt. Wenn man Schmerzen im Bereich des unteren Rückens, des Gesäßes und der unteren Extremitäten behandelt, muss man den Bereich des unteren Rückens von Th12–S4 immer sorgfältig abtasten, weil man neben den SAs der Gesäß- und Beinregion auch die paravertebralen Punkte von Th12–S4 nadeln sollte.

Da die Oberschenkelmuskulatur sehr ausgedehnt und kräftig ist und die Nervenstränge tief unter diesen Muskeln verlaufen, findet man in dieser Region nur einen homöostatischen Akupunkturpunkt: H18 auf dem Tractus iliotibialis. Bei Patienten mit Schmerzen oder anderen Störungen in der Rücken-, Gesäß-, Hüft-, Knie- oder Beinregion kann man allerdings durch vorsichtiges Abtasten druckempfindliche Punkte auf den Adduktoren, Flexoren der Oberschenkelrückseite und den Extensoren auf der Vorderseite des Unterschenkels finden. Diese Punkte sollten durch Palpation lokalisiert und einer entsprechenden Akupunkturbehandlung unterzogen werden.

Die Gesäßmuskeln Die Gesäßregion spielt für die Behandlung von Rücken-, Hüft- und Beinschmerzen eine wichtige Rolle. Obwohl es in diesem Bereich nur zwei HAs – H14 an den Nervi clunium superiores und H16 am N. gluteus inferior – gibt, werden rund um diese HAs weitere SAs auftauchen. Akupunkteure sollten mit der Anatomie der Knochen und der Oberflächenanatomie in diesem Bereich gut vertraut sein.

Der Darmbeinkamm (Crista iliaca) erstreckt sich von der Spina iliaca anterior superior zur Spina iliaca posterior superior. Zwischen den linken und rechten Spinae iliacae posteriores befindet sich die Rückseite des Kreuzbeins (Os sacrum). Der Dornfortsatz des Wirbels L4 liegt auf der gleichen Höhe wie der höchste Punkt der Crista iliaca posterior, der Dornfortsatz von S2 genau zwischen der linken und rechten Spina iliaca posterior superior.

Zu den Gesäßmuskeln gehören: (1) die drei großen Mm. glutei (gluteus maximus, medius und minimus) sowie (2) vier tiefer gelegene, kleinere Muskeln (Mm. piriformis, obturatorius internus, gemelli und quadratus femoris) (Abb. 11.5). Die drei großen Mm. glutei sind Strecker und Abduktoren des Ober-

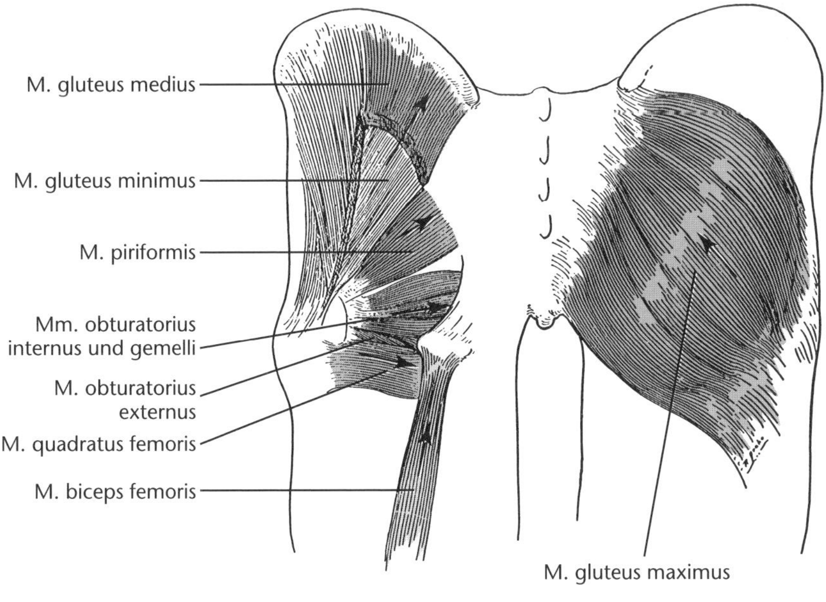

Abb. 11.5 Die Gesäßmuskulatur. (Aus Jenkins, D. (2002) *Hollinshead's functional anatomy of the limbs and back*, 8. Ausgabe, WB Saunders, Philadelphia, S. 316.)

schenkels im Hüftgelenk und stabilisieren darüber hinaus das Becken. Die kleinen Muskeln drehen den Oberschenkel am Hüftgelenk zur Seite und stabilisieren den Femurkopf im Acetabulum. Tabelle 11.1 gibt einen Überblick über die Muskeln im Gesäßbereich.

Tabelle 11.1 Die Gesäßmuskulatur

Muskel	**Ursprung**	**Ansatz**	**Funktion**	**Innervation**
M. gluteus maximus	An der Außenfläche des Darmbeins (Facies glutea) hinter der Linea glutea posterior; Ligg. sacroiliaca posteriora und sacrotuberale, Seitenrand des Os sacrum	Tractus iliotibialis; Tuberositas glutea femoris	Streckung, Außenrotation; Abduktion (obere Fasern) und Adduktion des Oberschenkels (untere Fasern)	N. gluteus inferior (L5, S1 und S2)
M. gluteus medius	Facies glutea des Darmbeins zwischen den Lineae gluteae anterior und posterior	Trochanter major des Femurs	Abduktion und Innenrotation des Oberschenkels	N. gluteus superior (L5 und S1)
M. gluteus minimus	Facies glutea des Darmbeins zwischen Linea glutea anterior und inferior	Trochanter major femoris	Abduktion und Innenrotation des Oberschenkels	N. gluteus superior (L5 und S1)
M. piriformis	Vorderseite des Kreuzbeins und Ligamentum sacrotuberale	Trochanter major femoris	Außenrotation, Streckung und (bei Hüftbeugung) Abduktion des Oberschenkels	Ramus ventralis von S1 und S2
M. obturatorius internus	Innenfläche der Membrana obturatoria und angrenzende Knochenränder	Innenseite des Trochanter major femoris (Fossa trochanterica)	Außenrotation, Streckung und (bei Hüftbeugung) Abduktion des Oberschenkels	Ramus ventralis von L5 und S1
Mm. gemelli superior und inferior	Sup.: Spina ischiadica Inf.: Tuber ischiadicum	Innenseite des Trochanter major femoris (Fossa trochanterica)	Außenrotation, Streckung und (bei Hüftbeugung) Abduktion des Oberschenkels	Ramus ventralis von L5 und S1
M. quadratus femoris	Tuber ischiadicum	Rückseite des Femurs zwischen Trochanter major und minor (Crista intertrochanterica)	Außenrotation	Ramus ventralis von L5 und S1

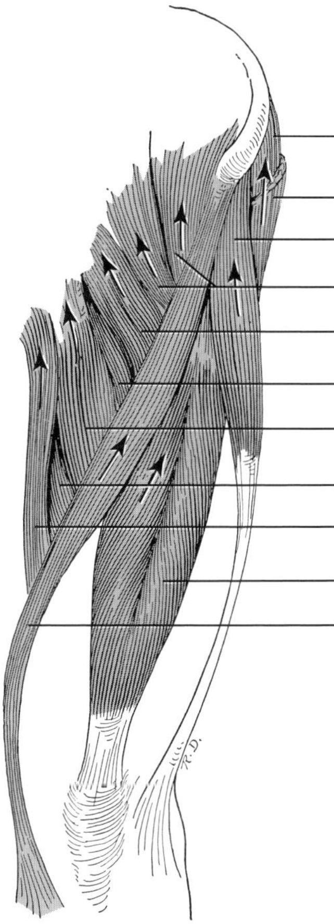

Abb. 11.6 Die vorderen Oberschenkelmuskeln (Hüftgelenksflexoren). (Aus Jenkins, D. (2002) *Hollinshead's functional anatomy of the limbs and back*, 8. Ausgabe, WB Saunders, Philadelphia, S. 317.)

Die Oberschenkelmuskeln Man unterscheidet drei Gruppen von großen kräftigen Muskeln: eine anteriore, mediale und posteriore Gruppe. Die drei Gruppen sind durch Faszien (Septa intermuscularia) voneinander getrennt.

Die vorderen Oberschenkelmuskeln (Beugung im Hüftgelenk) Die wichtigsten Muskeln auf der Vorderseite sind die Mm. iliopsoas, tensor fasciae latae, sartorius und quadriceps femoris (Abb. 11.6). Sie sind für eine Nadelung gut zugänglich. Ihre Funktionen sind in Tabelle 11.2 aufgeführt.

Die mittleren Oberschenkelmuskeln (Adduktoren) Die mittleren Oberschenkelmuskeln (die Mm. pectineus, adductor longus, adductor brevis, adductor magnus, gracilis und obturatorius externus) gehören zur Gruppe der Adduktoren (Abb. 11.7). Außer dem M. pectineus, der vom N. femoralis (L2 und L3) versorgt wird, werden alle diese Muskeln vom N. obturatorius (L2, L3 und L4) innerviert. Der dorsale Teil des M. adductor magnus, der entwicklungsgeschichtlich eine Abspaltung der ischiokruralen Muskulatur ist, wird vom N. ischiadicus (L4) versorgt.

Tabelle 11.2 Die Oberschenkelmuskulatur

Muskel	Ursprung	Ansatz	Funktion	Innervation
Muskeln auf der Vorderseite				
M. iliopsoas				
M. psoas major	Körper des Th12–L5	Trochanter minor des Femurs	Beugung des Oberschenkels	L1–L3
M. iliacus	Fossa iliaca	Trochanter minor des Femurs	Beugung des Oberschenkels	L2 und L3
M. tensor fasciae latae	Spina iliaca anterior superior sowie oberer Teil des Labium externum der Crista iliaca	Tractus iliotibialis, der am Condylus lateralis tibiae ansetzt	Abduktion, Innenrotation und Beugung des Oberschenkels	N. gluteus (L4 und L5)
M. sartorius	Spina iliaca anterior superior	Oben auf der Innenseite der Tibia, Tuberositas tibiae	Beugung, Abduktion und Außenrotation des Oberschenkels im Hüftgelenk; Beugung des Unterschenkels	N. femoralis (L2 und L3)
M. quadriceps femoris		Gemeinsame Endsehne: Basis patellae und über das Ligamentum patellae zur Tuberositas tibiae	Gemeinsame Funktion: Streckung des Unterschenkels im Kniegelenk	N. femoralis (L2–L4)
M. rectus femoris	Spina iliaca anterior inferior sowie Oberrand des Azetabulums			
M. vastus lateralis	Trochanter major und Labium laterale der Linea aspera femoris			
M. vastus medialis	Linea intertrochanterica und Labium mediale der Linea aspera femoris			
M. vastus intermedius	Vorder- und Seitenfläche des Femurschafts			

Tabelle 11.2 Die Oberschenkelmuskulatur (Fortsetzung)

Muskel	Ursprung	Ansatz	Funktion	Innervation
Mediale Muskeln (Adduktoren)				
M. pectineus	Pecten ossis pubis	Linea pectinea femoris	Adduktion und Beugung des Oberschenkels	N. femoralis (L2 und L3)
M. adductor longus	Zwischen Symphyse und Tuberculum pubicum	Mittleres Drittel der Linea aspera des Femurs	Adduktion des Oberschenkels	N. obturatorius (L2–L4)
M. adductor brevis	Corpus und Ramus inferior ossis pubis	Linea pectinea und proximales Drittel der Linea aspera femoris	Adduktion des Oberschenkels	N. obturatorius (L2–L4)
M. adductor magnus	Ramus inferior ossis pubis, Ramus ossis ischii und Tuber ischiadicum	Linea aspera (vorderer Teil), Tuberculum adductorium femoris (dorsaler Teil)	Adduktion und Beugung des Oberschenkels; Streckung des Oberschenkels (dorsaler Teil)	Vorderer Teil: N. obturatorius (L2 und L3); dorsaler Teil: N. tibialis (N. ischiadicus (L4))
M. gracilis	Corpus und Ramus inferior ossis pubis	Proximales Tibiaende (medial)	Adduktion des Oberschenkels, Beugung und Innenrotation des Unterschenkels	N. obturatorius (L2 und L3)
M. obturatorius externus	Unterer, medialer Rand des Foramen obturatum, Außenseite der Membrana obturatoria	Fossa trochanterica des Femurs	Außenrotation des Oberschenkels	N. obturatorius (L3 und L4)
Muskeln auf der Rückseite (ischiokrurale Muskulatur, Kniebeuger)				
M. semitendinosus	Tuber ischiadicum	Medial im proximalen Teil der Tibia, Tuberositas tibiae	Streckung des Oberschenkels und Rumpfs, Beugung und Innenrotation des Unterschenkels	N. tibialis (N. ischiadicus (L5, S1 und S2))
M. semimembranosus	Tuber ischiadicum	Dorsale Fläche des Condylus medialis tibiae		
M. biceps femoris	Caput longum: Tuber ischiadicum Caput breve: Linea aspera und Linea supracondylaris lateralis	Seitlich am Fibulakopf	Beugung und Außenrotation des Unterschenkels	N. ischiadicus (L5, S1 und S2)

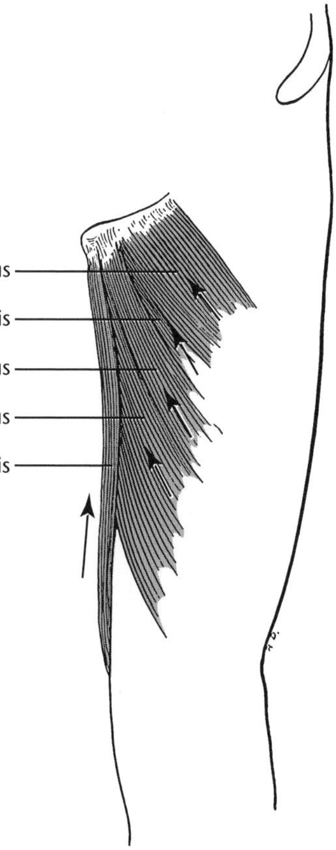

Abb. 11.7 Die Adduktoren des Oberschenkels. (Aus Jenkins, D. (2002) *Hollinshead's functional anatomy of the limbs and back*, 8. Ausgabe, WB Saunders, Philadelphia, S. 318.)

Die hinteren Oberschenkelmuskeln (ischiokrurale Muskulatur, Kniebeuger) Die drei großen Muskeln (Mm. semitendinosus, semimembranosus und biceps femoris) auf der Rückseite des Oberschenkels werden zusammen als ischiokrurale Muskulatur oder Kniebeuger bezeichnet (Abb. 11.8). Diese Muskeln entspringen alle am Tuber ischiadicum, nur der kurze Kopf des M. biceps femoris hat noch einen zusätzlichen Ursprung am Femurschaft. Diese langen Muskeln ziehen sich vom Hüftgelenk bis über das Kniegelenk, sodass sie alle den Oberschenkel strecken und den Unterschenkel beugen. Darüber hinaus werden sie alle vom N. ischiadicus versorgt.

Verhärtete Kniebeuger können Probleme im Gesäß und Rückenbereich verursachen, weil sie die Beugung der Wirbelsäule einschränken.

Die Lage der drei Muskelgruppen im Oberschenkel ist in Abb. 11.9 skizziert.

Zerrung der Adduktoren Die Zerrung der Adduktoren ist ein häufiges Problem, das von Therapeuten wie Patienten oft übersehen wird. 90 Prozent der Patienten mit Schmerzen im unteren Rücken oder im Oberschenkel haben eine Zerrung in der Oberschenkelmuskulatur.

Für die Behandlung von Patienten mit Störungen im Bereich des unteren Rückens oder Beinschmerzen sollten die Adduktoren abgetastet und die empfindlichen Punkte genadelt werden.

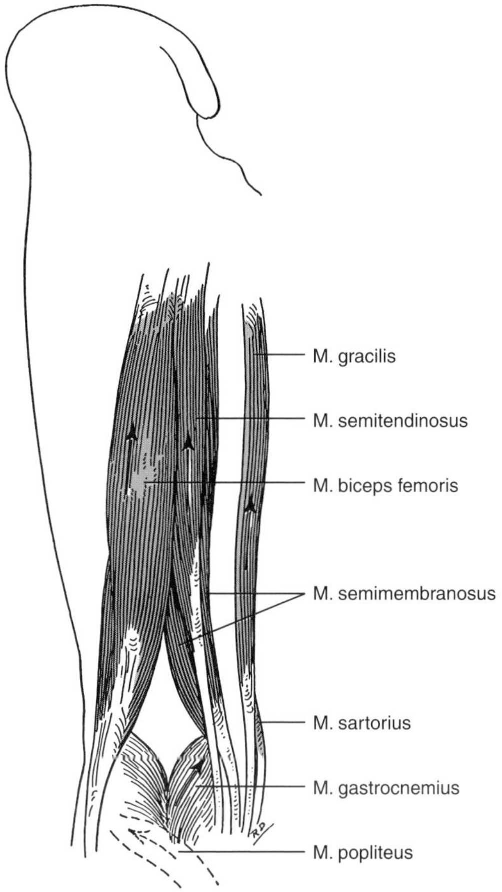

Abb. 11.8 Die ischiokrurale Muskulatur (Kniebeuger). (Aus Jenkins, D. (2002) *Hollinshead's functional anatomy of the limbs and back*, 8. Ausgabe, WB Saunders, Philadelphia, S. 320.)

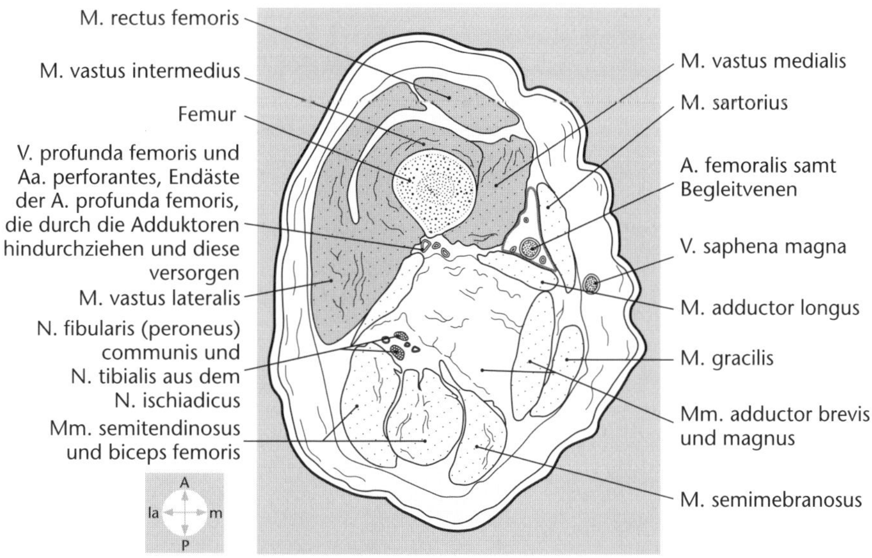

Abb. 11.9 Querschnitt durch den Oberschenkel mit der Lage der drei Muskelgruppen im Oberschenkel. (Aus Gosling, J., Harris, P., Whitmore, I., Willan, P. (2002) *Human anatomy: color atlas and text*, 4. Ausgabe, Mosby, Edinburgh, S. 233.)

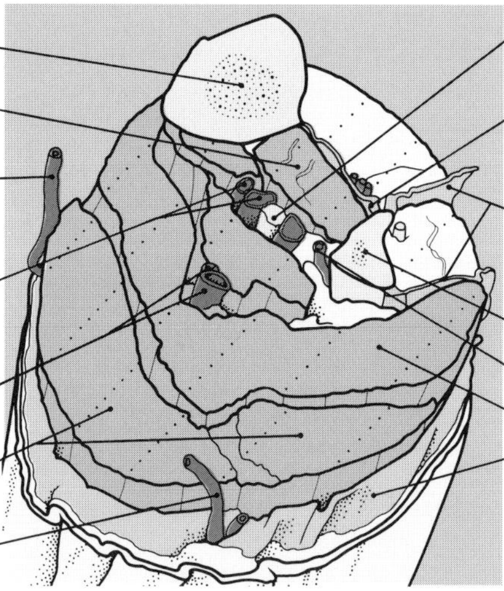

Abb. 11.10 Querschnitt durch den Unterschenkel mit den drei Muskellogen des Unterschenkels. Beachten Sie die „kleine" laterale Fibularis- oder Peroneusloge, die von der Fibula und zwei Septa intermuscularia begrenzt wird. (Aus Gosling, J., Harris, P., Whitmore, I., Willan, P. (2002) *Human anatomy: color atlas and text*, 4. Ausgabe, Mosby, Edinburgh, S. 247.)

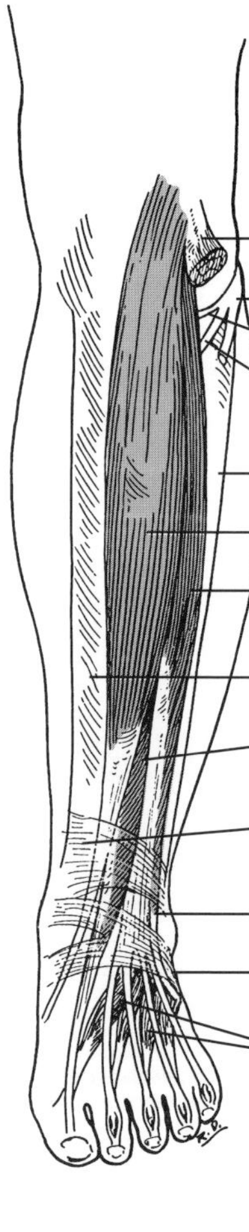

Abb. 11.11 Die vorderen Unterschenkelmuskeln. (Aus Jenkins, D. (2002) *Hollinshead's functional anatomy of the limbs and back*, 8. Ausgabe, WB Saunders, Philadelphia, S. 339.)

Die Unterschenkelmuskeln Anatomisch und funktionell wird die Unterschenkelmuskulatur durch (1) Schien- und Wadenbein sowie die dazwischen liegende Membrana interossea und (2) durch Septa intermuscularia cruris anterius und posterius (Abb. 11.10) in drei Kompartimente aufgeteilt: in die vordere Strecker-, die seitliche Fibularis- oder Peroneus- und die hintere Beugerloge. Die Muskeln einer Loge erfüllen ähnliche Funktionen und werden von demselben Nerv und denselben Arterien versorgt.

Das vordere Kompartiment befindet sich zwischen Tibia und Septum intermusculare cruris anterius. Die Muskeln dieser Loge sind Zehenstrecker und heben den Fuß an (Abb. 11.11).

Das seitliche Kompartiment wird von der Lateralfläche der Fibula und den Septa intermuscularia cruris anterius und posterius begrenzt. Die beiden Muskeln dieses Kompartiments sind Plantarflexoren und Pronatoren, d. h. sie senken den Fuß und kippen ihn nach außen (Abb. 11.12).

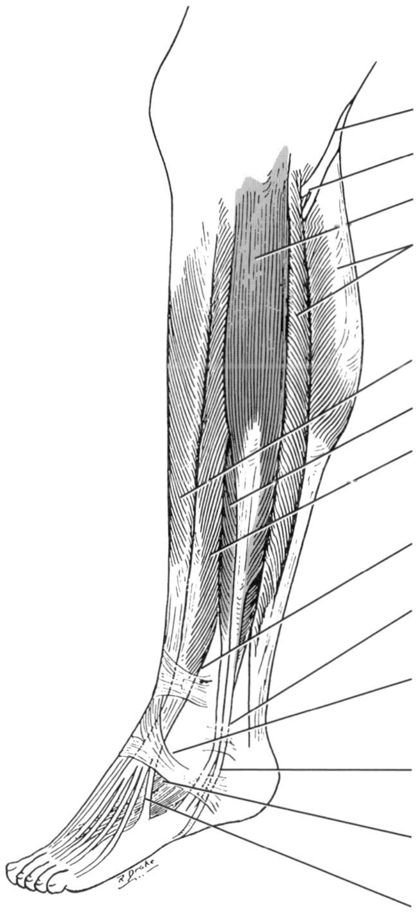

Abb. 11.12 Vorder- (A) und Rückansicht (B) des Oberschenkelknochens (Femur). (Aus Jenkins, D. (2002) *Hollinshead's functional anatomy of the limbs and back*, 8. Ausgabe, WB Saunders, Philadelphia, S. 269.)

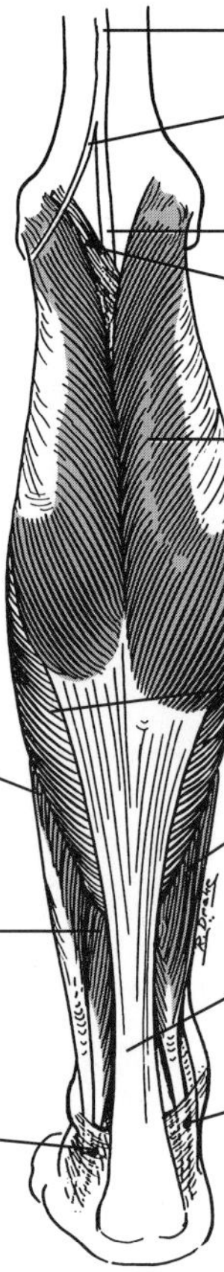

Abb. 11.13 Die Muskeln auf der Rückseite des Unterschenkels. (Aus Jenkins, D. (2002) *Hollinshead's functional anatomy of the limbs and back*, 8. Ausgabe, WB Saunders, Philadelphia, S. 333.)

Im hinteren Kompartiment befinden sich sowohl oberflächliche als auch tiefer gelegene Muskeln (Abb. 11.13). Die drei kräftigen oberflächlichen Wadenmuskeln sind Fußsenker (Plantarflexoren). Diese großen Muskeln tragen das Körpergewicht und bewegen den Körper fort. Die vier kleineren, tiefen Wadenmuskeln dieses Kompartiments wirken auf das Kniegelenk (M. popliteus) sowie auf die Sprung- und Fußgelenke ein. Sie sind für die Akupunkturbehandlung unbedeutend und fehlen daher in Tabelle 11.3.

Klinisch wichtige Nerven

Nervi clunium superiores Die Nervi clunium superiores sind Äste der Rami dorsales von L1, L2 und L3. Sie treten genau oberhalb der Crista iliaca durch die tiefe Faszie hindurch und versorgen die Haut der oberen zwei Drittel der Gesäßregion. An dieser Durchtrittsstelle der Nerven durch die tiefe Faszie befindet sich ein wichtiger homöostatischer Akupunkturpunkt: H14 Nervi clunium superiores. H14 ist bei den meisten Patienten bei der Palpation druckempfindlich oder sogar schmerzhaft. Bei Patienten mit chronischen Kreuz- oder Beinschmerzen kann sich der Schmerz über den gesamten Hautbereich erstrecken, der von den Nervi clunium superiores innerviert wird. In solchen Fällen sollten neben H14 auch die angrenzenden Bereiche genadelt werden.

Tabelle 11.3 Die Unterschenkelmuskeln

Muskel	Ursprung	Ansatz	Funktion	Innervation
Vordere Muskeln (Strecker/Dorsalextensoren)				
M. tibialis anterior	Condylus lateralis sowie obere Hälfte der lateralen Fläche der Tibia	Os cuneiforme mediale; Os metatarsale I	Dorsalextension und schwache Supination (Inversion) des Fußes	N. peroneus profundus (L4 und L5)
M. extensor hallucis longus	Mittleres Drittel der Vorderseite der Fibula, Membrana interossea	Endphalanx der großen Zehe (Hallux)	Strecker der großen Zehe, Dorsalextension des Fußes	Alle drei Muskeln: N. fibularis (peroneus) profundus (L5 und S1)
M. extensor digitorum longus	Condylus lateralis tibiae; obere $^3/_4$ der Vorderseite der Fibula, Membrana interossea	Mittlere und distale Phalangen der vier lateralen Zehen	Strecker der vier lateralen Zehen, Dorsalextension des Fußes	Alle drei Muskeln: N. fibularis (peroneus) profundus (L5 und S1)
M. fibularis tertius	Unteres Drittel der Vorderseite der Fibula, Membrana interossea	Dorsale Basis des Os metatarsale V	Dorsalextension und Pronation (Eversion) des Fußes	Alle drei Muskeln: N. fibularis (peroneus) profundus (L5 und S1)
Laterale Muskeln				
M. fibularis (peroneus) longus	Kopf und obere $^2/_3$ der Seitenfläche der Fibula	Basis des Os metatarsale I und Os cuneiforme mediale	Pronation (Eversion) und schwache Plantarflexion des Fußes	Beide Muskeln: N. fibularis (peroneus) superficialis (L5, S1 und S2)
M. fibularis (peroneus) brevis	Untere $^2/_3$ der Seitenfläche der Fibula	Am lateralen Fußrand an der Tuberositas ossis metatarsale V	Pronation (Eversion) und schwache Plantarflexion des Fußes	Beide Muskeln: N. fibularis (peroneus) superficialis (L5, S1 und S2)
Muskeln auf der Rückseite des Unterschenkels				
M. gastrocnemius	Mit zwei Köpfen lateral und medial auf der Rückseite der Femurkondylen	Alle drei Muskeln über die Achillessehne am Tuber calcanei	Plantarflexion des Fußes, Beugung im Kniegelenk, hebt beim Gehen die Ferse	Alle drei Muskeln: N. tibialis (S1 und S2)
M. soleus	Dorsal im proximalen Viertel und Caput fibulae; Linea m. solei der Tibia	Alle drei Muskeln über die Achillessehne am Tuber calcanei	Plantarflexion des Fußes	Alle drei Muskeln: N. tibialis (S1 und S2)
M. plantaris	Condylus lateralis femoris	Alle drei Muskeln über die Achillessehne am Tuber calcanei	Schwache Plantarflexion des Fußes und schwache Beugung im Kniegelenk	Alle drei Muskeln: N. tibialis (S1 und S2)

Der N. gluteus inferior Der N. gluteus inferior kommt aus den Rami ventrales von L5, S1 und S2. Er verlässt das Becken durch das Foramen ischiadicum majus, verläuft entlang der A. glutea inferior und versorgt den M. gluteus maximus. An der neuromuskulären Verbindungsstelle, an der N. gluteus inferior in den M. gluteus maximus eindringt, liegt der wichtige homöostatische Akupunkturpunkt H16 am N. gluteus inferior. Dieser Punkt, der sich tief unterhalb des kräftigen M. gluteus maximus befindet, sollte sorgfältig abgetastet werden.

Der N. ischiadicus und seine Endäste: die Nn. tibialis, fibularis (peroneus) communis und suralis Wir haben diesen Nerv bereits in Kapitel 5 kennen gelernt; hier wird er vor allem in Zusammenhang mit HAs und Schmerzen in den unteren Gliedmaßen erörtert. Der N. ischiadicus ist der größte Nerv im Körper. Die Rami ventrales von L4, L5, S1, S2 und S3 vereinigen sich am unteren Rand des M. piriformis zum N. ischiadicus (Abb. 11.14). Der Nerv besteht eigentlich aus zwei Nerven: dem N. tibialis und dem N. fibularis communis. Er verlässt das Becken durch das Foramen ischiadicum majus im Hüftknochen und gelangt unter dem M. piriformis in die Gesäßregion (Abb. 11.15). Dort verläuft er, ohne Äste abzugeben, tief unter dem M. gluteus maximus und, weiter überdeckt von der ischiokruralen Muskulatur, den Oberschenkel herunter. Er endet im unteren Drittel des Oberschenkels, wo sich N. tibialis und N. fibularis communis voneinander trennen.

Der N. tibialis, der größere mediale Ast, läuft nach unten mitten durch die Kniekehle (Fossa poplitea) und schickt drei Äste zum Kniegelenk. In der Kniekehle kann man den Akupunkturpunkt H11 Kniekehle lateral/medial ertasten. Je nach Patient kann der Punkt dort lateral oder medial liegen. Welcher Zusammenhang zwischen H11 und den Nn. tibialis und fibularis bestehen, ist noch unklar.

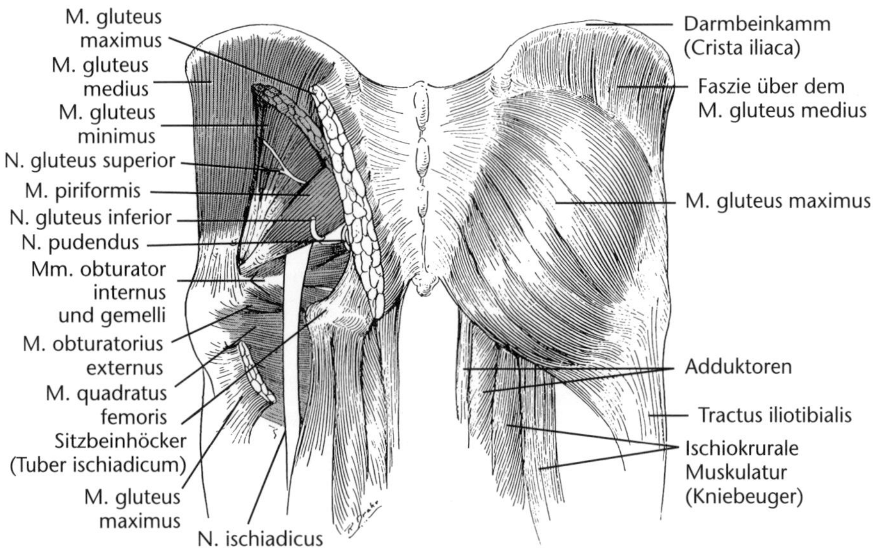

Abb. 11.14 Der N. ischiadicus und der M. piriformis. (Aus Jenkins, D. (2002) *Hollinshead's functional anatomy of the limbs and back*, 8. Ausgabe, WB Saunders, Philadelphia, S. 300.)

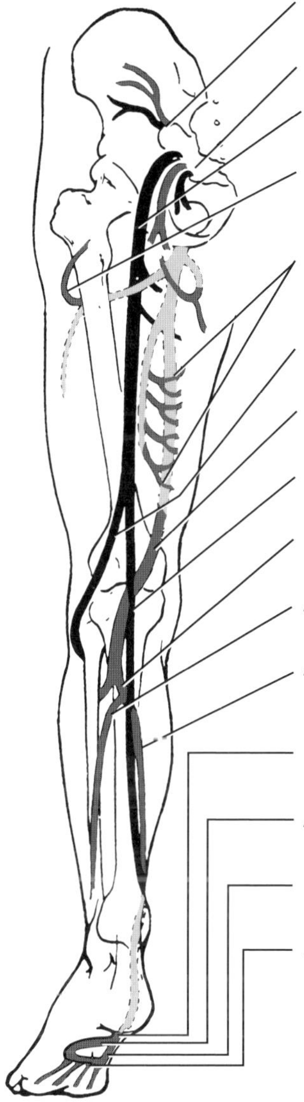

Abb. 11.15 Innervationsgebiet des N. ischiadicus. (Aus Jenkins, D. (2002) *Hollinshead's functional anatomy of the limbs and back*, 8. Ausgabe, WB Saunders, Philadelphia, S. 259.)

In Bereich des Unterschenkels versorgt der N. tibialis die Mm. gastrocnemicus, plantaris, popliteus und soleus. Im unteren medialen Bereich der Tibia verläuft der Nerv direkt unter der Haut und bildet etwa 5–8 Zentimeter oberhalb des Malleolus medialis einen wichtigen HA: H6 am N. tibialis. Von diesem HA aus zieht der Nerv weiter abwärts zur Fußsohle und teilt sich in zwei Äste: den N. plantaris medialis und den N. plantaris lateralis.

Der N. fibularis communis geht direkt oberhalb der Kniekehle als lateraler Ast vom N. ischiadicus ab. Er läuft nach unten zur lateralen Seite des Unterschenkels und windet sich um die laterale Seite des Fibulakopfs, wo sich der

Akupunkturpunkt H24 am N. fibularis communis befindet. Der Nerv gelangt in das laterale Kompartiment des Unterschenkels und teilt sich in zwei Hautäste: den N. fibularis superficialis und profundus. Der N. fibularis superficialis innerviert im unteren Bereich des Unterschenkels und im Bereich des Knöchels die Haut auf der Vorderseite. Der N. fibularis profundus zieht zum Fuß hinunter und wird etwa zwei Zentimeter proximal des Gefäßnetzes zwischen der großen und der zweiten Zehe zu einem Hautnerv. Hier befindet sich der Akupunkturpunkt H5 am N. fibularis profundus.

Im oberen Bereich des Unterschenkels senden sowohl der N. tibialis als auch der N. fibularis communis Äste aus, die sich vereinigen und zusammen den N. suralis bilden, der nach unten auf die laterale Seite des Unterschenkels und durch die laterale Achillessehne bis zur kleinen Zehe verläuft. Zwischen den beiden Köpfen des M. gastrocnemius befindet sich der Akupunkturpunkt H10.

N. femoralis und N. saphenus Der N. femoralis ist der größte Nerv, der im Abdomen von den Ästen des Plexus lumbalis (L2, L3 und L4) gebildet wird (Abb. 11.16). Im Bereich des Oberschenkels gehen von diesem Nerv Muskeläste zu den vorderen Oberschenkelmuskeln ab. Wenn diese Muskeln verletzt oder zu stark belastet werden, werden sie empfindlich oder schmerzhaft und es bilden sich SAs.

Der Hautast des N. femoralis, der so genannte N. saphenus, zieht zur medialen Seite des Knies hinunter. Er läuft nach vorne und unten und versorgt die Haut auf der anterioren und medialen Seite des Knies, Unterschenkels und Fußes. An der Stelle, an der der N. saphenus auf der Innenseite des Knies direkt unter dem Condylus medialis der Tibia die tiefe Faszie durchstößt, befindet sich ein wichtiger HA: H4 am N. saphenus. Vielleicht erinnern Sie sich noch daran, dass der H4 am N. saphenus und der H1 am Ramus profundus n. radialis wichtige diagnostische Akupunkturpunkte zur quantitativen Bewertung der Akupunkturpatienten sind.

N. obturatorius Der N. obturatorius geht aus denselben Rückenmarksegmenten wie der N. femoralis hervor (L2–L4). Der Nerv verlässt das Becken durch das Foramen obturatum und gelangt in den Oberschenkel, um dort die Adduktoren zu versorgen (Abb. 11.17).

Die Adduktoren sind vor allem bei Sportlern an vielen Schmerzzuständen der Oberschenkel beteiligt, was von den Therapeuten jedoch häufig übersehen wird. Die Adduktoren sollten daher bei jedem Patienten mit Beinschmerzen, vor allem wenn diese in der ischiokruralen Muskulatur auftreten, sorgfältig abgetastet und die empfindlichen Punkte in den Muskeln genadelt werden.

Die Gelenke der Hüfte und der unteren Extremität

Zu den Gelenken der unteren Extremitäten gehören die Gelenke des Beckenrings, das Hüftgelenk, das Knie und das Sprunggelenk. Wir erörtern hier die Gelenke in den unteren Extremitäten nur, soweit Struktur und Biomechanik der Gelenke für die Akupunkturbehandlung relevant sind.

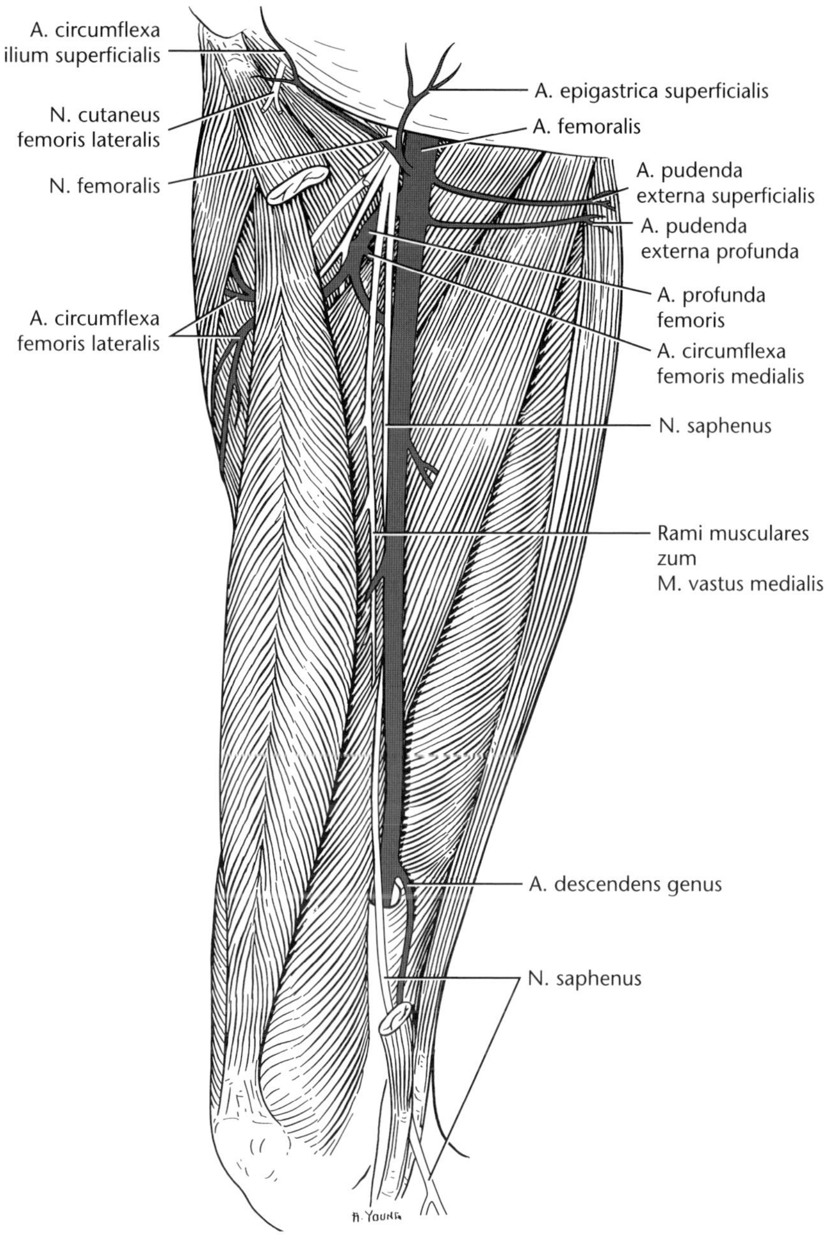

Abb. 11.16 Die Nn. femoralis und saphenus im rechten Oberschenkel. (Aus Jenkins, D. (2002) *Hollinshead's functional anatomy of the limbs and back*, 8. Ausgabe, WB Saunders, Philadelphia, S. 289.)

Das Hüftgelenk (Articulatio coxae) Mit seinen drei Hauptbewegungsachsen ist das Hüftgelenk des Menschen so gebaut, dass es seinen Aufgaben gut gerecht werden kann: es muss das Körpergewicht tragen, dafür sorgen, dass die Körperhaltung beibehalten und das Gehen erleichtert wird. Das Hüftgelenk ist eine Diarthrose (Articulatio synovialis), ein Kugelgelenk, bei dem der

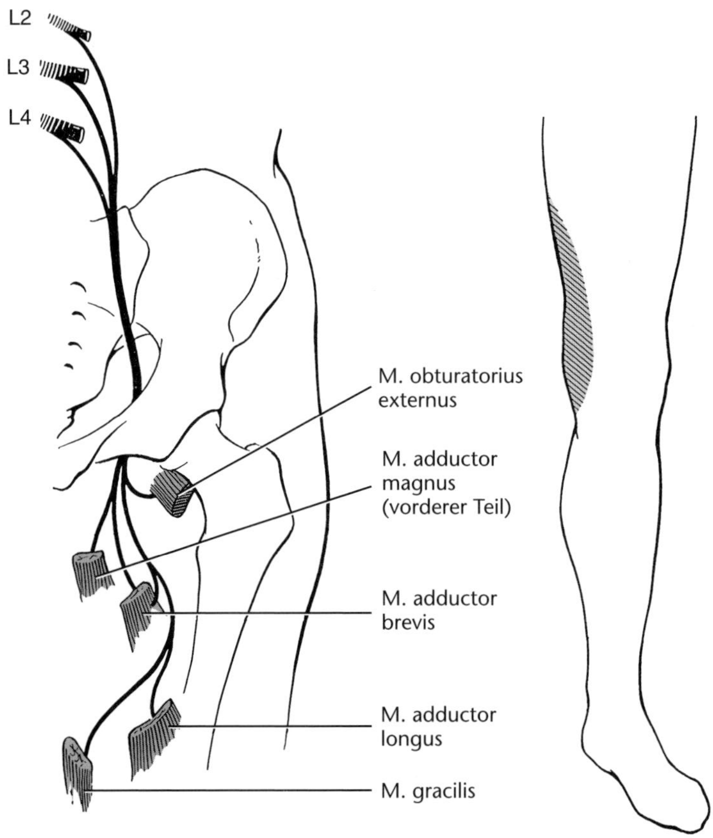

Abb. 11.17 Der N. obturatorius. (Aus Jenkins, D. (2002) *Hollinshead's functional anatomy of the limbs and back*, 8. Ausgabe, WB Saunders, Philadelphia, S. 292.)

kugelförmige Kopf des Oberschenkelknochens passgenau in dem schalenförmigen Azetabulum des Hüftknochens sitzt (Abb. 11.1). Das Femur kann sich jedoch aufgrund der eng aufeinander liegenden Gelenkflächen und der starken Bänder des Hüftgelenks nur eingeschränkt bewegen. Bei den Schultergelenken kann es leicht zu einer Dislokation kommen, wenn sie nicht durch die umgebenden Muskeln stabilisiert werden. Im Hüftgelenk kann dagegen das Körpergewicht auf dem Femurkopf getragen werden, ohne dass dabei Muskelenergie – allenfalls geringfügig – aufgebracht werden muss.

Der Femurkopf ist – bis auf eine kleine Vertiefung in seiner Mitte, der so genannten Fovea capitis femoris – vollständig von Gelenkknorpel überzogen. In der Pfanne des Hüftgelenks, dem Azetabulum, ist nur der Bereich des Darmbeins, der das Gewicht trägt, die Facies lunata, von Knorpel überzogen.

Die Gelenke sind von einer dicken fibrösen Kapsel umschlossen. Die Kapsel wird von drei Bändern verstärkt, die in verschiedene Richtungen laufen und entsprechend ihres jeweiligen Ursprungs als Ligamentum iliofemorale, pubofemorale und ischiofemorale bezeichnet werden.

Das Hüftgelenk erlaubt eine Beugung und Streckung, Abduktion und Adduktion, Außen- und Innenrotation sowie eine Zirkumduktion. Funktionell sind die Beuger und Abduktoren des Hüftgelenks die wichtigsten Muskeln für unsere Alltagsaktivitäten. Wenn wir beispielsweise gehen, heben die linken Hüftbeuger den Oberschenkel, wenn er beim Gehen nach vorne geschwungen wird, während die rechten Abduktoren in der Zeit, in der der Körper nur auf dem rechten Bein steht, das Becken stabilisieren.

Wenn wir wissen, wie das Hüftgelenk innerviert wird, hilft es uns, bei Gelenkschmerzen die richtigen Nerven zu behandeln (Tabelle 11.4). Die Rami articulares des N. femoralis versorgen den vorderen Teil der Gelenkkapsel und das Ligamentum iliofemorale. Der N. obturatorius sendet Äste in den vorderen unteren Teil des Gelenks und den mittleren Teil der Kapsel. Der N. gluteus superior innerviert den oberen seitlichen, der N. ischiadicus vermutlich den hinteren Teil der Kapsel.

Tabelle 11.4 Funktionelle Muskelgruppen für Hüftbewegungen

Hauptfunktion	Muskeln	Innervation	Nerv
Beuger	Mm. rectus femoris, iliopsoas	N. femoralis	L2–L4
Strecker	Mm. gluteus maximus, ischiokrurale Muskulatur	Nn. gluteus inferior und ischiadicus	L5–S1
Abduktoren	Mm. tensor fasciae latae, gluteus medius und minimus	N. gluteus superior	L5–S1
Adduktoren	Mm. adductor magnus, longus und brevis	Nn. obturatorius und ischiadicus	L2–L4

Generelle Überlegungen zur Pathologie von Hüftschmerzen Schmerzen in der Hüfte und Hinken sind die Beschwerden, über die Patienten, die zur Akupunkturbehandlung kommen, besonders häufig klagen.

Die Hüftgelenke werden bei Alltagsaktivitäten – wie dem Gehen – enorm belastet. Wenn beispielsweise beim Gehen das linke Bein angehoben wird, lastet auf dem rechten Hüftgelenk ein Mehrfaches des Körpergewichts (Abb. 11.18). Weil der Gelenkknorpel nicht innerviert ist, spürt man diesen gewaltigen Druck nicht. Wird der Knorpelüberzug jedoch durch Degenerations- oder Alterungsprozesse zerstört, verursacht der reich mit sensorischen Nerven versorgte Femurkopf aufgrund dieses Drucks bei jedem Schritt Schmerzen. Mit zunehmendem Alter wird der Gelenkknorpel immer dünner, so dass die Hüftschmerzen immer stärker werden.

Hüftschmerzen werden vor allem durch eine Entzündung der Kapsel und/oder der Bänder hervorgerufen. Für Weichteilentzündungen im Hüftgelenk sind folgende Prozesse verantwortlich:

- Bei schwachen oder verletzten Muskeln werden Kapseln und Bändern aufgrund mechanischer Kräfte wie dem gerade beschriebenen Druck stark belastet.

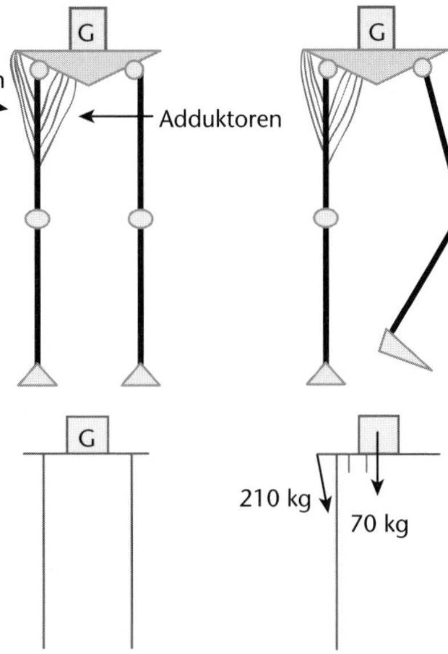

Abb. 11.18 Die Mechanik der Hüftabduktoren. Wenn beim Gehen ein Bein angehoben wird, müssen die Hüftabduktoren, um den Körper in der Balance zu halten, eine Kraft ausüben, die mindestens dreimal so groß ist wie das Körpergewicht. (Nach Cornelius Rosse (1997) *Hollinshead's textbook of anatomy*, 8. Ausgabe, Lippincott-Raven, Philadelphia.)

- Durch eine Verletzung oder wiederholte Überbelastung werden die Kapsel und Bänder direkt geschädigt.
- Am Femurkopf oder -hals können sich Gelenkerkrankungen wie Arthritis oder eine Knocheninfektion (Osteomyelitis) entwickeln.

Normalerweise spürt man die Hüftschmerzen in der Leistenregion oder die Schmerzen strahlen auf die Innenseite des Oberschenkels aus, der vom N. obturatorius versorgt wird. Einige Hüftprobleme äußern sich auch als Knieschmerzen.

Schmerzen im Hüftgelenk können auch übertragene Schmerzen aus erkrankten Organen sein, deren afferente Nervenversorgung ebenfalls aus lumbalen Rückenmarksegmenten stammt. Solche übertragenen Schmerzen sind normalerweise in der Gesäßregion zu spüren und strahlen dann auf die Rückseite der Oberschenkel aus.

Wenn die A. iliaca interna im Becken von einer Verschlusskrankheit betroffen ist, kommt es zu einer Ischämie der Mm. glutei und in der Folge zu Gesäßschmerzen beim Gehen oder Laufen (Claudicatio intermittens).

Wenn jemand humpelt, ohne Schmerzen zu haben, ist das normalerweise auf mechanische Anomalien wie ein verkürztes Bein, eine Muskelkontraktur oder eine Muskellähmung zurückzuführen. Wenn man die Hüfte, den Ober- und den Unterschenkel der betroffenen Extremität sorgfältig abtastet, wird man an den Muskeln einige empfindliche Punkte finden. Nadelt man diese Punkte, so entspannen sich die verkürzten Muskeln und die Unterschiede in den beiden Beinen verringern sich.

Schleimbeutelentzündung der Bursa trochanterica (Tractus-iliotibialis-Syndrom) Der Tractus iliotibialis ist ein besonders derber, straff gewebter Verstärkungsstreifen der Fascia lata, die die Oberschenkelmuskeln umschließt. Er erstreckt sich vom Beckenkamm bis zum Tuberculum tractus iliotibialis am

Condylus lateralis tibiae. In der Region über dem Trochanter major wird der Knochen durch einen Schleimbeutel (Bursa trochanterica) gegen den Tractus iliotibialis abgepolstert. Der Hüftabduktor M. tensor fasciae latae und der Hüftstrecker M. gluteus maximus strahlen in den Tractus ein. Beim Gehen üben beide Muskeln einen starken Zug auf den Bindegewebestreifen und den darunter liegenden Knochen aus. Dadurch kann es zu einer Entzündung des Schleimbeutels (Bursitis) zwischen dem Tractus iliotibialis und dem Trochanter major kommen.

In einigen Fällen wird die Bursitis durch ein Ungleichgewicht zwischen den Muskeln hervorgerufen. So können etwa die Abduktoren des rechten Oberschenkels das Becken nach rechts kippen, so dass die Crista iliaca auf der linken Seite höher als normal liegt. Dadurch verstärkt sich die Zugspannung der Fascia lata über dem linken Trochanter major und es entwickelt sich eine Bursitis.

Das Schmerzmuster kann von Patient zu Patient unterschiedlich sein. Ein häufiges Merkmal ist eine Empfindlichkeit über der Bursa. Die Schmerzen können so stark sein, dass die Patienten nicht mehr auf der betroffenen Seite liegen oder sitzen können. Meist tritt der Schmerz allerdings bei Bewegungen auf. Der Schmerz kann auf einen Bereich direkt über dem Trochanter major, die Crista iliaca oder den Bereich des Knies begrenzt sein.

Einige Fälle von Bursitis trochanterica lassen sich sehr gut mit einer Akupunktur behandeln, weil die Muskeln durch die Nadeln entspannt werden, eine lokale entzündungshemmende Reaktion ausgelöst und die Regeneration des Gewebes gefördert wird. Die Muskeln und der Tractus iliotibialis sollten auf beiden Seiten des Körpers sorgfältig abgetastet und die empfindlichen Punkte genadelt werden. Darüber hinaus sollten die Muskeln im Kreuzbereich untersucht und akupunktiert werden, um dafür zu sorgen, dass das Becken gerade steht.

Meralgia paraesthetica (Neuralgie des N. cutaneus femoris lateralis) Der N. cutaneus femoris lateralis innerviert die Außenseite des Oberschenkels. Eine Verletzung dieses Nervs führt zu einer Unempfindlichkeit, Hyperästhesie (einer erhöhten Empfindlichkeit gegenüber Reizen) oder Hypästhesie (einer verringerten Empfindlichkeit gegenüber Reizen, besonders Berührungsreizen) im Versorgungsgebiet des Nerven.

Derartige Symptome sind im Allgemeinen nicht so einfach durch Akupunktur zu bekämpfen wie Schmerzen. Trotzdem hilft den Meralgie-Patienten eine Akupunktur. Unserer Ansicht nach verbessert die Akupunktur die Ernährungs- und Sauerstoffzufuhr der Haut und verlangsamt dadurch den degenerativen Prozess im Gewebe.

Piriformis-Syndrom Zu den Symptomen des Piriformis-Syndroms gehören eine Neuralgie des N. ischiadicus und Schmerzen tief im Gesäß, vor allem bei der Beugung, Adduktion und Innenrotation des Oberschenkels.

Die genaue Ursache für das Syndrom ist unbekannt, viele Mediziner glauben jedoch, dass der M. piriformis auf den N. ischiadicus drückt, wenn der Nerv unter dem Muskelbauch oder durch ihn hindurch zieht.[1]

Wir haben bereits erfolgreich Patienten behandelt, bei denen die Ärzte ein Piriformis-Syndrom diagnostiziert hatten. Der wichtigste Akupunkturpunkt hierbei ist H16 am N. gluteus inferior, weil er sich direkt auf dem M. piriformis befindet. Um bis auf den Hüftknochen zu gelangen, benötigt man eine lange Nadel. Durch diese Nadelung entspannt sich der M. piriformis, verbessert sich seine Blutzufuhr und schließlich geht die Entzündung zurück (Kap. 3).

Osteoarthritis Die Osteoarthritis ist die häufigste schmerzhafte und bewegungseinschränkende Erkrankung des Hüftgelenks. Allgemein geht man davon aus, dass der Schmerz durch zwei Prozesse verursacht wird: (1) durch degenerative Veränderungen am Gelenkknorpel, was dazu führt, dass die enormen Druckkräfte direkt auf das Knochengewebe einwirken, und (2) durch eine falsche Stellung des Femurkopfs in der Gelenkpfanne. Wie bereits erwähnt, ist die Pfanne nicht vollständig von Knorpel überzogen; die von Knorpel überzogene Gelenkfläche des Femurkopfes muss daher genau mit der sichelförmigen, überknorpelten Facies lunata der Gelenkpfanne artikulieren. Wenn die Knie beim Gehen zu nahe beieinander oder zu weit voneinander entfernt sind, verändert sich die Ausrichtung des Femurkopfs in den Gelenken, was Hüftschmerzen verursacht, weil die Femurköpfe an der nicht mit Knorpel überzogenen Fläche der Hüftgelenkpfanne reiben.

Man geht davon aus, dass eine mechanische Belastung aufgrund von langem Joggen oder Laufen oder wiederholtem Einwirken von Stoßkräften eine mögliche Ursache für spätere degenerative Veränderungen ist.

Durch die Nadelung kann man die Muskeln und andere Weichteile wie Faszien, die Gelenkkapsel oder -bänder direkt entspannen, indem man die Kontraktur der Muskelfasern und Bindegewebe löst. Somit hilft eine Akupunktur, die Muskeln zu lockern und zu desensibilisieren; auf diese Weise gehen die Schmerzen zurück und es wird leichter, die Haltung zu korrigieren. Da man mit einer Nadelung die Blutzirkulation verbessern und eine Hypoxie beenden kann, verlangsamt eine solche Behandlung auch den degenerativen Prozess. Wenn allerdings schon Schäden an der Knorpeloberfläche des Femurs und/oder der Hüftgelenkpfanne aufgetreten und für die Hüftschmerzen verantwortlich sind, wird die Akupunkturbehandlung nicht gegen die Schmerzen helfen. Sie wird aber dennoch dazu beitragen können, dass der degenerative Prozess in beispielsweise den Muskeln verlangsamt wird.

Ermüdungsbruch Streng genommen, überschreitet die Behandlung eines Ermüdungsbruchs die Möglichkeiten der Akupunktur. Da jedoch auch Patienten mit einem Ermüdungsbruch, überwiegend Sportler, in Akupunkturkliniken kommen, um dort behandelt zu werden, sollten Akupunkteure die Besonderheiten dieser Erkrankung kennen, um mit diesen Patienten richtig umgehen zu können.

Ein Ermüdungsbruch ist eine durch wiederholte Verletzungen verursachte schleichende Fraktur, die ohne, dass es zu einem besonderen Ereignis wie einem Trauma gekommen wäre, akut wird. Er tritt ein, wenn die Knochen einer Dauerbeanspruchung wie etwa beim Laufen nicht mehr gewachsen sind oder bei älteren Patienten durch eine Osteoporose geschwächt sind. Ein Ermüdungsbruch kann auch bei amenorrhoischen Sportlerinnen vorkommen, bei denen sich die Knochendichte verringert hat. Ermüdungsbrüche können zwar in verschiedenen Bereichen des Beins auftreten, im Hüftbereich bricht jedoch meist der Femurhals. Man unterscheidet unvollständige und vollständige Ermüdungsbrüche. Ein unvollständiger Bruch ist mitunter auf dem Röntgenbild nicht zu erkennen, sodass man eine Szintigraphie oder ein Kernspintomogramm erstellen muss, um einen Ermüdungsbruch nachzuweisen oder auszuschließen.

Wenn ein Sportler ein akutes Hüftproblem hat, entweder hinkt, eine steife Hüfte oder Bein hat oder beim Tragen von Lasten oder anstrengenden körperlichen Tätigkeiten Schmerzen verspürt, sollte man immer an die Möglichkeit eines Ermüdungsbruchs denken.

Bei einem Ermüdungsbruch kann man die Akupunktur als ergänzende Therapiemaßnahme durchführen, um die Muskel- und Periostschmerzen zu lindern und die Knochenheilung zu fördern.

Das Kniegelenk Alltägliche Tätigkeiten wie Wandern, Treppensteigen oder Aufstehen aus einem Sessel sowie sportliche Aktivitäten wie Springen und Laufen sind nur möglich, wenn die Oberschenkelmuskeln sowie andere Weichteile wie die Kapseln, Bänder, Menisken und der Gelenkknorpel im Knie funktionell intakt sind.

Jegliche Erkrankung oder Verletzung von Knochen oder Weichteilen kann die Fähigkeit des Knies zu solchen grundlegenden Bewegungen beeinträchtigen. Knieschmerzen sind normalerweise auf folgende Ursachen zurückzuführen:

- Degenerative Veränderungen aufgrund von Erkrankungen des Muskel und Skelettsystems
- Infektionen, Entzündungen
- Verletzungen beim Sport, Autounfällen und Stürzen
- Übertragene Schmerzen, die auf Hüfterkrankungen, eine Spinalkanalstenose oder andere Erkrankungen im lumbosakralen Spinalbereich zurückzuführen sind. Vereinzelt ist das Knie auch bei einem Primärtumor oder Metastasen mitbetroffen.

Die beiden Gelenke und drei Gelenkräume im Knie Das Knie ist das größte Gelenk des Körpers und besteht aus drei Knochen: Oberschenkelknochen, Schienbein und Kniescheibe (Patella). Das Kniegelenk umfasst in der Regel zwei Gelenke, die sich in einer gemeinsamen Höhle befinden: das Gelenk zwischen Femur und Tibia (Articulatio femorotibialis) sowie das zwischen Patella und Femur (Articulatio femoropatellaris) (Abb. 11.19). Zum Gelenkkomplex gehören drei Gelenkräume:

- Das intermediäre Kompartiment zwischen der Patella und der Facies patellaris zwischen den Kondylen des Femurs
- Das mediale Kompartiment zwischen dem Condylus medialis femoris und dem medialen Tibiaplateau
- das laterale Kompartiment zwischen dem Condylus lateralis femoris und dem lateralen Tibiaplateau

Die Gelenkflächen sind mit Knorpel überzogen. Im medialen und lateralen Kompartiment befinden sich Menisken aus Faserknorpel zwischen den Gelenkoberflächen. Krankheitsprozesse oder Verletzungen in einem dieser drei Räume können schmerzhaft sein und zu Funktionseinbußen im Knie führen.

Die in die Sehne des M. quadriceps femoris eingebettete Kniescheibe erhöht die Streckwirkung des Muskels im Kniegelenk. Die Patella und die umgebenden Weichteile wie das Ligamentum patellae und die Schleimbeutel verursachen oft Knieschmerzen. Der an der Kniescheibe ansetzende M. quadriceps hat fünf Bäuche (Tabelle 11.5). Wird einer dieser Bäuche verletzt, kommt es zu einen Kräfteungleichgewicht am Ligamentum patellae und in der Folge zu Knieschmerzen.

Sämtliche Strukturen am Knie wie die Haut, Kapsel, Bänder, Muskeln und Schleimbeutel werden von den Nn. femoralis und obturatorius, teilweise auch dem N. ischidiacus versorgt.

Für die Stabilität des Kniegelenks sorgen Bänder, Muskeln, Sehnen, Menisken und die Gelenkkapsel. Die Stabilität der knöchernen Grundlage des Knies hängt von den umgebenden Weichteilen ab. Aus diesem Grund ist das Knie die

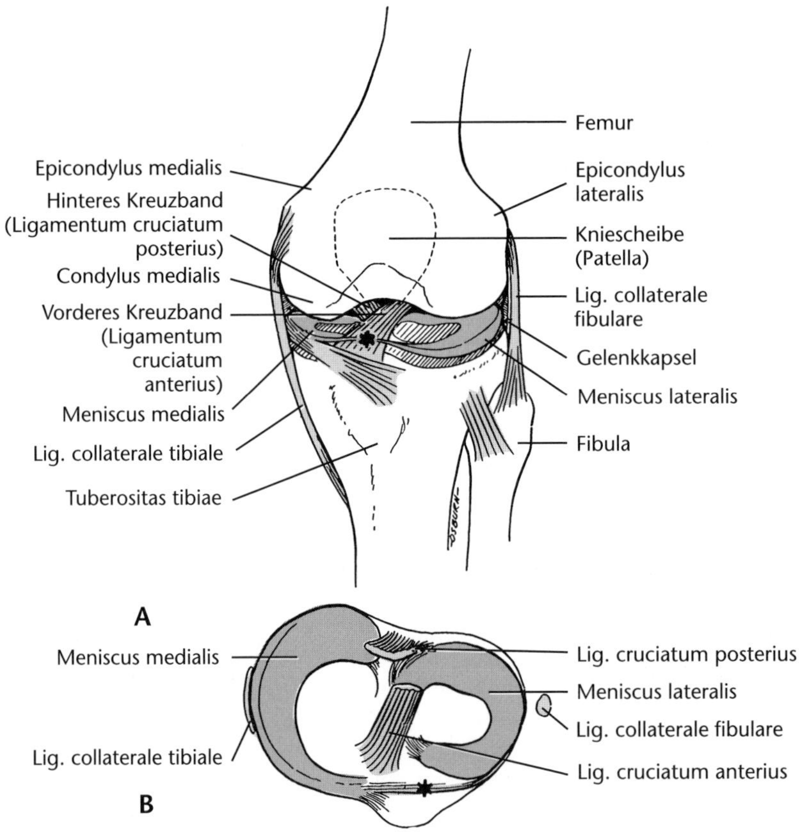

Abb. 11.19 Innere Grundstruktur des Kniegelenks. Blick von vorne (**A**) und nach Entfernung des Femurs von oben (**B**). Die Menisken sind schwarz gefärbt. Beide Menisken (Meniscus medialis und lateralis) sind vorn meistens durch ein mit * markiertes Querband verbunden. (Aus Jenkins, D. (2002) *Hollinshead's functional anatomy of the limbs and back*, 8. Ausgabe, WB Saunders, Philadelphia, S. 277.)

Tabelle 11.5 Funktionelle Muskelgruppen für die Bewegung von Knie und Unterschenkel

Hauptfunktion	Muskeln	Innervation	Nerv
Streckung (fünf Bäuche)	Mm. rectus femoris, vastus medialis, vastus intermedius, vastus lateralis sowie der schräg von außen nach innen über den Oberschenkel verlaufende M. sartorius	N. femoralis	L2–L4
Beugung des Unterschenkels	M. semitendinosus M. semimembranosus M. biceps femoris (caput longum) M. biceps femoris (Caput breve) M. gracilis M. gastrocnemius	N. ischiadicus (tibialis) N. ischiadicus (tibialis) N. ischiadicus (tibialis) N. ischiadicus (fibularis communis) N. obturatorius N. ischiadicus (tibialis)	L5, S1 und S2 L5 und S1 L5, S1 und S2 S1–S3 L2 und L3 S1 und S2
Innenrotation	M. semitendinosus M. semimembranosus M. sartorius M. gracilis	N. ischiadicus (tibialis) N. ischiadicus (tibialis) N. femoralis N. obturatorius	L5, S1 und S2 L5 und S1 L2–L4 L2–L5
Außenrotation	M. biceps femoris M. popliteus	N. tibialis N. tibialis	L4, L5 und S1 S2 und S3

Struktur im Körper, die durch Weichteilverletzungen mitsamt den dadurch entstehenden Schmerzen und funktionellen Störungen besonders leicht zu schädigen ist.

In diesem Kapitel werden die Knieschmerzen, die von Weichgeweben wie Muskeln, Bändern, Schleimbeuteln oder der Kapsel verursacht werden oder mit diesen zu tun haben, vor allem aus der Sicht des Akupunkteurs erörtert.

Für Kniebewegungen verantwortliche Muskeln Tabelle 11.5 gibt einen Überblick über die Muskeln samt ihrer Funktionen. Der Streckmuskel M. quadriceps femoris hat vier Köpfe. Der M. rectus femoris entspringt an der Spina iliaca anterior, die anderen drei haben ihren Ursprung am Femurschaft. Alle diese Muskeln besitzen eine gemeinsame Sehne, die an der Tuberositas tibiae ansetzt.

Die Kniebeuger entspringen am Tuber ischiadicum und befinden sich alle auf der Rückseite des Oberschenkels. Der M. semitendinosus läuft auf der Innenseite abwärts und bildet zusammen mit den Mm. sartorius und gracilis eine gemeinsame Sehne, an der sich auch der M. semimembranosus beteiligt. Diese gemeinsame Sehne, die als Pes anserinus bezeichnet wird, bewegt den Meniscus medialis.

Zur Behandlung von Knieschmerzen sollte man diese Muskeln sowie die Abduktoren und Adduktoren des Oberschenkels sorgfältig abtasten, um die SAs zu finden.

Die Muskeln sind die dynamischsten Elemente unter den potentiellen Ursachen für Knieschmerzen. Sie bewegen das Kniegelenk und sind unverzichtbare Bestandteile des Knies; daher werden sie bei immer wiederkehrenden Bewegungen oder einer Überbeanspruchung leicht verletzt. Unseren Erfahrungen bei der Behandlung von Knieschmerzen zufolge sind die mit Weichteilverletzungen verbundenen Schmerzen meist auf Störungen innerhalb der Muskulatur zurückzuführen, es sei denn das Kniegelenk selbst wurde durch ein mechanisches Trauma geschädigt. Wenn die Muskeln erschöpft oder verletzt sind, verhärten sie sich und lassen sich nicht mehr bewegen. Wenn sie unter solchen Umständen gewaltsam weiter angespannt werden, werden andere Weichteile des Knies wie die Kapsel, Bänder, Schleimbeutel und Menisken überdehnt und es kommt zu einer Weichteilentzündung.

Wenn die Knieschmerzen primär durch Erkrankungen wie Arthritis, Infektionen oder mechanische Traumen hervorgerufen wurden, schmerzen die Muskeln, weil (1) dabei chemische Substanzen (Mediatoren) freigesetzt werden und pathologische Prozesse auslösen und (2) erkrankte Gelenke und Weichteilentzündungen eine normale Koordination der Muskelbewegungen verhindern oder unterbinden, wodurch die Muskeln schnell ermüden.

Bei der Behandlung kann der Akupunkteur die empfindlichen Punkte im Muskel durch sorgfältiges Abtasten lokalisieren und durch richtiges Nadeln auflösen, denn auf diese Weise werden die Muskeln gelockert, die Strukturen im Knie von mechanischen Belastungen und chemischen Reizen befreit und dadurch, dass man durch eine verbesserte Blutzirkulation die Nährstoff- und Sauerstoffzufuhr erhöht, die Voraussetzungen für eine physiologische Heilung geschaffen. Akupunkturbehandlungen erleichtern bei einigen Störungen des Kniegelenks die Heilung, unabhängig davon, ob die Schmerzen durch eine Kniegelenksverletzung oder eine muskuläre Störung hervorgerufen wurden.

Bei der Stabilisierung des Kniegelenks spielen vier Bänder eine wichtige Rolle. Die innere Schicht des medialen Seitenbandes (Ligamentum collaterale tibiale) ist mit der Gelenkkapsel und dem medialen Meniskus verwachsen. Dieses Band stabilisiert die mediale Seite des Kniegelenks und verhindert, dass der Unterschenkel im Kniegelenk nach außen abknickt. Das laterale Seitenband (Ligamentum collaterale fibulare) verläuft vom Epicondylus lateralis femoris zum Fibulakopf. Zwischen diesem Band und dem Meniscus lateralis gibt es keine Verbindung, es treten jedoch Fasern von anderen benachbarten Bändern in das Band ein, so dass das Kniegelenk auch seitlich stabilisiert wird.

Die beiden Kreuzbänder (Ligamenta cruciata genus) sind entsprechend ihrer Befestigung an der Tibia benannt. Das vordere Kreuzband (Ligamentum cruciatum anterius) verläuft von der Area intercondylaris anterior des Schienbeins nach oben und hinten zur inneren Fläche des lateralen Femurkondylus. Es verhindert, dass die Tibia auf dem Femur nach vorne verschoben wird. Das kräftigere hintere Kreuzband (Ligamentum cruciatum posterius) verläuft hinter dem vorderen Kreuzband von der Area intercondylaris posterior des Schienbeins zur vorderen Innenseite des medialen Femurkondylus. Dieses Band sorgt dafür, dass die Tibia auf dem Femur nicht nach hinten verschoben wird. Zusammen verhindern die beiden Kreuzbänder eine zu starke Rotation des Unterschenkels.

Von diesen vier Bändern wird bei Sportlern am häufigsten das Ligamentum collaterale tibiale verletzt. Der Meniscus medialis ist dabei oft mitbetroffen, weil er mit dem Innenband verwachsen ist. Unmittelbar nach einer solchen Verletzung empfindet der Patient eher eine Kniegelenksschwäche als Schmerzen. Im Bereich des medialen Seitenbandes kann man empfindliche Punkte tasten. Wenn man das Band und die mitbeteiligten schmerzhaften Muskeln nadelt, verbessert sich die Blutzirkulation und die Entzündung geht zurück; dadurch lässt die Druckempfindlichkeit nach und die Schmerzen werden gelindert. Die Wiederherstellung der Gelenkfunktion wird jedoch mehr Zeit in Anspruch nehmen, weil Bänder sehr viel langsamer heilen als Muskeln. Es können allerdings auch Außenband (Ligamentum collaterale fibulare), vorderes und hinteres Kreuzband, Gelenkknorpel und -kapsel beschädigt sein. Verletzungen des lateralen Seitenbandes sind zwar nicht so häufig, aber dafür gefährlicher, weil sie zu Schäden am N. fibularis führen können.

Bei Verdacht auf einen Bänder- oder Meniskusriss sollten die Patienten zur weiteren medizinischen Untersuchung zu einem Facharzt überwiesen werden.

Schleimbeutel im Knie Am Kniegelenk befinden sich mehrere Schleimbeutel, die dort, wo Haut, Muskeln oder Sehnen direkt auf dem Knochen aufliegen, die Reibung unterbinden sollen. Knieschmerzen gehen häufig auf entzündete oder geschwollene Schleimbeutel zurück; daher sollten Akupunkteure wissen, wo die wichtigsten Schleimbeutel liegen.

Im vorderen Bereich des Knies gibt es vier Schleimbeutel:

- Die große Bursa subcutanea prepatellaris zwischen Haut und Kniescheibe
- Die Bursa infrapatellaris profunda zwischen dem Lig. patellae und dem oberen Teil der Tibia
- Die Bursa infrapatellaris superficialis zwischen dem unteren Teil der Tuberositas tibiae und der Haut
- Die riesige, eine handbreit große Bursa suprapatellaris zwischen der Vorderseite des distalen Femurendes und dem M. quadriceps

Medial zwischen den Sehnen und Muskeln gibt es fünf Schleimbeutel. Vier befinden sich seitlich zwischen den Sehnen und Muskeln. Mit den Sehnen der Muskeln auf der Rückseite des Knies sind zwei dorsale Schleimbeutel assoziiert. Alle diese Schleimbeutel können, wenn sie gereizt oder entzündet sind, Schmerzen im Knie verursachen.

Wenn man Nadeln in die Schleimbeutel setzt, entspannen sich die Muskeln, die den Schleimbeutel einengen, und es verbessert sich die Blutzufuhr zu den Muskeln und Schleimbeuteln; das trägt dazu bei, dass Entzündungen, Schwellungen und Schmerzen zurückgehen. Falls der Patient an einer Infektionskrankheit leidet, sollte man keine Nadeln in das Gelenk einführen, damit sich die Infektion nicht weiter ausbreiten kann. Man sollte vielmehr in solchen Fällen die Muskeln im Ober- und Unterschenkel sowie die HAs in anderen Körperbereichen nadeln, um das Immunsystem anzuregen und die lokale Infektion einzudämmen.

Schmerzen im vorderen Bereich des Knies Schmerzen im Bereich der Articulatio femoropatellaris gehören zu den häufigsten Kniebeschwerden. In der Regel werden sie durch eine degenerative Veränderung des Knorpels an der Kniescheibe hervorgerufen. Es können aber auch Störungen im M. quadriceps femoris vorliegen, die verhindern, dass seine fünf Muskelbäuche bei der Streckung koordiniert agieren; dadurch kann es zu einer schmerzhaften Fehlstellung der Patella kommen.

Häufig sind Schmerzen im vorderen Kniebereich darauf zurückzuführen, dass die Patellarsehne entzündet ist. Normalerweise ist dafür eine Überbeanspruchung durch die Wiederholung immer gleicher Bewegungen verantwortlich, wie es beim Laufen, Springen oder Klettern und Sportarten wie Basketball, Tennis, Fußball und Gewichtheben der Fall ist.

Durch eine Akupunkturbehandlung lockern sich die Muskeln, verbessert sich die Blutzufuhr, lassen Entzündungen und Schwellungen der Muskeln, des Ligaments, der Kapsel und Schleimbeutel nach. Dies trägt dazu bei, die normale Funktion der Articulatio femoropatellaris wiederherzustellen. Nachdem die Schwellungen und Entzündungen abgeklungen sind, verlangsamt sich der Degenerationsprozess und man kann davon ausgehen, dass die Funktion teilweise oder sogar vollständig wiederhergestellt wird, je nachdem, in wieweit die Ursachen für die Schmerzen vom Körper selbst beseitigt werden können.

Das obere Sprunggelenk (Articulatio talocruralis) Das obere Sprunggelenk, die Verbindung zwischen Unterschenkel und Fuß, besteht aus drei Knochen und zwei Gelenken. Die distalen Enden des Schien- und des Wadenbeins werden durch eine Syndesmose (Syndesmosis tibiofibularis) zusammengehalten, so dass die unteren Enden der beiden Unterschenkelknochen zum oberen Teil des Sprungbeins (Talus) hin zusammen das obere Sprunggelenk (Articulatio talocruralis) ausbilden können (Abb. 11.20). Der Fuß selbst setzt sich aus 26 Knochen zusammen, zwischen denen es zahlreiche verschiedenartige Gelenke gibt, auf die wir in diesem Buch nicht eingehen können.

In diesem Abschnitt stehen die für die Akupunktur relevanten Weichteilschmerzen an den Seitenbändern, der Achillessehne und der Plantaraponeurose im Vordergrund.

Das obere Sprunggelenk wird durch starke mediale und schwache laterale Seitenbänder stabilisiert. Das früher auch als Ligamentum deltoideum bezeichnete Ligamentum mediale zieht vom Rand und der Spitze des Innenknöchels (Malleolus medialis) fächerförmig nach unten und setzt mit seiner breiten Basis vorn am Os naviculare (Kahnbein), am Talus und hinten am Fersenbein (Calcaneus) an. Beim lateralen Seitenband werden drei Anteile unterschieden, die sich vom Außenknöchel (Malleolus lateralis) bis zum Sprung- und Fersen-

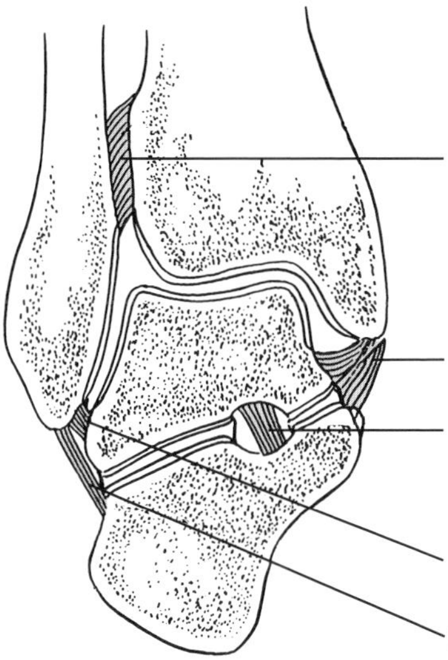

Abb. 11.20 Frontalschnitt durch das obere und das untere Sprunggelenk. Dargestellt sind die Bänder und die Membrana interossea. (Aus Jenkins, D. (2002) *Hollinshead's functional anatomy of the limbs and back*, 8. Ausgabe, WB Saunders, Philadelphia, S. 357.)

bein spannen: die Ligg. talofibulare anterius und talofibulare posterius sowie als dritter Strang zwischen diesen beiden kurzen Bändern das lange Lig. calcaneofibulare (Abb. 11.21).

Von den drei lateralen Seitenbändern ist das Ligamentum talofibulare anterius am schwächsten und wird am häufigsten verletzt. Zu Bänderverletzungen kommen wir im folgenden Abschnitt.

Distorsion des Sprunggelenks Knöchelverstauchungen gehören zu den häufigsten Verletzungen am oberen Sprunggelenk (Articulatio talocruralis); sie treten sowohl bei täglichen Aktivitäten als auch bei Sportarten wie Basketball und Volleyball auf. Die meisten Verstauchungen sind auf eine indirekte Gewalteinwirkung durch Umknicken des Fußes nach innen (Inversion) zurückzuführen; die Verletzungen reichen von einer einfachen Bänderzerrung (Mikrotraumen infolge einer starken Dehnung der Bänder) bis zu größeren Verletzungen mit Fasereinrissen oder einem vollständigen Bänderriss.

Die Unterschenkelknochen werden von den Ligg. tibiofibularia fest zusammengehalten. Die Trochlea tali füllt den so entstandenen Raum, das so genannte „Zapfenloch", zwischen dem Malleolus medialis des Schienbeins und dem Malleolus lateralis des Wadenbeins passgenau aus. Bei einem Unfall kommt es durch die enormen Kräfte, die beim gewaltsamen Umknicken des Sprungbeins nach innen entstehen, zu einer Zerrung oder einem Riss im Ligamentum tibiofibulare und den lateralen Seitenbändern, vor allem dem schwächsten Band, dem Ligamentum talofibulare anterius. Medial kann das Sprungbein beim Umknicken heftig gegen den Innenknöchel schlagen und zu einer Malleolarfraktur führen.

Bei einer Sprunggelenksdistorsion spürt man einen plötzlichen, scharfen Schmerz, der aber unter Umständen bald schwächer wird, weshalb man mög-

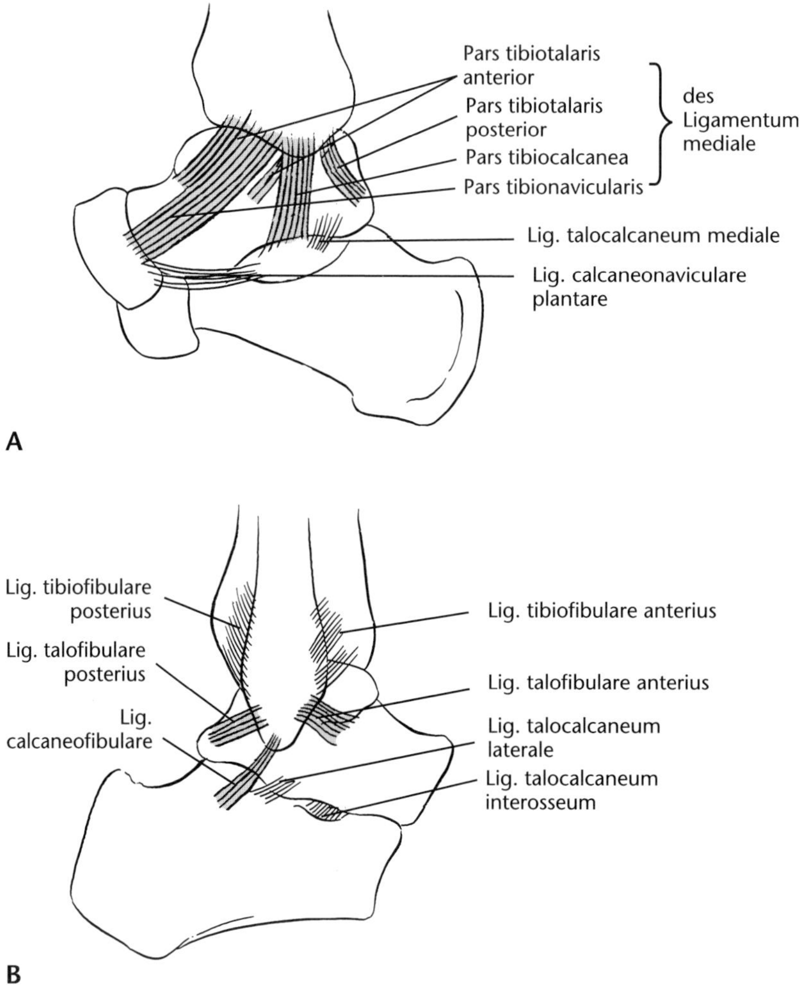

Abb. 11.21 Schema der Bänder im Bereich des oberen und unteren Sprunggelenks von medial (**A**) und lateral (**B**). (Aus Jenkins, D. (2002) *Hollinshead's functional anatomy of the limbs and back*, 8. Ausgabe, WB Saunders, Philadelphia, S. 358.)

licherweise nicht gleich zum Arzt geht. Wenn allerdings direkt nach der Verletzung eine Akupunktur durchgeführt wird, kann man die Entzündungsreaktion erfolgreich bekämpfen und den Heilungsprozess erheblich beschleunigen. In den ersten 6–12 Stunden nach der Verletzung schwillt der Knöchel immer mehr an, wobei sowohl auf der Innen- als auch auf der Außenseite empfindliche Punkte oder Bereiche auftreten. Im Fuß und im Unterschenkel bildet sich außerdem ein Bluterguss (Ekchymose). Der Patient kann dann den verletzten Knöchel nicht mehr bewegen und nicht mehr laufen oder ihn normal belasten.

Zur Behandlung eines verstauchten Knöchels sollte der Akupunkteur den gesamten Knöchelbereich insbesondere über den medialen und lateralen Seitenbändern sorgfältig abtasten. Dann sollte er den gesamten Fuß und Unterschenkel palpieren, um die verletzten Stellen in den Weichteilen zu lokalisieren. Auf dem Fußknöchel lastet ein großes Gewicht; wenn daher die Weichteile wie etwa Bänder oder die Membrana interossea verletzt sind, strahlt der Schmerz in die Unterschenkel- und manchmal sogar bis in die Oberschenkelmuskulatur aus. Schwellung und Entzündung verbreiten sich vom verletzten Sprunggelenk bis zum distalen Fußende und zur Unterschenkelmuskulatur aus.

Um die Schmerzen zu lindern und die verletzten Gewebe ausheilen zu lassen, sollte man zuerst danach trachten, die Schwellung und Entzündung in den Griff bekommt. Dafür sollten alle verletzten und mitbetroffenen Regionen, in denen man empfindliche Bereiche ertasten kann, gleichzeitig genadelt werden: Knöchel, Fuß, Unter- und Oberschenkel. In der Regel kann man eine akute Schwellung und Entzündung innerhalb von Stunden bis zu zwei Tagen unter Kontrolle bekommen.

Wenn der Verdacht auf eine unvollständige oder vollständige Ruptur besteht, sollte der Patient zur weiteren medizinischen Untersuchung sofort an einen Facharzt überweisen werden.

Achillessehnenruptur (Entzündung der Achillessehne) Eine Achillessehnenruptur wird häufig durch eine Überbeanspruchung der Wadenmuskeln verursacht. Ist die Wadenmuskulatur durch immer wiederkehrende Bewegungen wie beim Laufen oder Springen überanstrengt, ermüdet sie und wird schwach; man findet dann rund um den Akupunkturpunkt H10 am N. suralis empfindliche Punkte. Als physiologische Reaktion beginnen sich die Wadenmuskeln nun, einer weiteren Anspannung und Entspannung zu widersetzen. Wenn die Muskeln jetzt trotzdem weiter benutzt werden, wird die Belastung auf die Achillessehne übertragen, die dann letztlich reißt.

Man kann zwar mit einer gerissenen Achillessehne noch laufen, hinkt dann aber. Die Sehne reißt normalerweise vier Zentimeter oberhalb ihres Ansatzes am Fersenbein; diese Stelle ist dann aufgrund eines Ödems und eines Blutergusses geschwollen. Bei der Palpation ist der geschwollene Sehnenbereich schmerzhaft oder druckempfindlich.

Mit einer Akupunktur lässt sich eine Achillessehnenentzündung – vor allem in der akuten Phase – sehr gut behandeln. Wenn man die Nadeln direkt in die geschwollene und schmerzhafte Sehne setzt, löst man damit eine entzündungshemmende Reaktion aus, die dazu beiträgt, die Schmerzen zu lindern; die durch die Nadeln hervorgerufenen Verletzungen aktivieren dann eine Regeneration des Gewebes. Wie bei einer Knöchelverletzung strahlen die Schmerzen auch bei einer Achillessehnenverletzung in die Wadenmuskeln aus. Tatsächlich sind die Wadenmuskeln oft die wahre Ursache für eine Achillessehnenverletzung, weil die Kraft, die die verhärteten Muskeln auf die Sehne ausüben, zu stark wird.

Der Akupunkteur sollte die Achillessehne, die gesamte Wadenmuskulatur sowie beide Seiten des Unterschenkels sorgfältig nach empfindlichen Punkten abtasten. Dort, wo die Sehne gerissen ist, sollten einige wenige Nadeln tief in das verletzte Gewebe eingeführt werden (Abb. 11.22). Außerdem sollten die empfindlichen Punkte auf der Wadenmuskulatur genadelt werden. Dieses Verfahren sollte man in den ersten beiden Wochen alle 3–4 Tage wiederholen. Bei frischen, akuten Verletzungen kann man fast sofort eine Schmerzlinderung erreichen, die Wiederherstellung der Funktion wird allerdings mehr Zeit in Anspruch nehmen. Bei chronischen Fällen dauert beides länger. Solange die Behandlung andauert, sollte der Patient Einlagen im Schuh tragen, die die Ferse um ungefähr zwei Zentimeter anheben, damit die Achillessehne und die Mm. gastrocnemicus und soleus entlastet und die Heilungschancen verbessert werden.

Entzündung der Aponeurosis plantaris Patienten mit einer Entzündung der Plantaraponeurose haben mittelschwere bis starke Schmerzen unter der Ferse, die oft bis in die Fußsohle ausstrahlen. Die Schmerzen sind morgens bei den ersten Schritten nach dem Aufstehen besonders schlimm. Sie verstärken sich bei allen Aktivitäten, bei denen die Füße belastet werden, darunter normales Gehen, Treppen steigen oder auf den Fußspitzen Stehen. Bei einigen Patienten sind die Schmerzen am Abend nach der täglichen Arbeit größer. Wenn man sich ausruht, den Fuß entlastet oder streckt, gehen die Schmerzen zurück. Wenn kein Trauma vorliegt, setzt die Entzündung bei den meisten Patienten schleichend ein.

Die Entzündung kann einen oder beide Füße betreffen. Aktivitäten wie das Tragen sehr schwerer Lasten, längeres Stehen, Gehen, Laufen oder das Tragen von Schuhen, die nicht gut passen, erhöhen das Risiko einer solchen Erkrankung. Wir hatten einen Patienten, bei dem sich die Plantaraponeurose nach einer Operation am Sprunggelenk entzündete.

Wenn man den Fuß abtastet, findet man unter dem vorderen Teil des Ferse, vor allem am Processus medialis des Tuber calcanei, dem Ansatzpunkt der Aponeurosis plantaris, einen in der Tiefe gelegenen empfindlichen Bereich (Abb. 11.22). Bei einigen Patienten mit akuten oder chronischen Fersenschmerzen hat sich an dieser Ansatzstelle möglicherweise Kalk abgelagert, so dass sich Knochensporne gebildet haben, die aber meist nicht schmerzen. Weitere Erkrankungen, die ähnliche Schmerzen auslösen, sind beispielsweise eine Bursitis unter der Ansatzstelle der Aponeurose, eine atraumatische Periostitis sowie das Einklemmen des zum Fersenbein führenden Astes des N. tibialis.

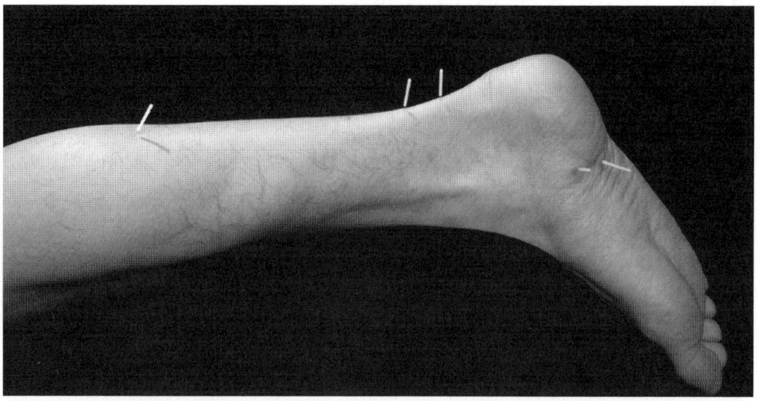

Abb. 11.22 Akupunkturbehandlung bei einer Achillessehnenentzündung und einer Entzündung der Aponeurosis plantaris

Wir haben in unserer Klinik sowohl akute als auch chronische Formen dieser Entzündung der Aponeurosis plantaris behandelt. Der Akupunkteur sollte alle HAs, besonders die im Bereich des unteren Rückens, der Oberschenkelrückseite und der Wadenmuskulatur gründlich untersuchen. Man muss die Fußsohle und den gesamten Fuß sorgfältig abtasten und dabei dem Fersenbein besondere Aufmerksamkeit widmen, um die empfindlichste Stelle zu finden. In diesen empfindlichen Bereich sowie andere empfindliche Punkte auf der Fußsohle sollte man zwei oder drei Nadeln von vier Zentimetern Länge einstechen. Außerdem ist es ratsam, HAs auf dem Unter- und Oberschenkel, dem Gesäß und im Bereich des unteren Rückens zu nadeln. Nach der Behandlung sollte der Patienten wieder vorsichtig damit beginnen, die Füße zu belasten, und orthopädische Schuhe oder Einlagen tragen, um das Fußgewölbe zu unterstützen und zu verhindern, dass die Plantaraponeurose beim Gehen überbeansprucht wird.

Bei Patienten mit heftigen Fußschmerzen sind weitere medizinische Untersuchungen erforderlich, um einen möglichen Ermüdungsbruch nachzuweisen oder auszuschließen.

Behandlungsprotokoll bei Schmerzen in der unteren Extremität

Für die Behandlung von Schmerzen in den Beinen benutzt man drei Arten von Akupunkturpunkten: HAs, PAs (paravertebrale Akupunkturpunkte) und SAs.

Homöostatische Akupunkturpunkte

Der Akupunkteur sollte alle 24 HAs abtasten, um herauszufinden, welcher Teil des Körpers am empfindlichsten reagiert und von welcher Stelle aus der Schmerz möglicherweise übertragen wird.

Paravertebrale Akupunkturpunkte

Bei Schmerzen und Störungen in den Beinen sollte man den Bereich von L1–S4 sorgfältig abtasten, um zu sehen, ob es entlang der Lenden- oder Sakralwirbel empfindliche Punkte gibt. Je nachdem, welche SAs vorhanden sind, kann der Akupunkteur PAs im Lumbal- oder Sakralbereich nehmen.

Symptomatische Akupunkturpunkte

Um die SAs zu finden, sollte der Akupunkteur sorgfältig den lokalen schmerzhaften oder verletzten Bereich palpieren. Wenn man mit der lokalen Anatomie vertraut ist und das Ausmaß und die Art der Schmerzen oder Verletzungen des jeweiligen Patienten kennt, kann man diese Punkte leichter finden und eine optimale therapeutische Wirkung erzielen. Es folgen einige Beispiele, wie man diese SAs findet.

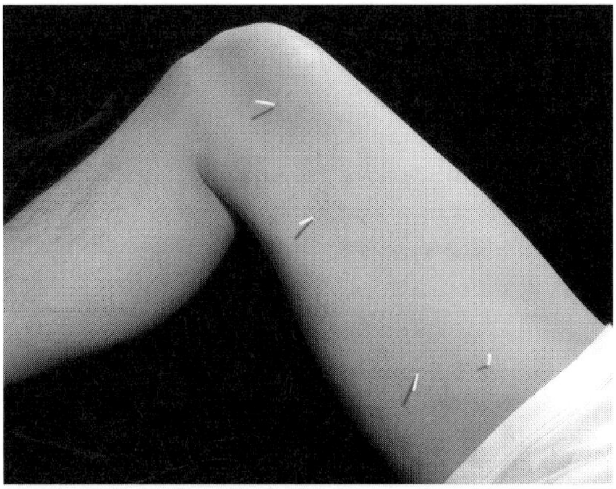

Abb. 11.23 Akupunkturbehandlung bei einer Adduktorenzerrung

Hüftschmerzen Man tastet die Gesäßregion um H16, den Bereich rund um den Trochanter major, die ischiokrurale Muskulatur sowie den Tractus iliotibialis am Oberschenkel ab.

Schmerzen im Oberschenkel Man tastet sorgfältig die ischiokrurale Muskulatur, den Tractus iliotibialis, die vordere Oberschenkelmuskulatur und die Adduktoren ab, einschließlich ihrer Ansatzstellen auf dem Hüftknochen und dem Knie. Abbildung 11.23 zeigt, wie man eine Zerrung der Adduktoren behandelt.

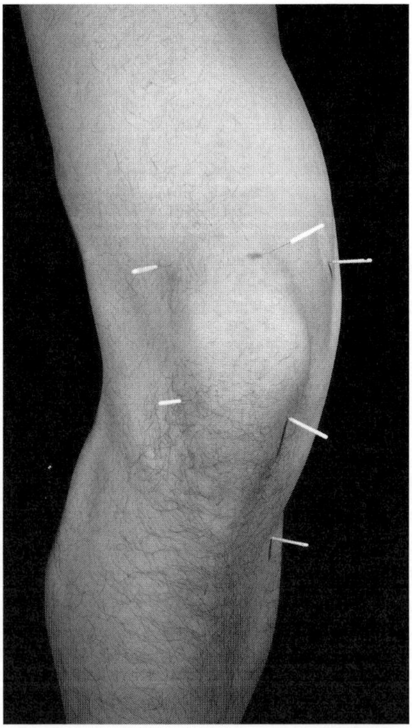

Abb. 11.24 Nadelung bei Knieschmerzen. SAs im Oberschenkel sollten immer genadelt werden.

Schmerzen im Knie Knieschmerzen haben immer etwas mit den Muskeln zu tun, die am Knie ansetzen. Als erstes untersucht man das Knie, um herauszufinden, woher die Schmerzen kommen und welche Sehnen, Bänder und Schleimbeutel daran beteiligt sein könnten. Dann untersucht man gründlich die Muskeln. Falls die Schmerzen beispielsweise im Bereich des medialen Seitenbandes und der Ansatzstelle des M. semitendinosus auftreten, sollte man die Adduktoren und den M. semitendinosus abtasten. Die empfindlichen und schmerzhaften Punkte im Bereich des Knies und die entsprechenden Muskeln sollten genadelt werden (Abb. 11.24).

Schmerzen im Unterschenkel Untersuchen Sie die Muskeln im Unter- und Oberschenkel, den Knöchel und den Fuß. Das gesamte Bein sollte als Einheit behandelt werden. Wenn ein Patient, der schwere Schmerzen hat, nach zwei oder vier Behandlungen keine Besserung verspürt, sollte er zu einer weiteren medizinischen Untersuchung überwiesen werden, um anderen Ursachen für die Schmerzen, wie etwa einen Ermüdungsbruch, nachzuweisen oder auszuschließen.

Sprunggelenks- oder Fußschmerzen Untersuchen Sie den Knöchel, Fuß und Unterschenkel. Alle drei Bereiche sollten immer zusammen behandelt werden.

Literatur

1. Parziale JR, Hudgins TH, Fishman LM: The piriformis syndrome, Am J Orthop 25:819-823, 1996.

Kapitel 12

Schmerzhafte systemische Erkrankungen

In diesem Kapitel werden eine Reihe von Schmerzsymptomen besprochen, denen man in einer Akupunkturklinik häufiger begegnet, die aber in den bisherigen Kapiteln nicht erörtert wurden. Am Ende der einzelnen Abschnitte finden Sie jeweils ein entsprechendes Behandlungsprotokoll.

Kopfschmerzen

Generelle Pathologie

Kopfschmerzen gehören mit zu den häufigsten Gründen, warum Patienten eine Akupunkturbehandlung wünschen. Einige Patienten sprechen gut auf eine solche Behandlung an, während sich der Erfolg bei anderen nicht so leicht einstellt.

Obwohl Hirngewebe nicht schmerzt, sind doch bestimmte Strukturen innerhalb und außerhalb des Schädels schmerzanfällig. Dazu gehören Haut, Muskeln, Arterien, die harte Hirnhaut (Dura mater), die den Schädel auskleidet, die Augen, die Ohren sowie die Nasennebenhöhlen. Schmerzen können durch eine Verspannung oder Entzündung der Muskeln von Kopf und Hals, durch Störungen oder Entzündungen der Kopfarterien, der Nebenhöhlen, der Ohren oder des Zahnfleisches hervorgerufen werden.

Zu den schmerzempfindlichen Strukturen im Innern des Schädels zählen Arterien, die venösen Blutleiter (Sinus) und deren ableitende Venen, Teile der Dura im Bereich der Hirnbasis sowie die kranialen und zervikalen (sensorischen) Nerven. Kopfschmerzen können durch erweiterte oder verengte Arterien, eine Hirnhautentzündung, den Druck eines Tumors oder eine Hirnblutung ausgelöst werden.

Noch immer ist nicht ganz klar, wodurch es zu Kopfschmerzen kommt. Man geht davon aus, dass sie entstehen, weil es bei bestimmten chemischen Substanzen des Gehirns, den so genannten Neurotransmittern wie Serotonin oder Noradrenalin, zu einem Ungleichgewicht oder einer Konzentrationsänderung gekommen ist. Dadurch entzünden sich die Kopfarterien und werden die oben erwähnten schmerzempfindlichen Strukturen gereizt, was wiederum den N. trigeminus stimuliert, der dann Schmerzimpulse in die Schmerzzentren des Gehirns sendet. Die Schmerzen können dumpf, stechend oder hämmernd sein.

Ein Kopfschmerz gilt als chronisch, wenn er nicht innerhalb von sechs Monaten beseitigt oder verringert werden kann.

Mediziner unterscheiden vier Kopfschmerztypen mit jeweils eigenem Schmerzmuster: Migräne, Spannungskopfschmerz, Clusterkopfschmerz und organisch bedingten Kopfschmerz.

Von diesen vier Typen ist der Spannungskopfschmerz am weitesten verbreitet. Dabei spürt der Patient einen dumpfen drückenden Schmerz, der sich über die Stirn, die Kopfhaut, die Schläfen oder den Hinterkopf und den Nacken hinzieht. Ausgelöst wird der Schmerz durch Muskelverspannungen vor allem in der Hals- und Schultermuskulatur. Bei zunehmender körperlicher und/oder physiologischer Spannung oder zu viel Stress kontrahieren sich die Skelettmuskeln und die glatte oder Eingeweidemuskulatur (in den Wänden von Blutgefäßen und inneren Organen), ohne sich spontan wieder zu entspannen. Dadurch werden die Muskeln schlecht mit Sauerstoff versorgt und schmerzen. In solchen Fällen haben einige Personen Magenschmerzen, andere klagen über Hals- oder Schulterschmerzen; andere haben nur Kopfschmerzen, mitunter in Verbindung mit einem erhöhten Blutdruck.

Der Spannungskopfschmerz spricht sehr gut auf eine Akupunkturbehandlung an, und das INMAS-Protokoll erweist sich dabei als äußerst wirksam. Wie bereits in Kapitel 3 erörtert, gehen die homöostatischen Akupunkturpunkte (HAs) aufgrund der Muskelverspannung von der latenten Phase in die passive Phase über und werden druckempfindlich. Mithilfe des INMAS-Protokolls lassen sich diese empfindlichen Punkte leicht finden. Lokal sorgen die Nadelung der empfindlichen Punkte und die dadurch hervorgerufenen Verletzungen dafür, dass sowohl die oberflächlichen als auch die tiefer liegenden Muskeln überall am Körper sehr gut gelockert werden, sodass die normale Blut- und Sauerstoffversorgung wieder gewährleistet ist. Systemisch werden aufgrund der Nadelung neurochemische Substanzen wie beispielsweise Endorphine in den Blutkreislauf sezerniert, was zu einer Entspannung der Skelett- und Eingeweidemuskulatur sowie anderer Systeme wie etwa des Herzkreislaufsystems führt, wodurch sich wiederum der Blutdruck normalisiert. Durch diese kombinierte lokale und systemische Wirkung lässt der Spannungskopfschmerz nach.

Bei der Migräne gelten Neurotransmitter, die Botenstoffe des Nervensystems, als Ursache. Dabei kommt es in der Regel zu mittelstarken bis heftigen Schmerzen in einer Kopfhälfte, häufig in Verbindung mit Übelkeit, vorübergehenden Sehstörungen, einer Lichtscheue und Geräuschempfindlichkeit oder Regenbogenfarbensehen (Aura). Frauen leiden häufiger darunter als Männer. Einer der Gründe dafür ist, dass viele Patientinnen direkt vor oder während ihrer Menstruation Migräne haben, eventuell aufgrund von Konzentrationsschwankungen bei den weiblichen Geschlechtshormonen. Eine Migräne kann auch oft mit verspannter Kopfmuskulatur wie beim Spannungskopfschmerz einhergehen.

Die Krankheitsgeschichte von Migräne-Patienten zeigt oft, dass sie schon seit vielen Jahren darunter leiden und darüber hinaus häufig noch Probleme wie chronische Verstopfung, Schlaflosigkeit, Müdigkeit oder eine Nahrungsmittelallergie haben. Weil die Migräne chronisch ist, stellt die Behandlung eine Herausforderung dar. Darüber hinaus machen physiologische Probleme, die häufig eine Migräne begleiten, wie z.B. Obstipation, den Patienten weniger empfänglich für medizinische Maßnahmen. Wenn beispielsweise ein Migräne-Patient zusätzlich unter Verstopfung leidet, wirken unter Umständen auch noch die Giftstoffe, die der Körper aufgrund der Verstopfung zurückhält, als Auslöser für Migräneanfälle.

Zur Behandlung von Migräne-Patienten ist daher ein umfassender Ansatz erforderlich. So sollten beispielsweise der Akupunkteur und der Patient im Verlauf der Behandlung gemeinsam nach Lösungen für Probleme wie Verstopfung, schlechte Ernährung, Müdigkeit sowie ungesunde Lebensweise (beispielsweise zu wenig körperliche Bewegung) suchen, die mit zu den Migräneanfällen beitragen. Wenn diese Zustände ignoriert werden oder weiter anhalten, kann man mit einer Akupunktur keine langfristige Verbesserung erzielen.

Cluster-Kopfschmerzen treten verstärkt bei Männern auf. Diese Kopfschmerzen sind durch einen gleichbleibenden stechenden Schmerz rund um ein Auge oder auf einer Kopfseite gekennzeichnet und können mit vermehrtem Tränenfluss, Rötung des Auges und verstärkter Nasensekretion auf der betroffenen Gesichtshälfte einhergehen. Die Schmerzattacken kommen unter Umständen immer zur selben Tages- oder Nachtzeit.

Man nimmt an, dass die Cluster-Kopfschmerzen durch eine Störung im Hypothalamus hervorgerufen werden, dem Teil des Gehirns, der für die Steuerung der Hormone und des physiologischen Rhythmus wie des Schlaf- und Wachrhythmus verantwortlich ist. Eine bestimmte chemische Substanz, die im Gehirn und einigen Hirnnerven vorhanden ist, kann ähnliche Symptome hervorrufen. Diese Substanz bindet an spezifische Rezeptoren der Halsarterien, um das Verhältnis von Sauerstoff zu Kohlendioxid im Blutzufluss zum Gehirn zu kontrollieren. Rauchen, Alkohol oder bestimmte Nahrungsmittel können Cluster-Kopfschmerzen hervorrufen, besonders bei Patienten, in deren Familiengeschichte es bereits ähnliche Fälle gegeben hat.

Die Akupunkturmechanismen, die bei der Behandlung der Spannungskopfschmerzen dargestellt wurden, helfen auch bei Cluster-Kopfschmerzen. Zusätzlich zur lokalen und systemischen Wirkung der Akupunkturbehandlung, wie sie bereits erörtert wurde, stimuliert die Nadelung auch periphere Nerven, deren Impulse direkt zum Hypothalamus gelangen. Somit trägt die Stimulation durch die Akupunktur dazu bei, dass der Hypothalamus seine normale Steuerungsfunktion wiederaufnehmen kann, und verringert die Symptome des Cluster-Kopfschmerzes.

Noch nicht einmal ein Prozent der Kopfschmerzfälle sind auf organisch bedingte Kopfschmerzen zurückzuführen. Sie werden durch Probleme wie eine Entzündung im Gehirnbereich, einen erhöhten Blutdruck, Hirnödeme (Schwellung) oder einen Gehirntumor verursacht. Die Ursachen, die organisch bedingten Kopfschmerzen zugrunde liegen, sind lebensbedrohlich; daher sollten diese Patienten von Fachärzten untersucht werden. Wie sich allerdings in der Klinik gezeigt hat, können die konventionellen Therapien bei solchen Patienten sinnvoll durch eine Akupunktur ergänzt werden. Durch die Akupunktur wird die Sekretion von Endorphinen aktiviert, wodurch sich die Blutgefäße weiten, die Blutzirkulation gefördert und der periphere Widerstand verringert wird. Mithilfe des INMAS-Protokolls und der richtigen Auswahl an symptomatischen Akupunkturpunkten (SAs) kann der Akupunkteur dazu beitragen, dass die Schwellung im Gewebe und der Bluthochdruck zurückgeht und die Entzündungen eingedämmt werden.

Behandlungsprotokoll

Alle Arten von Kopfschmerzen, unabhängig von ihrem Verlauf, sollten wie systemische Probleme behandelt werden. Dass bedeutet, dass das gesamte INMAS zur Anwendung kommt. Die Behandlung sollte, je nach dem Gesundheitszustand des Patienten, entweder in Bauch- oder Rückenlage durchgeführt werden. Im Allgemeinen kann man bei jüngeren und gesünderen Personen mehr Nadeln setzen als bei schwächeren und älteren Patienten.

Bauchlage

Homöostatische Akupunkturpunkte Nutzen Sie alle HAs, die in dieser Lage zugänglich sind. Achten Sie besonders auf die Akupunkturpunkte H2 am N. auricularis magnus, H3 am Ramus externus n. accessorii und H7 am N. occipitalis major, weil bei diesen Punkten das Ausmaß der Empfindlichkeit und die Größe des empfindlichen Bereichs ein Hinweis darauf sein können, wie lange der Zustand schon andauert und wie schwerwiegend er ist. Je empfindlicher oder größer der Akupunkturpunkt ist, desto mehr Behandlungen sind erforderlich.
Symptomatische Akupunkturpunkte Man tastet gründlich die Nacken- und Schulterregion rund um H2, H3, H7 und H13 nach empfindlichen SAs ab, um sie zu nadeln. In der Regel wählt man für jede Sitzung 4–6 SAs am Nacken aus. Nadelt man mehr Punkte, haben manche Patienten dort einige Tage lang ein Entzündungs- oder Wundgefühl.
Paravertebrale Akupunkturpunkte Wenn man bereits am Hals 4–6 Nadeln (SAs) gesetzt hat, nimmt man paravertebrale Akupunkturpunkte (PAs) aus dem Bereich von Th1–Th7. Fünf Nadeln auf jeder Seite reichen aus. Hat man am Hals nur zwei Nadeln verwendet, kann man im Bereich der Halswirbelsäule noch auf jeder Seite zwei zusätzliche Nadeln setzen.

Rückenlage

Homöostatische Akupunkturpunkte Nutzen Sie alle HAs, die in dieser Lage zugänglich sind. Achten Sie besonders auf die unten aufgeführten HAs, weil bei diesen Punkten das Ausmaß der Empfindlichkeit und die Größe des empfindlichen Bereichs ein Hinweis darauf sein können, wie lange der Zustand schon andauert und wie gravierend er ist. Je empfindlicher oder größer der Akupunkturpunkt ist, desto mehr Behandlungen sind erforderlich. Die HAs sind H19 am N. infraorbitalis und H23 am N. supraorbitalis.

Um Blutergüsse im Gesicht zu vermeiden, sollten für die Nadelung des Gesichts kleinere Nadeln von 1,5 cm Länge und mit einem Durchmesser von 0,2 mm verwendet werden.

Symptomatische Akupunkturpunkte Man sollte Stirn, Wangen, Unterkiefer und Kopfhaut gründlich abtasten und die empfindlichen SAs in diesem Bereich sorgfältig nadeln. Um Blutergüsse zu vermeiden, sollten in dem Bereich rund um die Augenhöhlen keine Nadeln gesetzt werden.

Trigeminusneuralgie (Tic douloureux)

Die Trigeminusneuralgie ist ein immer wiederkehrender Schmerz auf einer Gesichtshälfte. Kennzeichnend sind kurze heftige Schmerzattacken an den Lippen, dem Zahnfleisch, den Wangen, dem Kinn oder – selten – auf der Stirn. Der Patient beschreibt den Schmerz etwa als reißend, blitzartig, stechend oder scharf schneidend. Ein Anfall kann Sekunden oder auch einige Minuten lang andauern und mit einem Krampf der Gesichtsmuskeln einhergehen. Die Attacke kann spontan kommen oder durch eine leichte Reizung wie Rasieren oder das Auftragen von Kosmetika ausgelöst werden.

Der Schmerz wird durch eine funktionelle Störung des N. trigeminus verursacht, des wichtigsten afferenten Nervs für die Gesichtsregion. Warum es zur Trigeminusneuralgie kommt, ist jedoch noch nicht genau bekannt. In manchen Fällen soll ein Blutgefäß, das auf den Trigeminusnerv drückt, für den Schmerz verantwortlich sein. Die Neuralgie tritt meist bei Patienten über 50 und vermehrt bei Frauen auf.

Behandlungsprotokoll

Das Behandlungsprotokoll ist dasselbe wie zur Behandlung von Kopfschmerzen. Akupunkteure sollten daran denken, dass sie bei älteren und schwächeren Patienten im Allgemeinen nicht so viele Nadeln setzen sollten. Es ist in solchen Fällen besser, weniger Nadeln zu benutzen und dafür mehr Behandlungen durchzuführen (etwa zwei Sitzungen pro Woche).

Wie wirksam die Akupunktur zur Behandlung einer Trigeminusneuralgie ist, hängt davon ab, wie schwer die Erkrankung und wie gut der Gesundheitszustand des Patienten ist. Die im Kapitel 6 beschriebene quantitative Bewertung ist eine verlässliche Methode, um die Ergebnisse der Behandlung vorherzusagen. Eine Akupunkturbehandlung ist bei Patienten der Gruppen A, B und C wirkungsvoll oder hilfreich, während bei Patienten aus der Gruppe D nur ein geringer oder gar kein Erfolg zu erwarten ist.

Gürtelrose (Herpes zoster) und Postzosterneuritis

Eine Gürtelrose ist eine akute Viruserkrankung, die durch dasselbe Herpesvirus ausgelöst wird, das auch Windpocken verursacht. Sie bricht aus, wenn das Virus, das in einer inaktiven Form jahrelang in den Nervenzellen überdauerte, erneut aktiviert wird. Das Virus führt zu einer Entzündung des Spinalganglions. In dem Bereich, in dem die betroffenen Spinalnerven verlaufen, treten Bläschen sowie heftige brennende Schmerzen oder Juckreiz auf.

Wenn die Schmerzen anhalten, nachdem das Exanthem abgeklungen und die Bläschen verheilt sind, spricht man von einer Postzosterneuritis. Diese chronischen Schmerzen resultieren aus den Schäden, die die Virusinfektion an den Nervenfasern verursacht hat.

Gürtelrose tritt bei Personen auf, die Windpocken gehabt haben. Das Virus kann durch ein Trauma, eine Erkrankung wie eine Pneumonie oder Tuberkulose, eine Injektion bestimmter Medikamente/Drogen oder Stress reaktiviert werden, der die Immunreaktionen unterdrückt.

Eine Akupunkturbehandlung beschleunigt den Heilungsprozess auf verschiedene Weise. Systemisch sorgen die aufgrund der Nadelung ausgeschütteten Endorphine dafür, dass sich der gesamte Körper entspannt, wodurch sich der Stress verringert. Dadurch wird die Funktion des Immunsystems wiederhergestellt, das wiederum das Virus deaktiviert und ausschaltet. Lokal löst die Nadelung entlang des Verlaufs des infizierten Nervs eine entzündungshemmende Reaktion aus, was dazu beiträgt, dass sich die geschädigte Nervenfaser wieder erholt und regeneriert.

Behandlungsprotokoll

Wählen sie die Behandlungsposition so aus, dass der betroffene Bereich gut zugänglich ist: je nachdem Bauch-, Rücken- oder Seitenlage.

Denken Sie daran, dass die Infektion nur auf den Bereich des Dermatoms des infizierten Spinalnervs oder der infizierten Spinalnerven beschränkt ist; daher sollte der Akupunkteur mit der segmentalen Verteilung der Spinalnerven und der Lage ihrer Dermatome vertraut sein. So liegt beispielsweise das Dermatom von Th4 im Bereich der Brust und der Brustwarze und das Dermatom von Th10 in Höhe des Nabels. Der Befall ist normalerweise auf eine Körperseite beschränkt und betrifft zwei benachbarte Dermatome. Wenn etwa die Haut direkt unterhalb der Brustwarze infiziert ist, ist es das Dermatom Th5 oder Th6 oder es sind beide.

Homöostatische Akupunkturpunkte Nadeln Sie alle in der jeweiligen Lage zugänglichen HAs.

Symptomatische Akupunkturpunkte Benutzen Sie kleine Nadeln (1,5 cm lang und mit einem Durchmesser von 0,2 mm) und setzen Sie sie in den gesamten betroffenen Hautbereich rund um den infizierten Nerv. In jeder Sitzung sollten 30 oder mehr dünne Nadeln verwendet werden, je nachdem, wie groß der betroffene Hautbereich ist. Man sollte verhindern, dass die Blasen aufplatzen, damit sich das Virus nicht ausbreiten kann. Wenn es trotzdem passiert, sollte man die Flüssigkeit mit einem Tupfer aufsaugen und in dem Bereich ein Desinfektionsmittel auftragen.

Paravertebrale Akupunkturpunkte Die paravertebralen Akupunkturpunkte werden entsprechend der infizierten Spinalnerven ausgewählt. Wenn etwa die Haut in den Dermatomen Th5–Th6 betroffen ist, sollte man PAs aus dem Bereich von Th3–Th8 nehmen.

Erkrankungen des Kiefergelenks und andere Symptome nach zahnärztlicher Behandlung

12

Das Kiefergelenk ist das scharnierartige Gelenk zwischen dem Unterkieferkopf (Caput mandibulae) und dem Schläfenbein. Wie bei anderen Gelenken im Körper sind die Knochenoberflächen mit Knorpel überzogen und beide Gelenkflächen durch eine kleine Scheibe getrennt, die verhindert, dass die Knochen aufeinander reiben. Die Muskeln, die die beiden Kiefergelenke bewegen und damit den Mund öffnen oder schließen, stabilisieren auch gleichzeitig die Gelenke.

Wie bei anderen Gelenken löst jede Erkrankung oder Fehlfunktion der Kiefergelenke Schmerzen aus. Das Kiefergelenk ist für verschiedene Erkrankungen anfällig; dazu zählen Entzündungen, Osteoarthritis oder rheumatoide Arthritis. Die Schmerzen können aber auch durch mechanische Schäden wie Abnutzung der Gelenke, Verletzungen, verhärtete Kaumuskulatur, Stress, eine falsche Bisslage oder Okklusionsstörung sowie schlecht sitzenden Zahnersatz oder andere Apparaturen ausgelöst werden.

Die Patienten klagen möglicherweise über einen dumpfen Schmerz im Bereich vor dem Ohr, ein Knacken oder Knirschen, wenn sie den Mund öffnen oder kauen, oder über Probleme beim Öffnen oder Schließen des Mundes. Bei langanhaltender Anspannung und Sorgen schlafen die Patienten oft gewohnheitsmäßig mit fest zusammengebissenen Zähnen oder knirschen mit den Zähnen. Diese unbewusste Überbelastung der Kiefergelenke bereitet ebenfalls Schmerzen und führt zu einer Fehlfunktion der Gelenke, Bänder und Muskeln. Bei einigen Patienten stellen sich darüber hinaus noch ein Tinnitus, Kopfschmerzen, Übelkeit oder sogar Schwindelgefühle ein.

Wenn man die Kiefergelenke und die dazu gehörenden Muskeln nadelt, verringern sich die Muskelspannung sowie die Entzündung der Muskeln und Weichteile, die mit dem Gelenk assoziiert sind. Die Akupunkturbehandlung erhöht die lokale Blutzirkulation und verbessert die Sauerstoffversorgung, was die Heilung des Gewebes beschleunigt. Die Akupunktur sorgt dafür, dass verletzte Weichteile heilen und die Gelenkfunktion wiederhergestellt wird. Die Behandlung verlangsamt auch den Degenerationsprozess bei Arthritis-Patienten. Eine Dislokation oder Fehlstellung des Kiefergelenks aufgrund von dentalen Problemen sollte von entsprechenden Fachärzten behandelt werden, die Akupunktur kann in diesen Fällen aber als ergänzende Maßnahme eingesetzt werden.

Ähnlich wie bei anderen postoperativen Beschwerden können die Patienten auch nach kieferchirurgischen Eingriffen von einer Akupunktur profitieren. Nach einer solchen Operation leiden die Patienten unter Weichteilödemen und einem Taubheitsgefühl am Zahnfleisch, den Lippen, dem Kiefer und der Gesichtshaut. Der Eingriff ist wie jede Operation ein akutes Trauma für den Körper. Wenn man direkt danach Nadeln setzt, gehen die Ödeme und die Schwellung wieder sehr gut zurück. Durch die Nadelung weiten sich auch die Blutgefäße, so dass der periphere Widerstand sinkt und weniger Wasser in den Weichteilen zurückgehalten wird. Durch den beschleunigten Abtransport werden auch die bei der Operation eingesetzten Narkosemittel schneller verstoffwechselt; daher trägt eine Akupunkturbehandlung sofort oder kurz nach einer kieferchirurgischen Behandlung dazu bei, dass die Schwellung zurückgeht und die restlichen Narkosemittel in den oralen Geweben abgebaut werden.

Behandlungsprotokoll

Wählen Sie die richtige Lage: Rücken- oder Seitenlage. Wenn die Kiefergelenkprobleme chronisch sind, sollte man sämtliche, in der ausgewählten Lage zugänglichen HAs nadeln, weil der Patient eventuell noch andere Symptome wie Kopfschmerzen, Müdigkeit, Tinnitus oder Übelkeit hat. Bei akuten Kiefergelenkbeschwerden und gesunden Patienten (Gruppe A oder B) müssen dagegen nur die symptomatischen Punkte akupunktiert werden.

Um diese lokalen Punkte zu finden, sollte man den Bereich um das Kiefergelenk, die Mm. temporalis und masseter, die Halsmuskeln einschließlich des M. sternocleidomastoideus sowie die Nackenmuskulatur sorgfältig abtasten.

Für das Gelenk selbst und die kräftigeren Muskeln wie die Mm. masseter und sternocleidomastoideus benutzt man 2,5 cm lange Nadeln (mit einem Durchmesser von 0,2 mm). Für das Gesicht sowie für dünnere Muskeln wie den M. temporalis, die Kopfmuskulatur oder die Suturen nimmt man kleinere Nadeln (1,5 cm lang; 0,18–0,2 mm Durchmesser). Für die Nackenmuskulatur kann man 3–5 cm lange Nadeln verwenden.

Komplexes regionales Schmerzsyndrom (CRPS; Sudeck-Dystrophie)

Das komplexe regionale Schmerzsyndrom hat Klinikern und Schmerzforschern mehr Rätsel aufgegeben als irgendeine andere Schmerzkrankheit. Der Name zeigt schon, wie wenig wir von dieser Erkrankung wissen, die 1864 erstmals von den im amerikanischen Bürgerkrieg tätigen Chirurgen Mitchell, Morehouse und Kane beschrieben wurde.[1] Gegenwärtig vertreten Mediziner die Ansicht, dass das komplexe regionale Schmerzsyndrom durch eine Nervenverletzung verursacht wird.

Man unterscheidet zwei Arten von komplexem regionalem Schmerzsyndrom: die sympathische Reflexdystrophie (Typ I) und die Kausalgie (Typ II). Die Symptome sind bei beiden Typen ähnlich, der Unterschied ist nur, dass die Kausalgie mit einer identifizierbaren Nervenverletzung einhergeht.

In Kasten 12.1 führt Dr. Sanjay Gupta die diagnostischen Kriterien für CRPS auf.[1]

Es gibt drei Stadien des komplexen regionalen Schmerzsyndroms, aber die Krankheit muss nicht unbedingt bei allen Patienten gleich verlaufen. Kennzeichnend für das in der Regel 3–6 Monate andauernde **Stadium I**, das so genannte Fehlfunktionsstadium, sind eine Rötung, Schwellung und Schmerzen im betroffenen Bereich. Wenn man in diesem Stadium eine Akupunkturbehandlung vornimmt, kann man die CRPS-Symptome vollständig zum abklingen bringen. Einige unserer jüngeren Patienten waren in etwa drei Monaten

Kasten 12.1
Komplexes regionales Schmerzsyndrom

Typ I: Sympathische Reflexdystrophie

- Ständige Schmerzen, hinzu kommt eine Überempfindlichkeit gegenüber Kälte sowie das Phänomen, dass auch nicht schmerzhafte Reize eine Schmerzreaktion auslösen
- Schwellung und Hautveränderungen bei einer verringerten Blutversorgung des betroffenen Bereichs
- Fehlen einer Erkrankung, mit der man die oben genannten Symptome erklären könnte
- Ein auslösendes Ereignis oder Ursache für die Erkrankung kann, muss aber nicht vorhanden sein.

Typ II: Kausalgie

- Ständige Schmerzen, hinzu kommt eine Überempfindlichkeit gegenüber Kälte sowie das Phänomen, dass auch nicht schmerzhafte Reize nach einer Nervenverletzung eine Schmerzreaktion auslösen, allerdings nicht unbedingt in Übereinstimmung mit dem Nervenverlauf
- Schwellung und Hautveränderungen bei einer verringerten Blutversorgung des betroffenen Bereichs
- Fehlen einer Erkrankung, mit der man die oben genannten Symptome erklären könnte
- Um eine Kausalgie zu diagnostizieren, müssen alle drei genannten Kriterien erfüllt sein.

Zu den Zeichen und Symptomen von CRPS-Patienten gehören:

- Schmerzen und Empfindlichkeit an Händen oder Füßen
- Empfindliche, dünne, geschwollene, kalte oder glänzende Haut im betroffenen Bereich verbunden mit verstärktem Schwitzen und Haarwuchs
- Kalte, blaue, mit Schweiß bedeckte Gliedmaßen mit „brennenden" oder „stechenden" Schmerzen
- Starke Schmerzreaktion auf Kälte- oder leichte Berührungsreize
- Die Schmerzen werden in der Nacht stärker.
- Bei emotionalem Stress, Depression oder fehlendem Schlaf verstärken sich die Schmerzen. In einigen Fällen hatten die Patienten möglicherweise Wochen oder Monate vorher eine Verletzung oder einen Herz- oder Schlaganfall. Bei anderen war die vorausgehende Verletzung so geringfügig, dass sich die Patienten gar nicht mehr daran erinnern können.

vollkommen geheilt, nachdem sie einen Monat lang zweimal pro Woche und danach einmal pro Woche eine Akupunkturbehandlung erhalten hatten.

Stadium II wird auch als Dystrophie-Stadium bezeichnet. Die Haut der Patienten ist kalt und blau; sie schwitzen im betroffenen Bereich und haben starke Schmerzen. Auf Röntgenaufnahmen sind unter Umständen Anzeichen einer Osteoporose oder degenerative Veränderungen am Knochen zu erkennen. Dieses Stadium dauert sechs Monate. Auch in dieser Phase spricht das komplexe regionale Schmerzsyndrom noch auf eine Behandlung an.

Stadium III, das letzte Stadium, ist durch Schmerzen und Anzeichen einer Atrophie wie Muskel- und Knochenschwund gekennzeichnet. Die Schmerzen gehen allmählich zurück, doch die Atrophie schreitet weiter fort. Nach allgemeiner medizinischer Ansicht ist dieses Stadium irreversibel.

Häufig ist das komplexe regionale Schmerzsyndrom auf einen Hand- oder Beinbruch, eine Schädigung von Nerven oder Weichteilen zurückzuführen. Das Syndrom kann auch durch immer wiederkehrende Bewegungen wie die Arbeit am Computer oder an Maschinen hervorgerufen werden und geht auch mit größeren oder kleineren Verletzungen oder Traumen des Körpers wie Verstauchungen, Verrenkung, Schnittwunden, Quetschungen, Kompressionsverletzungen, Amputationen, Schusswunden oder Erkrankungen wie Schlaganfall einher.

In den Stadien I und II kann eine Akupunkturbehandlung CRPS-Patienten ausgezeichnet helfen. Durch die Akupunktur werden die schmerzhaften und verhärteten Muskeln gelockert, so dass sich der mechanische Druck auf die peripheren Blutgefäße verringert. Dadurch nimmt der Sympathikotonus ab, während die Aktivitäten des parasympathischen Nervensystems zunehmen, was dazu beiträgt, die periphere Blutzirkulation zu verbessern. Durch diese erhöhte Blutzufuhr wird die Nährstoff- und Sauerstoffzufuhr verbessert und der Abtransport von Stoffwechselendprodukten beschleunigt, die in den Weichteilen zurückgehalten wurden. Die infolge der Nadelung ausgeschütteten Endorphine sorgen nicht nur für eine Schmerzlinderung, sondern auch dafür, dass der gesamte Körper entspannt und die mentale Spannung aufgehoben wird.

Behandlungsprotokoll

Warnung! Der betroffene Bereich sollte **nicht** genadelt werden. Dieser Bereich ist äußerst empfindlich und selbst sehr schwache Berührungsreize können quälende Schmerzen (Allodynie) verursachen. Jegliche Nadelung in den erkrankten Weichteilen würde die Schmerzen vergrößern. Noch einmal: Im erkrankten Bereich sollten KEINE Nadeln gesetzt werden!

Homöostatische Akupunkturpunkte Die Patienten können je nach betroffenem Bereich in Rücken-, Bauch oder Seitenlage behandelt werden. Es ist ganz wichtig, alle in dieser Lage zugänglichen HAs zu nadeln.

Paravertebrale Akupunkturpunkte Die paravertebralen Akupunkturpunkte sind wahrscheinlich die wichtigsten Punkte zur Behandlung von CRPS.

Man richtet sich am besten nach der Lage der Dermatome. Wenn sich beispielsweise der betroffene Bereich an der Hand befindet, nadelt man PAs von C4–Th2. Befindet sich der betreffende Bereich am Fuß, nimmt man die PAs im Bereich von L2–S4.

Symptomatische Akupunkturpunkte Man sollte entsprechend der obigen Warnung nicht den betroffenen Bereich nadeln, die benachbarten nicht empfindlichen Bereiche sollten aber untersucht und akupunktiert werden. Falls etwa der Handrücken betroffen ist, setzt man Nadeln im Bereich von HAs am Ellenbogen und der Schulter.

Um die Wirkung zu steigern, sind 2–3 Behandlungen pro Woche empfehlenswert.

Literatur

1. Gupta S: Complex regional pain syndrome (CRPS) or reflex sympathetic dystrophy. In Simon WH, Ehrlich GE, Sadwin A, editors: Conquering chronic pain after injury: an integrative approach to treating post-traumatic pain, New York, 2002, Avery, pp 62-64.

Kapitel 13

Akupunkturbehandlung nicht schmerzhafter Symptome

Einführung

Man kann sowohl schmerzhafte als auch nicht schmerzhafte Symptome mit Akupunktur behandeln. Es gibt dabei allerdings einen grundlegenden Unterschied. Verwendet man das Integrative Neuromuskuläre Akupunkturpunktsystem (INMAS) zur Schmerzbehandlung, kann man die weitere Entwicklung und das Behandlungsergebnis vorhersagen. So kann man beispielsweise folgende Fragen beantworten: Sind die Symptome des Patienten therapierbar? Falls das der Fall ist, wie viele Sitzungen sind erforderlich? Wie dauerhaft wird der Behandlungserfolg sein? Bei nicht schmerzhaften Symptomen kann man derartige Vorhersagen nicht machen. Daher ist es in diesen Fällen nicht so einfach, den Behandlungsverlauf festzulegen und eine Prognose abzugeben.

Warum wirkt die Akupunktur bei so einem breiten Spektrum an Erkrankungen? Im Gegensatz zu einer Behandlung mit Medikamenten therapiert die Akupunktur unterschiedliche Symptome und Erkrankungen mit immer denselben Prinzipien. Mit anderen Worten, sie richtet sich nicht gezielt gegen die Ursache, die einem bestimmten Symptom oder einer bestimmten Erkrankung zugrunde liegt, sondern aktiviert eine Reihe von generellen physiologischen Mechanismen, um die Selbstheilung von heilbaren Symptomen oder Krankheiten zu beschleunigen. Aufgrund dieser physiologischen Mechanismen kann die Akupunktur zur Behandlung sämtlicher vollständig oder teilweise selbstheilbarer pathophysiologischer Zustände angewandt werden, wozu dann zwangsläufig auch Erkrankungen gehören, bei denen keine Schmerzen auftreten.

Trotzdem muss der Akupunkteur in jedem Einzelfall sehr genau auf die individuellen Merkmale achten, weil jedes Symptom seine speziellen Charakteristika besitzt und das Symptom oder die Erkrankung bei jedem Patienten anders ausgeprägt ist. Die spezifischen Symptome müssen mit dem allgemeinen Heilungsmechanismus der Akupunktur bekämpft werden, der auch an den meisten Stellen im Körper ausgelöst werden kann, den wir aber dennoch mit der Nadelung eines spezifischen Akupunkturpunktes ganz gezielt in bestimmten Geweben oder an einer bestimmten Stelle aktivieren. Das ist im Wesentlichen das, was Akupunkteure bei der Schmerzbehandlung tun: sie nadeln die schmerzhaften Weichteile, um die Selbstheilungskräfte auf bestimmte verletzte Stellen zu lenken. Dieselbe Strategie wird nun auch zur Behandlung nicht schmerzhafter Symptome angewandt, und das INMAS mit seinen homöostatischen (HAs), symptomatischen (SAs) und paravertebralen (PAs) Akupunkturpunkten ist dabei genauso effizient.

Wie wir in den Kapiteln 1, 2, 3, 5 und 6 beschrieben haben, werden die HAs in einer vorhersagbaren Reihenfolge empfindlich, wenn die Homöostase des Körpers abnimmt. Unser Körper zeigt anhand dieser Akupunkturpunkte, inwieweit seine normalen Funktionen gestört sind. Die SAs weisen auf die speziellen Nerven, Muskeln und andere Weichteile hin, die unmittelbar verletzt sind, und die PAs werden ausgewählt, um die Akupunkturwirkung an den SAs zu verstärken. Die PAs und SAs gehören zum selben Rückenmarksegment. Durch die Nadelung der PAs gelingt es, direkt im Bereich der Nervenwurzel die Muskeln und Weichteile zu entspannen und die Blutzirkulation zu verbessern; dieser Prozess trägt dazu bei, die empfindlichen Nervenendigungen zu desensibilisieren. Die PAs befinden sich außerdem näher am Grenzstrang. Wie sich in der Klinik gezeigt hat, kommt es durch eine Nadelung von PAs zu einem Ausgleich der Aktivitäten des sympathischen und parasympathischen Nervensystems.

Bei der Behandlung von Schmerzsymptomen ist es sehr wichtig, dass man die wirkungsvollsten SAs findet; das gilt genauso für die Behandlung nicht schmerzhafter Symptome. Der Akupunkteur muss die empfindlichen SAs lokalisieren, die das erkrankte Organ über einen viszerokutanen Reflex, durch den periphere Nervenendigungen sensibilisiert werden können, erzeugt hat. Ohne Schmerzen ist es allerdings schwieriger, die SAs zu finden, weil einige empfindliche Punkte im Innervationsgebiet von Spinalnerven liegen, die aus dem gleichen Rückenmarksegment stammen wie die Nervenversorgung für das erkrankte Organ, weitere empfindliche Punkte sich aber aufgrund der intersegmentalen Kommunikation innerhalb des Rückenmarks möglicherweise im Bereich von Spinalnerven anderer Segmente befinden.

Bei einigen Erkrankungen oder erkrankten Organen lassen sich vor allem im Frühstadium keine empfindlichen Akupunkturpunkte auf der Körperoberfläche nachweisen. In solchen Fällen erzielt man gute therapeutische Ergebnisse, wenn man die richtigen PAs auswählt. So sollten etwa bei respiratorischen Problemen wie Asthma PAs im Bereich vom Th1–Th7 und bei Magenbeschwerden wie einem Magengeschwür PAs im Bereich von Th5–Th12 ausgewählt werden. Wenn der Akupunkteur mit der segmentalen Innervation der inneren Organe vertraut ist, hilft ihm das, die richtigen PAs zu finden (s. Kap. 5).

Generell sind nicht schmerzhafte Symptome wie Taubheitsgefühle oder Kribbeln schwieriger zu behandeln als Schmerzsymptome. Wir können beispielsweise bei der Behandlung der Unfruchtbarkeit eines Patienten entweder Erfolg haben oder nicht; ein Teilerfolg ist nicht möglich. Man kann zwar bei der Behandlung nicht schmerzhafter Symptome mit dem INMAS nicht genauso präzise Vorhersagen abgeben wie bei der Schmerzbehandlung, aber die quantitative Bewertung, die mit diesem Akupunkturpunktsystem möglich ist, erlaubt auch in diesem Fall eine verlässliche Beurteilung der Heilkräfte des jeweiligen Patienten. In diesem Kapitel werden mehrere, nicht schmerzhafte Erkrankungen modellhaft für den Einsatz von INMAS zur Behandlung nicht schmerzhafter Symptome vorgestellt. Die hier beschriebenen Symptome sind nur eine Auswahl, um das Vorgehen zu veranschaulichen. Selbstverständlich eignet sich das INMAS-Protokoll auch zur Bewertung und Behandlung vieler weiterer nicht schmerzhafter Symptome, die wir hier nicht alle beschreiben können.

Asthma

Bei Asthma treten immer wieder Anfälle von Atemnot auf (Dyspnoe). Die Erkrankung geht mit einer Entzündung der Atemwege, Keuchen und trockenen Rasselgeräuschen beim Atmen einher, weil sich die glatten Muskeln in den Bronchien verkrampfen (Bronchospasmus).

Mit einer Akupunkturbehandlung kann man den Bronchospasmus entspannen, die Absorption des Schleims in den Bronchien beschleunigen und die Entzündung eindämmen.

Behandlungsprotokoll

Der Patient befindet sich in Bauchlage. Man benutzt folgende Akupunkturpunkte:

- HAs: alle in der Bauchlage zugänglichen Punkte
- PAs: im Bereich vom Th1–Th8. Die PAs in diesem Bereich sind für die Behandlung von Asthma entscheidend, weil sie die Asthmasymptome sofort lindern.
- SAs: es gibt keine speziellen SAs für Asthma. Der Akupunkteur sollte aber sorgfältig den Halsbereich abtasten und zum Nadeln einen oder zwei Punkte auf jeder Halsseite auswählen. Diese Halspunkte können den N. vagus stimulieren und so mit dazu beizutragen, dass sich die Bronchien weiter entspannen und der Schleim absorbiert wird.

Zu Beginn können eine oder zwei Behandlungen täglich durchgeführt werden. Nach einigen Tagen sind die Symptome in der Regel nicht mehr so ausgeprägt und der Patient sollte dann zweimal wöchentlich behandelt werden, um seinen Zustand zu stabilisieren.

Sinusitis

Eine Sinusitis ist eine Entzündung von einer oder mehreren Nasennebenhöhlen. Die entzündete und geschwollene Schleimhaut der Nasennebenhöhlen blockiert teilweise oder vollständig die Verbindung zwischen den Höhlen und den Abfluss durch die Nase. Der Schleim, der sich in der verschlossenen Höhle ansammelt, drückt auf die Nebenhöhlenwände, was Beschwerden verursacht, zu Fieber und Schmerzen führt und die Atmung erschwert.

Eine Nasennebenhöhlenentzündung kann durch Luftverschmutzung, Allergien, eine Infektion der Nase oder der Zähne, infektiöse Erkrankungen wie eine Lungenentzündung, Masern oder eine Verletzung hervorgerufen werden.

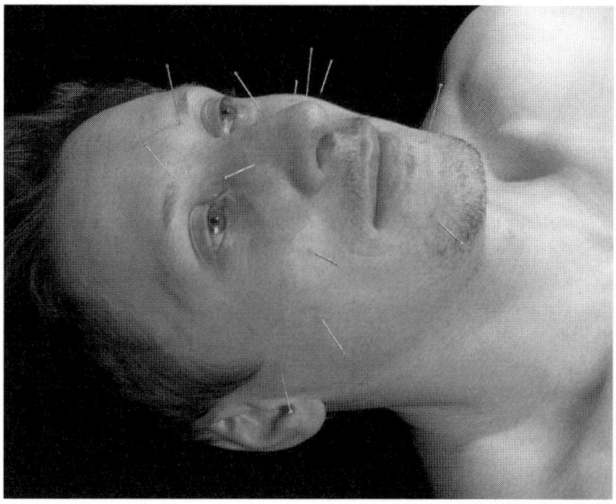

Abb. 13.1 Nadelungsmethode bei Sinusitis und Fazialislähmung. Bei einer Fazialislähmung sollte man alle betroffenen Gesichtsmuskel nadeln.

Behandlungsprotokoll

Der Patient nimmt die Rückenlage ein. Man benutzt folgende Akupunkturpunkte:

- HAs: sämtliche in der Rückenlage zugänglichen Punkte. Beachten Sie, dass H19 am N. infraorbitalis und H23 am N. supraorbitalis empfindlich sind. Am Ausmaß der Empfindlichkeit und der Größe der empfindlichen Bereiche kann man erkennen, wie schwerwiegend die Symptome sind.
- SAs: man tastet die Bereich um H19 und H23 sorgfältig ab. Um die verstopfte Nase frei zu bekommen, sollte man, wie in Abbildung 13.1 zu sehen, auch die Nasenflügel nadeln.

Um Blutergüsse im Gesicht des Patienten zu vermeiden, sollte man 1,5 cm lange Nadeln mit einem Durchmesser von 0,18–0,20 mm verwenden.

Übelkeit

Übelkeit ist ein Missempfinden im Abdomen, die mit einem Brechreiz verbunden ist. Es kann ein Symptom für ernste oder weniger ernste Erkrankungen sein und etwa aufgrund einer Nahrungsmittelunverträglichkeit, chemischer Giftstoffe oder eines Ungleichgewichts im vegetativen Nervensystem auftreten.

In der Regel verspürt man eine Übelkeit, wenn Nerven im Magen oder anderen Teilen des Körpers gereizt werden. Diese gereizten Nerven senden Signale an die Brechzentren im Gehirn, die das Erbrechen steuern und koordinieren. Wenn die Signale stärker werden, kommt es zum Erbrechen.

Außer Magenerkrankungen können heftige Schmerzen fast aller Teile des Körpers ebenso wie starke Gefühlsregungen Übelkeit verursachen.

Dank der folgenden Mechanismen kann man Übelkeit sehr gut mit Akupunktur behandeln:

- Die Nadelung stellt ein Gleichgewicht zwischen den Aktivitäten des sympathischen und parasympathischen Nervensystems her. Klinischen Beobachtungen zufolge werden dabei die Aktivitäten des sympathischen Systems gedämpft, so dass sich die Muskelspannung der inneren Organe verringert.
- Die Nadelung desensibilisiert die gereizten Nerven durch entzündungshemmende Reaktionen.
- Die durch die Nadeln ausgelöste Bildung von Endorphinen trägt dazu bei, den physiologischen Stress im gesamten Körper, vor allem aber im Herzkreislaufsystem, abzubauen, wodurch sich die Blutzirkulation im Magen und anderen Teilen des Körpers verbessert.
- Durch die Nadelung entspannen sich die verhärteten Muskeln und das Schmerzgefühl geht zurück.
- Die Akupunkturbehandlung kann auch dazu beitragen, den Abbau von Giftstoffen zu beschleunigen, falls Toxine die Ursache waren.

Es können auch noch andere Mechanismen beteiligt sein, die alle zusammen die Übelkeit und den Brechreiz verringern.

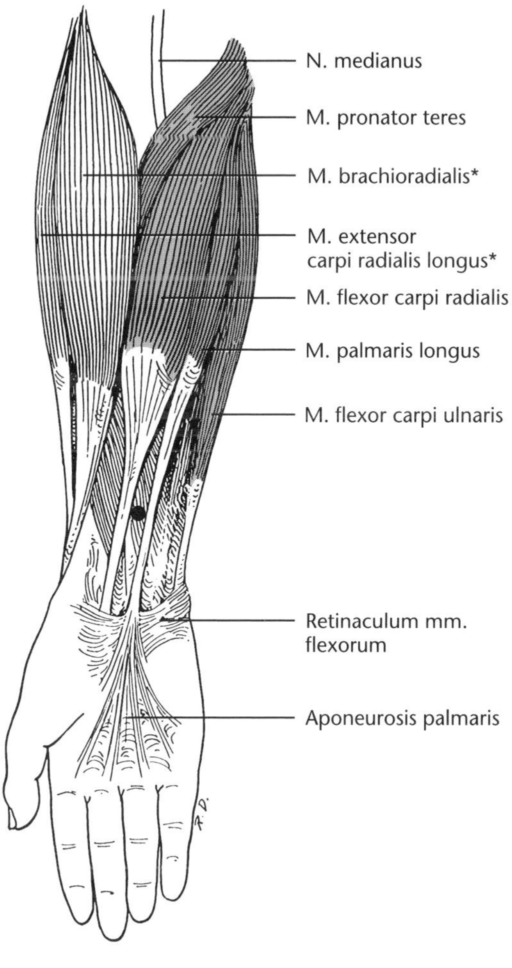

Abb. 13.2 Empirischer Akupunkturpunkt am Unterarm, der bei Übelkeit verwendet wird. (Aus Jenkins, D. (2002) *Hollinshead's functional anatomy of the limbs and back*, 8. Ausgabe, WB Saunders, Philadelphia, S. 144.)

Behandlungsprotokoll

Man behandelt den Patienten sowohl in Bauch- als auch in Rückenlage. Bei jeder Behandlung kann man eine oder beide Positionen verwenden. Dabei benutzt man folgende Akupunkturpunkte:

- HAs: Man nadelt sämtliche Punkte, die in der jeweiligen Position zugänglich sind.
- PAs: im Bereich von Th5–Th12
- SAs: Man tastet im Oberbauchbereich nach empfindlichen Punkten, an denen dann schräg nach unten ausgerichtet 2,5 cm lange Nadeln eingeführt werden.
- Empirischer Punkt: Ein Punkt auf der ventralen Seite des Unterarms, ungefähr 5 cm proximal des Handgelenks zwischen den Sehnen ders Mm. palmaris longus und flexor carpi radialis (Abb. 13.2). Man benutzt eine 2,5 cm lange Nadel und sticht sie 2 cm tief ein.

Erkrankungen des Verdauungsapparats, Magenschmerzen und -geschwüre

Sämtliche Magen-, Zwölffingerdarm- und Darmerkrankungen wie etwa Ulcera kann man mit Akupunktur behandeln oder bessern. Das Behandlungsprotokoll entspricht dem bei Übelkeit.

Behandlungsprotokoll

Bei Darmerkrankungen tastet man den Bauchbereich ab und setzt an den empfindlichen Punkten, die man findet, 2,5 cm lange Nadeln. Bei Dickdarmerkrankungen wie etwa Durchfall sollte man PAs im Bereich von L5–S4 benutzen. Bei Magen- und Zwölffingerdarmerkrankungen sind in der Regel PAs im Bereich von Th8–Th12 empfindlich und sollten genadelt werden.

Hauterkrankungen

Als Nesselsucht (Urtikaria) bezeichnet man eine vaskuläre Hautreaktion, die durch plateauartige, flache, schwachrote oder weißliche Erhebungen (Quaddeln) und starken Juckreiz gekennzeichnet ist. Sie kann durch Lebensmittel, eine Infektion, emotionale Belastungen oder eine allergische Reaktion auf einen Insektenstich oder den Kontakt mit einer Pflanze ausgelöst werden.

Eine Neurodermitis ist eine in extrem vielen Erscheinungsformen auftretende ekzematöse Dermatose. Die Hauterscheinungen ergeben sich, weil die Patienten durch lang anhaltendes Kratzen, Reiben oder Kneifen den äußerst quälenden Juckreiz zu lindern versuchen, mit dem die Erkrankung einhergeht.

Weitere generelle Symptome für eine Hautreaktion auf Insektenstiche oder giftige Pflanzen sind Schwellungen, Schmerzen oder Juckreiz.

Alle diese Hautsymptome reagieren sehr gut auf eine Akupunkturbehandlung. Juckreiz ist meist eine Reaktion auf eine chemische Reizung von Nervenendigungen, die Ursache für allergische Hautreaktionen. Darüber hinaus kann ein Juckreiz von Entzündungen oder Infektionen ausgehen, die Bestandteile der Haut wie etwa Nervenendigungen reizen.

Psychogene Faktoren können über eine nicht entzündliche Reizung der Hautnerven Juckreiz auslösen.

Eine Akupunkturbehandlung verbessert die Blutzirkulation, wodurch das Allergen schneller inaktiviert oder die Toxine schneller abgebaut werden. Die Nadelung und die dadurch hervorgerufenen Verletzungen desensibilisieren ebenfalls die Nervenendigungen. Alle diese physiologischen Prozesse verringern den Juckreiz und fördern die Heilung und Regeneration des Gewebes.

Behandlungsprotokoll

Die Behandlung ist genau dieselbe wie bei anderen Hautsymptomen, etwa Gürtelrose. Lassen Sie den Patienten eine Stellung einnehmen, in der die erkrankte Region gut zugänglich ist. Verwenden Sie folgende Akupunkturpunkte:

- HAs: man nadelt alle Punkte, die in der gewählten Position erreichbar sind. In der Regel hört der Juckreiz sofort auf, wenn die HAs genadelt werden, setzt aber wieder ein, sobald die Nadeln entfernt werden. In späteren Behandlungen hält die Linderung länger an. Wie im folgenden Absatz beschrieben wird, ist es wichtig, die Nadeln dicht an dicht in den erkrankten Hautbereich zu setzen.
- SAs: Man führt in den vom Hautausschlag oder anderweitig betroffenen Bereich kleine 1,5–2,0 cm lange Nadeln ein. Je nachdem, wie groß die erkrankte Fläche ist, benutzt man 10–50 Nadeln. Die Nadeln so eng zu setzen, ist besonders in den ersten Behandlungen die entscheidende Maßnahme gegen den Juckreiz. Wenn der Juckreiz nachlässt, kann man mit weniger Nadeln arbeiten.
- PAs: Eine Nadelung von PAs ist bei den meisten Hauterkrankungen nicht erforderlich, weil die Haut in der Regel überall am Körper – am Hals, am Ellenbogen, Knie und in anderen Bereichen – juckt.
- Die Patienten selber können beispielsweise Seven-star-Nadel oder Pflaumenblütenhämmerchen benutzen. Diese hammerförmigen Instrumente mit 5–7 Nadeln helfen sehr gut, wenn die Haut juckt. Der Patient sollte immer dann, wenn es juckt, mit den Hautnadeln auf den juckenden Bereich klopfen. Das wird gelegentlich zu einer kleineren Blutung führen, durch die sich jedoch die Zellregeneration nur beschleunigt.

Selbst eine chronische Neurodermatitis mit hyperkeratotisch verdickter Haut kann durch dicht nebeneinander gesetzte Nadeln und eine Selbstbehandlung des Patienten mit Seven-star-Nadel oder Pflaumenblütenhämmerchen erfolgreich behandelt werden. Man kann die Hautnadeln für die Selbstbehandlung mehrmals verwenden, sollte sie aber gut reinigen und nach jeder Benutzung mit Alkohol abreiben.

Gynäkologische Erkrankungen

Beim prämenstruellen Syndrom (PMS) kommt es zu einer Reihe körperlicher und psychischer Veränderungen, die charakteristischerweise vor oder zu Beginn der Menstruation auftreten. Die Symptome können in der Zeit des Eisprungs beginnen und bis zum Einsetzen der Regelblutung schlimmer werden oder in ihrer Intensität schwanken. Beim PMS kann praktisch jedes System im Körper beeinflusst werden und zu Verhaltensänderungen führen. Zu den körperlichen Symptomen können Kopfschmerzen, Schwindelgefühle, Erkältung, Schnupfen, Asthma, Sinusitis, Halsschmerzen, Blähbauch, Übelkeit, Heißhunger, schmerzhafte Spannungen und Schwellungen der Brust, Rücken- und Gelenkschmerzen, Ödeme, Krämpfe sowie andere körperliche Beschwerden gehören. Im emotionalen und psychischen Bereich können Reizbarkeit, Müdigkeit, Schlafstörungen, Stimmungsschwankungen, Depressionen sowie eine veränderte Libido zu den Symptomen zählen.

Die Wechseljahre finden in der Regel zwischen dem 40. und 58. Lebensjahr statt. Bei etwa 75 Prozent aller amerikanischen Frauen beginnt die Menopause im Alter von 52 Jahren. Das deutlichste Zeichen für das Einsetzen der Wechseljahre sind unregelmäßige Menstruationen mit immer schwächeren und kürzeren Blutungen. In einigen Fällen kann es auch zu häufigeren und stärkeren Blutungen oder Zwischenblutungen kommen. Wenn die Regel 6–12 Monate ausgeblieben ist, spricht man von Wechseljahren.

Für die körperlichen und seelischen Symptome sind hormonelle Schwankungen, besonders eine erhöhte Produktion an follikelstimulierendem Hormon (FSH), luteinisierendem Hormon (LH) und Testosteron verantwortlich. Zu den am häufigsten beobachteten Symptomen gehören Hitzewallungen mit Rötungen und Schweißausbrüchen im Gesicht, am Hals und am Oberkörper, starkes Schwitzen in der Nacht, ein Austrocknen der Vagina, Gelenk- und Rückenschmerzen, Schlafstörungen sowie andere physiologische Veränderungen.

Unfruchtbarkeit wird als pathologischer Zustand betrachtet, falls es nach einen Jahr des Zusammenlebens mit einem Sexualpartner nicht zu einer Empfängnis kommt. In etwa 35 Prozent der Fälle liegt es an der Frau, in ebenso vielen Fällen am Mann, für die restlichen 30 Prozent sind beide gemeinsam verantwortlich. Akupunktur kann unfruchtbaren Patientinnen helfen, wenn durch eine ärztliche Untersuchung sichergestellt ist, dass keine anderen körperlichen Störungen wie eine Infektion, nicht durchgängige Eileiter, Tumoren und so weiter vorliegen.

Behandlungsprotokoll

Die Patientin nimmt abwechselnd für jeweils eine Sitzung die Rücken- und Bauchlage ein.

- HAs: Man benutzt alle Punkte, die in der jeweiligen Lage zugänglich sind.
- PAs: Man wählt je nach der segmentalen Zuordnung der Symptome PAs aus den Bereichen C1–C7, Th1–Th12 oder L1–S4. Wenn die Rötungen infolge

der Hitzewallungen beispielsweise am Hals auftreten, nimmt man den Bereich von C1–C7, bei Unfruchtbarkeit der Frau den Bereich L1–S4.
- SAs: Wenn die gynäkologischen Probleme mit Schmerzen verbunden sind, tastet man die Region ab, in der die Patientin über Schmerzen/Beschwerden klagt.

Die Patientinnen können regelmäßig (d.h. einmal wöchentlich), über einen längeren Zeitraum hinweg oder nur, solange die Symptome vorhanden sind, behandelt werden. Patientinnen mit PMS können beispielsweise direkt nach dem Eisprung vierzehn Tage lang zweimal wöchentlich behandelt werden.

Fazialislähmung

Für die Fazialislähmung, eine Neuropathie des N. facialis, ist eine Schwächung oder Lähmung der mimischen Muskulatur einer Gesichtshälfte kennzeichnend. Auf der erkrankten Seite kann der Patient nicht die Stirn runzeln oder das Auge schließen und der Mundwinkel hängt herunter. Da die Kaumuskeln ebenfalls betroffen sind, tropfen ihm auf der entsprechenden Seite Speisereste und Speichel aus dem Mund. Die Erkrankung beginnt meist recht unvermittelt. Ein oder zwei Tage vorher können Schmerzen hinter dem Ohr auftreten (der N. facialis tritt durch das Foramen stylomastoideum, das hinter dem Ohrläppchen liegt, aus der Schädelbasis aus). Einige Patienten klagen auch über Schmerzen im Kiefer oder in der gesamten Gesichtshälfte.

Die Schwächung oder Lähmung der mimischen Muskulatur ist auf die Erkrankung des N. facialis zurückzuführen, aber die Ursache für diese Neuropathie ist unbekannt. Für manche Fälle sind je nachdem eine Auskühlung, eine Gesichtsinfektion, eine Entzündung oder Verletzung des Fazialisnervs selbst verantwortlich; es können aber auch andere Weichteile entzündet sein, die in seinem Verlauf vom Schädel bis zu den Muskeln mit dem Nerv assoziiert sind, hier wäre eine Mittelohrentzündung oder eine Entzündung der Ohrspeicheldrüse zu nennen. Die angeschwollenen Weichteile drücken dann auf den N. facialis und beeinträchtigen seine Funktion, so dass es zur Lähmung der Gesichtsmuskeln kommt. Eine ähnliche Wirkung auf den Nerv haben Knochenbrüche oder Tumoren.

Die Gesichtslähmung besteht in der Regel nur kurze Zeit, die Regenerationszeit ist jedoch individuell höchst unterschiedlich. Bei etwa 80 Prozent der Patienten verbessert sich der Zustand innerhalb von 2–3 Wochen und sie genesen innerhalb weniger Monate vollkommen. Einige Patienten erholen sich allerdings so langsam, dass selbst nach über sechs Monaten keine Verbesserung zu erkennen ist. Zu uns kam ein Trompeter, bei dem auch nach zwei Jahren noch kein Anzeichen für eine Heilung festzustellen war. Wenn sich die Rückbildung sehr lange verzögert, kann es im Fazialisnerv zu degenerativen Veränderungen kommen und er kann absterben, weil er von der Nährstoff- und Sauerstoffzufuhr und der Stimulation durch die Muskeln abgeschnitten ist.

Es gibt noch weitere Arten der Fazialislähmung, bei denen andere Ursachen eine Rolle spielen. Auch ein Schlaganfall kann zu einer einseitigen Fazialislähmung führen. Falls beide Seiten des Gesichts betroffen sind, können dafür eine

Lyme-Borreliose (eine periodisch auftretende Erkrankung, die verschiedene Systeme des Körpers betrifft und durch eine über Zeckenstiche verbreitete Virusinfektion ausgelöst wird) oder andere Ursachen verantwortlich sein.

Patienten mit Fazialislähmung können von einer Akupunkturbehandlung erheblich profitieren, weil dabei durch den Rückgang der Entzündung und Schwellung die Selbstheilungskräfte gefördert und die Blutzirkulation und damit auch die Nährstoff- und Sauerstoffversorgung verbessert wird. Obwohl die meisten Fälle von Gesichtslähmung auch ohne Intervention langsam ausheilen, kann eine Akupunktur den Prozess beschleunigen und die Beschwerden beim Sprechen, Kauen, Schlucken, Trinken, Lidschluss und Schlafen lindern.

Behandlungsprotokoll

Der Patient liegt wahrscheinlich am besten auf dem Rücken, weil sich einige Patienten mit diesen Symptomen in der Bauchlage nicht wohl fühlen. Man kann alle drei Tage eine Behandlung durchführen.

- HAs: man nadelt alle Punkte, die in der Rückenlage zugänglich sind.
- SAs: Zur Nadelung der betroffenen Gesichtsmuskeln einschließlich der Kaumuskeln wie der Mm. masseter und temporalis benutzt man kleine Nadeln (1,5 cm lang und mit einem Durchmesser von 0,18 oder 0,2 cm).

Nebenwirkungen einer Chemotherapie

Mit einer Akupunkturbehandlung kann man sämtliche Nebenwirkungen einer Chemotherapie teilweise oder vollständig ausschalten. Dazu gehören Verdauungsstörungen (Magenverstimmung, Verstopfung oder Durchfall), Hautreizungen (Ausschlag, Juckreiz), Kopfschmerzen und Ohrgeräusche.

Eine Chemotherapie ist für den Körper eine starke Belastung, durch die die normale Koordination der Aktivitäten des sympathischen und parasympathischen Nervensystems gestört wird. Je nach medikamentösen Therapieschema und Patient treten unterschiedliche Nebenwirkungen auf, aber normalerweise ist als erstes der schwächste Teil des Körpers davon betroffen.

Der entscheidende Mechanismus zur Eindämmung der Nebenwirkungen ist wahrscheinlich die Ausschüttung von Endorphinen im Rückenmark und Gehirn aufgrund der manuellen oder elektrischen Stimulation durch die Nadeln. Diese Endorphine verteilen sich über den Kreislauf im gesamten Körper.

Im Bericht der Konsensus-Kommission der National Institutes of Health der USA (NIH Consensus Conference) heißt es ebenfalls, es gebe eindeutige wissenschaftliche Belege dafür, dass sich Akupunktur bei Erwachsenen zur Behandlung von Übelkeit und Erbrechen nach Operationen und Chemotherapie sowie wahrscheinlich bei Schwangerschaftserbrechen als wirksam erwiesen hat.

Behandlungsprotokoll

Der Patient liegt in der Bauch- oder Rückenlage. Man benutzt folgende Akupunkturpunkte:

- HAs: alle, die in Bauch- oder Rückenlage zugänglich sind
- SAs: man tastet den lokalen Bereich ab, um empfindliche Punkte zu finden und sie zu nadeln
- PAs: man wählt die PAs entsprechend der segmentalen Zuordnung zu Dermatomen, Myotomen und Viszerotomen aus (s. Kap. 5).

Ungewöhnliche Symptome unbekannter Ätiologie

Hier beziehen wir uns auf ungewöhnliche Symptome, deren Herkunft für die Schulmedizin ungeklärt ist. Betrachten Sie folgendes Beispiel.

Ein gesunder 28 Jahre alter Patient stellt sich vor mit folgender Vorgeschichte zu uns: Seit seinem 15. Lebensjahr hatte er alle paar Wochen Kopfschmerzen, die einige Stunden andauerten, einen roten Hautausschlag am ganzen Körper, ein unangenehmes Gefühl in den Hoden, eine Geschmacksstörung und Blasen an den Lippen. Er hatte bereits in Deutschland und den USA mehrere Ärzte konsultiert, doch keiner konnte eine klare Diagnose stellen. Wir haben die Symptome nicht gesehen, als der Patient in unsere Klinik kam, waren uns aber ziemlich sicher, ihm helfen zu können, weil er ein gesunder, sportlicher junger Mann war. Wir nadelten in jeder Sitzung samtliche HAs in Rücken- und Bauchlage. Der Patient wurde vier Monate lang einmal pro Woche behandelt. Seit der ersten Behandlung vor zwei Jahren hat er diese Symptome nie wieder gehabt.

Dieses Beispiel zeigt, dass eine Akupunkturbehandlung bei Gesundheitsproblemen mit unbekannter Ursache helfen kann, solange die Symptome durch physiologische Körperfunktionen geheilt werden können und die Patienten einigermaßen gesund sind.

Behandlungsprotokoll

Für systemische Probleme, wie sie oben beschrieben wurden, benutzt man alle HAs, die in der jeweiligen Position (Rücken-, Bauch- oder Seitenlage) zugänglich sind. Bei zusätzlichen weiteren Symptomen, nadelt man die entsprechenden SAs und PAs.

Erhaltung eines guten Gesundheitszustandes

Viele Patienten kommen prophylaktisch in eine Akupunkturklinik, um sich ihre Gesundheit zu erhalten. Sie haben die Erfahrung gemacht, dass ihnen die Behandlung hilft, sich zu entspannen, körperlich fit, jugendlich und geistig rege zu fühlen. Bei diesen Patienten sind die Bewegungen besser koordiniert und sie sind praktisch schmerzfrei. In einigen Fällen verschwinden die Schmerzen nicht völlig, aber die Patienten können viel besser damit leben.

Es gibt keine medizinische Behandlung, die dem Patienten ohne dessen Zutun Gesundheit verleiht. Die Patienten müssen sich ernsthaft bemühen, ihre Gesundheit zurückzuerlangen; und falls ihnen das gelungen ist, ist die gleiche Anstrengung erforderlich, um die Gesundheit zu erhalten.

Akupunktur ist eine ausgezeichnete gesundheitserhaltende Maßnahme. Unserer klinischen Erfahrung zufolge kann auch eine regelmäßige Akupunkturbehandlung keine chronischen Probleme wie Bluthochdruck, Alzheimer oder Krebs beseitigen, man kann damit aber die Körperfunktionen stabilisieren, so dass die Belastungen weniger akkumulieren. Akupunktur hilft kranken Personen, ihre Homöostase ohne Einnahme von Medikamenten wiederzuerlangen, und genauso, wenn nicht besser, kann sie das allgemeine Wohlbefinden erhalten.

Behandlungsprotokoll

Bei jeder Behandlung sollte man die Bauch- oder Rückenlage oder beide Positionen wählen und alle in der jeweiligen Lage zugänglichen HAs nadeln. Sobald ein Symptom auftritt, sollte man die lokalen SAs und die entsprechenden PAs ertasten.

Zusammenfassung

Die Akupunktur ist an sich eine unspezifische Methode, die das physiologische Gleichgewicht fördert und so die Selbstheilungskräfte aktiviert (s. Kap. 3 und 4). Man kann mit ihr bei schmerzhaften wie nicht schmerzhaften Symptomen enorm viel erreichen; bei nicht schmerzhaften Erkrankungen ist es allerdings schwerer, verlässliche Prognosen abzugeben.

Kapitel 14

Akupunkturbehandlung in der Sportmedizin

Einführung

Die Akupunktur ist schon seit Beginn der chinesischen Zivilisation ein Teil der Sportmedizin. Das *Qi* ist nicht nur in der Akupunktur, sondern auch in den chinesischen Kampfsportarten ein zentraler Begriff. In früheren Zeiten waren die Meister der chinesischen Kampfsportarten auch Experten in Traditioneller Chinesischer Medizin (TCM). Sie nutzten die Akupunktur, um damit akute und chronische Verletzungen von asiatischen Kampfsportlern zu behandeln und um das „Qi zu stärken", das heißt, die Heilkräfte des Körpers zu aktivieren und auf diese Weise Verletzungen zu verhindern und das Leistungsvermögen des Körpers zu steigern.

Heute wird der Einsatz der Akupunktur in der Sportmedizin zunehmend anerkannt. Da Freizeitsport immer beliebter wird und Fitness an Bedeutung gewinnt, kommt es immer häufiger zu Verletzungen wie Zerrungen, Verstauchungen und Knochenbrüchen. Da wir die Vorteile der Akupunktur inzwischen besser kennen, wissen wir, dass man mit ihr nicht nur die Verletzungen asiatischer Kampfsportler sehr gut behandeln kann, sondern dass sie sich auch ausgezeichnet eignet, um bei Profis wie Amateuren Sportverletzungen jeglicher Art zu verhindern und zu behandeln.

Die häufigsten Sportverletzungen sind Störungen im Muskel- und Skelettsystem wie Schäden an Muskeln, Schleimbeuteln, Bändern, Kapseln und Knochen. In diesem Kapitel konzentrieren wir uns auf Verletzungen, die auf eine wiederholte Überbeanspruchung von Muskeln, Gelenken und Knochen zurückzuführen sind.

Jede Bewegung des menschlichen Körpers ist ein komplizierter biomechanischer Prozess, bei dem viele Muskeln und verschiedene Teile des Körpers miteinander koordiniert werden müssen. Wenn ein Muskel schwach oder verletzt ist, verkrampft er sich, wird müde, entzündet sich und wird nicht ausreichend mit Nährstoffen und Sauerstoff versorgt. Dieser verletzte Muskel stört die normalerweise synchrone und harmonische Koordination der Muskeln untereinander, was Schmerzen oder Verletzungen hervorruft. Daher kann eine nicht rechtzeitig behandelte Muskelverletzung schnell weitere Folgen haben. Bleibt beispielsweise eine verletzte Muskelgruppe unbehandelt, kann es zu einem Ermüdungsbruch im Knochen kommen. Eine Akupunktur kann die Heilung von Muskel- und/oder Weichteilverletzungen beschleunigen und so verhindern, dass die Verletzung weitere Konsequenzen hat. Wenn eine Muskelverletzung behandelt wird, trägt dies auch indirekt zu einer rascheren Regeneration verletzter Knochen bei, weil sich durch die geheilten Muskeln und Weichteile die Blutzufuhr verbessert, die für die Heilung des Knochengewebes erforderlich ist.

Wenn es bei Sportunfällen zu schweren Verletzungen gekommen ist, an denen auch Knochen beteiligt sind, sollte direkt ein Orthopäde konsultiert werden. In solchen Fällen kann die Akupunktur aber immerhin dazu beitragen, die Rehabilitation zu fördern und die Regeneration nach der Operation zu beschleunigen.

Bei Sportverletzungen wie Zerrungen und/oder Verstauchungen treten meist akute Schmerzen auf, die nicht ignoriert werden dürfen, wie es etwa Athleten tun, die ungeachtet ihrer Schmerzen weiter trainieren. Denn in diesem Fall kann der akute Schmerz chronisch werden und zu histologischen Veränderungen im Gewebe führen. Infolge der chronischen Beschwerden sind die Weichteile dann letzten Endes nicht mehr voll funktionsfähig, kann sich also beispielsweise ein Muskel nicht mehr vollständig kontrahieren.

Unterschiede in der Behandlung von Amateuren und Profis

Es gibt zwei grundlegende Unterschiede zwischen Patienten, die professionell Sport betreiben, und Amateuren. Bei Profisportlern ist zunächst einmal das Risiko größer, dass aus einer unbedeutenden Verletzung eine schwere oder bewegungseinschränkende Erkrankung wird, weil aufgrund ihres dicht gedrängten Trainings- und Einsatzplans nicht genügend Zeit zur Regeneration bleibt. Amateure haben in der Regel ausreichend Zeit, um ihre akuten Verletzungen angemessen auszukurieren. Darüber hinaus steht bei der Behandlung einer Sportverletzung im Profibereich nicht die Schmerzlinderung, sondern die funktionelle Wiederherstellung im Vordergrund, während für Amateure die Schmerzbekämpfung das Entscheidende ist.

Wenn ein Profi verletzt ist, lässt ihm der enge Zeitplan für Training und Wettkämpfe normalerweise nicht genügend Zeit, um auch nur eine kleinere Verletzung richtig auszuheilen. Aus diesem Grunde treten einige dieser Sportler schon wieder an, bevor sie vollkommen wiederhergestellt sind. Die Sportler und ihre Trainer versuchen dann, beispielsweise über Schmerzmittel oder Steroidinjektion eine schnelle Lösung zu finden. Es gibt aber bei Verletzungen keine schnelle Lösung. Daher werden geringfügige Verletzungen chronisch und schädigen möglicherweise weitere Gewebe. Dementsprechend müssen viele Profisportler mit chronischen Schmerzen leben oder werden in einigen Fällen in ihrer Bewegungsfähigkeit eingeschränkt, so dass ihre gesamte sportliche Karriere gefährdet ist.

Sportler und Trainer sollten begreifen, dass Schmerzen in den meisten Fällen nicht spontan auftreten, sondern auf kumulativen Stress oder Verletzungen von Nerven-, Muskel- und Knochengewebe zurückzuführen und oft von Entzündungen und Schwellungen begleitet sind. Wenn sich dieser pathologische Vorgang nicht vollständig zurückbildet, führt er nach und nach zu Funktionseinbußen und Strukturveränderungen des Gewebes, bis der kritische Punkt erreicht ist, an dem der Körper anfängt, nach Hilfe und Schutz zu „rufen". Schmerzen zeigen an, dass das verletzte Gewebe für eine gewisse Zeit nicht mehr ausreichend mit Blut, Nährstoffen und Sauerstoff versorgt wurde. Durch die Akupunkturnadelung entspannt sich das gestresste Gewebe und die normale Versorgung mit Nährstoffen und Sauerstoff wird wiederhergestellt. Nach der Behandlung ist der Schmerz verschwunden, aber es dauert noch seine Zeit, bis sich die erkrankten Gewebe vollständig regeneriert haben, die zerstörten Zellen durch gesunde ersetzt wurden und die Gewebe ihre normale Funktion und Stärke wiedererlangt haben.

Erste Maßnahmen bei Sportverletzungen

Sobald Schmerzen oder Verletzungen auftreten, sollte der Sportler sein Training oder den Wettkampf abbrechen und sich sofort von einem Arzt untersuchen lassen. Mit Akupunkturbehandlungen werden Schmerzen, Schwellungen und Entzündungen wirkungsvoll reduziert. Der Sportler sollte Tiefenmassagen und Dehnungsübungen meiden, weil das Gewebe dadurch zusätzlich geschädigt werden könnte. An den ersten beiden Tagen kann man eine Eispackung auflegen, um die Entzündung einzudämmen. Sobald die Entzündung zurückgegangen ist, sollte man mit einem heißen Umschlag die Blutzirkulation anregen. Der Sportler muss unbedingt einige Tage mit dem Training aussetzen. Obwohl leichtes Training gut für die Genesung ist, sollte jegliche Belastung der verletzten Gewebe vermieden werden. Nach der Genesung müssen Trainingsumfang und -intensität noch einige Zeit so reduziert werden, dass sie dem verletzten Gewebe nicht schaden, und sollten erst allmählich wieder bis zum normalen Niveau gesteigert werden. Das kann bedeuten, dass einige zusätzliche Tage nötig sind, bis der Athlet wieder sein Training aufnehmen und Wettkämpfe bestreiten kann. Auf diese Weise kann er aber seinen Körper vor dauerhaften Verletzungen bewahren und setzt nicht seine Karriere als Profisportler aufs Spiel.

Schmerzexperten sind allgemein der Ansicht, dass die natürliche Heilung von Weichteilen drei Monate in Anspruch nimmt. Wenn eine Sportverletzung nach drei Monaten noch Schmerzen verursacht, betrachtet man das als chronische Schmerzen. Unserer klinischen Erfahrung zufolge können geringfügige oder moderate akute Schmerzen bei Sportverletzungen mit einer regelrechten Akupunkturbehandlung in weniger als zwei Wochen gelindert werden. Ohne die richtige Behandlung können die ursprünglich therapierbaren akuten Schmerzen zu einer chronischen Erkrankung werden.

Sportler sind im Allgemeinen gesund, körperlich aktiv und besitzen ein großes Selbstheilungspotential. Bei ihnen können daher die meisten akuten Schmerzsymptome innerhalb von wenigen Stunden oder Tagen erfolgreich mit Akupunktur beseitigt werden. Das schmerzende Gewebe ist normalerweise physikalisch geschädigt, energetisch ausgehungert, in seinen normalen Abläufen gestört, funktionsunfähig und durch eine anomale Anhäufung von Stoffwechselprodukten beeinträchtigt. Durch eine Akupunkturnadelung lassen sich die Schmerzen in relativ kurzer Zeit lindern, weil dadurch die Nervenendigungen desensibilisiert und die Schwellungen und Entzündungen zurückgedrängt werden.

Schmerzmittel, die verhindern, dass der Schmerz im Gehirn wahrgenommen wird, wirken ebenfalls sehr gut, weil ein gesunder Körper besser auf eine Schmerzbehandlung reagiert als ein kranker.

Die von einer Sportverletzung ausgehenden Schmerzen können sowohl durch eine Akupunkturbehandlung als auch durch Schmerzmittel binnen kurzem unterbunden werden, sehr viel länger dauert es hingegen, bis sich das verletzte Gewebe regeneriert hat und wieder seine Funktion erfüllen kann. Sportlern sollte klar sein, dass das Nachlassen der Schmerzen nicht bedeutet, dass auch die Funktion wiederhergestellt ist; damit es dazu kommen kann, muss der normalerweise intensive Trainingsplan gelockert werden. Es ist wichtig, auf den Unterschied zwischen einer Akupunkturbehandlung und einer medikamentösen Therapie hinzuweisen. Eine Akupunktur wirkt in der Peripherie (in dem lokalen verletzten Gewebe), im Rückenmark (Gate-Control zur Unterdrückung von Schmerzsignalen) und im Gehirn (Schmerzmodulation in den Hirnzentren). Sie beginnt damit, zuerst die Schäden zu beheben, und wenn die Heilung des verletzten Gewebes einsetzt, geht der Schmerz zurück. Eine Schmerzmedikation unterbindet dagegen das Schmerzsignal im Rückenmark oder in den Gehirnzentren, so dass der Schmerz schnell genommen wird, während das verletzte Gewebe noch darauf wartet, mit den für die Heilung erforderlichen Nährstoffen und Sauerstoff versorgt zu werden. Wenn die Sportler ihre Schmerzen mit Medikamenten oder Steroidinjektionen unterdrücken und gleich wieder mit dem Training und Wettkämpfen beginnen, kommt es zu gravierenderen Gewebeschäden.

Keine schnelle Lösung für Sportverletzungen

Verständlicherweise wollen Patienten immer schnell geheilt werden. Aber wie unsere Erfahrung bei der Arbeit mit Sportlern, seien es Profis oder Amateure, zeigt, können die Verletzungen selbst bei dem guten Gesundheitszustand der Sportler nicht schneller heilen und die Schmerzen nicht schneller zurückgehen, als es der Körper zulässt, wenn man nicht das Risiko eingehen will, dass sich die Verletzung noch verschlimmert und eine Bewegungseinschränkung droht.

Muskeln haben eine wichtige physiologische Eigenschaft: sie können sich an ihre Verletzungen erinnern. Wenn ein verletzter oder kranker Muskel richtig therapiert wird und sich wieder regeneriert hat, schmerzt er nicht mehr und seine Muskelfasern bekommen wieder ihre alte Flexibilität; aber die Erinnerung an die Verletzung bleibt, je nachdem, wie schwer diese war, sehr viel länger bestehen. Solange sich der geheilte Muskel noch an seine Verletzung erinnert, wird er schneller müde und schwach, schmerzt eher und ist anfällig für Verletzungen, wenn er erneut wiederholt überlastet wird. Man braucht Zeit und muss sich eine Weile bewusst schonen, um die Erinnerung des Muskels an seine Verletzung auszulöschen. Athleten mit akuten Muskelschmerzen sollten dieses Erinnerungsvermögen nicht unterschätzen, weil es bei der Rehabilitation des Muskels eine wichtige Rolle spielt.

Vorsicht bei der Einnahme von Schmerzmitteln gegen akute Schmerzen beim Sport

Schmerzen bei sportlichen Aktivitäten resultieren aus Kumulativstress oder Gewebeschäden. Diese Schmerzen sind ein Warnsignal, mit dem die verletzten oder erschöpften Gewebe geschützt und zusätzliche Nährstoffe, Sauerstoff, eine Verringerung der belastenden Aktivitäten sowie Zeit zur Erholung und Regeneration des Gewebes angefordert werden sollen. Wenn diese Bedürfnisse ignoriert werden, indem man etwa den Schmerz durch Tabletten oder Steroidinjektionen betäubt, die zwar die Schmerzen unterdrücken, den Heilungsprozess aber hinauszögern, kann das für den verletzten Sportler letztlich katastrophale Folgen haben.

Wenn gesunde Menschen Sport betreiben, ist Schmerz ein Warnsignal und gehört zum Schutzprogramm des Körpers. Chronische Schmerzen sind dagegen eigentlich eine Krankheit. Dieser Unterschied ist wichtig für Athleten, und es sollten unterschiedliche Strategien angewandt werden, um verschiedene Schmerzformen zu behandeln.

Mithilfe von Schmerztabletten lässt sich die Funktion verletzter Weichteile nicht wiederherstellen. Doch gerade darauf sollten sich Sportler konzentrieren, da dies wichtiger ist, als den akuten Schmerz zu unterdrücken.

Das Integrative Neuromuskuläre Akupunkturpunktsystem (INMAS) bei Sportverletzungen

Die 24 homöostatischen Akupunkturpunkte (HAs) des INMAS entsprechen einer Kartierung der wichtigsten Punkte zur Wiederherstellung der normalen Muskelfunktion. Die meisten Akupunkturpunkte von INMAS befinden sich auf Muskeln, die hauptsächlich für die Bewegung und Koordination des Körpers zuständig sind; alle HAs werden von größeren peripheren Nerven innerviert. Durch die Nadelung der Akupunkturpunkte des INMAS verbessert man die Funktion und Koordination der wichtigsten Muskeln und Gelenke. Durch eine lokale Verletzung entstehen immer ein oder mehrere HAs; mit der Stimulation dieser lokalen HAs verbessert sich die Blutzirkulation und der Energiestoffwechsel im verletzten Bereich.

Bei Schmerzen oder einer Verletzung sollten zuerst die lokalen HAs und SAs und dann die weiter entfernt gelegenen HAs genadelt werden, um eventuelle übertragene Schmerzen zu bekämpfen, Stress abzubauen und für eine Wiederherstellung der Homöostase zu sorgen.

Akupunkturmechanismen in der Sportmedizin

Die Akupunktur ist ein effizientes Verfahren der Sportmedizin, weil man aufgrund ihrer bereits erörterten Heilungsmechanismen bestehende Verletzungen schneller kurieren, weiteren Sportverletzungen vorbeugen und die Leistungsfähigkeit von Athleten steigern kann.

14 Vorbeugung gegen Verletzungen und Verbesserung der körperlichen Leistungsfähigkeit durch Akupunktur

Alle Verletzungen, die auf wiederholte Überlastung oder Überanstrengung bei sportlichen Aktivitäten zurückzuführen sind, werden durch Störungen der physiologischen Abläufe im Muskel verursacht. Die Muskeln werden zunehmend verletzt, ohne dass es am Anfang Warnsignale gibt. Die meisten Sportler erkennen zunächst überhaupt nicht, dass in einem Muskel pathologische Veränderungen begonnen haben. Der betreffende Muskel schmerzt zwar mitunter während oder nach sportlichen Aktivitäten oder ist verspannt, aber solange der Schmerz bei weniger anstrengenden Aktivitäten wie Gehen nicht auftritt, glauben die Sportler, dass ihrem Muskel nichts fehlt. Sie denken, dass mit einer Massage oder einem heißen Bad alles wieder ins Lot kommt. Wenn man allerdings solche Muskeln abtastet, stößt man auf empfindliche, entzündete und sogar schmerzhafte Stellen, die für eine krankhafte Störung im Muskel sprechen.

Die meisten dieser empfindlichen Stellen verschwinden nicht von allein, weil sie Anzeichen für eine strukturelle Anomalie sind. Nach wiederholter Überlastung oder Überanstrengung ziehen sich einige Muskelzellen zusammen und bilden verhärtete Stränge und Knoten im Muskel (Hartspann). Die meisten empfindlichen Knoten oder Stränge können zu Dauererscheinungen im Muskel werden, wenn man sie nicht richtig auflöst. Ein Muskel mit Hartspann ermüdet leichter und schneller, wird immer unflexibler, kann nicht mehr im vollen Umfang angespannt werden und braucht nach der Bewegung mehr Zeit, um sich zu erholen.

Diese verletzten Muskeln sind die Schwachstellen im Körper eines Athleten. Sie stören die Koordination synchroner Muskelbewegungen und führen zu einer Fehlstellung der Gelenke. Wenn die verletzten Muskeln weiterhin gezwungen sind, sich zu bewegen, werden sie, um sich selbst zu schützen, die benachbarten Muskeln und Sehnen in Mitleidenschaft ziehen. Im Endeffekt sind die Muskelaktivitäten eingeschränkt und schon eine kleine Bewegung kann zu einer Verletzung führen.

Die Akupunkturnadelung ist die wirksamste Therapie gegen verhärtete Muskeln, weil sie den Hartspann präzise und ohne Nebenwirkung löst und so den Heilungsprozess und die funktionelle Wiederherstellung der Muskeln beschleunigt. Ein gesunder, schmerzfreier und nicht verspannter Muskel ist flexibler und weniger verletzungsanfällig. Er arbeitet besser und länger und ist schneller wieder zur nächsten Kontraktion bereit; daher kann er auch ein sehr hartes Training aushalten und sich entsprechend anpassen. Auf diese Weise kann eine Akupunkturbehandlung einer Verletzung von Muskeln und Weichteilen vorbeugen und das körperliche Leistungsvermögen eines Sportlers steigern.

Sehnenentzündung nach wiederholter Überlastung oder Überanstrengung beim Sport

In der Sportmedizin hat man es häufig mit einer Sehnenentzündung (Tendinitis) aufgrund chronischer Überlastung oder Überanstrengung zu tun. Betroffen sind normalerweise die Sehnen größerer Muskeln an der Schulter, dem Ellenbogen, dem Handgelenk und den Kniegelenken sowie einige Endsehnen wie die Achillessehne oder Ursprungssehnen wie die zwischen ischiokruraler Muskulatur und Sitzbein.

In unsere Akupunkturklinik sind sowohl Profisportler als auch Amateure mit verschiedenen Arten von Tendinitis gekommen, weil sich ihr Zustand nach einer konventionellen Therapie mit Operation, Injektion von Steroiden, Schmerzmitteln, physikalischer Therapie und Massage nicht gebessert hatte oder sich ihre Schmerzen verschlimmert hatten. Wir stellten fest, dass sich die meisten dieser konventionellen Methoden auf die Schmerzen und Entzündung an den verletzten Sehnen konzentrierten, die eigentliche Ursache der Sehnenentzündung dagegen vernachlässigten: den/die erkrankten Muskel(n).

Die Muskeln bestehen, um ihrer Aufgabe, der Kontraktion, gerecht werden zu können, aus den dynamischsten, flexibelsten und kontraktilsten Zellen (Fasern) des Körpers. Die Sehnen bestehen dagegen aus Bindegewebe; sie verbinden die Muskeln mit den Knochen und sind längst nicht so kontraktil, weshalb sie die Muskelkontraktion effizient in Gelenk- und Knochenbewegungen umsetzen können. Bei normaler Funktion des Elements aus Muskel, Sehne und Sehnenansatz (Sehnen setzen an Knochen, an anderen Sehnen oder an faserreichen Bindegeweben an) erzeugt der Muskel eine Kontraktion, die durch die Sehne auf die Knochenoder andere Sehnen übertragen wird, woraufhin sich dann der Knochen bewegt.

Nach wiederholter Überlastung oder Überanstrengung wird der Selbstschutzmechanismus aktiviert und der Muskel erkrankt. Er ist dann weniger kontraktil (verhärtet) oder sogar auf Dauer schmerzhaft verkürzt, so dass er nicht mehr weiter zu kontrahieren ist. Wird der kranke, nicht mehr kontrahierbare Muskel dennoch gezwungen, sich zusammenzuziehen, setzt er die nicht kontraktile Sehne unter Spannung, was zu einer Entzündung oder einem Riss der Sehne führt. Ähnlich wie bei dem Vorgang, der im Muskel abläuft, verhärtet sich auch die Sehne, um einer weiteren Anspannung entgegenzuwirken. Diese Art von physikalischer Kraft und physiologischer Belastung ist die häufigste Ursache für Sehnenverletzungen und -entzündungen bei Sportlern.

Daher ist eine Tendinitis in der Regel eine sekundäre Verletzung, die durch eine Primärverletzung, nämlich eine Störung im Muskel, ausgelöst wird. Manchmal werden zwar auch die Sehnen als erstes geschädigt, das führt jedoch sehr schnell dazu, dass der Muskel, um sich zu schützen, fest wird, verhärtet oder empfindliche oder schmerzhafte Bereiche ausbildet. Aber ob primär oder sekundär: bei jeder Sehnenentzündung sind immer die Muskeln mitbetroffen sind.

Bei einer Tendinitis sollten daher stets die Muskeln mitbehandelt werden, weil ein kranker Muskel auch immer die Sehne anspannt. Mit der Akupunktur ist eine solche gemeinsame Behandlung von Muskeln und Sehnen glücklicherweise ganz einfach. Bei einer Sehnenentzündung sollte der Akupunkteur die Sehne und den Muskel gründlich untersuchen, um in beiden die empfindlichen Bereiche zu finden und diese dann zu nadeln. Nach der Behandlung sollten sich die Patienten schonen oder nur leichte Übungen machen, sodass sowohl Sehne als auch Muskel gut ausheilen können.

Wir haben sehr gute Ergebnisse bei der Behandlung von Sehnenentzündung vorzuweisen; eine Akupunktur ist vor allem dann erfolgreich, wenn die Patienten bei einem Verdacht auf Tendinitis direkt zu uns kommen. Wir konnten aber auch Patienten helfen, die vorher erfolglos versucht hatten, durch andere Heilverfahren wie eine medikamentöse Behandlung, Injektion von Steroiden oder eine physikalische Therapie, geheilt zu werden. In solchen Fällen sind dann allerdings mehr Akupunkturbehandlungen und eine längere Rehabilitationsphase erforderlich, weil sich die Schäden bei diesen Patienten durch die fehlgeschlagenen Behandlungsversuche in der Regel vergrößert haben.

Nach einer erfolglosen Sehnenoperation ist die Tendinitis schwieriger zu behandeln, (1) weil sich durch eine nicht optimal ausgeführte Operation möglicherweise der Muskel verkürzt hat und Muskel und Sehne nun ständig unter Spannung stehen, und (2) weil in der Regel bei einer Operation natürliche Strukturen verändert werden, eine Akupunktur aber am besten über natürliche Signalwege und Mechanismen wirkt.

Behandlung von Weichteilerkrankungen in der Sportmedizin

Es gibt viele Patienten, die unter den Nebenwirkungen von Medikamenten (wie einer Langzeitanwendung von Steroiden) oder den Folgen einer unnötigen Operation leiden und denen eine Akupunktur helfen würde. Viele Nebenwirkungen einer konventionellen medizinischen Therapie können vermieden oder verringert werden, wenn man als alleinige Maßnahme oder zusammen mit anderen Verfahren eine Akupunktur anwendet.

Dr. Alec Meleger vom Harvard Medical School Physical Medicine and Rehabilitation Program sowie Dr. Joanne Borg-Stein vom Tufts Medical School Physical Medicine and Rehabilitation Department haben sich eingehend mit Studien befasst, die über den Einsatz der Akupunktur in der Sportmedizin veröffentlicht wurden. In ihrem Review[1] findet man objektive Daten, die die klinische Bedeutung der Akupunktur für Weichteilerkrankungen in der Sportmedizin belegen.

Nach Dr. David G. Simons hat die Akupunkturnadelung *(dry needling)* eine ähnliche therapeutische Wirkung wie Steroidinjektionen *(wet needles)*.[2] Demnach hilft das *Dry needling*-Verfahren bei Triggerpunktsymptomen genauso gut wie die Injektion eines Betäubungsmittels, solange beim *Dry needling* genau die Triggerpunkte getroffen werden.

In einer anderen Arbeit berichtete Dr. Chilton[3], dass die Erfolgsquote bei Akupunktur und Steroiden höher lag als bei einer reinen Steroidbehandlung. Wir sind ebenfalls der Ansicht, dass man mit einer Kombination aus Akupunkturnadelung und Steroidinjektionen bessere Ergebnisse erzielt als ausschließlich durch Injektionen, weil man mit der Akupunktur alle empfindlichen Punkte bearbeiten kann, auf die man in einer Sitzung stößt, während man von den Steroidinjektionen nur eine begrenzte Anzahl pro Sitzung verabreichen kann. Akupunktur stimuliert den natürlichen entzündungshemmenden Prozess im Körper und kann wiederholt eingesetzt werden, um die Verkrampfung und Verhärtung von Muskeln und Faszien zu lösen. Daher kann die Nadelung in den folgenden Behandlungen gefahrlos fortgesetzt werden, ohne Nebenwirkungen hervorzurufen.

Diese Forschungsergebnisse über den Nutzen der Akupunktur bei Sportverletzungen decken sich vollständig mit dem Verständnis und der Interpretation des Akupunkturmechanismus und seiner klinischen Eigenschaften, wie sie sich im INMAS darstellen, das neben seinen anderen Vorteilen dazu beiträgt, den nicht medikamentös ausgelösten Selbstheilungsmechanismus der Akupunktur sowie die verschiedenen Ansätze zur Behandlung von Sportlern und Nichtsportlern zu erklären.

Wir sollten noch ein generelles Missverständnis ansprechen: Akupunktur wird häufig wie eine medikamentöse Therapie eingestuft, mit der Folge, dass man herauszufinden versucht, welche Probleme mit einer Akupunktur gelöst werden könnten und welche nicht. Die Effizienz der Akupunktur hängt aber davon ab, wie groß die Selbstheilungskräfte des Körpers noch sind – was vorhersagbar ist – und in wieweit die Verletzungen geheilt werden können. Ein und dieselbe Verletzung kann in einem akuten Stadium heilbar sein, während sie in einem fortgeschrittenen chronischen Stadium unheilbar ist.

Zusammenfassung

Wie sich durch wissenschaftliche Studien, klinische Erfahrung sowie den historischen Einsatz der Akupunktur bei Kampfsportverletzungen erweist, ist die Akupunktur besonders geeignet, um die meisten beim Sport auftretenden Weichteilverletzungen zu therapieren, solchen Verletzungen vorzubeugen und die körperliche Verfassung der Sportler zu verbessern.

Bei Schmerzen oder einer Weichteilverletzung kann man mit einer sofortigen Akupunkturbehandlung die Schmerzen lindern und Schwellungen abklingen lassen, eine Entzündung im Gewebe eindämmen und den Heilungsprozess beschleunigen. Durch die Nadelung kann man Muskeln und Sehnen effizient entlasten und ihre Flexibilität erhöhen, indem man die Verhärtung auflöst, die die Blutzirkulation verringert und Muskelschmerzen verursacht. INMAS ist unverzichtbar für Akupunkteure, um die wichtigsten Akupunkturpunkte für eine effektive Behandlung von Sportverletzungen zu finden, künftige Verletzungen zu verhindern und die Leistungsfähigkeit von Athleten zu steigern, indem lokal die Muskelfunktion und insgesamt die Koordination verbessert wird.

Literatur

1. Meleger A, Borg-Stein J: Acupuncture and sports medicine: a review of published studies, *Medical acupuncture*, vol 11, No 2, Fall, 1999/Winter, 2000.
2. Simons DG, Travell JG, Simons LS: *Travell & Simons' myofascial pain and dysfunction: the trigger point manual,* vol 1, Philadelphia, 1999, Lippincott Williams & Wilkins, p 151.
3. Chilton SA: Tennis elbow: a combined approach using acupuncture and local corticosteroid injection, *Acupuncture Med* 15(2):77-78, 1997.

Kapitel 15

Die analgetische Wirkung der Elektroakupunktur

Einführung

Worum es sich bei der Elektroakupunktur handelt, ist nicht eindeutig definiert. Professor Ji-sheng Han von der Universität Peking erklärt, dass ein Verfahren, bei dem Elektroden auf der Haut angebracht werden und „der Stimulationspunkt nach den Vorgaben der klassischen Akupunktur ausgewählt wird, in der Regel als Elektroakupunktur (EA) bezeichnet wird". Wenn die Punkte keine traditionellen Akupunkturpunkte sind, wird derselbe Vorgang dagegen als transkutane elektrische Nervenstimulation (TENS) bezeichnet.[1]

Neurophysiologisch gibt es keinen Unterschied zwischen den Konzepten der Elektroakupunktur und der transkutanen elektrischen Nervenstimulation. Derselbe Autor hat auch darauf hingewiesen, dass „sie auf sehr ähnliche, wenn nicht identische Weise wirken."[1] Akupunkturpunkte können sich zwar in ihrer anatomischen Konstellation unterscheiden (Kap. 1), aber bei allen sind sensorische Nervenfasern der entscheidende Bestandteil. Weil diese Fasern außer an Nägeln und Haaren – die man deshalb schmerzlos kürzen kann – überall am Körper vorkommen, sind auch Akupunkturpunkte überall auf dem Körper zu finden.

Wenn man auf einem empfindlichen Punkt Oberflächenelektroden anbringt – egal, ob auf einem traditionellen Akupunkturpunkt oder nicht –, gelangt die Stimulation über die sensibilisierten peripheren Nervenendigungen zum Rückenmark, was dazu beiträgt, den gereizten Nerv zu desensibilisieren und zu beruhigen. Befinden sich die Oberflächenelektroden auf nicht sensitiven Punkten, läuft genau derselbe elektrophysiologische Prozess ab; in diesem Fall ist nur die therapeutische Wirkung, nämlich die Desensibilisierung der schmerzenden sensorischen Nerven, geringer. Wie bereits erwähnt, kennt man inzwischen über 2500 traditionelle sowie außerhalb der Meridiane liegende „neue" Akupunkturpunkte (Kap. 1), was bedeutet, dass sich fast überall auf dem Körper dokumentierte Akupunkturpunkte finden lassen.

Bei einer weiteren Methode, die ebenfalls der Elektroakupunktur zugerechnet wird, benutzt man die Nadeln, die in das Gewebe eingestochen werden, als Elektroden; diese Methode nennt man perkutane elektrische Nervenstimulation (PENS). Physiologisch unterscheidet sich PENS sowohl von EA als auch von TENS, weil die PENS-Nadeln das Gewebe sowohl verletzen als auch elektrisch stimulieren. Es werden zwar bei allen drei Varianten, EA, TENS und PENS, neurologisch wirksame Substanzen wie beispielsweise Endorphine im Zentralnervensystem produziert und freigesetzt, bei PENS kommt durch die dabei induzierten Läsionen jedoch noch ein anderer Heilungsmechanismus hinzu, der dem bei einer manuellen Nadelung ähnelt (Kap. 3).

Trotz der unterschiedlichen Definitionen und Methoden der peripheren elektrischen Stimulation wirken alle Varianten letztlich auf dieselbe Weise: Sie aktivieren die Selbstheilungsmechanismen des Körpers, indem sie verschiedene physiologische Prozesse ausgleichen und regulieren. So basiert die Wirkung bei allen drei Methoden darauf, dass das Zentralnervensystem opioide Peptide, so genannte Endorphine, ausschüttet.

Diese Substanzen, deren Freisetzung nicht nur durch eine elektrische Stimulation oder Nadelung, sondern auch durch körperliche Bewegung, physikalische Therapie und Massage ausgelöst werden kann, bauen auf physiologische Weise Stress ab.

Elektrizität wurde schon vor ungefähr 4500 Jahren in der ägyptischen Medizin zur Schmerzlinderung genutzt. Die Ägypter nahmen elektrische Fische zur Behandlung schmerzhafter Erkrankungen. In der griechischen Medizin behandelten die Ärzte Kopfschmerzen und Arthritis mit elektrischen Zitterrochen (400 v. Chr.).

Nachdem Dr. Ronald Melzack und Dr. Patrick Wall im Jahre 1965 ihre Gate-Control-Theorie zum Schmerz aufgestellt hatten, erlebte die Elektrotherapie eine Renaissance (Kap. 3). Ihre Theorie besagt, dass die von dünnen Nervenfasern (wie den C- oder A-δ-Fasern) stammenden Schmerzsignale im Rückenmark durch die Signale von dickeren Nervenfasern (wie den A-β-Fasern) gesteuert und modifiziert werden, bevor sie das Gehirn erreichen. Das Rückenmark fungiert als Tor, das für die eintreffenden Schmerzsignale geöffnet oder geschlossen werden kann. Wenn etwa jemand mit einem Hammer auf seinen Finger schlägt, beginnen die C-Nervenfasern des Fingers, über das Rückenmark Schmerzsignale an das Gehirn zu senden, damit das Gehirn den Schmerz im Finger wahrnimmt. Dann reibt oder massiert die betreffende Person möglicherweise die schmerzende Stelle am Finger. Dadurch werden die dicken A-β-Fasern, die eine niedrige Reizschwelle haben, aktiviert. Deren Signale wandern schneller als die der dünnen C-Nervenfasern und veranlassen das Rückenmark, die Schmerzsignale der C-Nervenfasern zu hemmen. Das ist – vereinfacht dargestellt – der Kern der Gate-Control-Theorie. Eine neuere Studie, bei der molekularbiologische Techniken eingesetzt wurden, hat die starke hemmende Wirkung bestätigt, die die Endorphine im Rückenmark auf die ankommenden Schmerzsignale haben.[2]

Als Dr. Patrick Wall von der St. Thomas's Hospital Medical School in London, der sich auf die Physiologie des Schmerzes und des Rückenmarks spezialisiert hat, und Dr. William Sweet, Leiter der Neurochirugie an der Harvard Medical School, erkannten, dass sich die dicken A-β-Fasern leicht durch elektrische Reize aktivieren lassen, entwickelten sie im Jahre 1967 eine Vorrichtung zur transkutanen elektrischen Nervenstimulation. Sie setzten Elektroden auf die Haut und verwendeten hochfrequente elektrische Impulse (50–100 Hz), um damit chronische Schmerzen zu lindern. Inzwischen werden die mit Batterien betriebenen soliden TENS-Geräte zur Behandlung vieler schmerzhafter

Erkrankungen eingesetzt und auch von Physiotherapeuten und den Patienten selbst benutzt.

Ende der 1960er Jahre begannen chinesische Ärzte nach einigen erfolgreichen Versuchen zur Akupunktur-Anästhesie damit, die Akupunktur mit einer elektrischen Stimulation zu kombinieren. Sie konstruierten Elektroakupunkturgeräte, bei denen elektrischer Strom auf die an Akupunkturpunkten eingestochenen Nadeln übertragen wird. Da China damals in der Welt isoliert war, haben sie ihre Elektroakupunktur wahrscheinlich unabhängig von der TENS-Erfindung von Wall und Sweet entwickelt.

Anfang der 1970er Jahre untersuchten Hans Kosterlitz und sein Student John Hughes an der University of Aberdeen in Schottland die Wirkung von Narkosemitteln. Sie entdeckten, dass das Gehirn eigene natürliche Narkotika bildet und bezeichneten diese als Endorphine, eine Kurzform für „endogene Morphine.“ Etwa zur selben Zeit bestätigten Sol Snyder und sein Student Candace Pert an der Johns Hopkins University in Baltimore, dass der Körper Endorphine bildet, die unter anderem die Funktion haben, Schmerzen zu bekämpfen.

Diese Entdeckungen unterstützten den möglichen Endorphin-Mechanismus der Akupunkturbehandlung und der TENS. Heute wissen wir, dass es viele Möglichkeiten gibt, die Endorphinproduktion auszulösen; dazu zählen Akupunkturnadelung, TENS, psychologische Prozesse, chiropraktische Maßnahmen, körperliche Bewegung, Sport und Massage. Neben der Schmerzbekampfung erfullen die Endorphine auch noch andere physiologische Aufgaben wie die Regulation des Herzkreislaufsystems (durch Normalisierung des Blutdrucks), der Hormonsekretion, Aktivitäten des Immunsystems und so weiter. Endorphine normalisieren generell und auf natürliche Weise die Körperfunktionen und erzeugen eine gewisse Euphorie.

Bisher kennt man vier verschiedene Endorphine: β-Endorphin, Enkephalin, Dynorphin und Endomorphin. Welches der vier Endorphine stimuliert wird, hängt von der Frequenz der elektrischen Stimulation ab. Diese Frequenzabhängigkeit spielt eine wichtige Rolle bei der klinischen Nutzung der EA und TENS.

Durch die Forschungsarbeiten der letzten beiden Jahrzehnte wissen wir genau, wie TENS oder EA eingesetzt werden müssen, damit eine maximale Schmerzlinderung erreicht wird. Hier werden wir nur die wichtigsten Voraussetzungen für einen klinischen Einsatz von TENS oder EA erörtern. Wir werden dabei nicht auf physiologische Einzelheiten wie die Rolle der Kalziumkanäle, der Antikörperreaktionen oder verschiedener Rezeptoren eingehen. Leser, die mehr über EA und TENS erfahren wollen, seien auf die entsprechenden Veröffentlichungen verwiesen.

15 Frequenzabhängige Freisetzung von Endorphinen nach peripherer elektrischer Stimulation und von Morphinantagonisten durch eine Rückkopplung

Die Stimulation durch EA und TENS erfolgt über A-β- und A-δ-Fasern. Da die Parameter der bei EA und TENS verwendeten Stimulation reproduzierbar sind und genau eingestellt werden können, kann man bestimmen, wie sich bei verschiedenen Frequenzen die physiologische Wirkung der peripheren elektrischen Stimulation verändert. Diese Frequenzabhängigkeit der Endorphinfreisetzung konnte sowohl in Tierversuchen als auch am Menschen nachgewiesen werden.[3]

Bei 2 Hertz werden überwiegend Enkephalin und Endomorphin, bei 100 Hz wird dagegen Dynorphin freigesetzt. Die Freisetzung von β-Endorphin erfolgt bei 2 Hz und geht dann mit steigender Frequenz allmählich zurück.

Man hat gezeigt, dass alle vier Endorphine freigesetzt werden, wenn die Stimulation zwischen 2 und 100 Hz wechselt, und man so synergistische analgetische Effekte erzielt.[4]

Durch die periphere elektrische Stimulation werden neben opioiden Peptiden auch noch andere analgetisch wirkende neurochemische Faktoren ausgeschüttet. Es konnte nachgewiesen werden, dass bei der analgetischen Wirkung der EA auch Monoamine aus dem Mittelhirn wie Serotonin und Noradrenalin eine Rolle spielen.[5,6] Vor wenigen Jahren hat man entdeckt, dass BDNF (*brain-derived neurotrophic factor*), ein Faktor, der bei Tieren das Absterben von Neuronen verhindert,[8] bei einer intermittierenden Stimulation mit 100 Hz, aber nicht bei einer konstanten Stimulation mit 100 Hz freigesetzt wird.[7]

Ein Teil des Gehirns (ventrales periaquäduktales Grau [vPAG]) reagiert sowohl auf niedrige (2 Hz) als auch auf hohe (100 Hz) Frequenzen, während andere Teile nur auf eine bestimmte Frequenz ansprechen: der Nucleus arcuatus des Hypothalamus auf niedrige und der Nucleus parabrachialis auf hohe Frequenzen.

Wenn es ums Überleben geht, sind die physiologischen Körperreaktionen immer der Intelligenz überlegen. Die Freisetzung natürlicher Endorphine zur Verringerung von Schmerzen und Stress ist ein natürlicher physiologischer Vorgang, aber wir versuchen, ihn mithilfe einer elektrischen Stimulation in einen pharmakologischen Prozess umzuwandeln. Unser Körper besitzt jedoch einen eigenen Mechanismus, der verhindert, dass zu viele natürliche Narkosemittel (Endorphine) gebildet werden: Er setzt über eine negative Rückkopplung Antagonisten der Endorphine frei. Daten aus Tierversuchen zeigen, dass die analgetische Wirkung der Endorphine aufgrund der Freisetzung derartiger Antagonisten (antiopioider Peptide) zurückgeht, wenn die EA-Stimulation länger als drei Stunden andauert.[9]

Eine niederfrequente Stimulation (2–15 Hz) führt zur Freisetzung von Endomorphin, Enkephalin und den meisten β-Endorphinen, aber diese Frequenzen lösen auch die Sezernierung der antagonistischen Peptide Substanz P (SP), Angiotensin II (AII) und Cholecystokinin-Oktapeptid (CCK-8) aus. Bei einer hochfrequenten Stimulation (100 Hz) werden verstärkt die Antagonisten AII und CCK-8 freigesetzt.[1]

Interessant und klinisch relevant ist aber auch die Tatsache, dass eine niederfrequente Stimulation mit 2 Hz kaum zur Freisetzung von CCK-8 und SP führt: diese ist um 50 Prozent geringer als bei einer hochfrequenten Stimulation. Es ist nicht schwer, daraus den Schluss zu ziehen, dass bei einer hochfrequenten Stimulation mehr Endorphin-Antagonisten freigesetzt werden als bei einer niederfrequenten Stimulation, weil das Gehirn hohe Frequenzen (100 Hz) eher als künstlich und fremd ansieht als niedrige (2–15 Hz). Von Geburt an wird das Gehirn des Kleinkinds immer wieder durch niederfrequente periphere elektrische Reize stimuliert. Denn bei Berührung werden genauso wie bei Druck, Reiben, Nadelung, Schnitten sowie kleineren Verletzungen niederfrequente elektrische Impulse über die peripheren Nervenrezeptoren zum Gehirn übertragen.

Sämtliche experimentellen Daten aus Labor und Klinik zeigen, dass man, um möglichst viele zentrale opioide Peptide (Endorphine) freizusetzen, abwechselnd mit 2 und 100 Hz stimulieren sollte, um bei der analgetischen TENS und EA-Wirkung einen Synergieeffekt zu erzielen.[1]

Technische Parameter für TENS und EA

Mit der elektrischen Analgesie sollen Nervenendigungen elektrisch depolarisiert werden, um Nervenimpulse auszulosen, die uber das Rückenmark ins Gehirn gelangen. An einem modernen EA- oder TENS-Gerät kann man die Parameter für die Stimulation ganz genau einstellen. Der Akupunkteur muss (1) die Frequenz, (2) den Modus (konstant, intermittierend oder beides im Wechsel, falls vorhanden) sowie (3) die Impulsdauer festlegen. Bei allen TENS-Apparaten kann man Rechtecksignale oder zweiphasige Ströme benutzen (Kasten 15.1).

Kasten 15.1
Parameter zur elektrischen Stimulation durch TENS oder EA

- Spannung: bis zu 20 V
- Strom: 10–50 mA
- Wellenform: Rechtecksignal
- Impulsdauer: 0,05–0,5 ms
- Polarität: zweiphasig
- Frequenz: niedrig: 2–4 Hz; mittel: 15–20 Hz; hoch: 100 Hz

Modifiziert nach White, A.: Electroacupuncture and acupuncture analgesia. In Filshie, J., White, A. (Hrsg.) (1998): *Medical acupuncture: a Western scientific approach*, Churchill Livingstone, New York, S. 157.

Spannung

Die Spannung muss groß genug sein, um den elektrischen Widerstand des Gewebes überwinden und einen Stromfluss erzeugen zu können, der die Nervenenden depolarisiert, ohne für den Patienten unangenehm zu sein. Trockene menschliche Haut hat einen Widerstand von 2000 Ohm, der sich durch eine eingestochene Nadel auf 600 Ohm verringert. Die Haut hat an einem empfindlichen Punkt je nach Sensitivität und Größe des empfindlichen Bereichs einen Widerstand von 600–2000 Ohm. Eine Spannung bis zu 20 V gilt als unbedenklich und erzeugt einen Stromfluss, den man aushalten kann.[10]

Strom

Der Stromfluss sollte ausreichen, um an den Nervenendigungen elektrische Impulse zu erzeugen, ohne für den Patienten unangenehm zu sein. Theoretisch liegt die effizienteste Stromstärke direkt unterhalb der Schmerzschwelle. Während die Schmerzschwelle bei jedem Patienten etwa gleich ist, ist die Toleranzgrenze für Schmerz höchst unterschiedlich. Der wirksame, noch akzeptable Strombereich liegt je nach persönlicher Toleranzgrenze zwischen 10 und 50 mA.

Wellenform

Da nach Omura Rechtecksignale zu einer optimalen Depolarisierung führen,[11] arbeiten fast alle modernen TENS-Apparate mit Rechtecksignalen.

Impulsdauer

Ein Impuls von unter 0,05 ms reicht nicht aus, um Nervenendigungen zu depolarisieren. Bei einer Dauer von über 0,5 ms werden wahrscheinlich eher C-Fasern stimuliert und Schmerzen hervorgerufen. Je länger der Impuls anhält, desto weniger Strom ist erforderlich.

Polarität

Theoretisch besteht bei einem unipolaren Stromfluss das Risiko, dass es zwischen Nadel und Gewebe zu einer Ionisierung kommt. Diese führt zu einer Elektrolyse der Nadel, der Bildung von Salzsäure und einer elektrolytisch bedingten lokalen Gewebenekrose. Moderne Apparate erzeugen eine zweiphasige Welle: nach dem ersten Rechtecksignal kommt ein negativer Ausschlag, der auf die Entladung eines Kondensators zurückzuführen ist. Wenn man Oberflächenelektroden oder Einmalnadeln und einen zweiphasigen Strom benutzt, ist die Gefahr einer Elektrolyse ausgeschlossen.

Frequenz

Es wird empfohlen, zwischen einer niedrigen oder mittleren Frequenz (2–4 Hz beziehungsweise 15–20 Hz) und einer hohen Frequenz (100 Hz) abzuwechseln, um möglichst große Synergieeffekte bei den opioiden Peptiden des ZNS zu erzielen und möglichst wenig Endorphin-Antagonisten (wie etwa CCK-8, SP, AII) freizusetzen.

Modus

Mit einer intermittierenden Stimulation kann man effektiver Endorphine freisetzen.

Auswahl der Akupunkturpunkte für TENS oder EA mithilfe des INMAS

Mit der entsprechenden Auswahl an Akupunkturpunkten kann man die Effizienz der TENS- und EA-Behandlung deutlich verbessern. Der Hautwiderstand ist an einem Akupunkturpunkt, der durch sensibilisierte Nervenendigungen und/andere empfindliche Weichteile druckdolent geworden ist, geringer. Wie die manuelle Nadelung empfindlicher Akupunkturpunkte beschleunigt auch eine direkte elektrische Stimulation die Desensibilisierung der empfindlichen oder entzündeten Nervenendigungen und anderer Weichteile.

Das INMAS hilft dabei, die therapeutisch wirksamsten Akupunkturpunkte auszuwählen, besonders bei neuromuskulären Schmerzen im Bereich des unteren Rückens, Gesäßes sowie der unteren und oberen Extremitäten, weil die 24 HAs in der Regel bei über 80 Prozent aller Menschen besonders empfindlich sind. Bei akuten Schmerzen erscheinen die entsprechenden akuten empfindlichen Punkte meist in der Umgebung von HAs.

Hier sind einige Beispiele für die Auswahl von Akupunkturpunkten bei TENS und EA. Zur Behandlung von Kreuzschmerzen kann man die Akupunkturpunktpaare H15/H16, H14/H16 oder H14/H18 nehmen, je nachdem, ob der Schmerz im lumbalen Bereich, der Kreuzbeinregion oder am Tractus iliotibialis sitzt. Zur Behandlung von Schulterschmerzen kann man die Akupunkturpunktpaare H3/H8 oder H13/H8 sowie andere Paare von empfindlichen Akupunkturpunkten in der Nähe des Schultergelenks benutzen. Bei Schmerzen im Unterschenkel sollte man – je nachdem, welche Muskeln schmerzen – die Paare H11/H10, H4/H6 oder H24/H6 verwenden.

Allgemein gilt bei der Auswahl der Akupunkturpunkte, dass der Strom durch die schmerzenden Muskeln oder Gewebe hindurchfließen sollte.

Gefahren und Kontraindikationen beim Einsatz von TENS und EA

Beim Einsatz von TENS und EA sollten einige Sicherheitsvorschriften beachtet werden.

Das Herz

Der Strom sollte nicht über das Herz geführt werden, weil theoretisch die Gefahr besteht, dass es zu Interferenzen mit dem Erregungsleitungssystem des Herzens kommt. Falls der Patient einen Herzschrittmacher hat, kann der TENS- oder EA-Strom den Rhythmus des Schrittmachers verändern. Wir führen bei Patienten mit Herzschrittmachern generell keine TENS oder PENS durch.

Der Hals

Am Hals raten wir von einer TENS- oder EA-Behandlung ab. Im Nacken kann die Stimulation zu mechanischen Verletzungen an der Halswirbelsäule führen. Die Facettengelenke in diesem Bereich können leicht verletzt und durch die bei der TENS und EA erzeugten Vibrationen geschädigt werden. Darüber hinaus sollte man im Bereich der Medulla oblongata (dem Hirnstamm) keinen externen elektrischen Strom anlegen, weil theoretisch das Risiko einer Störung der Herzkreislauf- und Atemfunktion besteht.

Im oberen Teil der Vorderseite des Halses sollte keine Stimulation erfolgen. Wenn das Pressorezeptorfeld im Bereich des Sinus caroticus durch Druck infolge einer Muskelkontraktion oder durch Stimulation der Karotissinusnerven erregt wird, könnte der Betreffende aufgrund des Blutdruckabfalls ohnmächtig werden (Synkope). Bei einem überempfindlichen Karotissinus kann die Stimulation auch zu einer vorübergehenden oder länger anhaltenden Herzstillstand (Asystolie) führen. Stimuliert man die Nerven des Kehlkopfs, kann es zu einem Stimmritzenkrampf (Laryngospasmus) kommen.

Die Lunge

Um einen Pneumothorax zu verhindern, sollte man auf der Brust oder im oberen Rückenbereich keine PENS durchführen.

Das Gesicht

Wir raten, auf das Gesicht nur Oberflächenelektroden zu setzen, weil eine PENS dort besonders bei Patientinnen zu Blutergüssen oder anderen Beschwerden führen kann.

Lokale Kontraindikationen

TENS und PENS erzeugen einen stimulierenden Stromfluss und physikalische Vibrationen, die sich auch auf Haut und Gewebe auswirken können. Man sollte sich daher an die folgenden Regeln halten:

- Setzen Sie keine Elektroden auf entzündete, infizierte, geschwollene oder anderweitig krankhaft veränderte Haut.
- Vermeiden Sie eine Stimulation über der Gebärmutter einer Schwangeren.

- Um dem Patienten plötzliche unerwartete Beschwerden oder starke Schmerzen zu ersparen, sollte man, ehe man die Elektroden aufsetzt, den TENS- oder EA-Apparat ausschalten und die Stromstärke auf Null stellen. Die Stromstärke darf dann nur langsam erhöht werden, weil die Empfindungs- und die Schmerzschwelle nahe beieinander liegen.

Elektroakupunktur (EA) und manuelle Akupunktur (MA)

Sowohl EA als auch MA aktivieren die Selbstheilungskräfte des Körpers. Zur Aufrechterhaltung der Homöostase des Körpers müssen die Aktivitäten aller physiologischen Systeme miteinander koordiniert werden. Um diese Systeme miteinander zu vernetzen und so das Leben zu erhalten, sind jedoch vier Systeme besonders wichtig: Nervensystem, Immunsystem, Hormonsystem und Herzkreislaufsystem.

Die EA mit ihren starken und anhaltenden elektrischen Reizen und Muskelvibrationen aktiviert alle diese Systeme. Eine EA-Stimulation des zentralen Nervensystems führt beispielsweise im Rückenmark und Gehirn zur Freisetzung von neurochemischen Substanzen wie Endorphinen und Serotonin und aktiviert systemisch und lokal die Blutzirkulation. Die durch die EA verursachte lokale Muskelvibration lockert die Muskeln und verbessert die Blutzirkulation dieses Bereichs.

Die EA wurde seit Ende der 1970er Jahre, nachdem die TENS erfunden worden war, ausgiebig zur Schmerzbekämpfung angewandt; besonders beliebt war sie Anfang der 1980er Jahre. Man kann die Parameter für die EA-Stimulation sehr genau kontrollieren, aufzeichnen und reproduzieren; deshalb wurde die EA auch experimentell umfassend untersucht. Unter Zuhilfenahme von Labortieren mit einem einheitlichen genetischen Hintergrund und einer einheitlichen Entwicklung wurden sowohl an Tieren wie auch an Menschen in den letzten beiden Jahrzehnten genügend neurophysiologische Daten gewonnen, die für den Einsatz der EA in der Klinik sprechen.

Als ausschlaggebender Mechanismus werden bei der EA A-β-Nervenfasern mit unterschiedlichen Frequenzen stimuliert, um verschiedene opioide Peptide aus dem Zentralnervensystem freizusetzen. Diese Substanzen lindern dann die Schmerzen, fangen andere physiologische Belastungen auf und ermöglichen so eine Selbstheilung. Der sekundäre Mechanismus der EA besteht darin, Muskeln in rhythmische Vibrationen zu versetzen, was dazu beiträgt, Verkrampfungen zu lockern und die Blutzirkulation zu verbessern und so die Selbstheilung zu beschleunigen.

Eine gewisse Art der MA-Stimulation wurde bereits vor über 3500 Jahren von Ägyptern, Griechen, Chinesen und anderen Völkern praktiziert. Bevor Metallnadeln zur Verfügung standen, benutzten die Heiler früherer Zeiten scharfe Steine, Bambusnadeln oder Bruchstücke von Porzellan, um Gewebe zu durchstechen und so eine Heilung zu erzielen. Man kann sich vorstellen, dass es bei einer solchen frühen Akupunktur„nadelung“ sehr viel mehr schwerwiegende Verletzungen und möglicherweise Narben gab. Die modernen Akupunkturnadeln erzeugen dagegen kleine und nicht so schmerzhafte Läsionen ohne Narbenbildung und können sehr viel tiefer eingestochen werden, um auch verkrampfte Muskeln zu lösen.

Der entscheidende Mechanismus der MA ist die Nadelung sowie die dadurch hervorgerufenen winzigen Gewebeläsionen, die die A-δ- und C-Nervenfasern stimulieren. Die MA und die dabei entstehenden Läsionen werden vom Körper als Fremdeinwirkung betrachtet und führen so zu einer Reihe physiologischer Prozesse wie der Freisetzung opioider Peptide im ZNS sowie einer entzündungshemmenden Reaktion. Die MA erzeugt zwar einen schwächeren elektrischen Stimulus im Zentralnervensystem als die EA, doch die Nadelung desensibilisiert unmittelbar die beschädigten peripheren Nervenendigungen und andere Weichteile, indem sie eine lokale Immunreaktion hervorruft und den Prozess der Geweberegeneration in Gang setzt. Die MA-induzierten Läsionen heben die Dauerverkürzung der Muskelfasern auf und verbessern so die Blutzirkulation.

Eine niederfrequente EA (2–4 Hz) wirkt über einen Mechanismus, der stärker der MA ähnelt. Daher sprechen einige Forscher auch von einer akupunkturähnlichen Stimulation. Um das therapeutische Potential und die Unterschiede zwischen den Funktionsmechanismen von EA und MA besser ausloten zu können, sind weitere Forschungsergebnisse erforderlich.

Wenn wir die Geschichte der EA und MA betrachten, wird deutlich, dass eine Stimulation durch zufällig hervorgerufene Läsionen, die denen bei der Akupunktur ähneln, sowohl in der Phylogenese (der Evolution der Arten) als auch der Ontogenese (unserer persönlichen Entwicklung vom Kleinkind zum alten Menschen) ein unverzichtbarer Teil unseres ureigenen Überlebensmechanismus ist. In unserem täglichen Leben werden uns oft die verschiedensten kleinen Wunden und Verletzungen zugefügt. Ohne Selbstheilungsmechanismen würden wir selbst eine geringfügige Verletzung nicht überstehen. Unser Körper hat Selbstschutzmechanismen entwickelt, um mithilfe dieser kleinen Läsionen und Verletzungen die Heilung voranzutreiben. Bei der manuellen Akupunktur nutzt man dieselben durch Läsionen aktivierten Selbstheilungskräfte aus, die genetisch in das Überlebensprogramm des Körpers einprogrammiert sind; daher kann man eine manuelle Akupunktur so oft wie nötig wiederholen, ohne dadurch eine physiologische Anpassung hervorzurufen, durch die sich nach wiederholten Behandlungen die Wirkung verringern würde.

Im Vergleich zur MA ist die EA mit ihren gut kontrollierten Parametern und Frequenzen eine neue Art der Stimulation, die in der Überlebensstrategie unseres Körpers nicht genetisch fixiert ist. Eine längere elektrische Stimulation des Nervensystems zur Freisetzung opioider Peptide wird durch die Ausschüttung von Endorphin-Antagonisten ausgeglichen. Aufgrund der physiologischen Anpassungsfähigkeit des Zentralnervensystems auf eine externe Stimulation verringert sich daher nach einer längerfristigen Anwendung der EA deren Wirkung.

Schmerzen können durch psychologische Faktoren, biochemische Prozesse und strukturelle Anomalien hervorgerufen werden. Zu den biochemischen

Prozessen gehört, dass von verletzten Geweben chemische Substanzen wie etwa Prostaglandin oder Substanz P freigesetzt werden, die die Nerven reizen und Schmerzen verursachen. Strukturelle Anomalien treten dann auf, wenn sich im Muskel eine Kontraktur bildet oder eine Bandscheibe reißt. Mithilfe einer EA, bei der man mit wechselnden Frequenzen arbeitet, um synergistisch opioide Peptide freizusetzen, kann man den biochemischen Prozess der Schmerzentwicklung bekämpfen. Bei einer MA wird im Gegensatz zur EA nicht das gesamte Spektrum an opioiden Peptiden freigesetzt, sie löst aber andere Abwehrreaktionen und Heilungsmechanismen aus wie entzündungshemmende Reaktionen und die Auflösung leichter Muskelkontrakturen. Mit einer EA erzielt man möglicherweise bei der Behandlung von Drogenabhängigkeit bessere Ergebnisse. Sowohl EA als auch MA wirken nur begrenzt bei psychogenen Schmerzen, obwohl die opioiden Peptiden (Endorphine) eine leichte Euphorie bewirken.

EA und MA beeinflussen unterschiedliche Nervenfasern. Bei der Nadelung werden A-δ- und möglicherweise C-Nervenfasern mechanisch gereizt, während eine EA dem Bericht von Dr. Wall und Dr. Sweet zufolge die vibrationsempfindlichen A-β-Nervenfasern (Typ II und III) stimuliert. Klinisch bedeutet das, dass die EA die Schmerzsignale von den A-δ- und C-Nervenfasern möglicherweise über den Gate-Control-Mechanismus blockiert, die manuelle Akupunkturnadelung dagegen lokale physiologische Mechanismen aktiviert und auf diese Weise die schmerzhaften A-δ- und C-Fasern desensibilisiert.

Nach umfassenden klinischen Beobachtungen kommt Dr. John W. Thompson, Arzt und klinischer Pharmakologe an der University of Newcastle in England, zu dem Schluss, dass „es zwischen einer durch TENS und einer durch Akupunktur (Nadelung) hervorgerufenen Analgesie einen verblüffenden und rätselhaften Unterschied gibt, nämlich die Dauer der Schmerzlinderung. Während TENS in der Regel eine minuten- oder stundenlange Analgesie hervorruft, kann eine Akupunktur tage- oder wochenlang Schmerzen lindern (nach einer längeren Akupunkturbehandlung). Der bereits erörterte Mechanismus (der Autor bezieht sich auf die neuronalen Wege im Zentralnervensystem und die Bildung von opioiden Peptiden) kann nicht für die längere Analgesie verantwortlich sein, die nach einer Akupunktur (Nadelung) eintritt; daher müssen andere Mechanismus eine Rolle spielen.“[12]

Dr. Anthony Campbell vom Royal London Homeopathic Hospital hat ebenfalls darauf hingewiesen, wie „wichtig es ist, dass dem Patienten ... klar ist, dass die Schmerzen wiederkommen können, sobald der (TENS-)Apparat ausgeschaltet wurde. Das muss allerdings nicht zwangsläufig der Fall sein; einige Patienten haben das Glück, bis zu zehn Stunden schmerzfrei zu sein.“[13]

In Kapitel 6 haben wir das quantitative Verfahren zur Klassifizierung der Patienten in vier Gruppen – A, B, C und D – vorgestellt. Jede Gruppe spricht anders auf eine MA an. Nach unserer klinischen Erfahrung kann man bei Patienten aus der Gruppe A (28 %) mit einer MA oder EA sehr gute therapeutische Ergebnisse erzielen. Die Beobachtungen von Dr. Thompson und Dr. Campbell entsprechen generell den Ergebnissen, die man vor allem bei Patienten der Gruppen B und C (34 beziehungsweise 30 %) findet.

Zusammenfassung

Wenn man weiß, worin sich EA und MA ähneln und worin sie sich unterscheiden, liegt es auf der Hand, dass beide in der Schmerzbehandlung ihren Platz haben. Tatsächlich ergänzen sie sich in unserer klinischen Arbeit. Darüber hinaus halten wir aber noch weitere Untersuchungen für erforderlich, um das Anwendungspotential der beiden Verfahren besser auszuloten.

Literatur

1. Han J-S: Acupuncture: neuropeptide release produced by electrical stimulation of different frequencies, Trends Neurosci 26(1):17-22, 2003.
2. Cheng HYM: DREAM is a critical transcriptional repressor for pain modulation, Cell 108:31-43, 2002
3. Han J-S et al: Effects of low- and high-frequency TENS on met-enkephalin-Arg-Phe and dynorphin: an immunoreactivity in human lumbar cerebrospinal fluid, Pain 47:295-298, 1991.
4. Chen XH et al: Optimal conditions for eliciting maximal electoacupuncture analgesia with dense and disperse mode stimulation, Am J Acupunct 22:47-53, 1994.
5. Zao FY, Han JS: Acupuncture analgesia in impacted last molar extraction: effect of clomipramine and pargyline. In The neurochemical basis of pain relief by acupuncture: a collection of papers 1973-1989, Beijing, 1989, Beijing Medical Science, pp 96-97.
6. Mayer DJ, Watkins LR: Multiple endogenous opiate and nonopiate analgesia systems. In Kruger L, editor: Advances in pain research and therapy, vol 6, New York, 1984, Raven, pp 253-276.
7. Gartner A, Staiger V: Neurotrophin release from hippocampal neurons evoked by long term potentiation-inducing electrical stimulation patterns, Proc Natl Acad Sci U S A 99:6386-6391, 2002.
8. Ma Y-T, Hsie T, Frost D: Brain-derived neurotrophic factor (BDNF) reduces the death of retinal ganglionic neurons in rat, J Neurosci 18(6):2097-2107, March 1998.
9. Han J-S: Opioid and antiopioid peptides: a model of Yin-yang balance in acupuncture mechanism of pain modulation. In Stux G, Hammerschlag R, editors: Clinical acupuncture scientific basis, Berlin, 2001, Springer, p 56.
10. White A: Electroacupuncture and acupuncture analgesia. In Filshie J, White A, editors: Medical acupuncture: a Western scientific approach, Edinburgh, 1998, Churchill Livingstone, p 157.
11. Omura Y: Basic electrical parameters for safe and effective electro-therapeutics (electro-acupuncture, TES, TENMS (or TEMS), TENS and electro-magnetic field stimulation with or without drug field) for pain, neuromuscular skeletal problems, and circulatory disturbances, Acupuncture and Electro-Therapeutics Research, 12:201-225, 1987.
12. Thompson JW: Transcutaneous electrical nerve stimulation (TENS). In Filshie J, White A, editors: Medical acupuncture: a Western scientific approach, Edinburgh, 1998, Churchill Livingstone, p 190.
13. Campbell A: Methods of acupuncture. In Filshie J, White A, editors: Medical acupuncture: a Western scientific approach, Edinburgh, 1998, Churchill Livingstone, p 31.

Kapitel 16

Einsatz des INMAS bei der Injektionstherapie an Akupunkturpunkten

Einführung

In diesem Kapitel soll das Integrative Neuromuskuläre Akupunkturpunktsystem (INMAS) Therapeuten vorgestellt werden, die bei der Schmerzbehandlung bereits mit der Injektionstherapie gearbeitet haben.

Ende der 1960er Jahre kam es zu einer rasanten Weiterentwicklung in der TCM-Forschung. Damals wurden von der chinesischen Regierung vor allem Arbeiten zur Integration der traditionellen chinesischen in die moderne Medizin unterstützt. Um die Wirksamkeit der traditionellen Akupunktur zu verbessern, wurden viele neue Methoden untersucht, die als „Therapien mit innovativen Nadelungsmethoden (*xin zhen liao fa*)" bezeichnet wurden. Zu diesen Techniken gehörten die EA, die Schädelakupunktur sowie die Implantations- (chirurgische Implantation von Fremdmaterial an Akupunkturpunkten), die Gewebeextraktions- (chirurgische Entfernung von Fettgewebe an Akupunkturpunkten) sowie die Injektionstherapie an Akupunkturpunkten. Davon abgesehen waren in der chinesischen Volksmedizin über 80 Nadelungsmethoden in Gebrauch, unter anderem die Augen-, Nasen-, Handgelenk- und Knöchelnadelung.

Bei der Injektionstherapie spritzten die chinesischen Ärzte etwa 1 ml einer Vitaminlösung (allerdings kein Vitamin C, weil dieses eine sehr schmerzhafte Reaktion hervorruft) sowie verschiedene Extrakte chinesischer Arzneien in Stellen, an denen sich Akupunkturpunkte befinden, und gaben an, damit sehr gute Therapieerfolge zu haben. Wie die Akupunktur-Anästhesie wurde das als ein Schritt hin zu einer Integration von traditioneller chinesischer und moderner Medizin betrachtet.

Ohne zuvor etwas über chinesische Akupunktur zu wissen, entdeckte und veröffentlichte Dr. Janet Travell 1952 in den USA die Triggerpunktmuster von 32 Skelettmuskeln.[1] Im Grunde entsprach die Lage dieser Triggerpunkte zumeist den Akupunkturpunkten des alten chinesischen Systems. Um myofasziale Schmerzsymptome wie etwa Kreuzschmerzen zu behandeln, injizierte Dr. Travell Betäubungsmittel (0,5 % Procain in physiologischer Kochsalzlösung) in diese Triggerpunkte. Heutzutage enthalten die Injektionslösungen unter anderem isotonische Kochsalzlösung, Procain, Lidocain, Botulinum-Toxin A (BTA), Kortikosteroide sowie andere langwirkende lokale Anästhetika. Einige dieser injizierten Lösungen haben eine gewisse myotoxische Wirkung.

Sowohl die innovative chinesische Injektionsmethode an Akupunkturpunkten als auch das System von Dr. Travell haben ihre Vorzüge. INMAS ist eine einfache und umfassende Methode, bei der das System der chinesischen Leitbahnen (Meridiane) mit dem westlichen Verständnis eines neuromuskulären Systems kombiniert wird. Alle 20 (oder 21) homöostatischen Akupunkturpunkte (HAs) des INMAS, an denen man Injektionen setzen kann, entsprechen den wichtigsten Akupunkturpunkten der zehn Leitbahnen (Meridiane) (Dickdarm-, Dünndarm-, Magen-, Gallenblasen-, Blasen-, Leber-, Nieren-, Lungen- und Milzleitbahn sowie Lenkergefäß) sowie den wichtigsten Triggerpunkten unter modernen, neuromuskulären Aspekten.

Die Vorzüge von INMAS für die Injektionstherapie an Akupunkturpunkten

Während das chinesische Injektionssystem auf den traditionellen Vorstellungen von *Ying* und *Yang* und den Meridianen basiert, konzentriert sich Dr. Travells System vor allem auf intramuskuläre Triggerpunkte, deren Lage sich an der modernen Pathologie, Anatomie und Physiologie orientiert. Im INMAS werden die Vorteile beider Systeme miteinander vereint, weil die meisten der 24 homöostatischen Akupunkturpunkte gleichzeitig auch wichtige Meridian- und Triggerpunkte sind.

Von den 24 HAs des INMAS eignen sich alle bis auf drei – den drei HAs des Gesichts: H2 am N. auricularis magnus, H19 am N. infraorbitalis und H23 am N. supraorbitalis – für eine Injektionstherapie, wobei H3 am Ramus externus n. accessorii einen Sonderfall darstellt, der besondere Vorsicht erfordert, weil sich darunter die Lunge befindet. Beachten Sie auch folgendes:

- Zur Vermeidung von Verkrampfungen in den Antagonisten, injiziert man symmetrisch.
- Zur Reduzierung übertragener Schmerzen injiziert man in distale Punkte.

INMAS und chronische myofasziale Schmerzen

Der Bereich, in den injiziert wird, sollte weder geschädigtes Gewebe noch Schwellungen, Blutergüsse oder Narbengewebe enthalten. Chronische myofasziale Schmerzen entstehen in der Regel rund um einen oder mehrere HAs und verweisen auf die weiteren sekundären empfindlichen Punkte. Einige HAs können auch mit übertragenen Schmerzen zusammenhängen.

So können beispielsweise bei Patienten mit Kreuzschmerzen alle 7 HAs, die mit dem Plexus lumbosacralis verbunden sind, druckempfindlich sein: H14 an den Nervi clunium superiores, H15 am Ramus cutaneus posterior L2, H16 am N. gluteus inferior, H22 Ramus cutaneus posterior L5, H18 am Tractus iliotibialis, H11 in der Kniekehle lateral und H10 am N. suralis. Rund um diese wichtigen Punkten können auch weniger bedeutende empfindliche Punkte auftreten:

- Im Bereich von H15, bei Schmerzen im M. iliopsoas, dem unteren Teil des M. latissimus dorsi, oder im M. multifidus in Bereich von L2
- Im Bereich von H22, bei Schmerzen mit den Sakroiliakalgelenken, der Region L4 und L5 oder in den M. multifidus in der Region S1
- Im Bereich von H16, bei Schmerzen in der Gesäßregion in den Mm. gluteus maximus oder piriformis
- Im Bereich von H14, bei Schmerzen im Tractus iliotibialis oder den Mm. gluteus minimus oder gluteus medius spürt
- Im Bereich von 5. H18, bei Schmerzen im Tractus iliotibialis bis hinunter zum Knie
- Im Bereich von H11 und H10, bei Schmerzen im Unterschenkel

Man kann sich an den HAs des INMAS orientieren, um sekundäre empfindliche Punkte zu finden, weil das INMAS auf der Interaktion der großen Nervenstämme und der großen Muskeln im neuromuskulären System fußt.

INMAS und akute myofasziale Schmerzen

Akute Schmerzen sind ein lokales Geschehen; in der schmerzhaften Region lassen sich empfindliche HAs finden. Man kann in die schmerzenden Muskeln und benachbarten HAs Injektionen setzen.

Wenn akute Schmerzen mit einer Gewebeverletzung, Schwellung oder Blutergüssen einhergehen, raten wir von Injektionen in das geschädigte Gewebe ab. Man kann aber durch eine manuelle Akupunkturnadelung dafür sorgen, dass die Schwellungen abklingen und die Blutergüsse zurückgehen, und so eine Regeneration des Gewebes fördern.

Praktische Überlegungen zur Injektionstherapie

Sowohl eine Akupunkturbehandlung als auch eine Injektion wirken auf dieselbe Weise, nämlich über Läsionen, die die Heilung fördern, und eine ungefährliche kurzzeitige Immunreaktion gegenüber Fremdkörpern, mit deren Hilfe myofasziale Schmerzen bekämpft werden. Da Injektionsnadeln dicker sind als Akupunkturnadeln, sollte man bei der Anwendung einige Dinge beachten, um dem Patienten nicht zu schaden.

Desinfektion

Da Injektionsnadeln größere Läsionen erzeugen, sollte man den entsprechenden Hautbereich sorgfältig desinfizieren. Zur Säuberung der Haut kann man ein beliebiges gängiges Antiseptikum benutzen. In entzündete, geschwollene oder infizierte Hautbereiche dürfen keine Injektionen gesetzt werden.

Blutung

Bei einer Injektion können größere Blutungen entstehen als durch die dünnen Nadeln, die man bei der Akupunktur verwendet. Um eine zu heftige kapillare

Blutung zu verhindern, kann man dem Patienten empfehlen, in der Woche vor der Injektion Vitamin C zu nehmen, um die Gefäßwände der Kapillaren zu stärken. Drei Tage vor der Injektion sollten die Patienten keine gerinnungshemmenden Mittel wie Aspirin mehr nehmen.

Nadelgrößen

Da ein Hartspann im Innern eines Muskels durch die Injektion aufgelöst werden soll, sollten die Nadeln lang genug sein, um bis zu dieser Stelle vordringen zu können. Dünnere Nadeln sind für den Patienten zwar nicht so schmerzhaft, können sich aber im Muskel leicht verbiegen. Tiefgelegene, kräftige Muskeln können sich plötzlich kontrahieren und dabei die Nadel von der Spritze abtrennen, wenn sie nicht fest aufgesteckt war. Bei einer Nadel mit einem größeren Durchmesser hat man ein besseres Gespür dafür, wie tief man ins Gewebe eingedrungen ist; daher ist sie für den Akupunkteur leichter zu handhaben. Da die Nadelung dann allerdings schmerzhaft ist, muss der Akupunkteur den richtigen Durchmesser und die richtige Länge finden, die der jeweilige Patient noch tolerieren kann.

Injektionsvolumen

Bei der Injektion wird das Muskelgewebe mechanisch beiseite geschoben, um die kontrahierten Muskelfasern zu dehnen. Die Nadelung selbst durchbricht schon etwas die Verkrampfung und dehnt die verkürzten Muskelfasern; anschließend unterstützt der Druck, den die injizierte Flüssigkeit ausübt, noch die Muskelstreckung. Ein großes Volumen an Injektionsflüssigkeit kann zu ausgedehnten Gewebeläsionen führen und vergrößert das Risiko, dass die Flüssigkeit unabsichtlich in ein Blutgefäß gepresst wird; die Erfahrung aus der Klinik zeigt, dass ein Volumen von weniger als 1 ml unbedenklich und effizient und der richtige Kompromiss zwischen Regeneration und Zerstörung des Gewebes ist.

Injektionslösungen für die Injektionstherapie

Seit Ende der 1960er Jahre verwenden chinesische Ärzte die Vitamine B1, B6 und B12 für die Injektionen an Akupunkturpunkten. Amerikanische Ärzte nehmen isotonische Kochsalzlösung, lokale Anästhetika wie Procain, Lidocain sowie andere Anästhetika mit lang anhaltender Wirkung, Kortikoide, BTA und Epinephrin. Diese Substanzen haben unterschiedlich mykotische Wirkungen.

Zur Schmerzlinderung kann man isotonische Kochsalzlösung in die HAs spritzen. Eine kontrollierte Doppelblindstudie mit isotonischer Kochsalzlösung und einem myotoxischen langwirkenden Anästhetikum (0,5 % Mepivacain) hat gezeigt, dass man mit isotonischer Kochsalzlösung die gleiche oder sogar eine bessere Wirkung erzielt als mit Mepivacain.[2]

Procain ist von den Lokalanästhetika am wenigsten myotoxisch und wird im Blut hydrolysiert. Eine einprozentige Lösung eignet sich zur Injektionstherapie. Dieses Anästhetikum blockiert die Nervenleitung, indem es die Kalziumbindungsstellen der Zellmembran des Neurons besetzt.

Man kann auch eine einprozentige Lidocain-Lösung injizieren. Dieses Betäubungsmittel wirkt länger als Procain, ist aber toxischer, weil es fettlöslich ist und vor allem in der Leber abgebaut wird.

Kortikosteroide hemmen Entzündungen. Es gibt keine kontrollierte Studie über die Wirksamkeit injizierter Steroide im Vergleich mit anderen injizierten Substanzen, man sollte aber wiederholte Steroidinjektionen vermeiden, weil Nebenwirkungen wie eine Atrophie der Haut und des subkutanen Gewebes auftreten können.

Man sollte die Patienten darüber aufklären, dass die Injektionsstelle eventuell bis zu 30 Minuten lang betäubt sein kann.

Im Allgemeinen sind Procain und Lidocain in Konzentrationen von 1 Prozent oder darunter am wenigsten myotoxisch. Höher konzentrierte Lösungen sind allerdings deutlich toxisch. Dr. Travell empfahl eine 0,5-prozentige Procain-Lösung in physiologischer Kochsalzlösung und, wie ihre Ergebnisse zeigen, verbessert sich die schmerzlindernde Wirkung durch höhere Konzentrationen nicht.[3] Langwirkende Anästhetika sind myotoxischer, ohne dass sie bei der Behandlung myofaszialer Schmerzen nennenswerte klinische Vorteile bringen. Lokalanästhetika blockieren in niedrigerer Konzentration (0,25 %) selektiv dünne Fasern, während höhere Konzentrationen auch die dickeren A-δ(IIIb und IIIa)-Fasern ausschalten.[4]

Nach der Injektion eines Lokalanästhetikums lassen entzündliche und andere Beschwerden definitiv nach. Man konnte aber zeigen, dass die Effizienz der Injektionstherapie bei der Schmerzbekämpfung nicht von irgendwelchen spezifischen Eigenschaften abhängt, die diese injizierten Substanzen eventuell haben, sondern von der stimulierenden Wirkung durch den Einstich der Injektionsnadeln.[5]

Verhalten nach der Injektion

Nach der Therapie sollten die Patienten die betroffenen Muskeln einige Tage lang nicht zu stark belasten. In den ersten drei Tagen ist eine leichte körperliche Betätigung wie Gehen das Richtige.

Vermeidung von Reaktionen auf die Nadelung

Wie die Akupunktur löst auch eine Injektion mitunter eine ungefährliche, aber alarmierende Reaktion wie eine kurze Synkope aus, die aber vollkommen vermeidbar ist. Der Akupunkteur sollte seine Patienten darüber informieren, dass sie zu Beginn der Behandlung weder Hunger noch zu viel gegessen haben sollten. Es ist besser, eine Stunde vor der Behandlung nicht mehr als einen kleinen Imbiss zu sich zu nehmen. Wenn Patienten körperlich erschöpft sind, stark schwitzen, sehr kalt oder nervös sind, sollten sie sich ausruhen, um vor den Injektionen wieder eine stabile Verfassung zurückzuerlangen. Schließlich sollten sich die Patienten bequem hinlegen. Wir raten zu einer liegenden Position

(Rücken-, Bauch- oder Seitenlage). Wenn die Sitzposition gewählt werden muss, sollte dafür gesorgt werden, dass die Patienten nicht umfallen können, wenn sie bewusstlos werden.

Eine solche Synkope sieht man am häufigsten bei gesunden männlichen Patienten im Alter von 20–30 Jahren oder bei 20- bis 50-jährigen Patientinnen mit einem niedrigen Blutdruck (110/70 oder darunter).

Die histopathologische Wirkung einer Injektionstherapie

Ein klassisches Experiment mit einer intramuskulären Injektion bei Ratten hat gezeigt, dass die Injektion kleiner Volumina (1 ml oder weniger) mit geringer Konzentration (1 % oder weniger) nur gelegentlich zu kleineren Schäden an den Muskelfasern führt. In 24–72 Stunden entwickelte sich eine vorübergehende Entzündungsreaktion: in dieser Zeit war eine leichte Infiltration von Neutrophilen, Lymphozyten und Makrophagen zu beobachten. Die angegriffenen Fasern wurden letztlich phagozytiert. Nach sieben Tagen konnten keine Veränderungen mehr festgestellt werden.[6] Diese Daten decken sich mit unseren Beobachtungen in der Klinik.

Zusammenfassung

INMAS bietet eine gute Orientierungshilfe, um sowohl bei chronischen als auch bei akuten myofaszialen Schmerzen die Punkte zu finden, die für eine intramuskuläre Injektion am erfolgversprechendsten sind. Darüber hinaus ist es eine einfache und zuverlässige Methode, um die Homöostase, das Gleichgewicht zwischen *Yin* und *Yang*, herzustellen, wodurch nicht nur lokale Schmerzen nachlassen, sondern auch eine generelle Gesundung erreicht werden kann.

Literatur

1. Travell J, Rinzler SH: The myofascial genesis of pain, Postgrad Med 11:425-434, 1952.
2. Frost FA, Jessen B, Siggard-Anderson J: A control, double-blind comparison of mepivacaine injection versus saline injection for myofascial pain, Lancet 1:499-501, 1980.
3. Travell J: Temporomandibular joint pain referred from muscles of the head and neck, J Prosthet Dent 10:745-763, 1960.
4. Bekkering R, van Bussel R: Segmental acupuncture. In Filshie J, White A, ed.: Medical acupuncture: a Western scientific approach, Edinburgh, 1998, Churchill Livingstone, p 109.
5. Baldry P: Trigger point acupuncture. In Filshie J, White A, ed.: Medical acupuncture: a Western scientific approach, Edinburgh, 1998, Churchill Livingstone, p 39.
6. Pissolato P, Mannheimer W: Histopathologic effects of local anesthetic drugs and related substances, Springfield, Ill, 1961, Charles C. Thomas, pp 40, 41, 60, and 71.

Kapitel 17

Fallstudien

Einführung

Die hier vorgestellten Fälle verdeutlichen zwei Prinzipien:

- Aufgrund der quantitativen Bewertung der Patienten kann man die Ergebnisse und die Dauer der Akupunkturbehandlung vorhersagen.
- Das standardisierte Integrative Neuromuskuläre Akupunkturpunktsystem (INMAS) kann bei jedem einzelnen Patienten und Symptom angewandt und entsprechend angepasst werden.

Quantitative Bewertung bei der Akupunktur

Das Prinzip dieses Bewertungsverfahrens wird ausführlich in Kapitel 6 erläutert, hier folgt nur eine kurze Zusammenfassung. Die quantitative Bewertung basiert auf folgenden Erkenntnissen:

- Der Status der Homöostase einer Person entspricht dem Selbstheilungspotential, das diese Person bei einer Akupunkturbehandlung hat.
- Die Anzahl der empfindlichen (passiven) Punkte auf dem Körper sagt etwas über das Heilungspotential aus: je mehr empfindliche Punkte vorhanden sind, umso geringer ist das Heilungspotential, das man erwarten kann.
- Ist die Homöostase gestört, treten in vorhersagbarer Abfolge an vorhersagbaren Körperstellen empfindliche Punkte auf.

Für die Bewertung wählten wir 16 Akupunkturpunkte aus. Durch beidseitiges Abtasten von vier Armpunkten auf dem Ramus profundus n. radialis sowie vier Beinpunkten auf dem N. saphenus können wir die Patienten in vier Gruppen einteilen: in die Gruppen A, B, C und D (Tabelle 17.1).

Akupunkteure sollten sich darüber im Klaren sein, dass zwischen den Patienten der Gruppen A und B keine gravierenden pathologischen Unterschiede bestehen und sich auch die Patienten innerhalb der einzelnen Gruppen unterscheiden. So benötigen beispielweise manche Patienten aus Gruppe B 6–8 Behandlungen, andere dagegen 8–10. Darüber hinaus ähnelt das Selbstheilungspotential mancher Patienten der Gruppe A dem einiger Patienten der Gruppe B. So brauchen unter Umständen einige Patienten der Gruppe A 7–8 Behandlungen, wohingegen einige Patienten aus der Gruppe B mit nur 5–6 Behandlungen auskommen.

Tabelle 17.1 Quantitative Bewertung von Patienten mit Weichteilschmerzen

Anzahl der passiven diagnostischen Punkte (H1-1, H1-2, H1-3 und H1-4 sowie H4-1, H4-2, H4-3 und H4-4)	0–4	4–8	8–12	12–16
Zuordnung zur Gruppe	A	B	C	D
Durchschnittliche Anzahl der erforderlichen Sitzungen	4	8	16	Mehr als 16
Dauer der schmerzfreien Zeit	Über ein Jahr	Monate und mehr als ein Jahr (im Durchschnitt 5±1 Monate)	Wochen bis Monate	Tage bis Wochen

Standardisiertes und individualisiertes INMAS-Protokoll

Aufgrund des INMAS-Protokolls bekommt jeder Patient die richtige standardisierte Behandlung, die zusätzlich an seine persönliche Situation angepasst werden kann. Das INMAS-Protokoll wird ausführlich in Kapitel 5 beschrieben, hier folgt nur eine kurze Zusammenfassung.

Zum INMAS gehören drei Arten von Akupunkturpunkten: homöostatische Akupunkturpunkte (HAs), symptomatische Akupunkturpunkte (HAs) sowie paravertebrale Akupunkturpunkte (PAs). Die HAs bilden den standardisierten Teil des Protokolls, während mithilfe der SAs und PAs die Anpassung an die individuellen Gegebenheiten erfolgt. Zur Sicherheit werden alle Patienten im Liegen behandelt: in Bauch-, Rücken- oder Seitenlage. Man nadelt entweder alle oder nur bestimmte HAs, die in der ausgewählten Position zugänglich sind. Ob alle oder nur einige HAs genadelt werden, hängt davon ab, wie gut der Patient die Nadelung toleriert und in welchem gesundheitlichen Zustand er sich befindet. Wenn der Patient nicht so viele Nadeln verträgt, schwach ist oder nicht genügend Energie für die Selbstheilung einer großen Anzahl nadelinduzierter Läsionen besitzt, werden weniger HAs genadelt. Auch bei Patienten, die ganz gesund sind, sind nicht so viele Nadeln angebracht, weil bei ihnen weniger Nadeln für die Behandlung ausreichen. Schwächere Patienten sind möglicherweise 1–2 Tage nach der Behandlung sehr müde.

Bei jeder Behandlung nadelt man etwa 5–10 SAs. Der Akupunkteur sollte den symptomatischen Bereich gründlich nach den empfindlichsten Punkten abtasten.

PAs und SAs sollten in denselben Segmenten liegen. So nimmt man etwa bei Symptomen am Arm PAs von C5–Th1, während man für Knieschmerzen PAs von L3–L5 verwendet.

Die Prinzipien der quantitativen Bewertung und individuellen Anpassung des standardisierten INMAS-Protokolls werden in jedem Fall, der im Folgenden dargestellt wird, beschrieben. Sämtliche Fälle sind authentisch, nur die Namen wurden geändert, um die Identität der Personen zu schützen.

Nacken- und Rückenschmerzen

Gruppe A: Ausgezeichnete Ergebnisse

Fall 1: Kreuzschmerzen JK, ein 42-jähriger Manager einer Baufirma, ist körperlich aktiv und gerne im Freien, fährt Boot und wandert. Vor anderthalb Jahren bekam JK Kreuzschmerzen, nachdem er schwere Möbel verschoben hatte. Nach diesem Zwischenfall hatte er dauernd Schmerzen, die jeweils noch schlimmer wurden, wenn er sich für ungefähr eine halbe Stunde hinsetzte, um an seinem Computer zu arbeiten. Die Schmerzen ließen sich morgens nach dem Aufstehen besser ertragen, verschlimmerten sich aber manchmal gegen Abend. Er ging zu einem Chiropraktiker und mehreren Physiotherapeuten, und nach jeder Behandlung ließen die Schmerzen für kurze Zeit etwas nach. Im CT waren keine pathologischen Befunde zu erkennen.

Bevor er die Möbel verrückte, hatte JK nach schwerer Arbeit gelegentlich einige Tage lang Beschwerden im Bereich des unteren Rückens und eine Bewegungseinschränkung. Er hatte zuvor weder einen Unfall noch ernsthafte Verletzungen gehabt, außer dass er sich sechs Jahre zuvor beim Gewichtheben seinen Bizeps leicht verletzt hatte.

Der quantitativen Bewertung zufolge gehört JK zur Gruppe A. Die Untersuchung ergab, dass seine rechte Schulter etwa 2,5 Zentimeter tiefer stand als die linke. Die Akupunkturpunkte H14, H15, H16 und H22 auf der rechten Seite waren sehr druckempfindlich. Die Haut um den rechten H15 glänzte, was auf eine Schwellung und Entzündung hinwies. Der Eindruck war, dass die Schmerzen durch eine Zerrung der lumbalen Rückenmuskulatur hervorgerufen wurden. Weil die Schmerzen seit anderthalb Jahren bestanden, lautete die Prognose, dass bei jemandem, der wie JK der Gruppe A zugeordnet wird, 4–8 Sitzungen nötig wären, damit sich die lumbale Muskulatur optimal erholen könnte.

Behandlungsplan Die Behandlungen wurden in Bauchlage durchgeführt. Folgende Akupunkturpunkte wurden ausgewählt:

- HAs: alle, die in dieser Lage zugänglich waren
- SAs: Die lumbalen HAs sind in diesem Fall die SAs.
- PAs: Die lumbalen HAs sind in diesem Fall die PAs.

Die Behandlungen wurden alle fünf Tage durchgeführt. Nach der zweiten Behandlung fühlte sich JK viel besser und seine Lumbalmuskulatur war viel lockerer. Nach der vierten Behandlung hatte er fast keine Schmerzen mehr. Ihm wurde gesagt, dass er seine gewohnten anstrengenden Aktivitäten noch nicht wieder aufnehmen solle, weil seine verletzten Muskeln immer noch schwach seien. Nach der sechsten Behandlung sagte JK die restlichen beiden Sitzungen ab, weil er schmerzfrei war, und nahm wieder seine normalen Tätigkeiten auf.

Inzwischen ist JK zu seinem aktiven Lebensstil zurückgekehrt, kommt einmal im Monat zu einer vorbeugenden Akupunktur in unsere Klinik und verhindert so, dass sich seine Rücken- und Nackenmuskeln wieder verhärten und schmerzen.

Fall 2: Kreuz- und Nackenschmerzen AB ist ein 20 Jahre alter Student und Bluegrass-Gitarrist. Als er in unsere Klinik kam, klagte er über starke Kreuzschmerzen, die aufgetreten waren, als er mehrere Tage vor dem Besuch in der Klinik am nationalen Bluegrass-Wettbewerb teilgenommen hatte.

AB ist fit und gesund und hatte vorher keine Verletzungen. Der quantitativen Bewertung zufolge gehört er zur Gruppe A. Die Untersuchung zeigte einen Schulterhochstand links. Beim Abtasten waren die Akupunkturpunkte im linken Nacken- und Schulterbereich (H7, H3, H13 und H8) empfindlicher als die Punkte auf der rechten Seite. Links waren die lumbalen Akupunkturpunkte (H14, H15 und H16) druckdolent. Unserem Eindruck nach waren die Schmerzen im Kreuz und Nacken akut. Die Prognose lautete, dass der Patient mit vier Sitzungen schmerzfrei werden könnte.

Behandlungsplan Die Behandlungen wurden in Bauchlage vorgenommen. Folgende Akupunkturpunkte wurden genadelt:

- HAs: alle, die in dieser Lage zugänglich waren
- SAs: zwei empfindliche Punkte auf der linken und zwei auf der rechten Halsseite
- PAs: drei Punkte im Bereich von Th1–Th3

Die Behandlungen wurden alle drei Tage durchgeführt. Direkt nach der ersten Behandlung fühlte sich AB viel entspannter, seine linke Schulter sank etwas herunter und seine Kreuzschmerzen ließen nach. Am folgenden Tag fühlte sich AB schon viel besser, er hatte zwar noch Schmerzen, die ihn aber nicht mehr so sehr beeinträchtigten. Zwei Tage nach der zweiten Behandlung war AB schmerzfrei und konnte wieder in seiner Band mitspielen.

Fall 3: Kreuzschmerzen YS wurde von einem örtlichen, auf Wirbelsäulenerkrankungen spezialisierten Orthopäden in unsere Klinik überwiesen. Sie war 70 Jahre alt, bei guter Gesundheit, aktiv und reiste um die Welt. Drei Monate vor dem Besuch in der Klinik setzten bei ihr Kreuzschmerzen ein. Sie fühlte sich besser, nachdem sie ein Analgetikum genommen hatte, aber die Schmerzen kamen bald wieder. Morgens fühlte sie sich zunächst besser, aber wenn sie ihre täglichen Arbeiten in Angriff nahm, verschlimmerten sich die Schmerzen wieder. Gleichzeitig kam es zu einer Schwellung im linken Hypochondrium. Ihr Arzt entdeckte keine Auffälligkeiten an der Wirbelsäule.

YS hatte mehr als 30 Jahre lang geraucht, damit aber vor 20 Jahren aufgehört. Sie hatte drei Kinder. Mit 40 war ihr der linke Eierstock entfernt worden, mit 50 hatte sie ein leichtes Schleudertrauma aufgrund eines Autounfalls bei geringer Geschwindigkeit, mit 55 kam sie wegen Kreuzschmerzen ins Krankenhaus, wurde aber ohne Operation wieder entlassen. Sie aß wenig Kohlenhydrate und Fette und war vor den aktuellen Kreuzschmerzen täglich 5–6,5 Kilometer gewandert.

YS ist gesund und hat nur wenige druckempfindliche Punkte am Körper. Der quantitativen Bewertung zufolge gehört sie zur Gruppe A. Die visuelle Untersuchung ergab, dass ihre linke Schulter etwas niedriger stand als die rechte. Beim Abtasten fanden sich keine empfindlichen Punkte am Hals, aber sehr druckempfindliche Akupunkturpunkte im linken Lendenbereich (H14 und H15). Allem Anschein nach hatte YS eine Muskelzerrung im Lendenbereich. Der Prognose zufolge waren 4–6 Sitzungen erforderlich.

Behandlungsplan

Bauchlage:

- HAs: lumbale HAs (H14, H15, H16, H22).
- SAs: Die lumbalen HAs sind in diesem Fall die SAs.
- PAs: Weil das geschwollene linke Hypochondrium in den Dermatomen Th6–Th10 liegt, wurden beiderseits von Th6–Th10 je vier Nadeln gesetzt.

Rückenlage:

- SAs: in die geschwollene Hautregion 15 dünne Nadeln (15 mm lang).

Es wurde alle vier Tage behandelt. Nach der zweiten Behandlung fühlte sich YS schon viel besser. Nach der vierten hatte sie keine Schmerzen und Schwellung mehr und brach die Behandlungen ab. Sie kommt aber weiterhin regelmäßig zu vorbeugenden Behandlungen, um den erreichten Zustand zu wahren.

Fall 4: Nackenschmerzen aufgrund eines Schleudertraumas nach einem Autounfall Der 17-jährige JL besucht die oberste Klasse der High-School. Er hatte bei einem Auffahrunfall, bei dem er im vorderen Auto saß, ein Schleudertrauma erlitten. Einen Tag nach dem Unfall traten Schmerzen im Nacken und im Bereich des oberen Rückens auf. Er hoffte, dass die Schmerzen von selbst wieder aufhören würden, doch nach zwei Monaten mit ständigen Schmerzen brachte ihn seine Mutter in unsere Klinik.

JL ist gesund und hat vorher keinerlei Beschwerden gehabt. Der quantitativen Bewertung zufolge gehört er in Gruppe A. Beim Abtasten waren, vor allem in Höhe von C1–C2 und C4–C5, die seitlichen Hals- und die Nackenmuskeln sehr empfindlich. Auch die Muskeln im Bereich Th1–Th10 waren druckschmerzhaft. Die lumbalen Akupunkturpunkte H15 und H22 waren empfindlich, weil die Muskeln im Bereich des unteren Rückens ebenfalls schmerzten. Da sich die Muskelschmerzen von der Halswirbelsäule bis zur Kreuzbeinregion erstreckten, wurde prognostiziert, dass acht Akupunkturbehandlungen erforderlich sein würden.

Behandlungsplan Die Behandlungen wurden in Bauchlage vorgenommen. Als Akupunkturpunkte wurden ausgewählt:

- HAs: Nacken (H7), Schulter (H3, H7, H13 und H8) und Lendenbereich (H14, H15, H16 und H22)
- SAs: Auf jeder Seite der Halswirbelsäule wurden in Höhe von C4–C5, wo an den empfindlichsten Stellen zwei Nadeln eingestochen.
- PAs: Beiderseits von C5 wurden zwei Nadeln und von Th1–Th8 fünf Nadeln gesetzt.

Die Behandlungen wurden alle vier Tage vorgenommen. JL hatte einen Tag nach der ersten Behandlung Schmerzen, fühlte sich aber am nächsten Tag viel besser. Nach der fünften Behandlung waren die Schmerzen im Nacken, oberen und unteren Rücken vollkommen verschwunden.

Gruppe B: Gute Ergebnisse

Fall 5: Kreuzschmerzen DS, eine 36 Jahre alte Lehrerin, bekam etwa fünf Monate, bevor sie unsere Klinik aufsuchte, Kreuzschmerzen. Das CT zeigte schwere degenerative Veränderungen an den Wirbeln L4–L5–S1. Zwei Monate, bevor sie sich vorstellte, waren ihr Steroide gespritzt worden, aber an den Schmerzen hatte sich nichts geändert. Sie hatte früher weder Verletzungen noch Unfälle gehabt und sitzt sehr viel.

Der quantitativen Bewertung zufolge gehört sie in die Gruppe B. Bei der Palpation waren die lumbalen Akupunkturpunkte H14, H15, H16 und H22 empfindlich, und der Bereich von L4–S4 sehr schmerzhaft. Die Akupunkturpunkte am Nacken und an der Schulter waren ebenfalls empfindlich. Weil DS zur Gruppe B gehört, wurde prognostiziert, dass etwa acht Sitzungen erforderlich wären, um die Schmerzen dauerhaft lindern zu können.

Behandlungsplan Die Behandlungen wurden in Bauchlage vorgenommen. Folgende Akupunkturpunkte wurden verwendet:

- HAs: Nacken (H7), Schulter (H3, H7, H13 und H8) und Lendenbereich (H14, H15, H16 und H22)
- SAs: beiderseits von L4–S4 jeweils vier Nadeln
- PAs: keine, da die PAs im Bereich von L4–S4 die SAs sind

Die Behandlungen wurden alle 4–5 Tage wiederholt. Nach drei Behandlungen spürte DS, dass die Schmerzen nachzulassen begannen. Nach sechs Behandlungen war sie schmerzfrei und ging für zwei Wochen in den Urlaub. Nach ihrer Rückkehr hatte sie Schmerzen, wenn sie in der Küche arbeitete (sie ist hochgewachsen, und das Spülbecken scheint zu niedrig für sie zu sein), und ließ sich daher erneut behandeln. Nach insgesamt acht Sitzungen waren alle Schmerzen verschwunden. Ein Jahr später ist DS immer noch schmerzfrei.

Fall 6: Nackenschmerzen RF, ein 63-jähriger ehemaliger Buchhalter, hatte in den letzten drei Jahren, bevor er zu uns in die Klinik kam, Nackenschmerzen. Er konnte den Kopf nur sehr eingeschränkt bewegen und musste sich immer mit dem ganzen Körper drehen, um zur Seite zu blicken. Obwohl RF die ihm verschriebenen Medikamente nahm, kamen die Schmerzen sofort zurück, sobald er die Tabletten absetzte; man hatte ihm geraten, er solle lernen „mit den Schmerzen zu leben." Er hatte eine Arthritis an C5. Ein Kernspintomogramm der Lendenwirbelsäule zeigte an L4–L5 links einen ausgedehnten Bandscheibenvorfall, der mit einer Retrolisthesis in diesem Bereich einherging. Außerdem hatte er am linken und rechten Bein Schmerzen am Tractus iliotibialis.

20 Jahre vorher war sein Wagen mit 16 Stundenkilometern auf einen anderen Wagen aufgefahren und bei ihm war ein Schleudertrauma diagnostiziert wor-

den. Nach dem Unfall begannen die Nackenschmerzen. Zum Zeitpunkt seiner ersten Akupunktursitzung hatte er drei Jahre lang Schmerzen gehabt. Er hat Asthma und inhaliert jeden Morgen geringe Mengen eines Steroids. Er ist etwas untergewichtig, hat aber guten Appetit.

Der quantitativen Bewertung zufolge gehört RF zur Gruppe B. Bei der Palpation waren die Muskeln im Nacken und auf beiden Halsseiten von C1–C7 sowie die Akupunkturpunkte im Lenden- und Beinbereich (H14, H15, H16, H22, H18, H11 und H10) druckempfindlich. Es wurde die Prognose gestellt, dass etwa 8–12 Sitzungen erforderlich sein würden.

Behandlungsplan Die Behandlungen wurden in Bauchlage vorgenommen. Folgende Akupunkturpunkte waren ausgewählt worden:

- HAs: Nacken (H7), Schulter (H3, H7, H13 und H8), Lendenbereich (H14, H15, H16 und H22) sowie HAs am Bein (H18, H11 und H10)
- SAs: auf jeder Seite der Halswirbelsäule in Höhe von C3, C5 und C6 an die empfindlichsten Stellen drei Nadeln
- PAs: beiderseits von C5 zwei Nadeln

Die Behandlungen wurden alle fünf Tage wiederholt. Dem Patienten wurde geraten, regelmäßig Nackenübungen zu machen. Nach der vierten Behandlung fühlte sich RF so viel besser, dass er eine lange anstrengende Wanderung in den Bergen unternahm, bei der er häufig den Kopf drehen musste. Am Tag nach der Wanderung hatte RF starke Schmerzen und kam zu einer Notbehandlung zu uns in die Klinik. Nach sechs Behandlungen waren seine Schmerzen im unteren Rücken und im Bein verschwunden und seine Nackenschmerzen ließen nach.

Während der folgenden Behandlungen wurden die Akupunkturpunkte am Bein nicht mehr genadelt. Nach der 12. Sitzung hatte RF selbst nach einer langen Wanderung keine Nackenschmerzen mehr, und er konnte seinen Kopf nach jeder Seite um über 60 Grad drehen, ohne seinen Körper mitbewegen zu müssen. RF entschied sich dafür, die Akupunkturbehandlungen fortzusetzen, um den Bewegungsumfang zu vergrößern und generell seinen Gesundheitszustand zu erhalten.

Fall 7: Kreuzschmerzen BG, ein 52 Jahre alter Bankier, hatte, bevor er zu uns in die Klinik kam, 30 Jahre lang vor allem morgens ein steifes Kreuz. Er läuft dreimal die Woche etwa 3 Kilometer und ist leidenschaftlicher Golfer. Sechs Monate vor seiner ersten Sitzung begann sein steifer Rücken zu schmerzen. Die medizinische Untersuchung ergab eine Degeneration der Bandscheibe zwischen dem 4. und 5. Lendenwirbel.

BG hatte vorher keinerlei gesundheitliche Probleme gehabt. Nach der quantitativen Bewertung gehört er in Gruppe B. Bei der Palpation waren seine Muskeln im linken Lendenbereich empfindlicher als im rechten, und auf der linken Seite waren auch die lumbalen Akupunkturpunkte (H15, H14, H22 und H16) , vor allem H22, empfindlich. Der Halsbereich war gesund und wies keine empfindlichen Punkte auf. Angesicht des Befundes konzentrierten sich die Behandlungen auf den Kreuzbereich. Die Rückenschmerzen waren, weil sie akut waren, behandelbar. Die Prognose lautete, dass etwa acht Behandlungen ausreichen sollten, um die vorhandenen Schmerzen zu lindern, dass aber angesichts dessen, dass er 30 Jahre lang eine Bewegungseinschränkung gehabt hatte, vier weitere Behandlungen erforderlich sein dürften, um ein Rezidiv zu verhindern. Somit lautete die Prognose, dass erst einmal acht Behandlungen nötig seien.

Behandlungsplan Die Behandlungen wurden in Bauchlage vorgenommen. Folgende Akupunkturpunkte wurden ausgesucht:

- HAs: Nacken (H7), Schulter (H3, H7, H13 und H8), Lendenbereich (H14, H15, H16 und H22) sowie HAs am Bein (H18, H11 und H10)
- SAs: in Höhe L4–S1 auf jeder Seite drei Nadeln in die empfindlichsten Stellen
- PAs: keine, weil in diesem Fall PAs und SAs identisch waren

Die Behandlungen wurden alle fünf Tage wiederholt. Nach der dritten Behandlung hatte BG keine Schmerzen mehr, ließ sich aber wegen seiner morgendlichen Kreuzsteifigkeit weiter behandeln. Er kommt mittlerweile einmal monatlich zur Behandlung, um weiteren Kreuzschmerzen vorzubeugen und um durch eine bessere Muskelkoordination sein Golfspiel zu verbessern.

Fall 8: Nackenschmerzen Bei CH, einer 55-jährigen Geschäftsführerin, war 20 Jahre lang die Schultermuskulatur, vor allem der M. trapezius, verhärtet. Sechs Monate, bevor sie unsere Klinik aufsuchte, hatte sie Nackenschmerzen, durch die sie ihren Kopf nicht mehr im vollen Umfang nach rechts drehen konnte. Die medizinische Untersuchung deutete auf eine Arthritis in den Facettengelenken von C4–C5 sowie einen Bandscheibenvorfall in diesem Bereich hin. Ihr Hausarzt verschrieb ihr Steroide, die sie drei Monate lang nehmen sollte. Diese linderten aber nicht ihre Schmerzen, vielmehr verengten sich ihre Gefäße im Hautbereich links von C7–Th1, ihr Gesicht war aufgedunsen und ihre linke Schulter und ihr linker Arm schmerzten.

CH ist insgesamt gesund. Sie hat drei Kinder und ihr war im Alter von 30 Jahren der Uterus entfernt worden. Vor 14 Jahren erlitt sie aufgrund eines Autounfalls ein Schleudertrauma und hatte eine Stunde nach dem Unfall Nackenschmerzen. Sie legte trotz der seit kurzem ständigen Nackenschmerzen weiterhin täglich 4–5 Kilometer zu Fuß zurück.

Nach der quantitativen Bewertung gehört CH in Gruppe B. Beim Abtasten waren ihre Nackenmuskeln vor allem auf der linken Seite sehr empfindlich und wärmer als normal, was auf eine Entzündung hindeutete. Auch ihre Akupunkturpunkte auf der Schulter und dem Arm (H2, H7, H3, H13, H8, H9, H1 und H12) sowie die lumbalen Akupunkturpunkte H14, H15 und H16 waren empfindlich. Angesichts der schweren Nackenschmerzen aufgrund der Arthritis und des Bandscheibenvorfalls lautete die Prognose, dass 8–16 Sitzungen erforderlich sein würden.

Behandlungsplan Die Behandlungen wurden in Bauchlage vorgenommen. Folgende Akupunkturpunkte wurden ausgewählt:

- HAs: Nacken (H7), Schulter (H3, H7, H13 und H8), Arm (H9, H1 und H12) sowie Lendenbereich (H14 für zwei Monate sowie H15, H16 und H22)

- SAs: beiderseits von C3, C5 und C6 an den empfindlichsten Stellen drei Nadeln
- PAs: beiderseits von C5 und C6 zwei Nadeln

Die Behandlungen wurden alle 4–5 Tage durchgeführt. Nach der fünften Behandlung ging es CH besser. Nach der siebten Behandlung fuhr sie in Urlaub und zu ihrer Überraschung hatte sie in dieser Zeit weder im Nacken noch an der Schulter oder am Arm Schmerzen. Sie setzte die Behandlung bis zur 12. Sitzung als Vorsorge mit wöchentlichen Terminen fort. Ihr wurde geraten, sich noch sechs Monate lang weiterhin einmal monatlich behandeln zu lassen.

Fall 9: Kreuzschmerzen YM, ein 43-jähriger Computertechniker, litt, bevor er in unsere Klinik kam, zwei Jahre lang unter Kreuzschmerzen. Die medizinische Untersuchung ergab einen Bandscheibenvorfall zwischen dem 4. und 5. Lendenwirbel. YM hatte im Stehen wie im Sitzen immer Rückenschmerzen. Nachts fühlte er sich nur besser, wenn er in Embryonalstellung auf der Seite lag. Sein Neurochirurg riet ihm, noch einige Jahre mit der Operation zu warten, bis der Bandscheibenvorfall so weit fortgeschritten wäre, dass man die Operation rechtfertigen könnte.

YM hatte vorher nie gesundheitliche Probleme gehabt. Der quantitativen Bewertung zufolge gehört er in die Gruppe B. Bei der Palpation fanden wir leicht empfindliche HAs im Nacken- und Schulterbereich und seine linke Lumbalmuskulatur war empfindlicher als die auf der rechten Seite. Die empfindlichsten Gewebe wurden in der lumbosakralen Region links von L4 und S4 ertastet. Sämtliche lumbalen Akupunkturpunkte (H15, H22, H14 und H16) waren ebenfalls empfindlich, vor allem auf der linken Seite. In Anbetracht des Bandscheibenvorfalls zwischen dem 4. und 5. Lendenwirbel und der beruflichen Belastung des Patienten, der viele Stunden am Computer sitzen muss, lautete die Prognose, dass acht Sitzungen sowie anschließend Vorsorgebehandlungen erforderlich sein würden.

Behandlungsplan Bei den Behandlungen lag der Patient auf dem Bauch. Folgende Akupunkturpunkte wurden ausgesucht:

- HAs: Nacken (H7), Schulter (H3, H7, H13 und H8), Lendenbereich (H14, H15, H16 und H22) und Bein (H18, H11 und H10)
- SAs: im Bereich von L3–S2, empfindlichsten Stellen auf jeder Seite drei Nadeln
- PAs: keine, weil in diesem Fall PAs und SAs identisch waren

Es wurde einmal pro Woche behandelt. Nach der vierten Behandlung hatte YM keine Schmerzen mehr und spürte nur auf der linken Seite eine Verhärtung. Angesichts des Vorfalls bei L4–L5 beschloss YM, weiterhin alle 14 Tage zur Vorsorgebehandlung zu kommen. Inzwischen lässt sich YM seit drei Jahren in der Klinik behandeln. Er hat manchmal nach einem langen Arbeitstag Schmerzen, die aber nach einer vorbeugenden Behandlung wieder abklingen.

Fall 10: Nacken- und Kreuzschmerzen CG, eine 55 Jahre alte Zahnärztin, hatte in den 20 Jahren, die sie praktiziert hat, keinerlei Schmerzen, bis etwa fünf Monate, bevor sie unsere Klinik aufsuchte, unvermittelt Nacken- und Kreuzschmerzen einsetzten. Sie arbeitete daraufhin noch zwei Monate weiter, konnte die Schmerzen aber schließlich nicht mehr ertragen und war nicht mehr in der Lage zu praktizieren. Auf einem Kernspintomogramm waren keine pathologischen Befunde zu erkennen.

15 Jahre zuvor hatte CG ein leichtes Schleudertrauma aufgrund eines Autounfalls bei geringer Geschwindigkeit gehabt; vor drei Jahren war ein rechter vorderer Kreuzbandriss operativ korrigiert worden. Im Alter von 51 Jahren hatte die Menopause eingesetzt.

Der quantitativen Bewertung zufolge gehört CG in Gruppe B. Bei der Palpation waren alle Akupunkturpunkte im Nacken und an der Schulter (H2, H7, H3 und H8) sehr empfindlich und die Halsseiten sowie der Nacken äußerst schmerzhaft. Alle Akupunkturpunkte am Rücken und am Bein (H15, H22, H14, H16, H18, H11 und H10) waren empfindlich und im Lumbalbereich war die Haut geschwollen. Angesichts der starken Schmerzen am Hals und im Bereich des unteren Rückens lautete die Prognose, dass 8–16 Sitzungen erforderlich sein würden.

Behandlungsplan Die Behandlungen wurden in Bauchlage vorgenommen. Folgende Akupunkturpunkte wurden ausgewählt:

- HAs: Nacken (H7), Schulter (H3, H7, H13 und H8), Lendenbereich (H14, H15, H16 und H22) und Bein (H18, H11 und H10)
- SAs: Lateral auf jeder Halsseite zwei Nadeln in die empfindlichsten Stellen; es gab keine SAs im Lumbalbereich, weil die HAs in diesem Fall sowohl PAs als auch SAs waren.
- PAs: Beiderseits von C4 wurde je eine Nadel eingeführt, weil diese Bereiche empfindlicher waren als andere Halsregionen. Es gab keine PAs im Lumbalbereich, weil die HAs in diesem Fall sowohl PAs als auch SAs waren.

Die Behandlungen wurden in den ersten beiden Wochen zweimal und dann nur noch einmal pro Woche durchgeführt. Vor jeder Behandlung wurde der Hals gründlich nach neuen SAs abgetastet und die Behandlung entsprechend angepasst. Die Akupunkturpunkte im Kreuzbereich blieben unverändert. CG spürte nach der vierten Behandlung eine Verbesserung am Nacken und auch am unteren Rücken. Nach der siebten Behandlung hatte sie am Nacken keine und im Kreuzbereich nur noch leichte Schmerzen und begann, wieder als Zahnärztin zu arbeiten. Weil sie beruflich so eingespannt ist, kommt CG einmal wöchentlich zur Behandlung, um zu verhindern, dass die Schmerzen im unteren Rückenbereich, am Hals und der Schulter zurückkehren.

Gruppe C: Durchschnittliche Ergebnisse

Fall 11: Kreuzschmerzen LR, eine 40-jährige Hausfrau, kam wegen starker Kreuzschmerzen, unter denen sie seit vielen Monaten den ganzen Tag über litt. Nachts konnte sie nicht auf dem Rücken schlafen. Eine Kernspintomographie zeigte einen schweren Bandscheibenvorfall in Höhe von L4–L5. Ihr Orthopäde hatte ihr mitgeteilt, sie müsse sofort operiert werden, sonst würden ihre Schmerzen sie nicht nur arbeitsunfähig machen, sondern auch zu einer Degeneration der Nervenzellen führen. LR kam in unsere Klinik, weil sie nach einer Behandlungsalternative suchte.

Nachdem wir den Bericht ihres Arztes gelesen hatten, konnten wir ihr keine großen Hoffnungen machen, sondern behandelten sie einen Monat lang, so gut wir konnten. Wir sagten ihr, dass sie eine Operation in Erwägung ziehen sollte, falls wir in dieser Zeit keine Fortschritte erzielen würden. LR hatte einen hohen Blutdruck, der medikamentös eingestellt war, und hatte manchmal am ersten Tag ihrer Menstruation krampfartige Unterbauchschmerzen. Der quantitativen Bewertung zufolge gehört sie in Gruppe C.

Beim Abtasten waren ihre lumbalen Akupunkturpunkte äußerst empfindlich (H15, H22, H14, H16), besonders der linke H22. Am linken Bein waren die Akupunkturpunkte H18, H11, H10 und H6 empfindlicher als am rechten. Die Akupunkturpunkte am Hals und an der Schulter waren druckempfindlich, aber nicht so sehr wie die Akupunkturpunkte im Lumbalbereich und am Bein. LR ertrug die Schmerzen bei der Nadelung sehr schlecht, so dass wir die Behandlung so gestalten mussten, dass möglichst wenig Punkte genadelt wurden. Aufgrund der Schwere der Symptome, ihres schlechten Gesundheitszustands und der schlechten verträglichkeit wurde keine Prognose für die Patientin abgegeben. Sie entschied sich jedoch dafür, sich in jedem Fall behandeln zu lassen.

Behandlungsplan Bei den Behandlungen lag die Patienten auf dem Bauch. Folgende Akupunkturpunkte wurde ausgewählt:

- HAs: Lendenbereich (H14, H15, H16 und H22) und Bein (H18, H11 und H10)
- SAs: lateral von L5 und S2 auf jeder Seite zwei Nadeln, weil dieser Bereich sehr empfindlich war
- PAs: keine, weil in diesem Fall PAs und SAs identisch waren

Die Behandlungen wurden vier Wochen lang zweimal und dann nur noch einmal wöchentlich durchgeführt. Die Behandlung war jedes Mal dieselbe. Nach der vierten Behandlung fühlte sich LR besser und entschied sich für weitere Akupunktursitzungen, um nicht operiert werden zu müssen. Nach der fünften Behandlung hatte sie starke Schmerzen, weil ihre Menstruation einsetzte. Nach der achten Behandlung waren ihre Schmerzen um 50 % zurückgegangen. Wir verwendeten in jeder Sitzung nach wie vor dasselbe Behandlungsschema. Nach der 16. Sitzung hatte sie kaum noch Schmerzen, so dass sie gehen und die meisten Dinge im Haushalt erledigen konnte. Nach der 24. Sitzung war sie schmerzfrei und hatte nur noch gelegentlich Beschwerden im Lendenbereich. Wann immer das der Fall war, kam sie für eine oder zwei Sitzungen zu uns.

Fall 12: Nacken-/Hüftschmerzen (Schleudertrauma/Arthritis) AA ist eine erfolgreiche 52-jährige Geschäftsfrau. Sie war an drei Autounfällen beteiligt, von denen sie starke Nackenschmerzen zurückbehalten hatte. Ihr Körper war insgesamt sehr schwach. Wenn sie länger als zehn Minuten auf dem Bauch lag, hatte sie unerträgliche Schmerzen. Mehr als 15 Minuten zu sitzen, verursachte ihr wegen der Arthritis in ihrer Hüfte Schmerzen. Sie hatte sogar Schmerzen, wenn sie nur kurze Strecken ging. Sie bekam Steroide injiziert, die kurzzeitig halfen. Man hatte ihr geraten, sich wegen der Nackenschmerzen operieren zu lassen.

Der quantitativen Bewertung zufolge gehört AA in Gruppe C. Beim Abtasten waren alle seitlichen Hals- und die Nackenmuskeln sehr druckempfindlich. Die Muskeln der rechten Schulter und rechts von Th1–Th7 waren ebenfalls empfindlich. AA hatte eine Coxarthritis rechts, weshalb ihre rechte Hüfte und ihr rechtes Bein schmerzten. Aufgrund ihrer Vorgeschichte lautete die Prognose, dass über 16 Behandlungen erforderlich sein würden.

Behandlungsplan Die Behandlungen wurden in Bauchlage durchgeführt. Da AA wegen ihrer Nackenschmerzen nur zehn Minuten auf dem Bauch liegen konnte, konzentrierten wir uns erst einmal auf den Hals. Folgende Akupunkturpunkte wurden benutzt:

- HAs: Nacken (H7), Schulter (H3, H7, H13 und H8), Lendenbereich (H14, H15, H16 und H22) und Bein (H18, H10)
- SAs: auf beiden Halsseiten an den empfindlichsten Stellen jeweils eine Nadel
- PAs: Auf beiden Seiten wurden auf Höhe von C3 und C5 jeweils zwei Nadeln eingestochen, weil diese Bereiche empfindlicher waren als andere Bereiche am Hals; von Th1–Th5 wurden beiderseits jeweils drei Nadeln gesetzt.

Die Behandlungen wurden zweimal pro Woche wiederholt. Nach der sechsten Sitzung ließen die Nackenschmerzen nach und AA konnte 20 Minuten lang auf dem Bauch liegen.

Ab der siebten Sitzung erweiterten wir das bisherige Behandlungsschema, um zwei Nadeln an der rechten Hüfte und zwei Nadeln auf dem rechten Tractus iliotibialis, wo sehr empfindliche Bereiche ertastet worden waren. Wir führten diese Behandlung weiterhin zweimal pro Woche durch. AA fühlte sich kräftiger und berichtete von einem Rückgang der Schmerzen. Nachdem sie zwei Monate lang behandelt worden war, spürte AA nur noch vereinzelt ganz geringe Schmerzen am Nacken, der Hüfte und am Bein und konnte täglich 40 Minuten lang gehen, was ihre Regeneration beschleunigte. Nach drei Monaten Behandlung waren ihre Nackenschmerzen vollkommen verschwunden und sie hatte nur noch einige Beschwerden an der Hüfte und im Bein, wenn sie länger als zwei Stunden zu Fuß unterwegs war.

Fall 13: Kreuzschmerzen BM, eine 74-jährige Frau, klagte über chronische Kreuzschmerzen. Sie hatte mit ihrem verstorbenen Mann einen Bauernhof bewirtschaftet und führte nach wie vor das Familienunternehmen. Sie hatte 16 Operationen hinter sich, darunter vier im Kreuzbereich. Die letzte Operation am unteren Rücken wegen eines Bandscheibenvorfalls bei L2–L3 lag zwei Jahre zurück. Nach einer kurzzeitigen Besserung waren die Kreuzschmerzen allerdings wieder zurückgekommen, und man hatte ihr geraten, keine weiteren Eingriffe in diesem Bereich mehr vornehmen zu lassen.

BM sah für ihr Alter kräftig aus, hatte aber mehrere Herzinfarkte mit Vorhofflimmern gehabt. Sie erzählte uns, dass sie an L2–L4 eine Spinalkanalstenose und an L4–S1 eine Foramenstenose habe. An ihrem unteren Rücken waren Narben von den vergangenen vier Operationen zu erkennen. Wegen der zahlreichen Operationen in diesem Bereich und den Stenosen war schwer abzuschätzen, wie viele Behandlungen, falls überhaupt, dieser Patientin helfen würden. BM bestand jedoch auf einer Akupunkturbehandlung. Sie sagte: „Bitte behandeln Sie mich, ich bin eine Kämpfernatur."

Der quantitativen Bewertung nach gehört sie zur Gruppe C, wenn nicht zur Gruppe D. Wegen ihres starken Willens und ihrer Entschlossenheit, wieder ein normales Leben zu führen („Ich tue alles, was nötig ist. Ich bin eine Kämpfernatur."), wurde sie in Gruppe C eingeordnet. Beim Abtasten schmerzte ihr unterer Rücken beiderseits von L1–S2; sämtliche Akupunkturpunkte im Lendenbereich und am Bein (H15, H22, H14, H16, H18, H11 und H10) waren empfindlich; darüber hinaus gab es rund um die primären Akupunkturpunkte sekundäre empfindliche Akupunkturpunkte. (Noch weiß man nicht, wie multiple Operationen die physiologischen Verhältnisse an den Akupunkturpunkten verändern.)

Behandlungsplan Aufgrund ihrer Schulterschmerzen konnte BM nicht auf dem Bauch liegen. Daher lag sie bei den Behandlungen auf ihrer linken Seite. Folgende Akupunkturpunkte wurden ausgewählt:

- HAs: Lendenbereich (auf beiden Seiten H15, H16 und H22, rechts H14) und rechtes Bein (H18, H11 und H10)
- SAs: lateral von L5 und S2 auf beiden Seiten zwei Nadeln, weil diese beiden Punkte bei der Palpation empfindlicher waren
- PAs: Es wurden keine PAs benötigt, weil in diesem Fall die lumbalen HAs die PAs und SAs waren.

Die Behandlungen wurden einmal wöchentlich durchgeführt. Nach der vierten Behandlung fühlte sich BM besser und konnte ohne Gehhilfe gehen. Nach zwölf Behandlungen gab BM an, ihre Schmerzen seien zu über 70 Prozent zurückgegangen. Sie hatte zwar noch Schmerzen, konnte aber vieles tun, wozu sie vor der Akupunkturbehandlung nicht in der Lage war, z. B. im Garten zu arbeiten. Ermutigt von den Erfolgen lässt sich BM weiterhin alle zwei Wochen behandeln.

Gruppe D: Patienten, die schlecht auf eine Akupunkturbehandlung ansprechen

Fall 14: Kreuzschmerzen RM ist eine 85-jährige Frau, die früher zusammen mit ihrem verstorbenen Mann ein Bauunternehmen geleitet hat. Sie kam mit so schweren Kreuzschmerzen zu uns in die Klinik, dass sie nicht aufrecht gehen konnte und die meiste Zeit über im Bett liegen musste.

Die meisten ihrer Finger und Zehen waren arthritisch. Die erkrankten Gelenke waren geschwollen. Sie war früher eine sehr starke und gesunde Frau gewesen, aber die Kreuzschmerzen hatten sie praktisch invalide gemacht. Die quantitative Bewertung ergab, dass sie zur Gruppe D gehört. Da sie eine Freundin von BM, dem vorigen Fall, war, war sie von BMs Beispiel ermutigt, voller Hoffung und sehr optimistisch. RM war entschlossen, den Behandlungsanweisungen zu folgen; sie wurde zuhause gut unterstützt und wollte nicht länger zulassen, dass die Schmerzen sie im Griff haben.

Beim Abtasten zeigte ihr Körper viele schmerzhafte Akupunkturpunkte, besonders im Kreuzbereich, und jeder lumbale Akupunkturpunkte erstreckte sich über einen mehr als punktförmigen empfindlichen Bereich. Wir stellten die Prognose, dass sie über 16 Sitzungen benötigen würde. Zuhause sollte sie außerdem täglich 20 Minuten lang TENS anwenden. Glücklicherweise hat RM eine Enkelin, die Masseuse ist. Wir empfahlen RM, dreimal wöchentlich eine leichte Massage und einmal die Woche eine Akupunkturbehandlung durchführen zu lassen.

Behandlungsplan Die Behandlungen erfolgten in Bauchlage. Folgende Akupunkturpunkte wurden ausgewählt:

- HAs: Nacken (H7), Schulter (H3, H7, H13 und H8), Lendenbereich (H14, H15, H16 und H22) und Bein (H18, H11 und H10)
- SAs: seitlich von L5 und S2 beiderseits jeweils zwei Nadeln, weil diese beiden Punkte bei der Palpation empfindlicher waren als andere
- PAs: Es wurden keine PAs genadelt, weil in diesem Fall die lumbalen HAs die PAs und SAs waren.

Die Behandlungen wurden jede Woche wiederholt, wobei sich die Lage der SAs entsprechend der Empfindlichkeit der Punkte in der Lumbosakralregion periodisch änderte. Nach dem ersten Monat begann RM eine Besserung zu spüren. Zwei Monate später hatte sie noch etwas Schmerzen, aber ihr Rücken wurde beweglicher und sie konnte ohne große Schmerzen 30 Minuten am Tag gehen. Sie bekam in unserer Klinik insgesamt 18 Behandlungen. Fünf Monate später erzählte sie uns, dass sie alle ihre Kinder und Enkel auf eine Kreuzfahrt nach Alaska mitnehmen wollte.

Fall 15: Kreuzschmerzen KK ist ein sehr großer und hagerer 69-jähriger Geschäftsmann. Er suchte unsere Klinik auf, weil er im Kreuzbereich und im rechten Bein starke Schmerzen hatte. Die Schmerzen traten bevorzugt rechts auf, vor allem am rechten M. gluteus maximus, wo sich der Akupunkturpunkt H16 am N. gluteus inferior befindet. Die Schmerzen strahlten nach lateral auf den Tractus iliotibialis und auf die Vorderseite des Oberschenkels aus. Manchmal schmerzten beide Oberschenkel.

Eine Computertomographie ergab degenerative und postoperative Veränderungen an verschiedenen Wirbeln. Bei diesem Patienten war zwischen den Bandscheibenräumen L1–L2 und L3–L4 eine ausgedehnte Laminektomie durchgeführt worden. Er hatte darüber hinaus auch einen gravierenden Bandscheibenvorfall mit einer Verlagerung von Bandscheibenmaterial hinter die dorsale untere Hälfte des Wirbelkörpers von L3. Links von der Mittellinie schien das prolabierte Gewebe verstärkt zumindest eine Wurzel zu komprimieren. Es gab auch Hinweise auf eine mögliche Arachnoiditis, vor allem rechts von der Mittellinie in Höhe der Bandscheibenräume L2–L3 sowie L3–L4 und ein kleines Neurom in Höhe von L3–L4.

Als Bergsteiger war KK früher körperlich fit und aktiv gewesen. Vor vier Jahren setzten Kreuzschmerzen ein und es zeigten sich gewisse Anzeichen für eine Parkinson-Erkrankung. Er war vor 15 Monaten am unterem Rücken operiert worden, was aber keine Besserung brachte. Er bekam eine Steroidinjektion, die die Schmerzen aber nur für eine Woche linderte. Er nahm aus verschiedenen Gründen täglich etwa 20 verschiedene Medikamente. Seine Muskeln waren schwach, weil er nicht genug trainieren konnte.

Der quantitativen Bewertung zufolge gehört KK in die Gruppe D. Wir machten ihn darauf aufmerksam, dass sein Fall nicht einfach sei und dass er sich verpflichten sollte, eine Zeitlang mit uns zusammenzuarbeiten. Er würde auch regelmäßig TENS einsetzen, Massagen bekommen und mindestens 30 Minuten am Tag mit einer Gehhilfe gehen müssen.

Wir wandten bei KK das INMAS-Protokoll an, wobei wir die SAs entsprechend seiner Schmerzen bei jeder Sitzung leicht veränderten. Er erhielt in den ersten vierzehn Tagen jeweils zwei Behandlungen und später dann eine Behandlung pro Woche. Nach jeder Behandlung spürte er eine Verbesserung, aber die Schmerzen kamen jeweils am nächsten Tag wieder. Nach der achten Sitzung entschloss sich KK, die Akupunkturbehandlungen abzubrechen und sich noch einmal operieren zu lassen.

Mögliche Gründe, warum die Behandlung keinen Erfolg hatte, könnten sein, dass KK zu schwach war, um die Übungsanweisungen zu befolgen. Seine Familie und Freunde hatten kein Vertrauen in die Akupunktur und unterstützten ihn daher nicht genügend. Und es wurden nur wenige Behandlungen durchgeführt. Eventuell wirkt aber auch die Akupunktur in diesem Fall einfach nicht.

Schmerzen am Nacken und den oberen Extremitäten

Fall 16: Schmerzen am Nacken und den oberen Extremitäten ML, ein 42-jähriger Künstler, kam mit Schmerzen in der rechten Schulter und im rechten Arm in unsere Klinik. Er spürte ein Kribbeln, das von der rechten Schulter bis in die Spitze des rechten Zeigefingers ausstrahlte. Das Kribbeln war seit einem Jahr gelegentlich aufgetreten, dann aber vor etwa einem Monat chronisch geworden. Seinen Arzt hatte er noch nicht konsultiert.

Vor 20 Jahren hatte ML in derselben Schulter bereits eine Bursitis gehabt, vor fünf Jahren hatte er mit dem Rauchen aufgehört und ebenfalls vor fünf Jahren war er in einen Autounfall verwickelt gewesen, der zu chronischen Nackenschmerzen geführt hatte.

ML ist ein gesunder Mann, der der quantitativen Bewertung zufolge in Gruppe B gehört. Bei der Palpation schmerzten – vor allem auf der rechten Seite – die Akupunkturpunkte an Hals und Schulter (H7, H3, H13, H8). Am rechten Arm waren außerdem die Akupunkturpunkte H9 und H1 druckdolent und im unteren Rückenbereich die Punkte H15, H22, H14 und H16. Auf der rechten Körperseite schmerzten die Akupunkturpunkte stärker als auf der linken Seite. An der Schulter waren rund um H3 auf den Mm. trapezius, teres minor und teres major und deltoideus sowie auf den Sehnen beider Köpfe des M. biceps empfindliche Punkte aufgetreten. MLs Schmerzen wurden als chronisch angesehen, weil sie bereits länger als ein Jahr andauerten. Angesichts der Tatsache, dass der Patient gesund war, lautete die Prognose allerdings, dass etwa acht Behandlungen erforderlich sein würden.

Behandlungsplan Bauchlage. Folgende Akupunkturpunkte wurden ausgewählt:

- HAs: Nacken und Schulter (H7, H3, H13 und H8), unterer Rücken (H15, H22, H14 und H16)
- SAs: Empfindliche Punkte auf beiden Halsseiten, druckempfindliche Punkte nahe der Ansatzstelle am Humerus auf den Mm. supraspinatus, latissimus dorsi, teres major und minor; in jeder Sitzung wurden von diesen Stellen einige empfindliche Punkte ausgewählt.
- PAs: jeweils drei Nadeln beiderseits von C5–Th1

Rückenlage. Folgende Akupunkturpunkte wurden ausgewählt:

- HAs: obere Extremität (H9, H1 und H12)
- SAs: empfindliche Punkte auf den Mm. deltoideus und biceps, vor allem auf den Sehnen der beiden Bizepsköpfe

Bei jeder Sitzung wurde in Bauch- und Rückenlage behandelt, um alle betroffenen Muskel und Weichteile zu desensibilisieren. Es wurde einmal pro Woche behandelt. Nach der zweiten Behandlung fühlte sich ML besser, nach sechs Behandlungen waren die Schmerzen und das Kribbeln verschwunden.

Fall 17: Schmerzen am Nacken, der Schulter, der oberen Extremität und am unteren Rücken TB, eine 34 Jahre alte Finanzfachfrau, arbeitet täglich viele Stunden am Computer. Bevor sie in unserer Klinik vorstellig wurde, hatte sie drei Monate lang Schmerzen auf der rechten Halsseite, am rechten Ellenbogen und rechten Handgelenk gehabt, wenn sie am Computer arbeitete. Ein Orthopäde überwies sie zur Klinik.

TB hatte vor acht oder neun Monaten unter Kreuzschmerzen gelitten. Durch Physiotherapie und chiropraktische Maßnahmen konnten die Schmerzen in diesem Bereich gelindert werden, waren aber nun wiedergekommen und strahlten in den Nacken, die Schulter, den Ellenbogen und das Handgelenk aus. In den letzten 15 Jahren hatte sie drei Autounfälle gehabt; zwei Mal hatte sie ein Schleudertrauma, einmal eine leichte Gehirnerschütterung davongetragen. Bis vor drei Monaten, als die schweren Schmerzen sie in ihren Aktivitäten stark behinderten, war sie immer sportlich aktiv gewesen.

TB hatte keine weiteren gesundheitlichen Probleme. Der quantitativen Bewertung zufolge gehört sie in Gruppe B. Bei der Palpation war die Muskulatur am Hals, der rechten Schulter und am rechten Arm druckempfindlich. Die Akupunkturpunkte am unteren Rücken waren ebenfalls äußerst druckdolent. Es wurden acht Behandlungen prognostiziert.

Behandlungsplan Bauchlage. Folgende Akupunkturpunkte wurden ausgewählt:

- HAs: Nacken und Schulter (H7, H3, H13 und H8), unterer Rücken (H15, H22, H14 und H16)
- SAs: Empfindliche Punkte auf beiden Halsseiten, druckempfindliche Punkte nahe der Ansatzstelle am Humerus auf den Mm. supraspinatus, latissimus dorsi, teres major und teres minor; in jeder Sitzung wurden an diesen Stellen einige empfindliche Punkte ausgewählt.
- PAs: je drei Nadeln beiderseits von C5–Th1

Rückenlage. Folgende Akupunkturpunkte wurden ausgewählt:

- HAs: obere Extremität (H9, H1 und H12)
- SAs: Empfindliche Punkte auf den Mm. deltoideus und biceps brachii sowie den Unterarmstreckern und -beugern, besonders die empfindlichen Punkte genau über dem Karpaltunnel (Handinnenseite zwischen der Basis der Mittelhandknochen und der Handgelenksfurche); bei jeder Sitzung wurden auf jedem Teil der rechten oberen Extremität 1–2 empfindliche SAs ausgewählt.

Bei jeder Sitzung wurde in Bauch- und Rückenlage behandelt. Die Behandlungen wurden in den ersten beiden Wochen zweimal und danach einmal wöchentlich durchgeführt. Nach der vierten Behandlung fühlte sich TB besser. Nach sechs Behandlungen hatten die Schmerzen am Nacken, der Schulter, im Arm und unteren Rückenbereich erheblich nachgelassen. TB erhielt insgesamt neun Akupunkturbehandlungen, bis alle ihre Schmerzsymptome vollkommen verschwunden waren.

Fall 18: Schmerzen am Finger durch Bergsteigen MT, ein 32 Jahre alter begeisterter Bergsteiger, kam zu uns in die Klinik, weil ein Finger schmerzte. Während der vergangenen vier Wochen hatte er heftige Schmerzen im rechten Mittelfinger gehabt, wenn er sich beim Klettern am Felsen festhielt.

MT ist vollkommen gesund und gehört der quantitativen Bewertung zufolge in Gruppe A. Bei der körperlichen Untersuchung ergab die Palpation einen empfindlichen Bereich auf beiden Seiten des Fingermittelgelenks. Der Schmerz wurde möglicherweise durch eine Sehnenentzündung am M. flexor digitorum superficialis ausgelöst. In der Regel wird eine Tendinitis durch einen verhärteten Muskel hervorgerufen. Wir empfahlen MT, mit dem Bergsteigen aufzuhören, bis die verletzte Sehne vollkommen ausgeheilt sein würde. Prognostiziert wurden sechs Behandlungen (zwischen vier und acht Behandlungen).

Behandlungsplan Die Behandlungen wurden in Rückenlage durchgeführt. Durch eine Behandlung der lokalen symptomatischen Punkte kann eine akute Entzündung vollständig ausheilen. Folgende SAs wurden ausgewählt:

- Am rechten Mittelfinger wurden auf jeder Seite des Fingermittelgelenks zwei dünne Nadeln eingeführt.
- Auf den Beugern des rechten Unterarms wurden fünf empfindliche Punkte ertastet und tief genadelt.

Die Behandlungen fanden alle fünf Tage statt. Die Druckdolenz am Finger war nach der zweiten Behandlung zurückgegangen. Nach vier Behandlungen waren die Schmerzen vollkommen verschwunden. MT wartete noch weitere zwei Wochen, bis er wieder zu klettern begann.

Fall 19: Verletzung der Rotatorenmanschette AS, eine 42-jährige Sozialarbeiterin, kam mit einer Verletzung der linken Rotatorenmanschette in die Klinik. Drei Wochen zuvor hatte sie nach dem Training im Sportstudio Schmerzen an der linken Schulter. Ihr Arzt diagnostizierte eine Verletzung der Rotatorenmanschette, ohne eine weitere medizinische Abklärung anzuordnen. AS wurde ein entzündungshemmendes Medikament verschrieben, das sie aber vorzog, nicht zu nehmen.

AS ist sportlich aktiv und hatte vorher keinerlei Verletzungen. Nach der quantitativen Bewertung gehört sie zur Gruppe B. Beim Abtasten fand man empfindliche Stellen an der linken Halsseite, auf dem M. trapezius, den Schultermuskeln und den Mm. deltoideus, pectoralis major und pectoralis minor, vor allem auf der Vorderseite des Humeruskopfes. Auch lumbale Akupunkturpunkte waren empfindlich. Ohne weitere Befunde aus beispielsweise einer Kernspintomographie konnten wir die Verletzung nicht näher beurteilen, aber wir konnten die Schmerzen lindern und die Entzündung eindämmen. Die Prognose lautete, dass 6–8 Behandlungen erforderlich sein würden.
Behandlungsplan Die Patientin wurde auf die rechte Seite gelagert, so dass sowohl die Vorder- als auch die Rückseite ihrer linken Schulter zugänglich waren. Die Behandlungen konzentrierten sich auf die Schulter, den Hals und den unteren Rücken. Folgende Akupunkturpunkte wurden ausgewählt:

- HAs: Nacken (links H7), Schulter (links H3, H13, H8 und H17), unterer Rücken (H15, H22, links H14 und links H16)
- SAs: Die Schulter wurde gründlich abgetastet, besonders der Kopf des Humerus, und 5–8 empfindliche Punkte wurden genadelt.
- PAs: je drei Nadeln beiderseits von C5–Th1

Die Behandlungen, die alle fünf Tage stattfanden, erfolgten immer nach dem gleichen Schema. Nach sieben Sitzungen war AS vollkommen schmerzfrei.

Schmerzen in der Hüfte, der unteren Extremität und dem Fuß

Fall 20: Entzündung der Aponeurosis plantaris ST, ein 37-jähriger Geschäftsmann, hatte, bevor er unsere Klinik aufsuchte, fast ein Jahr lang Schmerzen an der Fußsohle und der Außenseite des rechten Fußes. Wegen der kraftraubenden Schmerzen im rechten Fuß konnte er nicht länger als 30 Minuten gehen.

13 Monate zuvor war ST an der Sehne des rechten M. fibularis (peroneus) longus operiert worden, weil die Sehne beim Basketball gerissen war. Nach der Operation begannen die Fußschmerzen.

ST ist gesund und trieb Sport, konnte aber seit dem Auftreten der Fußschmerzen nicht mehr trainieren. Nach der quantitativen Analyse gehört ST zur Gruppe A. Beim Abtasten zeigte sich, dass die Schmerzen wahrscheinlich durch eine Entzündung der Plantaraponeurose hervorgerufen worden waren. Zur Unterstützung der Akupunkturbehandlungen rieten wir ST, möglichst oft orthopädische Schuhe zu tragen. Angesichts des früheren chirurgischen Eingriffs lautete die Prognose, dass 8–12 Behandlungen erforderlich wären.
Behandlungsplan Bei den Behandlungen lag der Patient auf dem Bauch. Folgende Akupunkturpunkte wurden ausgewählt:

- HAs: Lendenbereich und Bein (H15, H22, H14, H16, H18, H11 und H10)
- SAs: 3–5 Nadeln wurden in den schmerzhaften Bereich an der Fußsohle und Außenseite des rechten Fußes gesetzt. Die Nadeln wurden bis zum Knochen eingeführt.
- PAs: beiderseits von L5–S1 je zwei Nadeln an den empfindlichsten Stellen

Die Behandlungen wurden in den ersten beiden Wochen zweimal und anschließend dann einmal wöchentlich durchgeführt. Die Behandlung war immer dieselbe. ST begann, einen orthopädischen Schuh zu tragen; nach der dritten Behandlung ging es ihm besser. Nach der neunten Behandlung hatte er auch mit normalen Schuhen keine Fußschmerzen mehr. Daraufhin brach er die Behandlungen ab. Einen Monat später erzählt er uns, dass sich sein Fuß normal anfühle und er wieder anfange, Basketball zu spielen, wenn auch vorsichtig.

Fall 21: Schmerzen an der Achillessehne MR ist ein 48-jähriger Lehrer, der 2–3-mal in der Woche Tennis gespielt hatte. Vor sechs Monaten vernahm er beim Tennisspiel einen lauten Knall an seiner linken Achillessehne. Am nächsten Tag schmerzte die Sehne und er sah, dass der Mittelteil der Sehne geschwollen war. Sein Arzt verschrieb ihm ein nicht steroidhaltiges entzündungshemmendes Mittel, er erlernte Dehnübungen bei seinem Physiotherapeuten und ließ sich medizinische Massagen geben. Die Schmerzen wurden immer schlimmer und er konnte nur noch hinken. Da entschied er sich, es mit der Akupunktur zu versuchen.

MR ist ein gesunder Mann, der vorher nie verletzt war. Weil er aufgrund der quantitativen Bewertung zur Gruppe A gehört, hielten wir es für möglich, ihn mithilfe einer symptomatischen Behandlung zu heilen. Da die Achillessehne nicht ausreichend mit Blut versorgt wurde, lautete die Prognose, dass etwa acht Sitzungen erforderlich sein würden, weil eine Sehnenentzündung bei körperlich aktiven Person mehr Zeit zum Ausheilen braucht als muskuläre Störungen.

Behandlungsplan Bei den Behandlungen lag der Patient auf dem Bauch. Folgende Akupunkturpunkte wurden ausgewählt:

- HAs: sämtliche HAs im Lenden- und Beinbereich (H15, H22, H14, H16, H18 und H11)
- SAs: H10 sowie zwei empfindliche Punkte, die in der Umgebung ertastet wurden; in den geschwollenen Teil der Achillessehne wurden 4–6 Nadeln gesetzt.
- PAs: beiderseits von L5–S1, von wo aus Nervenfasern zur Achillessehne abgehen, je zwei Nadeln

Die Behandlungen fanden alle fünf Tage statt. Nach drei Behandlungen ließen die Schmerzen MRs deutlich nach. Nach sieben Behandlungen war der Schmerz vollständig verschwunden, obwohl der verletzte Bereich der Sehne noch immer leicht geschwollen war. MR nahm allmählich wieder sein gewohntes Training auf, ohne irgendwelche Schmerzen zu haben.

Fall 22: Bursitis KR, eine Physiotherapeutin, ist gerade 26 Jahre alt geworden. Sie fährt an den Wochenenden gerne Ski und wandert. In den letzten drei Monaten hatte sie Kreuzschmerzen, die nach einer Physiotherapie nachließen. Nach einiger Zeit kamen die Schmerzen aber links im Ursprungsbereich der ischiokruralen Muskulatur wieder. Sie hatte Schmerzen, wenn sie saß oder länger als eine Stunde wanderte. Sie erzählte uns, dass sie als Ursache eine Bursitis vermutete.

KR ist gesund und war vorher noch nie verletzt. Der quantitativen Bewertung zufolge gehört sie in Gruppe B. Bei der körperlichen Untersuchung traten links nach Druck auf den Ursprung der ischiokruralen Muskulatur Schmerzen auf. Beim Tasten waren die HAs im linken Lendenbereich und Bein empfindlicher als die auf der rechten Seite. Da die Schmerzen akut waren, wurde prognostiziert, dass für eine Heilung 4–8 Sitzungen erforderlich sein würden.
Behandlungsplan Bauchlage. Folgende Akupunkturpunkte wurden ausgewählt:

- HAs: im Lenden- und Beinbereich (H15, H22, H14, H16, H18, H11 und H10)
- SAs: im empfindlichen Bereich am Ursprung der ischiokruralen Muskulatur 4–5 Nadeln
- PAs: beiderseits von L5–S1 je zwei Nadeln

Rückenlage. Folgende Akupunkturpunkte wurden ausgewählt:

- HAs: Bein (H4, H24, H6 und H5).
- SAs: Um empfindliche Punkte zu finden, wurde jeweils der mittlere, vordere und seitliche Bereich des Oberschenkels abgetastet. In jeder Sitzung wurden 1–3 empfindliche Punkte zur Nadelung ausgewählt.

Die Behandlungen wurden alle 4–5 Tage durchgeführt. Nach fünf Sitzungen war die Bursitis vollkommen abgeklungen.
Fall 23: Knieschmerzen YY, ein 49 Jahre alter Wissenschaftler, klagte über Schmerzen im rechten Knie, die er schon seit zwei Wochen hatte. Die Knieschmerzen behinderten ihn teilweise sehr: Beim Gehen in der Ebene waren die Schmerzen zwar erträglich, aber er konnte keine Treppen steigen.

YY ist gesund, sitzt sehr viel, geht aber auch etwa drei Kilometer am Tag. Vorher hatte er keine gesundheitlichen Probleme. Der quantitativen Bewertung zufolge gehört er in Gruppe B. Da YY keine Knieverletzung oder Arthritis hat, werden die Knieschmerzen vor allem von verhärteten Oberschenkelmuskeln verursacht, die Zug auf die Kniesehnen ausüben. Beim Abtasten fanden sich auf den Adduktoren an der Innenseite des Oberschenkels sowie auf dem unteren Teil des M. sartorius mehrere empfindliche Punkte. Der Bereich direkt unter dem Condylus medialis tibiae war ebenfalls äußerst empfindlich. Angesichts dessen, dass die Schmerzen akut waren und YY keine weiteren gesundheitlichen Probleme hatte, hielten wir 4–8 Sitzungen für ausreichend, um die Schmerzen zu lindern.
Behandlungsplan Bauchlage. Folgende Akupunkturpunkte wurden ausgewählt:

- HAs: im Lenden- und Beinbereich (H15, H22, H14, H16, H18, H11 und H10)
- SAs: Es waren in dieser Lage keine SAs zugänglich.
- PAs: beiderseits von L2–L5 zusätzlich zu H22 je zwei Nadeln

Rückenlage. Folgende Akupunkturpunkte wurden ausgewählt:

- HAs: Bein (H4, H24, H6 und H5)
- SAs: Der mediale, anteriore und laterale Bereich des Oberschenkels wurde nach empfindlichen Punkten abgetastet, und in jeder Sitzung wurden 1–3 empfindliche Punkte zur Nadelung ausgewählt. Je eine Nadel wurde in die Vertiefung beiderseits der Patellasehne eingestochen. Aus dem Bereich rund um den Condylus medialis tibiae wurden ebenfalls in jeder Sitzung 1–2 Punkte zur Nadelung ausgewählt.

Die Behandlungen wurden alle fünf Tage durchgeführt. YY hatte nach der zweiten Sitzung überhaupt keine Schmerzen mehr. Er kam noch zur dritten Sitzung und brach dann die Behandlungen ab. Vier Monate später hatte er erneut Knieschmerzen. Er erhielt weitere zwei Behandlungen und war dann schmerzfrei.

Fall 24: Hüftschmerzen RV, eine 66-jährige ehemalige Büroleiterin, kam in unsere Klinik, weil ihre rechte Hüfte schmerzte. RV hatte eine Arthritis im rechten Hüftgelenk und daher große Probleme beim Gehen; infolgedessen ging sie sehr wenig. Beide Beine waren geschwollen.

RV nahm wegen eines Aneurysmas und wegen ihres hohen Blutdrucks Medikamente. Außerdem litt sie unter Atemnot. Sie hatte 30 Jahre lang geraucht, vor 10 Jahren aber damit aufgehört. Der quantitativen Bewertung zufolge gehört sie in Gruppe C. Bei der Palpation war der Hüftbereich vor allem rund um den Trochanter major äußerst schmerzhaft und ließ sich kaum berühren. Angesichts der Art der Hüftschmerzen und des allgemeinen Gesundheitszustands von RV lautete unsere Prognose, dass die Behandlung lange dauern würde.

Behandlungsplan Da RV nicht auf dem Bauch liegen kann, lag sie bei den Behandlungen auf der linken Seite. Auf diese Weise war die Hüfte von hinten, vorne und der Seite zugänglich.

- HAs: im Lendenbereich (H15, H14, H22, H16 [rechts], H18 [rechts] und H10 [rechts])
- SAs: im empfindlichen Bereich rund um den Trochanter major 5–6 Nadeln
- PAs: Beiderseits von Th1–Th7 wurden je fünf Nadeln eingeführt, die dazu beitrugen, die Atemnot zu lindern.

Zur Behandlung der geschwollenen Beine legte sich RV auf den Rücken. Um die Knie anzuheben, wurde ein Kissen darunter gelegt. Dann wurden auf beiden Seiten die Punkte H24, H6 und H5 genadelt.

Dieses Behandlungsschema wurde jede Woche wiederholt. Mit jeder Behandlung ging die Schwellung der Beine weiter zurück und die Hüftschmerzen wurden allmählich auf ein erträgliches Niveau gesenkt. RV begann wieder, mithilfe eines Spazierstocks oder einer Gehhilfe zu gehen. Ihre Kurzatmigkeit wurde mit jeder Behandlung besser, verschlimmerte sich jedoch wieder bei Wetterumschwüngen. Die Hüfte wurde nach zehn Behandlungen kräftiger, sodass die Patientin immer längere Spaziergänge unternehmen konnte, obwohl die Hüfte weiterhin schmerzte. RV kommt von Zeit zu Zeit erneut zur Behandlung, wenn sie das Gefühl hat, dass es nötig ist.

17

Gürtelrose

Fall 25: Gürtelrose YZ, eine 26-jährige Studentin, spürte fünf Tage, bevor sie zu uns in die Klinik kam, einen Juckreiz in der linken Regio hypochondrica und in der Lendenregion; am Tag darauf waren auf der Haut helle Bläschen zu sehen. Sie hatte im infizierten Bereich unerträgliche Schmerzen und nahm dagegen ein Analgetikum, konnte damit jedoch nur eine geringfügige Linderung erzielen.

YZ ist gesund und hatte vorher keinerlei gesundheitliche Probleme. Der quantitativen Bewertung zufolge gehört sie in Gruppe B. Weil ihre Gürtelrose akut war, wurden acht Behandlungen für erforderlich gehalten.

Behandlungsplan YZ lag bei den Behandlungen auf der rechten Seite. Folgende Akupunkturpunkte wurden ausgewählt:

- HAs: Schulter und Hals (H7 [links], H3 [links], und H8 [links]), linker Arm (H9, H1 und H12) und Lendenbereich (H15, H22, H14 und H16 [links])
- SAs: keine SAs in diesem Stadium
- PAs: Die infizierten Dermatome werden von den Spinalnerven aus Th7–Th10 versorgt; daher wurden beiderseits von Th7–Th10 je fünf Nadeln gesetzt.

Der Behandlungsplan war bei jeder Sitzung derselbe. Er wurde an fünf aufeinanderfolgenden Tagen einmal täglich durchgeführt.

Ab der sechsten Behandlung wurden im infizierten Hautbereich zusätzlich noch 25–30 kurze Nadeln (15 mm lang) gesetzt. Diese Behandlung wurde jeden zweiten Tag wiederholt. Nach der achten Behandlung fühlte sich YZ wieder gesund, kam aber noch zu zwei weiteren Sitzungen.

Wie wirksam die Akupunktur bei der Behandlung einer Postzosterneuritis ist, wird kontrovers diskutiert. Man sollte hier noch einmal auf den Grundmechanismus der Akupunkturbehandlung hinweisen: Mit der Akupunktur bekämpft man nicht bestimmte Symptome, sondern aktiviert die Heilungskräfte des Körpers. Daher hängt die Wirksamkeit einer Akupunkturbehandlung bei einer Postzosterneuritis oder einer Trigeminusneuralgie vor allem vom Selbstheilungspotential des Körpers ab. Im obigen Fall heißt das: Aufgrund des Alters und des allgemeinen Gesundheitszustands war eine Heilung möglich. In Fällen mit einem geringeren Selbstheilungspotential wie bei Patienten der Gruppe D sinkt die Wirksamkeit der Akupunktur in dem Maße, wie die Anzahl der passiven Akupunkturpunkte im Körper zunimmt. Daher kommt es in einigen Fällen von Postzosterneuritis nach der Akupunktur zu einer Genesung, während in anderen Fällen geringfügige oder keine Ergebnisse zu beobachten sind.

Kopfschmerzen

Fall 26: Kopfschmerzen NH, eine 46-jährige Juristin, hatte seit fünf Jahren Kopfschmerzen, meist an der linken Schläfe oder hinter dem linken Auge. Die

Kopfschmerzen waren nicht stark, gingen aber nicht weg. Sie war deswegen nicht bei ihrem Hausarzt gewesen, sondern hatte selbst die Diagnose Spannungskopfschmerzen gestellt. Ein Augenarzt fand keinerlei Auffälligkeiten. Sie versuchte es mit homöopathischen Mitteln und chiropraktischen Maßnahmen, aber die Schmerzen ließen nicht nach. Eine Massage brachte für 1–2 Tagen eine gewisse Linderung.

NH arbeitet sehr viel. Sie steht morgens um 5 Uhr auf und geht abends um 9 Uhr ins Bett. Sie praktiziert täglich Joga und trainiert zweimal pro Woche in einem Sportstudio. Sie hat bisher noch keine Verletzungen gehabt, ist aber vor 30 Jahren am Harnleiter operiert worden. Der quantitativen Bewertung zufolge gehört sie in Gruppe B. Eine visuelle Untersuchung ergab, dass ihre linke Schulter höher stand als die rechte; sie meinte, dass das schon seit Jahren so sei. Beim Abtasten fanden sich besonders auf der linken Seite sehr schmerzhafte HAs am Hals, der Schulter und am unteren Rücken. Angesicht der chronischen, bereits seit fünf Jahren andauernden Kopfschmerzen lautete die Prognose, dass acht Behandlungen nötig sein würden, um eine eventuell monatelange Schmerzlinderung zu erreichen.

Behandlungsplan Bei den Behandlungen lag die Patientin auf dem Bauch. Folgende Akupunkturpunkte wurden ausgewählt:

- HAs: Nacken (H7), Schulter (H3, H13 und H8) und Lendenbereich (H15, H22, H14 und H18)
- SAs: Auf jeder Halsseite wurde in die druckempfindlichste Stelle je eine Nadel gesetzt. Rund um H3 wurden zwei oder drei empfindliche Punkte gefunden und genadelt. Außerdem wurde eine empfindliche Stelle auf dem M. supraspinatus genadelt.
- PAs: beiderseits von C5–Th1 je zwei Nadeln, beiderseits von Th2–Th7 je drei Nadeln

Die Behandlungen wurden alle 4–5 Tage wiederholt. NH fühlte sich mit jeder Behandlung besser. Nach sechs Behandlungen war sie eine ganze Woche lang schmerzfrei. Nach der achten Sitzung entschied sie sich, mit den Behandlungen aufzuhören. Sie kam zwei Monate später wieder, weil sie wegen eines anstrengenden Projekts erneut Kopfschmerzen hatte. Wir wiederholten dasselbe Behandlungsschema in vier weiteren Sitzungen und sind der Ansicht, dass sie, solange ihre linke Schulter höher steht als die rechte, bei belastenden Situationen oder zunehmendem täglichen Stress immer wieder Kopfschmerzen bekommen wird.

Fall 27: Kopfschmerzen CC, eine 31-jährige Hausfrau, hatte seit fast sechs Jahren 1–3-mal die Woche starke linksseitige Kopfschmerzen. Diese Schmerzen gehen oft mit Brechreiz und Magenverstimmungen einher. Sie nimmt keine Medikamente, weil diese ihren Magen reizen.

CC hatte vor sieben Jahren einen Autounfall, durch den sie monatelang gravierende Kreuz- und Nackenschmerzen hatte. CC litt darüber hinaus unter starker Verstopfung. Sie aß Gemüse, Fleischgerichte und Bohnen, aber hatte nur 1–3-mal die Woche Stuhlgang.

Der quantitativen Bewertung zufolge gehört CC in Gruppe C. Bei der Palpation wurden in der Umgebung jedes HAs weitere empfindliche Punkte gefunden. Wir nahmen an, dass ihre Kopfschmerzen auf den Zustand ihrer Homöostase zurückzuführen seien, und rieten ihr, gegen die Verstopfung mehrmals am Tag frische Gemüsesäfte zu trinken. Unsere Prognose lautete, dass sie 2–3 Monate lang Akupunkturbehandlungen brauchen würde.

Behandlungsplan Bauchlage. Folgende Akupunkturpunkte wurden ausgewählt:

- HAs: sämtliche HAs, die in dieser Lage zugänglich waren
- SAs: in jeder Sitzung auf jeder Halsseite ein oder zwei Nadeln in die ertasteten empfindlichen Punkte
- PAs: Es wurden keine PAs ausgewählt, weil keine lokalen somatischen Symptome vorlagen.

Rückenlage. Folgende Akupunkturpunkte wurden ausgewählt:

- HAs: alle HAs, die in dieser Lage zugänglich waren.
- SAs: Etwa fünf Zentimeter lateral des Bauchnabels wurde auf beiden Seiten je eine Nadel gesetzt. Diese beiden Punkte, Magen 25 im klassischen Akupunktursystem, können helfen, die Verstopfung zu bekämpfen.

Die Patientin wurde bei jeder Sitzung in Bauch- und Rückenlage behandelt. Die Behandlungen erfolgten einmal pro Woche. Nach der vierten Behandlung traten die Kopfschmerzen seltener auf. Sie trank regelmäßig Saft und hatte häufiger Stuhlgang. Nach der achten Behandlung fuhr sie für zwei Wochen in Urlaub und hatte in dieser Zeit keine Kopfschmerzen. Nach der Rückkehr aus dem Urlaub wurde sie noch viermal behandelt. Weil CC zur Gruppe C gehört, wiesen wir sie darauf hin, dass ihre Kopfschmerzen nach einer gewissen Zeit zurückkehren könnten und dass sie weiterhin alle 14 Tage einmal zu einer vorbeugenden Behandlung kommen sollte, um den erreichten Zustand zu erhalten. Wir rieten ihr auch, besonders auf regelmäßigen Stuhlgang zu achten.

Nicht schmerzhafte Symptome

Denken Sie daran, dass die Prognose bei schmerzlosen Symptomen nicht so zuverlässig ist wie bei schmerzhaften Symptomen; daher wird dieser Punkt in den folgenden Fällen meist weggelassen.

Fall 28: Fazialislähmung (1) Bei der Fazialislähmung sind aufgrund einer Neuropathie des N. facialis die Gesichtsmuskeln einer Gesichtshälfte gelähmt. Dafür kann eine Verletzung des N. facialis, in seltenen Fällen ein Tumor oder unbekannte Ursachen verantwortlich sein. Das Symptom tritt häufig nur vorübergehend für wenige Tage oder Wochen auf. Ohne Behandlung brauchen die Patienten allerdings nicht selten Monate oder noch länger, um sich zu erholen. Bei zu lange bestehender Lähmung können Äste der N. facialis degenerieren.

Man kann den Heilungsprozess mit einer Akupunkturbehandlung beschleunigen. Falls die Lähmung allerdings schon lange bestanden hat, kann eine Akupunktur nur wenig oder gar nichts bewirken.

RS, ein 27 Jahre alter Computerprogrammierer, war sechs Monate, bevor er zu uns in die Klinik kam, in einen Unfall verwickelt, der zu Schmerzen in Höhe von C5–C7 führte. Eine Woche später war plötzlich seine linke Gesichtshälfte gelähmt: der linke Mundwinkel hing herunter, er konnte das linke Auge nicht mehr schließen und hatte Schwierigkeiten beim Trinken, Kauen und Schlucken. Diese Lähmung dauerte sechs Monate, ohne dass sich eine Besserung zeigte.

RS ist gesund und trainiert jeden Tag im Sportstudio. Er hatte vorher keine gesundheitlichen Probleme.

Der quantitativen Bewertung zufolge gehört er zur Gruppe B. Da die Fazialislähmung allerdings bereits sechs Monate andauerte, war nur an eine langsame Genesung zu denken.

Behandlungsplan Bauchlage. Folgende Akupunkturpunkte wurden ausgewählt:

- HAs: sämtliche HAs, die in dieser Lage zugänglich waren.
- SAs: keine
- PAs: beiderseits von C5–C7 je zwei Nadeln

Rückenlage. Folgende Akupunkturpunkte wurden ausgewählt:

- HAs: Gesicht und Arm (H2, H23, H19, H9, H1 und H12); es wurden keine HAs am Bein ausgewählt, weil in diesem Bereich keine Symptome vorhanden waren.
- SAs: auf der betroffenen Gesichtsmuskulatur außer dem M. orbicularis oculi: Mm. zygomaticus major, zygomaticus minor, orbicularis oris und levator labii

Das Behandlungsschema wurde in den ersten beiden Wochen zunächst zweimal und dann einmal pro Woche wiederholt. Nach sechs Behandlungen merkte RS, dass seine Muskeln stark genug waren, um den herunterhängenden Mundwinkel hochzuziehen, und dass es ihm leichter fiel, zu essen und zu trinken. RS hatte innerhalb von drei Monaten 16 Sitzungen. Am Ende war keine Gesichtslähmung mehr zu erkennen, obwohl sich das linke Auge nachts immer noch nicht schließen ließ. Danach kam RS in unregelmäßigen Abständen zur Behandlung, und vier Monate später konnte er wieder den M. orbicularis oculi bewegen und mit dem Auge zwinkern und es schließen.

Fall 29: Fazialislähmung (2) AS, eine 65-jährige Frau, kam mit einer Fazialislähmung zu uns in die Klinik. Sie hatte vor fünf Jahren ihre Arbeit in einer Bank aufgegeben und war seitdem im Ruhestand. Zunächst war bei ihr am linken Fuß, Bein und an der Hüfte eine Gürtelrose aufgetreten. Einen Monat später merkte sie plötzlich morgens, dass ihre linke Gesichtshälfte gelähmt war. Man sagte ihr, dass die Paralyse in wenigen Tagen von selbst wieder zurückgehen würde. Sie wartete zwei Monate und spürte keinerlei Besserung.

Sie hat eine komplizierte Krankengeschichte. Vor 35 Jahren hatte sie sich auf der linken Seite zwei Rippen gebrochen und ihren Nacken (Schleudertrauma) bei einem Autounfall verletzt. Vor 30 Jahren wurde ihr der Uterus vollständig entfernt. Sie bekam aufgrund einer Bluttransfusion Hepatitis C. Vor zehn

Jahren wurde sie an beiden Handgelenken wegen eines Karpaltunnelsyndroms operiert. Sie nimmt Medikamente gegen Diabetes und hat hin und wieder Migräne-Kopfschmerzen. Sie kann wegen eines Risses in der Rotatorenmanschette nicht auf dem Bauch liegen.

Nach der quantitativen Bewertung gehört AS in die Gruppe C, fast in Gruppe D. Unsere Prognose lautete, dass sie wegen ihres gesundheitlichen und energetischen Zustands keine intensive Akupunkturbehandlung aushalten würde und daher die Behandlung insgesamt länger dauern könnte.

Behandlungsplan Weil AS nicht auf dem Bauch liegen kann, erfolgten die Behandlungen in Rückenlage. Folgende Akupunkturpunkte wurden ausgewählt:

- HAs: Gesicht und Arm (H2, H23, H19, H9, H1 und H12), Bein (H4, H6 und H24)
- SAs: auf der betroffenen Gesichtsmuskulatur außer auf dem M. orbicularis oculi

Das Behandlungsschema wurde in jeder Sitzung wiederholt. AS erhielt jede Woche eine Behandlung. Nach zehn Behandlungen merkte sie, dass ihre Muskeln stark genug waren, um den hängenden Mundwinkel hochzuziehen, und dass es ihr leichter fiel, zu essen und zu trinken. RS erhielt in vier Monaten insgesamt 16 Behandlungen. Gegen Ende der Behandlungen war die Fazialislähmung nicht mehr zu erkennen, doch sie konnte das linke Auge nachts nicht schließen und brauchte Augentropfen, weil ihr Auge zu trocken war.

Ein Jahr später spürte AS einige Stunden lang einen stechenden Schmerz in der rechten Schulter und am nächsten Morgen war die rechte Gesichtshälfte gelähmt. Dieses Mal erhielt sie insgesamt acht Behandlungen, bis die Lähmung der Muskeln wieder verschwunden war.

Fall 30: Sinusitis NC, eine 22-jährige Architekturstudentin, kam mit einer äußerst schmerzhaften chronischen Sinusitis zu uns in die Klinik. Ihre Ärzte hatten ihr geraten, sich operieren zu lassen. Sie hatte vor kurzem eine Ohrinfektion und hielt die Sinusitis für die Ursache.

NC ist einigermaßen gesund, hat aber seit ihrer Kindheit eine chronische Sinusitis und Bronchitis. Sie ist allergisch gegen Milch. Der quantitativen Bewertung zufolge gehört sie in Gruppe B.

Behandlungsplan Bauchlage. Folgende Akupunkturpunkte wurden ausgewählt:

- HAs: sämtliche HAs, die in dieser Lage zugänglich waren
- SAs: keine
- PAs: Beiderseits von Th1–Th7 werden gegen die Bronchitis je fünf Nadeln gesetzt.

Rückenlage. Folgende Akupunkturpunkte wurden ausgewählt:

- HAs: alle HAs, die in dieser Lage zugänglich waren
- SAs: Eine Nadel wurde in das Nasion (Mittellinie zwischen den Augen) und jeweils eine Nadel auf die beiden Nasenflügel gesetzt.

Diese Behandlung wurde einmal pro Woche durchgeführt. Direkt nach der ersten Behandlung meinte NC, sie fühle sich besser. Nach drei Behandlungen spürte sie eine deutliche Besserung. Da ihre Sinusitis nicht an bestimmte Jahreszeiten gebunden war (Allergien), entschied NC sich für vier weitere Sitzungen, um das Behandlungsergebnis zu stabilisieren. Die zusätzlichen Behandlungen wurden alle zwei Wochen durchgeführt.

Fall 31: Urtikaria oder Neurodermatitis KV, eine Büroleiterin, ist gerade 48 geworden. Eine Stunde, nachdem sie drei Stunden in der Sonne im Garten gearbeitet hatte, hatte sie auf dem ganzen Körper juckende und brennende rote Quaddeln.

KV ist gesund und sportlich. Sie hatte vor vielen Jahren bereits 2–3-mal eine ähnliche Urtikaria gehabt, in den letzten fünf Jahren allerdings nicht mehr. Der quantitativen Bewertung zufolge gehört sie in die Gruppe B.

Behandlungsplan Bauchlage. Folgende Akupunkturpunkte wurden ausgewählt:

- HAs: sämtliche HAs, die in dieser Lage zugänglich waren
- SAs: Es wurden in diesem Stadium keine SAs ausgewählt. Das Problem war nicht mit Schmerz verbunden.
- PAs: Beiderseits von Th1–Th7 wurden je fünf Nadeln gesetzt.

Rückenlage. Folgende Akupunkturpunkte wurden ausgewählt:

- HAs: alle HAs, die in dieser Lage zugänglich waren.

Das Behandlungsschema wurde zwei Tage lang einmal täglich wiederholt. Nach der dritten Behandlung gingen fast alle Quaddeln zurück, ausgenommen war die Haut auf den Innenseiten der Oberschenkel und die Ellenbogengrube (Fossa cubitalis). Nach der dritten Behandlung wurden daher zusätzlich zum vorigen Nadelungsschema noch 5–10 Nadeln in die juckenden Bereiche auf den Innenseiten der Oberschenkel und in der Ellenbogengrube gesetzt. Nach der fünften Behandlung war die Haut vollkommen frei von Quaddeln und juckte auch nicht mehr.

Eine Neurodermitis lässt sich nach dem gleichen Schema behandeln. Dafür nadelt man folgende Akupunkturpunkte:

- HAs: alle HAs am Körper
- SAs: Man führt mehrere Nadeln in die juckenden Stellen ein.
- PAs: PAs werden entsprechend der Dermatome der SAs ausgesucht. Juckt beispielsweise die Haut an den Armen, sollte man PAs von C5–Th1 nehmen. Spürt man den Juckreiz am Bein, sollte man die Punkte aus dem Bereich S1–S4 wählen.

Register

B

C

D

E

F

G

H

I

K

N

O

P

T